Wolfgang Zink, Bernhard Graf, York Zausig, Hans-Jürgen Heppner (Hrsg.)
Anästhesie beim geriatrischen Patienten

Wolfgang Zink, Bernhard Graf, York Zausig,
Hans-Jürgen Heppner (Hrsg.)

Anästhesie beim geriatrischen Patienten

—

DE GRUYTER

Herausgeber

Prof. Dr. med. Wolfgang Zink
Klinikum Ludwigshafen – Klinik für
Anästhesiologie, Operative Intensiv-
medizin und Notfallmedizin
Bremserstr. 79
67063 Ludwigshafen
ZINKW@klilu.de

Prof. Dr. med. York Zausig
Klinikum Aschaffenburg-Alzenau
Klinik für Anästhesiologie und
Operative Intensivmedizin
Am Hasenkopf 1
63739 Aschaffenburg
york.zausig@klinikum-ab-alz.de

Prof. Dr. med. Bernhard Graf, MSc.
Universitätsklinikum Regensburg
Klinik für Anästhesiologie
Franz-Josef-Strauß-Allee 11
93053 Regensburg
Bernhard.Graf@klinik.uni-regensburg.de

Univ.-Prof. Dr. med. Hans Jürgen Heppner
HELIOS Klinikum Schwelm
Geriatrische Klinik mit Tagesklinik
Universität Witten/Herdecke
Dr.-Moeller-Str. 15
58332 Schwelm
hans.heppner@uni-wh.de

ISBN: 978-3-11-049982-7
e-ISBN (PDF): 978-3-11-049781-6
e-ISBN (EPUB): 978-3-11-049703-8

Library of Congress Control Number: 2019935668

Bibliografische Information der Deutschen Nationalbibliothek
Die Deutsche Nationalbibliothek verzeichnet diese Publikation in der Deutschen Nationalbiblio-
graphie; detaillierte bibliografische Daten sind im Internet über http://dnb.d-nb.de abrufbar.

© 2019 Walter de Gruyter GmbH, Berlin/Boston
Einbandabbildung: cstar55 / E+ / Getty Images
Satz/Datenkonvertierung: L42 AG, Berlin
Druck und Bindung: CPI Books GmbH, Leck

www.degruyter.com

Geleitwort

Der Anteil alter Menschen an der Bevölkerung in den westlichen Industrienationen steigt kontinuierlich. So lebten beispielsweise in Deutschland zum Stichtag 31. Dezember 2017 2.265.474 Personen im Alter von 85 Jahren und älter. Dies entspricht einem Anteil von 2,7 Prozent an der Gesamtbevölkerung. Die über 80-Jährigen machen zum Zeitpunkt des Erscheinens des vorliegenden Buches ca. 6 Prozent an der deutschen Bevölkerung aus und es wird davon ausgegangen, dass sich dieser Anteil bis zum Jahr 2060 nochmals verdoppelt. Zeitgleich zu dieser Entwicklung wird der Anteil der Menschen unter 20 Jahren voraussichtlich unter 17 Prozent fallen, bei einer verringerten Gesamtbevölkerung von ca. 73 Millionen Personen.

Daraus ergibt sich, dass in der Anästhesie tätige ärztliche Kolleginnen und Kollegen unabhängig von allen medizinischen Versorgungsstufen zukünftig zunehmend häufiger (sehr) betagte Patienten perioperativ betreuen werden, die meist reduzierte Organfunktionen, eine verminderte Leistungsfähigkeit und auch eine Polymedikation aufweisen. Darüber hinaus werden heute operative Eingriffe und Interventionen auch bei geriatrischen Patienten durchgeführt, die noch vor wenigen Jahren als nicht durchführbar, weil zu belastend, eingeschätzt wurden. Dies stellt eine zusätzliche Herausforderung für die klinisch tätigen Anästhesiologen dar.

Vor dem Hintergrund dieser Entwicklungen ist es somit sehr wichtig, sich intensiv mit der Gruppe der geriatrischen Patienten auseinanderzusetzen und Konzepte zu entwickeln, die den Bedürfnissen und Anforderungen dieser Patientengruppe Rechnung tragen.

Die Herausgeber des vorliegenden Buches haben sich nun gemeinsam mit renommierten Experten der Aufgabe gewidmet, alle hierfür wesentlichen Informationen umfassend und anschaulich zusammenzustellen. Hierbei haben sie eine an den perioperativen Prozessen orientierte Struktur gewählt, indem sie im Anschluss an allgemeine Vorbetrachtungen die Besonderheiten der prä-, intra- und postoperativen Phase darstellen.

Im einführenden Kapitel werden die Besonderheiten von Physiologie und Pathophysiologie des alten Menschen detailliert aufbereitet und die zunehmend als wesentlich erkannten Begrifflichkeiten Funktionalität, Gebrechlichkeit und die Einschätzung („Assessment") anhand etablierter Scoring-Systeme erläutert und in den perioperativen Prozess eingeordnet.

Im Abschnitt „Präoperative Phase" wird die Frage beleuchtet, durch welche Voruntersuchungen die Behandlungsqualität der Patienten verbessert werden kann. Erläutert wird die rationale Auswahl notwendiger präoperativer Untersuchungen gemäß den Empfehlungen der „choosing-wisely campaign" oder einfacher formuliert – was ist wirklich notwendig und was verzichtbar? Besonderer Augenmerk wird dabei auch auf die altersbedingt veränderten neurokognitiven Funktionen und die zunehmende Gebrechlichkeit im Alter sowie auf deren Prävention und Therapie gelegt. Besonders interessant in diesem Kontext ist die Betrachtung der präoperativen Evaluation aus

https://doi.org/10.1515/9783110497816-201

der Perspektive der Geriatrie. In diesem Abschnitt werden Sichtweisen präsentiert, die in der Anästhesie zumeist (noch) keine wesentliche Beachtung finden. Insbesondere werden an dieser Stelle wichtige Fakten zu Themen wie die Erfassung der Multimorbidität, *Frailty*, Sarkopenie und Malnutrition, aber auch die Sozialanamnese vermittelt. Dies ist umso bedeutsamer, als dass Überlegungen zur Optimierung der Verfassung der Patienten, zum Beispiel durch gezieltes Training der körperlichen Fitness oder Ernährungsumstellung, zukünftig einen breiteren Raum einnehmen werden.

Es ist somit von wesentlicher Bedeutung, die perioperativen Maßnahmen genau zu planen und dabei alle Besonderheiten des geriatrischen Patienten im Auge zu behalten. Daher haben die Herausgeber diesem Aspekt ein eigenes Kapitel gewidmet, indem u. a. systematisch erläutert wird, welche Überlegungen bei der Wahl des am besten geeigneten Anästhesieverfahrens zugrunde gelegt werden sollen. Zudem werden die Besonderheiten von intraoperativem Monitoring, Kreislauf- und Wärmemanagement dargestellt.

Im letzten Kapitel des vorliegenden Buches werden ausführlich die Besonderheiten der postoperativen Phase beschrieben, die nach Einschätzung der Autoren „... *in vielerlei Hinsicht eine besonders kritische Phase bei der Versorgung geriatrischer Patienten dar*"(stellt). Neben den typischen Komplikationen, wie Herz-Kreislauf-, pulmonalen oder neurokognitiven Störungen, wird ausführlich auf die Möglichkeiten einer geriatrischen Betreuung und Begleitung eingegangen. Letzterer Aspekt dürfte für viele Anästhesisten noch Neuland darstellen, umso wichtiger erscheint es sich mit der Thematik auseinanderzusetzen.

Es ist den Herausgebern mit dem vorliegenden Werk gelungen, einen wichtigen Beitrag zum Verständnis der besonderen Anforderungen der perioperativen Betreuung geriatrischer Patienten zu liefern. Die einzelnen Kapitel sind sehr gut lesbar, interessant sowie von hoher klinischer Relevanz und zeugen von der hohen Expertise der Autoren. Den Herausgebern gratuliere ich zu dem gelungenen Werk und den Lesern wünsche ich eine interessante Lektüre.

Köln, im Januar 2019

Prof. Dr. Frank Wappler

Vorwort

Es ist eine bekannte Tatsache, dass in der Bundesrepublik Deutschland und in anderen europäischen Ländern der Anteil hochbetagter Patientinnen und Patienten in direkter Folge des demographischen Wandels immer weiter ansteigt. Dabei betrifft diese Entwicklung der Altersstruktur gleichermaßen operative und konservative Disziplinen; im Bereich der Intensivmedizin spricht man gelegentlich sogar vom „greying" der behandelten Patientenkollektive. All dies hat konkrete Konsequenzen für klinisch tätige Anästhesistinnen und Anästhesisten, zumal die perioperative Betreuung alter und ältester Patientinnen und Patienten sich zunehmend vom Ausnahme- hin zum Routinefall entwickelt.

Bedauerlicherweise wurden in vielen medizinischen Bereichen und Disziplinen diese Entwicklungen und die damit einhergehenden Problemfelder erst spät – eventuell sogar zu spät – erkannt und unterschätzt. Erst in letzter Zeit beginnt man, sich wissenschaftlich-systematisch diesem Themenkomplex zu widmen, wie beispielsweise der exponentielle Anstieg von in PubMed gelisteten Publikationen zum Thema „geriatrische Anästhesie" seit ca. 2010 belegt. Dennoch hat sich das Bild des alten Menschen in der operativen Medizin grundlegend gewandelt. So wird heute zunehmend klarer, dass es sich dabei nicht einfach um einen „betagten Erwachsenen" handelt, der nach denselben anästhesiologischen Grundsätzen narkotisiert und behandelt werden kann wie ein Mensch im vierten oder fünften Lebensjahrzehnt. Vielmehr müssen bei der perioperativen Versorgung alter Menschen eine Vielzahl von physiologischen und pathologischen Veränderungen berücksichtigt werden, die allesamt dazu führen, dass Kompensationsmechanismen und Reserven einzelner Organsysteme reduziert oder gar aufgebraucht sind. Dabei ist zu beachten, dass es gerade in der perioperativen Phase zu einer nachhaltigen Störung dieses labilen Gleichgewichts kommen kann.

Trotz der zunehmenden wissenschaftlichen Fokussierung auf die perioperative Versorgung des alten Menschen sind evidenzbasierte Behandlungskonzepte innerhalb der beteiligten Fachbereiche nach wie vor nur selten verfügbar. Es wird jedoch auf eindrucksvolle Weise klar, dass nur gemeinsame Ansätze sämtlicher in der Behandlung alter Menschen involvierter Disziplinen und Berufsgruppen zum Erfolg führen können und „Alleingänge" Einzelner von vornherein zum Scheitern verurteilt sind.

Bei der Erstellung des vorliegenden Buches haben sich Anästhesiologen und Geriater zusammengefunden, um aktuelle Konzepte zur Betreuung hochbetagter Patientinnen und Patienten zusammenzutragen und interdisziplinär und aus unterschiedlichen Perspektiven zu diskutieren. Dabei wurde rasch deutlich, dass beide Disziplinen immens viel voneinander lernen können und wie gewinnbringend ein „Ablegen der fachspezifischen Scheuklappen" bei der Lösung solch komplexer Probleme sein kann.

Entstanden ist ein Buch, das sich an klinisch tätige Anästhesistinnen und Anästhesisten sowie gleichermaßen auch an alle Vertreterinnen und Vertreter anderer

https://doi.org/10.1515/9783110497816-202

Fachrichtungen richtet, die tagtäglich mit der perioperativen Versorgung geriatrischer Patienten betraut sind. Es soll als Nachschlagewerk dienen, das möglichst viele Teilbereiche dieses Prozesses – von relevanten (patho-)physiologischen Veränderungen über Prinzipien der präoperativen Evaluation und Narkoseführung bis hin zu rechtlichen Aspekten – aktuell, klar und praxisrelevant darstellt. Für dieses Vorhaben konnten wir namhafte Wissenschaftler und hoch kompetente Kliniker als Autoren gewinnen, um die in vielen Bereichen fehlende Evidenz durch „Know How", Erfahrung und Expertenwissen zu ersetzen. Allen Autorinnen und Autoren sei daher an dieser Stelle aufs Herzlichste für Ihre engagierte Mitarbeit gedankt. Unser weiterer Dank gilt der fortwährenden Unterstützung durch die Mitarbeiterinnen und Mitarbeiter des De Gruyter Verlags Berlin, vor allem aber Herrn Dr. Till Meinert, der dieses Projekt mit ins Leben rief, sowie Frau Jessika Kischke und Herrn Andreas Brandmair, die uns bei der Realisierung desselben stets kompetent unterstützt und begleitet haben.

Allen Lesern wünschen wir, dass dieses Buch Hilfe und praktische Unterstützung bei der tagtäglichen Betreuung hochbetagter Patienten bietet und dazu beiträgt, deren Versorgung noch sicherer zu gestalten. Vielleicht mag es sogar einen Anstoß liefern, der einen oder anderen ungeklärte Fragestellung aus dem Bereich der „Anästhesie beim alten Menschen" wissenschaftlich nachzugehen.

Ludwigshafen, Regensburg, Aschaffenburg und Witten, im Januar 2019

Wolfgang Zink
Bernhard Graf
York Zausig
Hans-Jürgen Heppner

Inhalt

Teil IV: Postoperative Phase

Autorenverzeichnis

Prof. Dr. Marcelo Gama de Abreu
Universitätsklinikum Carl Gustav Carus
Klinik und Poliklinik für Anästhesie und
Intensivtherapie
Fetscherstrasse 74
01307 Dresden
E-Mail: mgabreu@uniklinikum-dresden.de
Kapitel 10

Dr. Elmar Biermann
Justitiar des Bundesverbands Deutscher An-
ästhesisten (BDA)
Roritzerstraße 27
90419 Nürnberg
E-Mail: justitiare@bda-ev.de
Kapitel 6

Prof. Dr. Anselm Bräuer
Universitätsklinikum Göttingen,
Klinik für Anästhesiologie
Robert-Koch-Str. 40
37099 Göttingen
E-Mail: abraeue@gwdg.de
Kapitel 12

Dr. Mona Brune
St. Franziskus-Hospital Münster
Klinik für Anästhesie und Intensivmedizin
Hohenzollernring 70
48145 Münster
E-Mail: mona.brune@yahoo.de
Kapitel 14

Dr. Peter Dovjak
Salzkammergut-Klinikum
Klinik für Geriatrie und Remobilisation
Miller-von-Aichholzstraße 49
4810 Gmunden, Österreich
E-Mail: peter.dovjak@gespag.at
Kapitel 1

Prof. Dr. Markus Gosch
Paracelsus Medizinische Privatuniversität
Klinik für Geriatrie Med. Klinik 2
Prof.-Ernst-Nathan-Straße 1
90419 Nürnberg
E-Mail: markus.gosch@klinikum-nuernberg.de
Kapitel 4

Prof. Dr. Bernhard M. Graf, MSc.
Universitätsklinikum Regensburg
Klinik für Anästhesiologie
Franz-Josef-Strauß-Allee 11
93053 Regensburg
E-Mail: Bernhard.Graf@klinik.uni-regensburg.de
Kapitel 8

Dr. Simone Gurlit, MAE
St. Franziskus-Hospital Münster
Abteilung für perioperative Altersmedizin, Klinik
für Anästhesie und operative Intensivmedizin
Hohenzollernring 70
48 145 Münster
E-Mail: simone.gurlit@sfh-muenster.de
Kapitel 14, 16

Prof. Dr. Hans-Jürgen Heppner
HELIOS Klinikum Schwelm
Geriatrische Klinik mit Tagesklinik
Universität Witten/Herdecke
Dr.-Moeller-Str. 15
58332 Schwelm
E-Mail: hans.heppner@uni-wh.de
Kapitel 1

Prof. Dr. Bernhard Iglseder
Uniklinikum Salzburg – Christian Doppler Klinik
Universitätsklinik für Geriatrie der PMU Salzburg
Ignaz-Harrer-Straße 79
A-5020 Salzburg
E-Mail: B.iglseder@salk.at
Kapitel 16

Dr. Martin Scharffenberg
Universitätsklinikum Carl Gustav Carus
Klinik und Poliklinik für Anästhesie und
Intensivtherapie
Fetscherstr. 74
01307 Dresden
E-Mail: martin.scharffenberg@uniklinikum-
dresden.de
Kapitel 10

PD Dr. Timo Seyfried
Uniklinik Regensburg
Klinik für Anästhesiologie
Franz-Josef-Strauß-Allee 11
93053 Regensburg
E-Mail: timo.seyfried@ukr.de
Kapitel 15

Felix Stoll
Ramsachleite 14,
82418 Murnau
E-Mail: felix.stoll@gmail.com
Kapitel 11

Prof. Dr. Ursula Müller-Werdan
Lehrstuhl für Geriatrie der Charité
Klinik für Geriatrie und Altersmedizin der
Charité-Universitätsmedizin Berlin und
Evangelisches Geriatriezentrum Berlin
Reinickendorfer Str. 61
13347 Berlin
E-Mail: ursula.mueller-werdan@charite.de
Kapitel 2

Dr. Susanne Wicklein
Paracelsus Medizinische Privatuniversität
Klinik für Geriatrie Med. Klinik 2
Prof.-Ernst-Nathan-Straße 1
90419 Nürnberg
E-Mail: susanne.wicklein@klinikum-nuernberg.de
Kapitel 4

Prof. Dr. Christoph Wiesenack
Evangelisches Diakoniekrankenhaus
Anästhesiologische und
Intensivmedizinische Klinik
Wirthstraße 11
D-79110 Freiburg
E-Mail: wiesenack@diak-fr.de
Kapitel 9

Dr. Jakob Wittenstein
Universitätsklinikum Carl Gustav Carus
Klinik und Poliklinik für Anästhesie und
Intensivtherapie
Fetscherstr. 74
01307 Dresden
E-Mail: jakob.wittenstein@uniklinikum-dresden.de
Kapitel 10

Prof. Dr. York Zausig
Klinikum Aschaffenburg-Alzenau
Klinik für Anästhesiologie und
Operative Intensivmedizin
Am Hasenkopf 1
63739 Aschaffenburg
E-Mail: york.zausig@klinikum-ab.-alz.de
Kapitel 3, 7, 11

Nina Zech
Universitätsklinikum Regensburg
INF 110
93059 Regensburg
E-Mail: nina.zech@ukr.de
Kapitel 7

Prof. Dr. Wolfgang Zink
Klinikum Ludwigshafen – Klinik für
Anästhesiologie, Operative Intensiv-
medizin und Notfallmedizin
Bremserstr. 79
67063 Ludwigshafen
E-Mail: ZINKW@klilu.de
Kapitel 5, 13

Verzeichnis der Abkürzungen

5-HT	5-Hydroxytryptamin (Serotonin)
A.	Arteria
a. a. O.	am angegebenen Ort
Abs.	Absatz
ACC	American College of Cardiology
ACE	Angiotensin Converting Enzyme
ACE	Acute Care for Elders
ACS	Acute Coronary Syndrome
ADL	Activities of Daily Living
ADP	Adenosin-Diphosphat
AIDS	Acquired Immune Deficiency Syndrome
ALI	Acute Lung Injury
AMG	Akzeleromyographie
ANV	Akutes Nierenversagen
AP	Angina Pectoris
APL	Adjustable Pressure Limiting
aPTT	Aktivierte Partielle Thromboplastinzeit
ARCD	Age Related Cognitive Decline
ARDS	Acute Respiratory Distress Syndrome
ARISCAT	Assess Respiratory Risk in Surgical Patients in Catalonia
ASA	American Society of Anesthesiologists
ASS	Acetylsalicylsäure
ATP	Adenosintriposphat
BESD	Beurteilungsskala v. Schmerz bei Demenz
BGA	Blutgasanalyse
BGB	Bürgerliches Gesetzbuch
BGH	Bundesgerichtshof
BIS	Bispektral-Index
BMBF	Bundesministerium für Bildung und Forschung
BNP	Brain Natriuretic Peptide
CAF	Comprehensive Assessment of Frailty Score
CAM	Confusion Assessment Method
CAM-ICU	Confusion Assessment Method for the ICU
cAMP	cyclisches Adenosinmonophosphat
C_aO_2	arterieller Sauerstoffgehalt
CCI	Carlson Comorbidity Index
CD	Cluster of Differentiation
cGMP	zyklisches Guanosintriphosphat
CIRS	Cumulative Illness Rating Scale
cmH_2O	Zentimeter Wassersäule
CMV	Cytomegalie-Virus
COPD	Chronic Obstructive Pulmonary Disease
COX	Cyclooxygenase
CPAP	Continuous Positive Airway Pressure
CRP	C-reaktives Protein
CYP	Cytochrom P_{450}
d	Tag

https://doi.org/10.1515/9783110497816-203

DBS	Double Burst Stimulation
DES	Drug Eluting Stent
DEXA	Dual Energy X-Ray Absorptiometry
DGAI	Deutsche Gesellschaft für Anästhesiologie und Intensivmedizin
DGEM	Deutsche Gesellschaft für Ernährungsmedizin
DHB	Dehydrobenzperidol
DO_2	Sauerstoffangebot
DOAK	Direkte Orale Antikoagulantien
DOS	Delirium Observatie Screening
DSM 5	Diagnostic and Statistical Manual of Mental Disorders, 5. Auflage
DSt	Exponentiellen Abfallzeit des Indikators aus der Thermodilutionskurve
EEG	Elektroenzephalogramm
EFL	Expiratory Flow Limitation
EGDT	Early Goal Directed Therapy
EKG	Elektrokardiogramm
ESA	European Society of Anaesthesiology
ESC	European Society of Cardiology
EU	Europäische Union
EVLW	Extravaskuläre Lungenwasser
FBM	Freiheitsbeschränkenden Maßnahmen
FDA	U. S. Food and Drug Administration
FEV_1	Forcierte Einsekundenkapazität
FFT	Fast Fourier Transformation
F_iO_2	Inspiratorische Sauerstofffraktion
FN	Fußnote
FORTA	Fit For The Aged
FRC	Funktionelle Residualkapazität
FVC	Forcierte Vitalkapazität
GABA	Gamma-Aminobuttersäure
GDT	Goal Directed Therapy
GEDV	Globales Enddiastolisches Volumen
GFR	Glomeruläre Filtrationsrate
GG	Grundgesetz
ggf.	gegebenenfalls
h	Stunde
Hb	Hämoglobin
HDL	High Density Lipoprotein
HELP	Hospital Elder Life Program
HF	Herzfrequenz
HFNC	High-Flow Nasal Cannula
HME	Heat and Moisture Exchanger
HMG-CoA	3-Hydroxy-3-Methylglutaryl-Coenzym-A
hsCRP	High Sensitivity C-Reactive Protein
HWZ	Halbwertszeit
Hz	Hertz
HZV	Herzzeitvolumen
IADL	Instrumental Activities of Daily Living
IASP	International Association for the Study of Pain
ICD-10	International Classification of Diseases, 10. Auflage

ICF	International Classification of Functioning, Disability and Health
IL-6	Interleukin 6
IMC	Intermediate Care
INR	International Normalized Ration
ISAR	Identification of Seniors at Risk
ITBV	intrathorakales Blutvolumen
kcal	Kilokalorien
KHK	Koronare Herzkrankheit
KMG	Kinemyographie
LA	Lokalanästhesie, Lokalanästhetikum
LG	Landgericht
LVEDV	Linksventrikuläres Enddiastolisches Volumen
LVESV	Linksventrikuläres Endsystolisches Volumen
LVOT	Linksventrikulärer Ausflusstrakt
M.	Morbus
m/s	Meter pro Sekunde
MAC	Minimale Alveoloäre Konzentration
MACE	Major Cardiac Events
MAI	Medication Appropriateness Index
MAO	Monoaminooxidase
MAP	Mittlerer Arterieller Druck
MET	Metabolisches Äquivalent
MICA	Myocardial Infarction and Cardiac Arrest
min	Minute
mmHg	Millimeter Quecksilbersäule
MMSE	Mini Mental State Examination
MMST	Mini Mental Status Test
MNA	Mini Nutritional Assessment
MOCA	Montreal Cognitive Assessment
MRSA	Methicillin-resistenter Staphylococcus aureus
MRT	Magnetresonanztomographie
MTt	Mittlere Durchgangszeit
MUST	Malnutrition Screening Tool
N.	Nervus
N_2O	Lachgas
NHS	National Health System
NIBP	Nichtinvasive Blutdruckmessung
NICE	National Institute for Health and Clinical Excellence
NICHE	Nurses Improving Care for Healthsystem Elderly
NIV	Nichtinvasive Beatmung
NMDA	N-Methyl-D-Aspartat
NMH	Niedermolekulares Heparin
NMT	Neuromuskuläres Monitoring
NO	Stickstoffmonoxid
NRS	Numeric Rating Scale
NRS	Nutritional Risk Screening
NSAID	Non-Steroidal Anti-Inflammatory Drugs
NSQIP	National Surgical Quality Improvement Program
NSTEMI	Non-ST-Elevations-Myokardinfarkt

NuDESC	Nursing Delirium Screening Scale
NYHA	New York Heart Association
OLG	Oberlandesgericht
OP	Operation, Operationssaal
OSAS	Obstruktives Schlafapnoe-Syndrom
paCO$_2$	arterieller Kohlendioxidpartialdruck
PAK	Pulmonalarterieller Katheter
PANAID	Pain Assessment in Advanced Dementia Scale
paO$_2$	Arterieller Sauerstoffpartialdruck
pAVK	Periphere Arterielle Verschlusskrankheit
PCA	Patientenkontrollierte Analgesie
PCEA	Patientenkontrollierte Epiduralanalgesie
PCIA	Patientenkontrollierte Intravenöse Analgesie
PCWP	Pulmonary Capillary Wedge Pressure
PDE	Phosphodiesterase
pEEG	Prozessiertes EEG
PEEP	Positive End Expiratory Pressure
PIM	Potentiell Inadäquate Medikation
PMS	Parker Mobility Score
POCD	Postoperative Cognitive Decline
POD	Postoperatives Delir
PONV	Postoperative Nausea and Vomiting
PORC	Postoperative Restkurarisierung
PP	Pulse Pressure
PPC	Postoperative Pulmonale Komplikationen
PPI	Protonenpumpeninhibitor
PPV	Pulse Pressure Variation
PTC	Post Tetanic Count
PTCA	Perkutane Transluminale Koronarangioplastie
PWTT	Pulswellenlaufzeit (Pulse Wave Transit Time)
RA	Regionalanästhesie
RASS	Richmond Agitation Sedation Scale
RCRI	Revised Cardiac Risk Index
RM	Lungenrekrutierungsmanöver
SaO$_2$	Arterielle Sauerstoffsättigung
SAP	Systolischer Blutdruck
SCCM	Society of Critical Care Medicine
ScvO$_2$	Zentralvenöse Sauerstoffsättigung
SD	Standardabweichung
SGA	Subjective Global Assessment
SKT	Syndrom-Kurztest
SSRI	Selektive Serotonin-Wiederaufnahmehemmer
STEMI	ST-Elevations-Myokardinfarkt
StGB	Strafgesetzbuch
SV	Schlagvolumen
SvO$_2$	Gemischtvenöse Sauerstoffsättigung
SVR	Systemvaskulärer Widerstand
SVV	Schlagvolumenvariation
TAME	Targeting Aging with Metformin

TAVI	Transcatheter Aortic Valve Implantation
TEE	Transösophageale Echokardiographie
TIVA	Total Intravenöse Anästhesie
TLC	Totale Lungenkapazität
TNF	Tumornekrosefaktor
TOF	Train of Four
TTE	Transthorakale Echokardiographie
TUR	Transurethrale Resektion
TV	Television
UAW	Unerwünschte Arzneimittelwirkung
UFH	Unfraktioniertes Heparin
VAS	Visual Rating Scale
VATS	Videoassistierte Thorakoskopie
VC	Vitalkapazität
VDS	Verbale Deskriptoren-Skala
VO_2	Sauerstoffverbrauch
VTI	Velocity-Time-Intergral
WEH	Wasser-Elektrolyt-Haushalt
WHO	World Health Organization
ZAS	Zentrales Anticholinerges Syndrom
ZEKO	Zentrale Ethikkommission bei der Bundesärztekammer
ZVD	Zentraler Venendruck
ZVK	Zentraler Venenkatheter

Teil I: **Allgemeine Vorbetrachtungen**

1 Demographie, Funktionalität und Prognose

Peter Dovjak, Hans-Jürgen Heppner

1.1 Einleitung

Es ist eine unbestrittene Tatsache, dass die Bevölkerungsentwicklung in Zukunft immer mehr Einfluss nehmen wird auf die Struktur des Gesundheitssystems und dessen unterschiedliche Einrichtungen. So wird es in den kommenden Jahrzehnten zu einer demographischen Umverteilung der Bevölkerung in Richtung einer älteren Gesellschaft mit höherer Lebenserwartung und damit zu einer Zunahme älterer Patienten mit multiplen Begleiterkrankungen respektive chronischen Erkrankungen des Alters kommen [1]. In diesem Zusammenhang wird prognostiziert, dass hierzulande der Anteil der über 65-Jährigen und der Hochbetagten an der Gesamtbevölkerung in den kommenden 30 Jahren stetig ansteigen wird. Dabei wird sich die Zahl der über 80-Jährigen von heute ca. 4 Mio. auf ca. 10 Mio. mehr als verdoppeln.

Die demographische Entwicklung führt demnach dazu, dass der Anteil älterer und hochbetagter Patienten in den Krankenhäusern aller Versorgungsstufen zunimmt. Eine Erhebung der australischen Intensive Care Society, an der insgesamt 57 Intensivstationen teilnahmen, gibt in diesem Zusammenhang einen exemplarischen Einblick in die zukünftige Altersstruktur auf Intensivstationen. Anfangs waren 13 % Prozent der Intensivpatienten 80 Jahre und älter. Während des Studienbeobachtungszeitraumes nahm dieser Anteil um rund 6 % zu [2]. Diese Entwicklungen stellen neue Herausforderungen sowohl an die medizinische Versorgung als auch an das Management von geriatrischen Intensivpatienten unter Berücksichtigung ihrer Multimorbidität und der Funktionseinschränkungen durch die akute Erkrankung.

Um die Auswirkungen der prognostizierten Veränderungen der Bevölkerungszusammensetzung, des Durchschnittsalters sowie der Funktionalität älterer Menschen (s. Kap. 1.4) beurteilen zu können, sind detaillierte Kenntnisse über diese Entwicklungen unverzichtbar. Dabei ist stets der Gesamtblick auf die gesellschaftlichen Konsequenzen dieser Entwicklungen – und nicht nur der Blick auf die Bevölkerungszahlen – entscheidend. In diesem Zusammenhang sind vor allem die Effekte einer Integration von Migranten, eine erhöhte Beschäftigtenrate im demographischen Wandel, die verstärkte Vollerwerbstätigkeit von Frauen und die Effekte von Sozialreformen, die allerorts diskutiert und geplant werden, zu berücksichtigen. Bei der Betrachtung der Aufwendungen für ältere Bürger ist auch die Neubewertung der (rückläufigen) Aufwände für jüngere ins Kalkül zu ziehen. Zu alledem muss der Bevölkerungswandel im Kontext von technischen, städtebaulichen und wirtschaftlichen Entwicklungen gesehen und beurteilt werden.

https://doi.org/10.1515/9783110497816-001

1.2 Demographie

1.2.1 Allgemeine Betrachtungen

Dem aktuellen statistischen Jahrbuch zufolge war 2016 bereits jede vierte verstorbene Frau über 90 Jahre alt [3]. Derzeit sind 17,7 Millionen Menschen der Gesamtbevölkerung in Deutschland 65 Jahre und älter, und die Lebenserwartung steigt stetig an (Abb. 1.1). So haben Frauen im Alter von 65 Jahren noch rund 21 weitere Lebensjahre vor sich, Männer noch in etwa 17 weitere Lebensjahre. Ein aktueller Bericht der EU-Kommission für finanzielle und wirtschaftliche Angelegenheiten – *The Ageing Report 2015* – gibt einen guten Überblick über die demographische Entwicklung in Europa [4]. Dabei sind Mortalitäts- und Fertilitätsrate sowie die Migrationsbewegung einer Bevölkerung die wesentlichen Einflussgrößen. Grundsätzlich gehen die Prognosen von der Fortführung der bisherigen Entwicklung aus, und es ist zu ergänzen, dass die demographische Entwicklung aufgrund der Vielzahl an Variablen und politischen Einflussgrößen generell nur mit Einschränkungen vorhergesagt werden kann.

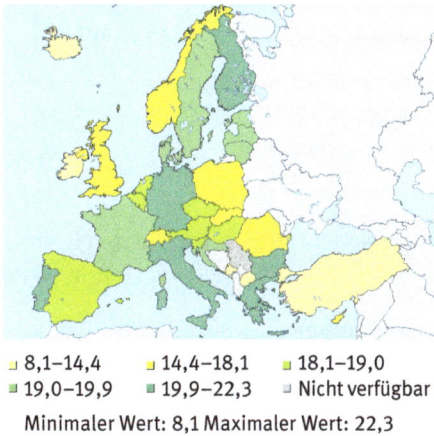

8,1–14,4 14,4–18,1 18,1–19,0
19,0–19,9 19,9–22,3 Nicht verfügbar
Minimaler Wert: 8,1 Maximaler Wert: 22,3

Abb. 1.1: Anteil der Bevölkerung im Alter > 65 Jahre an der Gesamtbevölkerung in Europa im Jahr 2017. Quelle: eurostat 2018, https://ec.europa.eu/eurostat/tgm/mapTool-Closed.do?tab=map&init=1&plugin=1&language=de&pcode=tps00028&toolbox=legend

1.2.2 Mortalität

Innerhalb Europas hat sich die Lebenserwartung in den letzten 15 Jahren deutlich erhöht. So ist davon auszugehen, dass 2020 der Anteil der über 60-jährigen bei 30 % und der der über 80-jährigen bei 7 % liegen wird (Abb. 1.2). Bis zum Jahr 2050 werden diese Werte voraussichtlich auf 37 % bzw. 11 % weiter ansteigen [5]. Man geht gegenwärtig davon aus, dass die Mortalitätsrate auch in den kommenden Jahren weiter sinken wird und sich die mittlere Lebenserwartung bis 2060 bei Männern um 7,1 Jahre auf 84 Jahre und bei Frauen um 6 Jahre auf 89,1 Jahre weiter erhöht. Somit kommt es

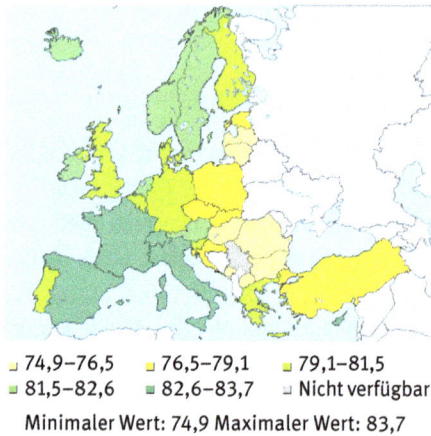

▢ 74,9–76,5 ▢ 76,5–79,1 ▢ 79,1–81,5
▪ 81,5–82,6 ▪ 82,6–83,7 ▢ Nicht verfügbar
Minimaler Wert: 74,9 Maximaler Wert: 83,7

Abb. 1.2: Lebenserwartung bei Geburt nach Geschlecht in Europa im Jahr 2016. Die Lebenserwartung bei der Geburt ist die durchschnittliche Anzahl der Jahre, die ein Neugeborenes noch zu leben hat, wenn man die altersspezifischen Sterberaten des Ausgangsjahres zugrunde legt (altersspezifische Sterbewahrscheinlichkeit). Quelle: eurostat 2018, https://ec.europa.eu/eurostat/tgm/mapToolClosed.do?tab=map&init=1&plugin=1&language=de&pcode=tps00205&toolbox=legend

zu einer Konvergenz der Lebenserwartungskurven für Männer und Frauen (Abb. 1.1.). All diese Entwicklungen führen dazu, dass sich die Bevölkerungszahl innerhalb der Europäischen Union von 507 Millionen (2013) um 5 % auf 526 Millionen (2060) vergrößert. Dabei wird entsprechend der Prognosen der Europäischen Kommission der Anteil der Menschen über 65 Jahre an der Gesamtbevölkerung von 27,8 % auf 50,1 % (2060) steigen [4].

1.2.3 Fertilität

Die Fertilitätsrate ist in den Ländern der Europäischen Union von 2,5 in den Sechzigerjahren des 20. Jahrhunderts („Baby-Boom") stark abgefallen und liegt mittlerweile bei Werten von 1,6–1,8 (Abb. 1.3).

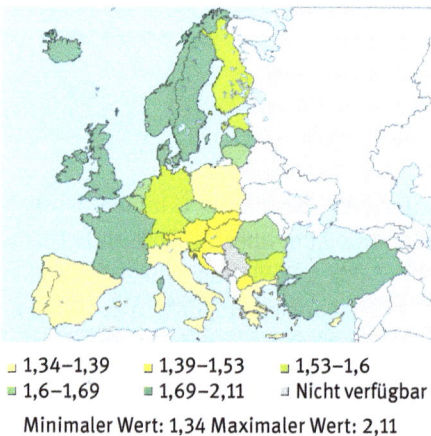

▢ 1,34–1,39 ▢ 1,39–1,53 ▢ 1,53–1,6
▪ 1,6–1,69 ▪ 1,69–2,11 ▢ Nicht verfügbar
Minimaler Wert: 1,34 Maximaler Wert: 2,11

Abb. 1.3: Gesamtfruchtbarkeitsrate (Anzahl der Kinder pro Frau) in Europa im Jahr 2016. Die mittlere Anzahl der lebend geborenen Kinder, die eine Frau in ihrem Leben gebären würde, wenn sie im Laufe ihres gebärfähigen Alters den altersspezifischen Fruchtbarkeitsziffern eines bestimmten Jahres entsprechen würde. Quelle: eurostat 2018, https://ec.europa.eu/eurostat/tgm/mapToolClosed.do?tab=map&init=1&plugin=1&language=de&pcode=tps00199&toolbox=legend

In der Bundesrepublik besteht seit den frühen 1970er Jahren ein Geburtendefizit (Anzahl der Sterbefälle pro Jahr > Anzahl der jährlichen Geburten). Die mittlere Geburtenhäufigkeit von derzeit ca. 1,6 Kindern pro gebärfähiger Frau führt dazu, dass sich die bundesdeutsche Gesellschaft nicht reproduziert, sondern verringert – die „notwendige" Rate von 2,1 Kindern wird also weit unterschritten [1]. Die Situation wird zukünftig noch weiter aggraviert, da die Anzahl heranwachsender Mütter rückläufig ist und diese wiederum eine geringere Zahl von Kindern auf die Welt bringen [1].

1.2.4 Migration

Das Gesamtwachstum einer Bevölkerung ist eine bedeutsame Triebkraft für die Wirtschaft, Bevölkerungsrückgänge hingegen gehen mit einem Sinken des Bruttosozialprodukts einher. Seit den Fünfzigerjahren des letzten Jahrhunderts hat sich Europa zunehmend zu einem Ziel für Migranten entwickelt. So hatte sich die Zahl der Migranten von 1980 bis 1990 verdreifacht und lag zu Beginn des 21. Jahrhunderts bei ca. 1,5 Millionen pro Jahr. Mit Beginn der Wirtschaftskrise kam es schließlich zu einem abrupten Rückgang der Zuwanderungen, jedoch stiegen die Zahlen ab dem Jahr 2013 wieder an [1].

Aktuelle Prognosen beruhen auf kurzfristigen Bewegungen, Trends und der Konvergenzthese. Die Konvergenztheorie als sozialwissenschaftliche Betrachtung und Bewertung der Entwicklung sozialer Systeme in eine gemeinsame, bereits vorbestehende Richtung wird im zukünftigen sozialen Wandel allerdings zunehmend kritisch gesehen. Die Konvergenzthese zeigt insbesondere auf, dass externe Migrationskontrollen (z. B. Grenzkontrollen) durch die Freizügigkeit innerhalb der Wirtschaftsräume zunehmend an Bedeutung für die Migrationssteuerung verlieren. Demnach gehen die Experten von einer Migration von 11 % der Bevölkerung aus und prognostizieren ein Wachstum der EU-Ländern aus dieser Strömung um 874.000 Personen im Jahr 2014 bzw. um 1.364.000 im Jahr 2040. Bis zum Jahr 2060 soll sich diese Zahl dann auf 1.037.000 Personen jährlich reduzieren. Allerdings ist trotz aller theoretischen Vorausberechnungen die tatsächliche Auswirkung der gegenwärtigen Migrationsströme nicht wirklich abschätzbar.

1.3 Auswirkungen des demographischen Wandels

Als Ergebnis dieser demographischen Entwicklungen wird sich innerhalb der Bevölkerung das Verhältnis von Menschen im arbeitsfähigen Alter zu altersbedingt Nicht-Erwerbstätigen von 4:1 auf 2:1 verändern. In diesem Zusammenhang wird prognostiziert, dass Sozialausgaben bis zum Jahr 2060 um 2 % steigen werden (unter besonderer Berücksichtigung von erforderlichen medizinischen Aufwendungen in den letzten Lebensjahren, des Pflegeaufwands und des Aufwands für Pensionen). Allerdings existiert eine Reihe von Faktoren (z. B. Sinken der Arbeitslosenrate, die mit dieser Altersentwicklung einhergeht sowie Effekte erwarteter Anpassungen im Rentenversicherungsbereich), die dieser Entwicklung entgegenwirken.

Ein wichtiger Zusammenhang zwischen Einkommen und Ausgaben für die Gesundheit besteht sowohl auf persönlicher (z. B. Altersentwicklung, Funktionalität, Pflegebedürftigkeit, sozialer Status, Familienverband) als auch auf nationaler Ebene (z. B. Bruttosozialprodukt, Arbeitslosenrate, Migration, Integrationserfolge, Fertilitätsrate, Sozialgesetzgebung). Inwieweit sich Gesundheitsausgaben in Zukunft verändern, bleibt derzeit spekulativ und hängt davon ab, inwieweit neue diagnostische Technologien bzw. therapeutische Konzepte eine verbesserte Effizienz mit sich bringen und alte Methoden ersetzen (Substitution) oder aber ob neue Methoden bisher nicht behandelbare Krankheiten therapierbar machen (Extension). Eine zentrale Rolle spielen in diesem Zusammenhang die jeweiligen gesundheitspolitischen Rahmenbedingungen. Im Jahr 2012 lagen die Gesundheitsausgaben in den 28 Ländern der Europäischen Union bei 10,1 % des Bruttosozialproduktes. Das Ausmaß der erforderlichen Aufwendungen hängt von der Funktionalität der Bevölkerung und der Anzahl der Bedürftigen für eine medizinische Versorgung ab, was wiederum mit der jeweiligen Alters- und Geschlechtsstruktur korreliert. Grundsätzlich gilt, dass mit steigendem Alter von höheren Gesundheitsausgaben durch Multimorbidität und dem damit einhergehendem Risiko für eine eingeschränkte Funktionalität auszugehen ist. Die Langlebigkeit bietet in diesem Zusammenhang große Chancen für die Gesellschaftsentwicklung, die persönliche Entwicklung und für die Ökonomie, vorausgesetzt, sie ist von einer guten Gesundheit begleitet. Funktionalitätseinbußen im Alter wird im WHO-Report über Gesundheit und Alter 2015 mit 15–35 % der Personen über 75 Jahren in Europa angegeben [6,7].

Dies alles hat natürlich direkte und indirekte Auswirkungen auf die zu entwickelnden Versorgungskonzepte für betagte Menschen bei Operationen und Anästhesieverfahren. Zwar ist das Altern keine Krankheit [8], aber durch die Verringerung der Anpassungsfähigkeit des Organismus und die verminderten funktionalen Reserven kann sich der perioperative Prozess beim älteren Patienten deutlich schwieriger darstellen (s. auch Kap. 2). Zudem finden im Alter strukturelle und funktionelle Organveränderungen statt, die Einfluss auf die Narkose und die Aufwachphase haben. Weiterhin ist der geriatrische Patient durch das gleichzeitige Vorliegen mehrerer, chronisch bestehender, behandlungsbedürftiger Erkrankungen (Multimorbidität) gekennzeichnet. Die Zahl der Erkrankungen steigt mit zunehmendem Alter, im Durchschnitt sind 3 bis 9 Begleiterkrankungen zu erwarten. Dies erhöht zwangsläufig das Komplikationsrisiko.

1.4 Funktionalität und Prognose

1.4.1 Begriffsbestimmung

Der englische Begriff „*functioning*" wird in den deutschsprachigen Ländern oftmals mit „Funktionalität" übersetzt. Ein funktionell gesunder Mensch ist körperlich und geistig intakt, die Aktivität entspricht einem Menschen ohne Krankheit und entfaltet sich ohne Beeinträchtigung in allen Lebensbereichen [9]. Mit dem Alter, den alters-physiologischen Veränderungen und dem Risiko der Entwicklung von oftmals meh-reren chronischen Erkrankungen (Multimorbidität) korreliert das Risiko für Beein-trächtigungen der funktionellen Gesundheit.

Mit der internationalen Klassifikation der Funktionsfähigkeit, Behinderung und Gesundheit der Weltgesundheitsorganisation (*International Classification of Functio-ning, Disability and Health* – ICF), steht eine standardisierte Form zur Beschreibung von Gesundheits- und mit Gesundheit zusammenhängenden Zuständen zur Ver-fügung. In den beiden Hauptgruppen Körperfunktionen und Körperstrukturen sowie Aktivitäten und Partizipation (= Teilhabe) werden die verschiedenen Aspekte der Ge-sundheit beschrieben [9].

Um bei älteren Menschen die Auswirkungen von Begleiterkrankungen abschät-zen zu können, wurden von Abad-Diez und Mitarbeitern so genannte Multimorbidi-tätsmuster erarbeitet [10]. Mit deren Hilfe konnten Prävalenzunterschiede zwischen den Geschlechtern gezeigt und Grundlagen für Interventionen abgeleitet werden. Es hat sich allerdings gezeigt, dass Morbiditätsmuster ohne nachweisbaren Einfluss auf die Prognose dieser Patientengruppe bleiben.

1.4.2 Geriatrische Syndrome

In einer aktuellen Metaanalyse haben Kane und Mitarbeiter wesentliche Faktoren mit prognostischer Relevanz für das Überleben älterer Patienten herausarbeiten können – die sogenannten „geriatrischen Syndrome" [11]. In diesem Zusammenhang seien vor allem Faktoren wie eine gestörte Homöostase (Dyslipidämie, chronische Entzündungen, Hypalbuminämie, hohe Serumspiegel an Stresshormonen, hoher Blutdruck, hohe Blutzuckerspiegel und hohes Taille-Hüft-Verhältnis), Malnutrition, *Frailty* sowie Unterstützungsbedürftigkeit bei Alltagstätigkeiten genannt, die allesamt mit einer erhöhten Letalität im Vergleich zur Normalbevölkerung einhergehen. Des Weiteren waren erhöhte CRP (C-reaktives Protein)-Spiegel im Serum, vorbestehende kognitive Funktionseinschränkungen sowie Multimorbidität mit einer schlechten Prognose bzgl. des Überlebens verbunden – unabhängig von der zugrundeliegenden akuten Erkrankung und individuellen Multimorbiditätsmustern. Demnach erscheint es sinnvoll, das Vorhandensein geriatrischer Syndrome sowohl bei der Erstellung individueller Behandlungspläne als auch im Rahmen der präoperativen Evaluation zur berücksichtigen (s. a. Kap. 4).

1.5 Funktionalität und Demographie

Die zunehmende Langlebigkeit ist in unterschiedlicher Weise mit einer guten Funktionalität und Gesundheit verbunden. Ein von James Fries 1980 im New England Journal of Medicine publiziertes Modell geht von einer Kompression der Morbidität und Mortalität durch medizinische Fortschritte und einer Veränderung des Spektrums vorherrschender Krankheiten in den westlichen Ländern aus [12,13]. Dagegen postuliert Kenneth Manton zwei Prinzipien, die sich die Waage halten: die Reduktion der Mortalität von chronischen Erkrankungen mit damit einhergehendem Anstieg von Patienten mit Funktionalitätseinschränkungen sowie den Rückgang der Inzidenz von chronischen Erkrankungen mit damit einhergehendem Rückgang von Funktionalitätseinbußen [14].

In einer Metaanalyse von Klugar und Mitarbeitern wurden folgende Parameter für ein „aktives Altern" (mental, sozial, physisch und finanziell) identifiziert [15]:
– Erlernen neuer Aktivitäten
– Teilnahme an Sportaktivitäten
– Ausgewogenen Beziehungen
– Selbstständigkeit in finanziellen Angelegenheiten.

1.6 Frailty und Prognose

Im Hinblick auf funktionelle Veränderungen und deren prognostische Relevanz wird in den letzten Jahren vor allem einem geriatrischen Syndrom besonderer Beachtung geschenkt – der so genannten „Frailty" (s. a. Kap. 4). So wurde unlängst in einer kanadischen Arbeit gezeigt, dass ältere Patienten mit Frailty, die wegen eines akuten Ereignisses in die Notaufnahme gebracht wurden, signifikant häufiger mit einer Funktionseinschränkung zu rechnen hatten als solche ohne Frailty [16,17].

Wie in Kap. 4 ausführlich beschrieben, kann das Syndrom „Frailty" mit Hilfe einfacher Tests erhoben werden. Bereits im Jahr 2001 hatten Fried und Mitarbeiter die Erfassung von 5 Parametern zur Diagnose von Frailty empfohlen [18]:
– Unbeabsichtigter Gewichtsverlust von 5 kg im letzten Jahr
– Subjektives Empfinden von außergewöhnlicher Erschöpfung
– Muskelschwäche (mittels Dynamometrie diagnostiziert)
– Gehgeschwindigkeit unter 1 m/sec
– Herabgesetzte körperliche Aktivität (gemessen an alltäglichen Verrichtungen)

Das Vorhandensein eines der genannten Parameter wird mit jeweils einem Punkt versehen, wobei die Diagnose „*Frailty*" bei einer Gesamtsumme von ≥ 3 Punkten erfolgt.

In einer Kohortenstudie an 5.317 zu Hause lebenden Männer und Frauen war das Syndrom bei 6,9 % vorhanden, die Prävalenz stieg mit dem Alter an und betraf bei den 85–90-Jährigen 25,7 % [18]. Verschiedene Skalen und Akronyme können die Diagnose erleichtern und präzisieren, letztendlich werden die obengenannten fünf Parameter bei allen Skalen dargestellt [19,20]. Vor allem bei Patienten, die sich Operationen unterziehen müssen, ist die Diagnose relevant für die Prognose. In einer Arbeit von Ambler et al. an 413 Patienten mit einem Durchschnittsalter von 77 Jahren, die sich einer Gefäßoperation unterziehen mussten, war die präoperative Diagnose „*Frailty*" ein exakter Prädiktor für einen verlängerten Krankenhausaufenthalt und eine erhöhte Mortalität [21]. Die Autoren empfohlen in diesem Zusammenhang, modifizierbare Risikofaktoren bereits präoperativ zu korrigieren, um die Prognose zu verbessern.

1.7 Assessment

Zur besseren Differenzierung der vorliegenden geriatrischen Syndrome und zur besseren Koordination notwendiger medizinischer Interventionen sollte so früh wie möglich ein geriatrisches Assessment durchgeführt werden. Diese Maßnahme ist Einzeluntersuchungen bzw. Biomarkern überlegen [22] und kann als multidimensionaler, interdisziplinär erbrachter Prozess die Behandlung älterer Menschen leiten [23–27].

Um ältere Patienten mit erhöhtem Risiko für perioperative Komplikationen bereits bei Klinikaufnahme rasch zu erfassen, hat sich der sogenannte ISAR-Score (*Identification of Seniors at Risk*) etabliert [22,28]. Dieser besteht aus sechs einfachen Fragen, die rasch angewendet und auch in dringlichen Situationen erhoben werden können. Die Fragen sind so formuliert, dass sie mit Ja oder Nein beantwortet werden können. Der ISAR identifiziert in seiner deutschen Fassung Patienten mit dem Risiko eines negativen Verlaufes (Wiedervorstellung in der Notaufnahme, stationäre Krankenhausaufnahme, Funktionalitätsverlust und Tod) zuverlässig. Die Fragen sollten durch das Personal gemeinsam mit dem Patienten (Alter ≥ 75 Jahre) oder seiner Bezugsperson ausgefüllt werden; das Screening gilt als positiv, wenn drei oder mehr Punkte erreicht werden.

1. *Hilfebedarf:* Waren Sie vor der Erkrankung oder Verletzung, die Sie in die Klinik geführt hat, auf regelmäßige Hilfe angewiesen?
2. *Akute Veränderung des Hilfebedarfs:* Benötigten Sie in den letzten 24 Stunden mehr Hilfe als zuvor?
3. *Hospitalisation:* Waren Sie innerhalb der letzten 6 Monate für einen oder mehrere Tage im Krankenhaus?
4. *Sensorische Einschränkung:* Haben Sie unter normalen Umständen erhebliche Probleme mit dem Sehen, die nicht mit einer Brille korrigiert werden können?
5. *Kognitive Einschränkung:* Haben Sie ernsthafte Probleme mit dem Gedächtnis?

6. *Multimorbidität:* Nehmen Sie pro Tag 6 oder mehr verschiedene Medikamente ein?

1.8 Ausblick

Im WHO-Report 2015 über die Gesundheit im Alter wurden wesentliche Bereiche definiert, die die Gesundheit Älterer verbessern können [6,7]. Dazu gehört selbstverständlich auch eine medizinische Versorgung, die auf die besonderen Bedürfnisse der älteren und alten Patienten ausgerichtet ist.

– Anpassung der Gesundheitseinrichtungen für Ältere
  – niederschwelliger und barrierefreier Zugang
  – Wohnortnähe
  – Entwicklung von geriatrischen Kompetenzen auf allen Behandlungsebenen
– Etablierung von Einrichtungen zur Langzeitpflege
  – Pflegeeinrichtungen als wichtige soziale Einrichtung anerkennen
  – Finanzierung der Langzeitpflege
  – Verbesserung der Arbeitsbedingungen der Pflegenden
  – neue Arbeitszeitmodelle
– Anpassung der medizinischen Arbeitswelt an den demographischen Wandel

Folglich muss moderne Medizin in Zukunft auf die Grundlagen der Alternsentwicklung fokussieren, und Versorgungsstrukturen mit ihren unterschiedlichen Aufgaben werden sich in den kommenden Jahren und Jahrzehnten grundlegend ändern und anpassen und sich zunehmend auf die Gegebenheiten geriatrischer Patienten ausrichten müssen.

Literatur

[1] Lemke TD, Bauer M. Demographie und Ökonomie. In: Graf BM, Sinner B, Zink W (Hrsg.) Anästhesie bei alten Menschen. 1. Auflage. Stuttgart, New York, Georg Thieme Verlag 2010.
[2] Bagshow SM, Webb SA, Delaney A, et al. Very old patients admitted to intensive care in Australia and New Zealand: a multicenter cohort analysis. Crit Care. 2009;13:R45.
[3] Statistischen Bundesamt. Statistisches Jahrbuch 2018.
[4] EUROSTAT. Population structure and ageing 2016. (https://ec.europa.eu/eurostat/de/data/database); letzte Abfrage 16.11.2018.
[5] Human Mortality Database 2013. (https://mortality.org/); letzte Abfrage 16.11.2018.
[6] Beard JR, Officer AM, de Carvalho IA, et al., The World report on ageing and health: a policy framework for healthy ageing. Lancet. 2016;387:2145–2154.
[7] Beard JR, Officer AM, Cassels AK. The World Report on Ageing and Health. Gerontologist. 2016;56:S163–166.
[8] Lang E, Gassmann KG. Pro-Aging statt Anti-Aging was ist da anders? Eur J Ger. 2005;7:190–193.

[9]   Grenness C, Meyer C, Scarinci N, Ekberg K, Hickson L. The International Classification of Functioning, Disability and Health as a Framework for Providing Patient- and Family-Centered Audiological Care for Older Adults and Their Significant Others. Semin Hear. 2016;37:187–199.

[10] Abad-Díez JM, Calderón-Larrañaga A, Poncel-Falcó A, et al., Age and gender differences in the prevalence and patterns of multimorbidity in the older population. BMC Geriatr. 2014;14:75.

[11] Kane RL, Shamliyan T, Talley K, Pacala J. The association between geriatric syndromes and survival. J Am Geriatr Soc. 2012;60:896–904.

[12] Fries JF. Aging, natural death, and the compression of morbidity. N Engl J Med. 1980;303:130–135.

[13] Fries JF. The compression of morbidity: near or far? Milbank Q. 1989;67:208–232.

[14] Manton KG. Changing concepts of morbidity and mortality in the elderly population. Milbank Mem Fund Q Health Soc. 1982;60:183–244.

[15] Klugar M, Čáp J, Klugarová J, et al. The personal active aging strategies of older adults in Europe: a systematic review of qualitative evidence. JBI Database System Rev Implement Rep. 2016;14:193–257.

[16] Provencher V, Sirois MJ, Ouellet MC, et al. Decline in activities of daily living after a visit to a Canadian emergency department for minor injuries in independent older adults: are frail older adults with cognitive impairment at greater risk? J Am Geriatr Soc. 2015;63,860–868.

[17] Provencher V, Sirois MJ, Émond M, et al. Frail older adults with minor fractures show lower health-related quality of life (SF-12) scores up to six months following emergency department discharge. Health Qual Life Outcomes. 2016;14:40.

[18] Fried LP, Tangen CM, Walston J, et al. Frailty in older adults: evidence for a phenotype. J Gerontol A Biol Sci Med Sci. 2001;56:M146–156.

[19] Heuberger RA. The frailty syndrome: a comprehensive review. J Nutr Gerontol Geriatr. 2011;30:315–368.

[20] Rockwood K, Mitnitski A. Frailty in relation to the accumulation of deficits. J Gerontol A Biol Sci Med Sci. 2007;62:722–727.

[21] Ambler GK, Brooks DE, Al Zuhir N, et al. Effect of frailty on short- and mid-term outcomes in vascular surgical patients. Br J Surg. 2015;102:638–645.

[22] Thiem U, Greuel HW, Reingräber A, et al. Positionspapier zur Identifizierung geriatrischer Patienten in Notaufnahmen in Deutschland. Z Gerontol Geriatr. 2012;45:310–314.

[23] Baztán JJ, Suárez-García FM, López-Arrieta J, Rodríguez-Mañas L, Rodríguez-Artalejo F. Effectiveness of acute geriatric units on functional decline, living at home, and case fatality among older patients admitted to hospital for acute medical disorders: meta-analysis. BMJ. 2009;338:b50.

[24] Ellis G, Whitehead MA, O'Neill D, Langhorne P, Robinson D. Comprehensive geriatric assessment for older adults admitted to hospital. Cochrane Database Syst Rev. 2011;7:CD006211.

[25] Ellis G, Whitehead MA, Robinson D, O'Neill D, Langhorne P. Comprehensive geriatric assessment for older adults admitted to hospital: meta-analysis of randomised controlled trials. BMJ. 2011;343:d6553.

[26] Sommeregger U. Das multidimensionale geriatrische Assessment. Z Gerontol Geriatr. 2013;46:277–285.

[27] Sommeregger U, Rosenberger-Spitzy A, Gatterer G, et al. Geriatrisches Assessment – das Wiener Modell. Z Gerontol Geriatr. 1997;30:235–241.

[28] Singler K, Heppner HJ, Skutetzky A, et al. Predictive validity of the identification of seniors at risk screening tool in a German emergency department setting. Gerontology. 2014;60:413–439.

2 Physiologische Veränderungen im Alter

Ursula Müller-Werdan

2.1 Altern und Alterskrankheiten – Gerontologie und Geriatrie

Altern geht bei höherentwickelten Lebewesen mit Seneszenz einher, also mit sichtbaren oder messbaren Stigmata eines Alterungsprozesses, der natürlich, also „physiologisch" erscheint. Ein Grundproblem bei der wissenschaftlichen Analyse derartiger „physiologischer" Alterungsprozesse besteht in der Abgrenzung zu „pathologischen" Prozessen im Rahmen der Entstehung von Alterskrankheiten, die sich auf dem Boden vorbestehender Alterungsprozesse entwickeln. Lakatta und Levy sprechen am Beispiel der kardiovaskulären Altersveränderungen von der „klinischen Schwelle", die einen zuvor inapparent verlaufenden Alterungsprozess symptomatisch und damit zu einer Krankheitsdiagnose werden lässt [1]. Als harter Endpunkt des biologischen Alterns kann die Mortalität (*life span*) angesehen werden, während die Gesundheitsspanne („*health span*") weniger gut fassbar ist. Unter den verschiedenen Definitionen des Alterungsprozesses sind daher diejenigen am besten operationalisiert, die auf den Endpunkt „Sterblichkeit" abheben, wie die des späteren Nobelpreisträgers Peter Medawar, der 1952 vorschlug, „*Altern sei die Summe der Veränderungen, durch die die Wahrscheinlichkeit zu versterben zunehmend erhöht wird*" [2]. Die jenseits der Maturität exponentiell zunehmende endogene Sterbewahrscheinlichkeit lässt sich mathematisch mit Hilfe der Gompertz Funktion beschreiben. Für eine ausführliche Darlegung mathematisch fundierter Altersdefinitionen wird auf die Website des Alternsforscher João Pedro de Magalhães (www.senescence.info) verwiesen [3].

> Altern ist die Summe der Veränderungen, durch die die Wahrscheinlichkeit zu versterben zunehmend erhöht wird [2].

Die (Bio-)Gerontologie als Alternsforschung und die Geriatrie als Lehre von den Alterskrankheiten haben daher wesentliche thematische Querverbindungen [4]. Das Altern zu entschlüsseln ist eines der Kernthemen der biomedizinischen Wissenschaften in naher Zukunft, die im Rahmen des *Foresight*-Prozesses des BMBF durch Beauftragte des Fraunhofer-Instituts für System- und Innovationsforschung und des Fraunhofer-Instituts für Arbeits-Wirtschaft und Innovation identifiziert wurden [5,6]. Die *Foresight*-Autoren analysierten im Auftrag des BMBF die Forschungslandschaft in der Alternsforschung in Deutschland und heben hervor, dass die Disziplin Alternsforschung eine lange wissenschaftliche Tradition hat, vor allem in den Disziplinen der Psychologie und Soziologie, dass aber mit der rasanten Entwicklung der Biowissenschaften die Alternsforschung neue Impulse erhalten hat [5,6]. Dabei gehe es weniger um den demografischen Wandel als vielmehr um die biologischen Prozesse des

https://doi.org/10.1515/9783110497816-002

Alterns, die Auswirkungen dieser Alterungsprozesse in allen Phasen des Lebens und die Innovationspotenziale, die sich aus diesen Entwicklungen ergeben könnten [5]. Die Untersuchung der wissenschaftlichen Fundierung dieser Entwicklungen ergab jedoch, dass viele Grundlagenfragen noch nicht geklärt sind. Das betrifft insbesondere die Frage, wie Alterungsprozesse tatsächlich ablaufen – hierauf legt die biogerontologische Forschung ihren Schwerpunkt [5]. Es wurden vier Hauptforschungsbereiche in der Gerontologie identifiziert: Biogerontologie, Gerontopsychologie, Gerontosoziologie und Geriatrie. In der Alternsforschung sind nach Wertung von Vollmar et al. viele unterschiedliche Akteure aktiv, die in Zukunft besser vernetzt und koordiniert werden sollten. Gegenwärtig überwiegt in der Gerontologie die Multidisziplinarität: die alternsforschenden Disziplinen arbeiten weitgehend parallel [5].

Die experimentelle Biogerontologie befasst sich mit den molekularen Mechanismen des Alterns [5]. Hierzu zählen etwa die Suche nach Langlebigkeitsgenen oder die Identifizierung von Reparaturmechanismen innerhalb der Zelle. Mittlerweile werden Interventionen in den biologischen Alterungsprozess als reale Möglichkeit anerkannt und wissenschaftlich diskutiert und untersucht [7]. Anti-Aging-Ansatzpunkte sind neben der kalorischen Restriktion [8], körperlichem Training und Hormonersatztherapie [9] insbesondere die Stoffwechselwege der Substratutilisation [10]. In der kürzlich abgeschlossenen Anti-CardAgeing-Studie wird eine Verzögerung der Herzalterung durch anti-inflammatorische Maßnahmen (körperliches Training und Statin) überprüft (Konzept: [11]). Große Beachtung findet die 2016 durch die US-Arzneimittelbehörde FDA genehmigte klinische Studie TAME *Targeting Aging with Metformin*, die einen medikamentösen Anti-Aging Ansatz verfolgt [12].

2.2 Messung des Alterns: Biomarker

Die Phänomenologie des Alterns wird üblicherweise unter Heranziehung von Biomarkern des Alterungsprozesses beschrieben. Einen Goldstandard zur Messung des biologischen Alters gibt es jedoch nicht – dies erschwert die biogerontologische Forschung. *Für den Arzt kann bereits das Aussehen und Erscheinungsbild des Patienten ein wichtiger Hinweis sein:* bei 1.826 dänischen Zwillingen im Alter von über 70 Jahren war das wahrgenommene Alter ein wesentlicher Prädiktor der Sterblichkeit und korrelierte mit der Telomerlänge [13]. Im Fokus der Suche nach einem verlässlichen Messwert stehen neben klassischen Parametern der Organfunktionen epigenetische Faktoren [14] und Telomerlängen. Zum jetzigen Zeitpunkt erscheint es sinnvoll, ein Panel an Faktoren statt eines einzelnen Markers heranzuziehen, um das biologische Alter mathematisch zu modellieren. Morgan Levine hat das verfügbare Wissen gebündelt und 7 Gruppen gut belegter und üblicherweise verwandter Parameter der physiologischen Organalterung zusammengestellt [15].

Biomarker der physiologischen Organalterung (nach [15]):
- Metabolische Faktoren (glykiertes Hämoglobin, totales Cholesterin, HDL *high-density lipoprotein*)
- Herzfunktion (systolischer und diastolischer Blutdruck, Ruhepuls)
- Lungenfunktion (forciertes expiratorisches Volumen)
- Nierenfunktion (Serumkreatinin und Harnstoff)
- Leberfunktion (alkalische Phosphatase und Serumalbumin)
- Immunfunktion und Inflammation (C-reaktives Protein, CMV Status, Prozentzahlen von Lymphozyten/Monozyten/Granulozyten)
- Blutbild (Leukozytenzahl, Erythrozytenzahl, Plättchenzahl, Hämoglobin, Hämatokrit)

Neben diesen klassischen Biomarkern der Alterung könnten bald weitere operationalisiert sein: Das von der EU geförderte Konsortium „MARK-AGE" (EU FP7 Projekte MARK-AGE) geht an rund 3.300 Probanden die Frage nach einem validen Biomarker des physiologischen Alterungsprozesses an; erste Ergebnisse wurden Ende 2015 veröffentlicht [16] und Alexander Bürkle stellte 10 von 400 untersuchten Parametern in einer *key note lecture* 2016 auf dem Gerontologie- und Geriatrie-Kongress vor, darunter als wichtig erkannt die Cytosin-Methylierung in der DNA als epigenetische Veränderung, während die Telomerverkürzung überraschenderweise nicht zu den topassoziierten Faktoren zählt („Gut gehalten" oder „vorschnell gealtert"? – Top-Ten-Marker für das biologische Alter identifiziert – Medscape – 27. Sep 2016.). Aktuell sind zahlreiche molekulare Biomarker des Alterungsprozesses identifiziert [17,18].

Molekulare Biomarker des Alterungsprozesses [17]:
  Telomerverkürzung
- Epigenetische Alterationen an Histonen (H4K 16 Acetylierung; H4K20 und H3 K4, K9 und K27 Methylierung), DNA (Methylierungsmuster) und Nichtkodierenden RNA Mustern (z. B. microRNA Expressionsprofile)
- Verlust der Proteostase
- Dysregulation des „*nutrient sensing*" (z. B. *Insulin-like growth factor-1*)
- Mitochondriale Dysfunktion
- Zelluläre Seneszenz und pro-inflammatorische Zytokine

Mit Hinblick auf den klinisch tätigen Anästhesiologen wird im Folgenden auf die aktuell verfügbaren, kliniknahen Alterungsmarker fokussiert. Das organübergreifende Merkmal des physiologischen Alterungsprozesses ist der Verlust der funktionellen Reserve der einzelnen Organe, Resnick und Marcantonio prägten den Begriff „Homoiostenose" [19]. Altersphysiologische Veränderungen machen sich durch die verminderte Organreserve besonders bei Belastungen wie Krankheitsprozessen bemerkbar [20].

Organalterung geht mit einem Rückgang der Funktionsreserve jedes Organs einher.

Die zweite Heidelberger Hundertjährigenstudie zeigt augenfällig, welcher Rückgang an Funktionalität Hochbetagte zu ertragen haben, insbesondere der Verlust der Sinnesleistungen stellt eine schwere Beeinträchtigung dar und kann gerade im perioperativen Setting einem Delir Vorschub leisten [21].

112 Personen im Alter von 100 Jahren der 2. Heidelberger Hundertjährigenstudie [21]:
-   eingeschränktes Sehen und/oder Hören: 94 %
-   Mobilitätseinschränkungen: 72 %
-   Herz-Kreislauf-Erkrankungen: 57 %
-   Probleme mit dem Harnsystem: 55 %
-   häufige Schmerzen: 30 %

2.3 Alterung des hämatologischen Systems und des Immunsystems

Im Alter besteht eine vermehrte Neigung zu Infektionen und Tumorerkrankungen, Impfungen wirken schlechter und es kommt zu einer Rückbildung des Thymus und des Knochenmarks sowie einer Schrumpfung des Knochenmarks, der Milz und der Lymphknoten. Mit der Rückbildung des Knochenmarks nimmt das hämatopoetische Zellkompartiment ab [17]. Daher ist die Anämie im Alter häufig.

In großen populationsbasierten Kohortenstudien wurden vor allem Inflammation und Immunseneszenz als Biomarker des Alterungsprozesses adressiert. Im höheren Lebensalter ist eine niedergradige, aber chronisch systemische Basal-Inflammation – die z. B. als erhöhte CRP- oder IL 6-Plasmakonzentration dargestellt werden kann – nachweisbar, auch ohne akute Erkrankung. Parallel dazu besteht eine abgeschwächte Infektionsabwehr. Diese Vorgänge gehören zum physiologischen Alterungsprozess des Immunsystems (Immunseneszenz), die sowohl bei Vertebraten als auch bei Nicht-Vertebraten nachweisbar ist [22]. Evolutionär betrachtet wird die erhöhte entzündliche Aktivität als Folge einer lebenslangen Pathogenlast (*„inflammatory/pathogen burden“*) angesehen. Das von Claudio Franceschi vorgestellte Konzept der Immunseneszenz postuliert, dass der lebenslange Antigenstress altersabhängig zu einer basalen Aktivierung der innaten Immunabwehr führt und einer Abnutzung der spezifischen Immunabwehr, die evolutionär jünger ist und weniger robust [23]: dabei kommt es zu einer erheblichen Abnahme von B-Lymphozyten im peripheren Blut, während die Zahl der T-Zellen relativ hoch bleibt, jedoch geht das T-Zell-Repertoire zurück und die Zahl naiver T-Zellen schwindet; dies alterstypischen T-Zell-Veränderungen treten bei den CD8 + früher und deutlicher auf als bei den CD4 + .

Insgesamt gibt es große interindividuelle Unterschiede bei der Alterung des Immunsystems: Es wird vermutet, dass im Laufe des Lebens durch eine Vielzahl infektiöser bzw. inflammatorischer Ereignisse („*multiple hits*") ein interindividuell unterschiedlich starker entzündlicher Stress zustande kommt, der zur dauerhaften Aktivierung der natürlichen Immunabwehr wesentlich beiträgt: je höher das „*inflammatory/pathogen burden*" eines Individuums, desto stärker die Inflammation. Derartige erhöhte Entzündungsparameter kennzeichnen etwa Personen, die ein erhöhtes Risiko für kardiovaskuläre Erkrankungen wie Arteriosklerose oder koronare Herzkrankheit haben. Diese Theorie des „*Inflammageing*" wurde kürzlich ergänzt durch Hypothese eines „*Garb-ageing*" infolge einer nachlassenden autophagischen Kapazität zur Degradation metabolischer Abbauprodukte [24].

Akutphase Biomarker wie hsCRP sind im klinischen Setting bereits als Risikofaktoren operationalisiert, z. B. beim Management der koronaren Herzkrankheit. Es wäre für klinische Belange eine große Hilfe, wenn ein einfacher und reliabler Messwert zur Einschätzung der Immunseneszenz zur Verfügung stünde – diesen gibt es allerdings bisher nicht. Zwar ist die Immunseneszenz phänotypisiert anhand komplexer Veränderungen der innaten und adaptiven Immunantwort, diese haben aber als Messwerte bislang keinen Eingang gefunden in den klinischen Entscheidungsprozess, z. B. vor Operationen oder Interventionen. Das Ausmaß der Immunseneszenz des individuellen Patienten bleibt bislang spekulativ. In Anbetracht der zunehmenden Zahl geriatrischer Patienten, die sich größeren Operationen unterziehen etwa mit Gelenksersatz oder invasiven Behandlungen wie TAVI (*trans-catheter aortic valve replacement*); sollte eine präoperative/präinterventionelle Risikostratifizierung idealerweise ein Assessment der Immunfunktion enthalten hinsichtlich der Prognose einer Infektion von implantierten Devices wie etwa eine TAVI-Endokarditis [25]. In der europaweiten MARK-AGE Erhebung werden u. a. folgende Werte als mögliche Marker der systemischen Inflammation bei Immunseneszenz erhoben [16]: CRP, Homocystein, Harnsäure, Fibrinogen, Serum Amyloid A und P, Pentraxin 3 und 14 Zytokine. Das NU-AGE-Consortium wählte CRP als primären Endpunkt, um den Effekt einer diätetischen Intervention auf die Inflammation im Alter zu untersuchen [26]. In einer prospektiven Kohortenstudie mit Über-Hundertjährigen in Japan zeigte sich ein kombinierter Marker der Inflammation (CMV Titer + Interleukin-6 + TNF-alpha + CRP) der Telomerlänge überlegen hinsichtlich der Prädiktion von funktionellen und kognitiven Einschränkungen [27]. In mehreren klinischen Studien wurden auch zelluläre Marker der Immunseneszenz adressiert [28].

Einen praktikablen klinisch validierten Laborparameter zur Einschätzung der Immunseneszenz im individuellen Patienten gibt es noch nicht.

In klinischen Studien wurden zur Einschätzung von „*Inflammageing*" hauptsächlich IL-6, CRP, CMV Seropositivität und T-Zell Phänotypisierung eingesetzt [28]. Neuere und möglicherweise unerwartete Biomarker könnten sich aus großen Studien wie MARK-AGE ergeben [16].

Wichtig für die Anästhesie: die Immunseneszenz kann zu einer veränderten Krankheitspräsentation bei infektiösen Prozessen beitragen, insbesondere zu einem geringeren Anstieg der Körpertemperatur bei der Sepsis [29].

2.4 Kardiovaskuläre Alterung und autonome Dysfunktion

Der Alterungsprozess des gesunden Herzens kann nicht unabhängig von der Nachlasterhöhung durch die nachlassende Windkesselfunktion der Aorta betrachtet werden. Das physiologische Herz- und Gefäßaltern wurde von Laktatta et al. in der *Baltimore Longitudinal Study of Aging* untersucht und ist gekennzeichnet durch weitgehend unveränderte Ruhefunktionsparameter, aber eine vermindert Belastungsbezogene Herzfrequenz und ein vermindertes Herzzeitvolumen, auch die maximale Sauerstoffaufnahme bei Belastung ist vermindert [1,30,31]. In der Regel steigen die systolischen Blutdruckwerte im Alter an. Der Herzalterungsprozess manifestiert sich initial mit einer verminderten Relaxation des linken Ventrikels und diastolischen Dysfunktion [32]. Der Phänotyp des gesunden Altersherzens ist im weiteren Verlauf gekennzeichnet durch eine Zunahme der ventrikulären Masse und der Wanddicke und Größe sowie enddiastolischem Druck des linken Ventrikels, mikroskopisch zeigen sich eine zunehmende Fibrosierung bei Abnahme der Zahl an Muskelzellen [33,34]. Im Ruhe-EKG lassen sich keine alterstypischen Veränderungen ablesen [35]. Im Alter kommt es jedoch zu einem massiven Verlust an Schrittmacherzellen im Sinusknoten, was zu Herzrhythmusstörungen prädisponiert [17]. Charakteristisch für den Alterungsprozess ist ferner eine Dysbalance von Sympathikus und Parasympathikus mit vermindertem Vagotonus und erhöhtem Sympathikotonus. Dies wird kenntlich an einer altersabhängig eingeschränkten Herzfrequenzvariabilität [36]. Der verminderte Vagotonus bewirkt eine hohe Empfindlichkeit älterer Patienten für anticholinerge Nebenwirkungen. Die β-Adrenozeptoren des Herzmuskels sind desensibilisiert im Altersherzen, was zu einer geringeren Responsivität gegenüber Katecholaminen führen kann und eine Erklärung bietet für eine geringere Wirksamkeit von Betablockern [17]. Im hohen Alter sind Kalzifizierungen der Aortenklappe häufig.

2.5 Pulmonale Alterung

Die Lungenfunktion durchläuft altersbezogen typische Veränderungen, so dass die Lungenfunktion als physiologischer Biomarker des Alterns herangezogen werden kann [17]. Wesentlich verursachend hierfür ist lungenstrukturell der Verlust an Gewebeelastizität, aber auch die Abnahme der Compliance der Brustwand, teils auch geschuldet den Veränderungen der respiratorischen Muskulatur [37]. Erweiterungen von Alveolen und Alveolargängen mit erhöhtem Totraumvolumen sind eine wesentliche Ursache für eine veränderte Lungenmechanik und Ventilations-Perfusions-Mismatch. Relativ vorhersehbar steigt das Lungenresidualvolumen um etwa 10 % pro Dekade an, und der Wert für das forcierte expiratorische Volumen (Einsekundenkapazität) sinkt. Die Diffusionskapazität sinkt um etwa 5 % pro Dekade [17]. Darüber hinaus wird der zerebral gesteuerte Atemantrieb schwächer.

2.6 Renale Alterung, Wasserhaushalt

Die physiologische Alterung geht einher mit einer Erhöhung des Körperfettanteils und Verminderung des Körperwasseranteils, weswegen die Plasmaspiegel lipophiler Medikamente vermindert und die hydrophiler Medikamente erhöht sein können. Wichtig für die Anästhesiologie [29]: *Die Hypovolämietoleranz im Alter ist deutlich geringer!*

Die Nieren entwickeln altersabhängig eine diffuse Glomerulosklerose [17]. Die renale Funktion nimmt altersbezogen ab: so sinkt die glomeruläre Filtrationsrate ab dem 30. Lebensjahr jährlich im Mittel um etwa 1 %, auch die Urinkonzentrationsfähigkeit nimmt ab, ebenso die Fähigkeit zur Elimination von sauren Stoffwechselprodukten. Dabei kann das Serumkreatinin trotz verminderter Filtrationsrate normal sein aufgrund der im Alter oftmals vorliegenden Sarkopenie. Zur Abschätzung der Kreatinin-Clearance im Alter wird neben den Formeln, etwa nach Cockcroft und Gault, die Bestimmung von Cystatin C empfohlen. Jenseits der 4. Lebensdekade kommt es zu einem Abfall des Nierenblutflusses um etwa 10 % pro Dekade [37]. Gemeinsam mit einem vermindertem Durstempfinden und hormoneller Umstellungen bedingt die altersanhängig gestörte Nierenfunktion eine Anfälligkeit für Elektrolytentgleisungen im Alter.

2.7 Weitere Organsysteme

Neben der bereits erwähnten autonomen Dysfunktion unterliegen auch die kognitiven Funktionen einer Homoiostenose, oftmals ist sind die Kompensationsmechanismen des Gehirns limitierend. So wird erklärbar, warum oftmals ein neu aufgetretenes Delir das führende Symptom von schweren Krankheitsprozessen in anderen Organsystemen ist. Für Details wird auf das entsprechende Kapitel in diesem Buch verwiesen. Der alte Mensch leidet oft unter einem dramatischen Verlust der Sinnesleistungen [21], was einem Abbau kognitiver Funktionen zusätzlich Vorschub leistet.

Häufig zu gering beachtet wird die erhebliche Sarkopenie im Alter. Das muskuläre Kompartiment wird in der Wertung der Organgesundheit häufig nicht miteinbezogen (zumal es keinen einfachen Laborwert zur Erfassung der Muskelmasse und -funktion gibt, anders etwa als die „Leberwerte" oder die „Nierenwerte").

Im Alter ist die Darmpassage verzögert, der hepatische Metabolismus kann verzögert sein.

Die Alterungsprozesse der Knochen, der Haut und des Endokriniums verstärken die Vulnerabilität des betagten Patienten.

2.8 Fazit für die Anästhesie

– Das organübergreifende Prinzip der „Physiologischen Organalterung" ist die Homoiostenose, also der Verlust der funktionellen Reserve einzelner Organe.
– Bisher gib es keinen Goldstandard für die valide Einschätzung eines biologischen Alters des individuellen Patienten im Vergleich zum chronologischen Alter. Es werden überwiegend Marker der Immunseneszenz für diese Fragestellung erprobt.
– Physiologische Organalterungsvorgänge mit praktischer Konsequenz für die Anästhesiologie sind insbesondere die autonome Dysfunktion (verminderter Vagotonus), die atypische Manifestation der Sepsis bei Immunseneszenz, die veränderte Pharmakokinetik und geringere Hypovolämietoleranz bei geringerem Wasserkompartiment des Körpers im Alter, die häufig nur scheinbar normale Nierenfunktion, die stetig abnehmende pulmonale Funktion im Alter.

Literatur

[1]   Lakatta EG, Levy D. Arterial and Cardiac Aging: Major Shareholders in Cardiovascular Disease Enterprises. Part I: Aging Arteries: A "Set Up" for Vascular Disease. Circulation. 2003;107:139–46.
[2]   Medawar PB. An Unsolved Problem of Biology. HK Lewis, London,1952
[3]   Magalhães, João Pedro de (www.senescence.info).
[4]   Simm A. Geriatrie: eine Einführung aus gerontologischer Sicht. Dtsch Med Wochenschr. 2011;136:2549–2553.
[5]   Vollmar HC, Georgieff P, Cuhls K. Das Altern entschlüsseln. Ausschnitte des BMBF-Foresight-Prozesses. Z Gerontol Geriatr. 2011;44:66–70.
[6]   Foresight-Autoren (https://www.bmbf.de/de/mit-foresight-in-die-zukunft-schauen-930.html)
[7]   Longo VD, Antebi A, Bartke A, et al. Interventions to slow aging in humans: are we ready? Aging Cell. 2015;14:497–510.
[8]   Ravussin E, Redman LM, Rochon J, et al. A 2-Year Randomized Controlled Trial of Human Caloric Restriction: Feasibility and Effects on Predictors of Health Span and Longevity. J Gerontol A Biol Sci Med Sci. 2015;70:1097–1104.
[9]   Snyder PJ, Bhasin S, Cunningham GR, et al. Effects of Testosterone Treatment in Older Men. N Engl J Med. 2016;374:611–624.
[10] Fontana L, Partridge L, Longo VD. Extending healthy life span--from yeast to humans. Science. 2010;328:321–326.
[11] Müller-Werdan U. Inflammation and ageing. Z Gerontol Geriatr. 2007;40:362–365.

[12] Barzilai N, Crandall JP, Kritchevsky SB, Espeland MA. Metformin as a Tool to Target Aging. Cell Metab. 2016;23:1060–1065.

[13] Christensen K, Thinggaard M, McGue M, et al. Perceived age as clinically useful biomarker of ageing: cohort study. BMJ. 2009;339:b5292.

[14] Sen P, Shah PP, Nativio P, Berger SL. Epigenetic mechanisms of longevity and aging. Cell. 2016;166:822–839.

[15] Levine ME. Modeling the rate of senescence: can estimated biological age predict mortality more accurately than chronological age? J Gerontol A Biol Sci Med Sci. 2013;68:667–674.

[16] Bürkle A, Moreno-Villanueva M, Bernhard J, et al. MARK-AGE biomarkers of ageing. Mech Ageing Dev. 2015;151:2–12.

[17] Khan SS, Singer BD, Vaughan DE. Molecular and physiological manifestations and measurement of aging in humans. Aging Cell. 2017;16:624–633.

[18] Aunan JR, Watson MM, Hagland HR, Søreide K. Molecular and biological hallmarks of ageing. Br J Surg. 2016;103:e29–46.

[19] Resnick NM, Marcantonio ER. How should clinical care of the aged differ? Lancet. 1997;350:1157–1158.

[20] Zglinicki, T von. Alter und Altern. In: Schmidt/ Lang/ Heckmann, Physiologie des Menschen, 31. Auflage, 2010, Kapitel 41, Seiten 877–891.

[21] Jopp DS, Boerner K, Rott C. Health and Disease at Age 100. Dtsch Arztebl Int. 2016;113:203–210.

[22] Müller L, Fülöp T, Pawelec G. Immunosenescence in vertebrates and invertebrates. Immun Ageing. 2013;10:12.

[23] Franceschi C, Bonafè M, Valensin S, et al. Inflamm-aging. An evolutionary perspective on immunosenescence. Ann NY Acad Sci. 2000;908:24454.

[24] Franceschi C, Garagnani P, Vitale G, Capri M, Salvioli S. Inflammaging and ‚Garb-aging'. Trends Endocrinol Metab. 2017;28:199–212.

[25] Werdan K, Dietz S, Löffler B, et al. Mechanisms of infective endocarditis: pathogen-host interaction and risk states. Nat Rev Cardiol. 2014;11:35–50.

[26] Berendsen A, Santoro A, Pini E, et al. Reprint of: A parallel randomized trial on the effect of a healthful diet on Inflammageing and its consequences in European elderly people: design of the NU-AGE dietary intervention study. Mech Ageing Dev. 2014,136–137,14–21.

[27] Arai Y, Martin-Ruiz CM, Takayama M, et al. Inflammation, But Not Telomere Length, Predicts Successful Ageing at Extreme Old Age: A Longitudinal Study of Semi-supercentenarians. EBioMedicine. 2015:2:1549–1558.

[28] Müller-Werdan U, Nuding S, Ost M. Assessing inflammageing. Curr Opin Clin Nutr Metab Care. 2017;20:346–348.

[29] Müller-Werdan U, Klöss T, Meisel M. Medizinisch-geriatrische Aspekte in der Intensivtherapie alter Patienten. Med Klin Intensivmed Notfallmed. 2011;106:10–15.

[30] Lakatta EG, Levy D. Arterial and Cardiac Aging: Major Shareholders in Cardiovascular Disease Enterprises. Part II: The Aging Heart in Health: Links to Heart Disease Circulation. 2003;107:346–354.

[31] Lakatta EG. Arterial and Cardiac Aging: Major Shareholders in Cardiovascular Disease Enterprises. Part III: Cellular and Molecular Clues to Heart and Arterial Aging. Circulation. 2003; 107:490–497.

[32] Carrick-Ranson G, Hastings JL, Bhella PS, et al. Effect of healthy aging on left ventricular relaxation and diastolic suction. Am J Physiol Heart Circ Physiol. 2012;303(3):H315-22.

[33] Nakou ES, Parthenakis FI, Kallergis EM, et al. Healthy aging and myocardium: A complicated process with various effects in cardiac structure and physiology. Int J Cardiol. 2016;209:167–175.

[34] Olivetti G, Melissari M, Capasso JM, Anversa P. Cardiomyopathy of the aging human heart: myocyte loss and reactive hypertrophy. Circ Res. 1991;68:1560–1568.

[35] Rijnbeek PR, van Herpen G, Bots ML, et al. Normal values of the electrocardiogram for ages 16–90 years. J Electrocardiol. 2014;47:914–921.

[36] Werdan K, Schmidt H, Ebelt H, et al. Impaired regulation of cardiac function in sepsis, SIRS, and MODS. Can J Physiol Pharmacol. 2009;87:266–274.

[37] Alvis BD, Hughes CG. Physiological considerations in the geriatric patient. Anesthesiol Clin. 2015;33:447–456.

Teil II: **Präoperative Phase**

3 Anästhesiologische Risikoevaluation und präoperative Optimierung

York Zausig

3.1 Einführung

Im Jahre 2030 wird der Anteil der Menschen im Alter ≥ 65 Jahren knapp 12 % der Gesamtbevölkerung ausmachen. In Europa geht man zum gleichen Zeitpunkt von einem Anteil von ca. 24 % aus [1,2]. In Deutschland erwartet man eine Zunahme des Anteils von derzeit knapp 26 % auf 40 % im Jahre 2040 [3]. Mit steigender Lebenserwartung und der damit verbundenen Zunahme an (patho-)physiologischen Veränderungen wird nicht nur die Anzahl alter und sehr alter Menschen, sondern dementsprechend auch die Anzahl alter und sehr alter Patienten zunehmen. So weisen allein 80 % aller Menschen > 65. Lebensjahr eine chronische Begleiterkrankung, 50 % zwei und 30 % sogar mehr als drei Begleiterkrankungen auf [4]. Typische Begleiterkrankungen im Alter sind in Tab. 3.1 aufgeführt. Analog kommt es altersabhängig zu einer Zunahme des ASA-Status (Abb. 3.1). So weisen 20 % der Achtzigjährigen den ASA-Status IV auf, wohingegen der Anteil bei Unter-Achtzigjährigen lediglich bei ca. 9 % liegt [5].

Das hohe Alter stellt demnach einen unabhängigen Prädiktor für eine erhöhte perioperative Morbidität und Letalität dar [6]. Alte Menschen haben ein 3–4-fach erhöhtes Risiko, perioperativ Komplikationen zu erleiden. Insbesondere kardiale,

Tab. 3.1: Typische Begleiterkrankungen bei geriatrischen Patienten (modifiziert nach [7]).

Begleiterkrankung	Häufigkeit
Arterieller Hypertonus	58,1 %
Nikotinabusus	39,9 %
Neurologische Erkrankungen	22,4 %
Lungenerkrankungen	21,9 %
Angina Pectoris	16,4 %
Herzrhythmusstörungen	19,6 %
Gefäßerkrankungen	17,1 %
Diabetes Mellitus	14,9 %
Herzinfarkt	9,1 %
Herzinsuffizienz	7,8 %
Nierenerkrankungen	7,6 %

https://doi.org/10.1515/9783110497816-003

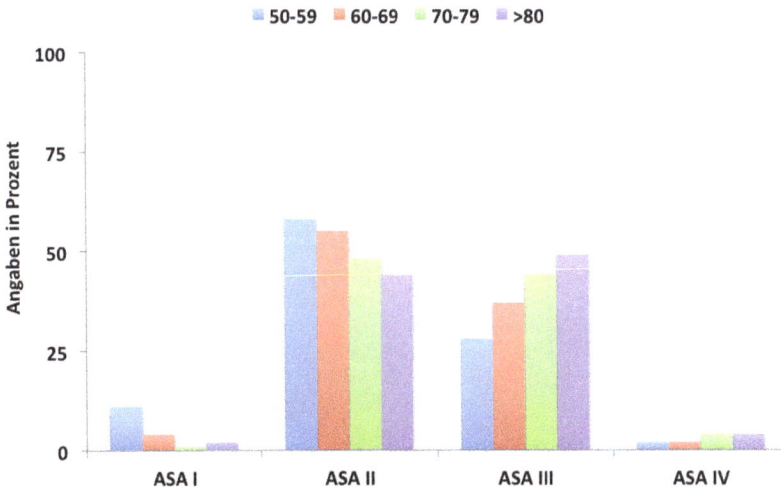

■ 50-59 ■ 60-69 ■ 70-79 ■ >80

Abb. 3.1: Risikoklassifikation gemäß der *American Society of Anesthesiologists* (ASA) in Abhängigkeit vom Alter (modifiziert nach [6,51]).

neurologische und pulmonale Begleiterkrankungen sind häufiger mit postoperativen Komplikationen assoziiert [7]. Zudem steigt mit dem Auftreten einer einzelnen Komplikation auch die Wahrscheinlichkeit für weitere Komplikationen [8]. Hamel et al. konnten sogar zeigen, dass bei über 80-jährigen Patienten das Auftreten einer postoperativen Komplikation die Mortalität um den Faktor 6 ansteigen lässt [5]. Dies liegt jedoch nicht am chronologischen Alter *per se*, sondern vielmehr spielen Begleiterkrankungen und davon abhängig eine eingeschränkte Belastbarkeit eine zentrale Rolle für die postoperativ erhöhte Morbidität, Letalität und Krankenhausverweildauer [4]. So zeigen Untersuchungen, dass selbst bei großen chirurgischen Elektiveingriffen wie einer erweiterten Ösophagusresektion nicht das chronologische Alter an sich, wohl aber Anzahl und Ausprägung von Begleiterkrankungen die Prognose negativ beeinflussen [9]. Zudem kann ein reduzierter präoperativer Allgemeinzustand das Auftreten perioperativer Komplikationen generell begünstigen und die postoperative Rekonvaleszenz deutlich verzögern [10].

Art und Dringlichkeit des Eingriffes spielen ebenfalls eine wesentliche Rolle für das Auftreten postoperativer Komplikationen [11]. So steigt beispielsweise die Inzidenz kardiovaskulärer Komplikationen um den Faktor 7 bei (ungeplanter) Ausdehnung einer Operation. Bei Notfalleingriffen liegt das Risiko für das Auftreten kardiovaskulärer Komplikationen sogar 3–7mal höher (Abb. 3.2) [4,6].

Einer umfassenden präoperativen Evaluation kommt also eine zentrale Rolle zu, um das individuelle Risiko des alten Patienten abzuschätzen, wobei das alters-, morbiditäts- und eingriffsbedingte Risiko unterschieden werden muss. Darauf basierend können präoperativ gezielt Maßnahmen zur Optimierung des Zustandes des

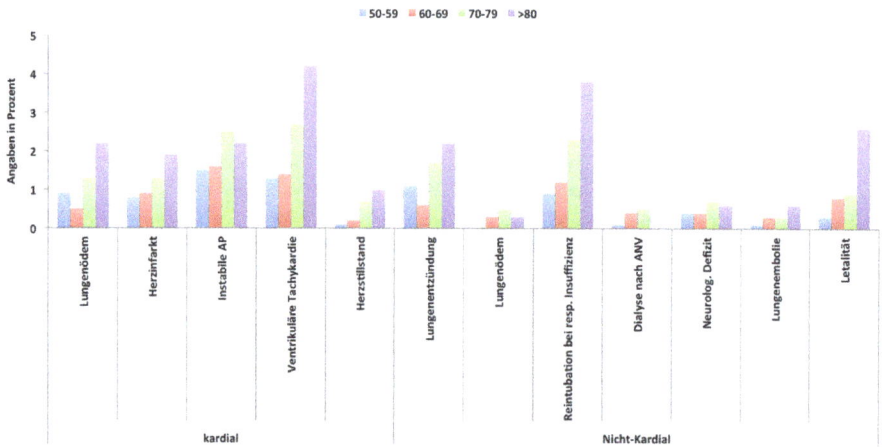

Abb. 3.2: Darstellung typischer kardialer und nicht-kardialer postoperativer Komplikationen in Abhängigkeit vom Lebensalter (mod. nach [6,51]). AP: Angina Pectoris; ANV: Akutes Nierenversagen.

Patienten und perioperativ zur Risikominimierung eingeleitet werden. Im Rahmen der Evaluation sollte unbedingt auch der individuelle Patientenwille im Hinblick auf eine mögliche Ausdehnung der intra- und postoperativen Therapie besprochen und dokumentiert werden (z. B. *„Do not resuscitate"*-Order, Verzicht auf Nierenersatztherapie, etc.). Dieses ist für die Planung der Invasivität des Eingriffs unerlässlich und beim Umgang mit möglichen postoperativen Komplikationen entscheidend [12].

3.2 Präoperative Untersuchungen

In den letzten Jahrzehnten wurde der breite und ungezielte Einsatz präoperativer Tests zu Gunsten eines patienten- und eingriffsspezifischen Vorgehens verlassen [2,11]. Neben den hohen Kosten war es vor allem die Erkenntnis, dass die Vielzahl an Tests häufig nur Normalwerte zu Tage brachte; pathologische Werte wurden nur in einer geringen Anzahl beobachtet, hätten meistens durch eine gezielte Anamnese erhoben werden können und hatten nur selten Einfluss auf das perioperative Management. In Anlehnung an das aus den USA stammende so genannte *„choosing wisely"*-Konzept, das sich zum Ziel setzt, auf unnötige medizinische Maßnahmen zu verzichten, können bzgl. präoperativer Tests drei wesentliche Grundsätze formuliert werden [13]:
- *„Choosing wisely"*: Klinisch unauffällige Patienten brauchen vor einem Eingriff mit kleinem Risiko in der Regel keine präoperativen Tests.
- *„Think twice"*: Ein präoperativer Test sollte akkurat sein und einen Zugewinn an Wissen oder Sicherheit für den Patienten, Eingriff oder Ablauf mit sich bringen.

– Unnötige Tests können falsch positive Ergebnisse mit nachfolgenden Nachteilen (invasive Diagnostik, Kosten, etc.) für den Patienten erbringen.

Obwohl eine breite präoperative Routinediagnostik mittlerweile als obsolet gilt, erscheint es dennoch sinnvoll, bei älteren Patienten (> 70. Lebensjahr) bestimmte Untersuchungen in Erwägung ziehen, da sie für die Risikoevaluation und präoperative Optimierung (Tab. 3.2) hilfreich sein können [14].

Tab. 3.2: Präoperative Routine-Untersuchungen bei Patienten > 70. Lebensjahr und Eingriffen mit erhöhtem operativem Risiko (modifiziert nach [13,14,20,21]).

Untersuchung		Hintergrund/Begründung
Labor-chemische Anforderungen	Hämoglobin	– V. a. oder bekannte Anämie – hohe Wahrscheinlichkeit zur Transfusion: „*Patient-Blood-Management*" Evaluation – Erhebung *Frailty*-Score$ – Abschätzung des operativen Risikos
	Kreatinin (ggf. Harnstoff)	– Risikofaktoren (Erkrankungen und Medikamente) für Nierenfunktionsstörungen – Berechnung der GFR (Cockcroft-Gault Formel) – Medikamentendosierung
	Albumin	– bei Malnutrition, Lebererkrankung und schwerer Gesamterkrankung – Erhebung *Frailty*-Score
	Natrium & Kalium	– Wasserelektrolytstörungen (WEH) im Alter häufig – renale und/oder kardiale Grunderkrankung bzw. WEH beeinflussende Medikation
12-Kanal-EKG		– geringer Aufwand und nicht invasiver Test – bei symptomatischen Patienten, asymptomatischen Patienten mit kardialen Risikofaktoren* und vor Eingriffen mit höherem operativem Risiko$
Röntgenaufnahme des Thorax		– neu aufgetretene/akut symptomatische kardiale oder pulmonale Erkrankung – anästhesiologisch indiziert: z. B. bei ausgeprägter Struma, Thoraxdeformität
Lungenfunktion		– neu aufgetretene/akut symptomatische Erkrankung der Lunge, v. a. COPD – Lungenteilresektion

* Positive Familienanamnese, familiäre Hyperlipidämie, Rauchen, hoher Blutdruck, Diabetes mellitus oder erhöhte Lipidwerte, periphere oder zerebrovaskuläre Begleiterkrankungen.
$ Ggf. Erweiterung der laborchemischen Untersuchung auf: Plasmatische Gerinnung, Thrombozyten, Glukose und Leukozyten.

3.2.1 Laborchemische Untersuchungen

Laborchemische Untersuchungen weisen bei asymptomatischen Patienten eines Gesamtkollektives in nur 0,1–3,6 % der Fälle pathologische Veränderungen auf [15]. Dieses entspricht auch ungefähr der Inzidenz bei den über 70jährigen ASA I-II Patienten [16]. Dabei stellt kein Laborwert einen unabhängigen Prädiktor für eine eingeschränkte Prognose dar. Zudem wird nur in einem Bruchteil der Fälle (0,01 %) das perioperative Management verändert. Liegen bereits Befunde durchgeführter Untersuchungen vor, so bleibt die Aussagekraft bei gleichbleibender Klinik bis zu 4 Monaten beständig [17].

Auf Grund des Risikoprofils von über 80jährigen Patienten wird von manchen Autoren zur Abschätzung des Risikos und Optimierung des perioperativen Ablaufs dennoch eine Routine-Bestimmung von Hämoglobin, Kreatinin und Albumin im Serum empfohlen (Tab. 3.2), insbesondere vor großen chirurgischen Eingriffen und klinischen Symptomen einer Anämie (z. B. Müdigkeit, Nierenerkrankung), Nierenfunktionsstörung (Medikamentengabe/-dosierung) bzw. Mangelernährung [14].

3.2.2 Röntgenaufnahme des Thorax

Eine präoperative Röntgenaufnahme des Thorax zeigt bei einem Gesamtkollektiv von asymptomatischen Patienten in 5,4 % der Fälle bekannte und lediglich in 0,4–1,4 % der Fälle neue pathologische Befunde auf. Dagegen werden bei symptomatischen Patienten bei 1,3–36 % bekannte bzw. 0,1–6,8 % der Fälle neue röntgenologische Auffälligkeiten beobachtet. In den meisten Fällen hätten auch diese Befunde durch eine gründliche Anamnese und körperliche Untersuchung erhoben werden können [15]. Selbst wenn eine Röntgenaufnahme des Thorax Hinweise auf eine kardiale Begleiterkrankung (Durchmesser Thorax/Herz, Stauung, Kerley-B-Linien, etc.) ergibt, wird nur in einem von 1.000 Fällen das perioperative Vorgehen geändert. Dennoch wird in einigen Institutionen auf Grund der oben beschriebenen Zunahme an Begleiterkrankungen mit dem Alter eine Röntgenthoraxaufnahme routinemäßig ab dem 70. Lebensjahr durchgeführt (Tab. 3.1).

3.2.3 Lungenfunktionsprüfung

Eine präoperative Überprüfung der Lungenfunktion mittels Spirometrie oder Ganzkörperplethysmographie ist in erster Linie nur dann indiziert, wenn das operative oder anästhesiologische Vorgehen (z. B. vor Lungen(teil-)resektionen) beeinflusst wird oder eine (neu) vorliegende Erkrankung (v. a. COPD) der Lunge näher bestimmt oder optimiert werden kann (s. u.). Zur Abschätzung von postoperativen pulmonalen Komplikationen hat sich bisher kein Parameter der Lungenfunktion als spezifischer

Risikofaktor herausgestellt. Vielmehr gilt der Allgemeinzustand des Patienten als zuverlässigster Prädiktor für perioperative pulmonale Komplikationen [18].

3.2.4 Blutgasanalyse

Die Blutgasanalyse (BGA) liefert u. a. Informationen über den arteriellen Sauerstoff- (paO_2) und Kohlendioxid- ($paCO_2$) Partialdruck sowie den pH-Wert. Hierdurch können Aussagen über die pulmonale Funktion getroffen werden. Der paO_2 ist dabei von der inspiratorischen Sauerstofffraktion sowie vom pulmonalen Ventilations-Perfusions-Verhältnis abhängig. Mit dem Alter sinkt der paO_2 ($pO_2 = 102$–Lebensalter/3 [mmHg]); der $paCO_2$ dagegen bleibt weitgehend konstant, da er vor allem von der körpereigenen CO_2-Produktion und der alveolären Ventilation beeinflusst wird. Eine manifeste respiratorische Globalinsuffizienz (paO_2 ↓ und $paCO_2$ ↑), z. B. als Ausdruck einer Erschöpfung der Atemmuskulatur bei fortgeschrittener schwerer Lungenerkrankung, stellt einen signifikanten Risikofaktor für pulmonale Komplikationen dar. Eine präoperative BGA sollte bei klinischen Zeichen einer Rechtsherzbelastung, bei geplanter Lungenteilresektion und bei Patienten mit einer $FEV_1 < 50\%$ immer durchgeführt werden [18].

3.2.5 12-Kanal-EKG

Ein 12-Kanal-EKG im Vorfeld einer Operation stellt eine einfache und kostengünstige Untersuchungsmethode dar. Es erfasst die elektrische Erregungsleitung des Herzens in Ruhe, das Auftreten signifikanter Herzrhythmusstörungen sowie das Vorliegen einer myokardialen Hypertrophie und gibt Hinweise auf abgelaufene transmurale Infarkte (Q-Zacke, R-Verlust) und Repolarisationsstörungen im Sinne einer Myokardischämie [11]. Eine maximale Zeitspanne von 1–3 Monate zwischen Aufzeichnung und Operation wird bei gleichbleibender Klinik als akzeptabel angesehen [19]. Jedoch ist zu bedenken, dass die Sensitivität (68 %) und Spezifität (66 %) dieser Untersuchung hinter anderen Untersuchungsmöglichkeiten zurückliegen.

Für die Durchführung eines 12-Kanal-EKG im Vorfeld gilt [19–21]:

- Bei kardial symptomatischen Patienten sollte präoperativ ein 12-Kanal-EKG durchgeführt werden (Empfehlungsgrad I/ Evidenzlevel B).
- Bei anamnestisch auffälligen Patienten (koronare Herzkrankheit (KHK), signifikante Herzrhythmusstörungen, zerebrovaskuläre Insuffizienz, periphere arterielle Verschlusskrankheit (pAVK) bzw. insulinpflichtiger Diabetes mellitus) und Eingriffen mit erhöhtem Risiko erscheint die Durchführung sinnvoll (Empfehlungsgrad IIa/ Evidenzlevel B).
- Bei asymptomatischen Patienten vor Eingriffen mit erhöhtem Risiko kann ebenso ein Ruhe-EKG erwogen werden (IIb/B).

– Bei asymptomatischen Patienten vor Eingriffen mit geringem Risiko wird kein Routine-EKG empfohlen (III/B).

3.2.6 Biomarker

Bei kardialen Risiko-Patienten kann die Bestimmung von Troponin zur Detektion einer perioperativen kardialen Ischämie bzw. eines Infarktes vor einem großen chirurgischen Eingriff und 48–72 Stunden nach der Operation sinnvoll sein (IIB/B) [20]. NT-proBNP und BNP können ebenso zur kardialen Risikoeinschätzung beim Hoch-Risiko-Patienten beitragen (IIB/B). So gehen präoperative BNP-Werte von 0–100, >100 bis 250 bzw. >250 ng/l mit einem Risiko schwerwiegender kardialer Ereignisse von 5,1 %, 11,6 % und 26,3 % innerhalb 30 Tagen postoperativ einher [22]. Bei präoperativen NT-proBNP-Werte von 0 bis 300, >300 bis 900, >900 bis 3000 und >3000 ng/l dagegen liegt das Risiko bei 5,2 %, 16,1 %, 26 %, und 39,5 %. Diese Daten deuten also darauf hin, dass die Wahrscheinlichkeit des Auftretens kardialer Ereignisse mit den individuellen präoperativen BNP- bzw. NT-proBNP-Werten korreliert.

3.2.7 Echokardiographie

Die (transthorakale) Echokardiographie ist eine wenig belastende und risikoarme Prozedur, ist jedoch nicht immer verfügbar und mit einem größeren Aufwand verbunden. Sie erlaubt eine Beurteilung der Größe, Geometrie und Funktion der Herzkammern sowie der intrakardialen Strömungsverhältnisse [20,21]. Für die Beurteilung des Koronarstatus kann in erster Linie visuell nur der proximale Bereich der Koronargefäßabgänge aus der Aorta direkt dargestellt und beurteilt werden; der distale Bereich kann indirekt über die links- und rechtsventrikuläre Funktion bzw. regionale Wandbewegungsstörungen abgeschätzt werden.

Für die präoperative Risikoevaluation hat die Echokardiografie folgende Indikationen [19–21]:
– Bei symptomatischen Patienten mit Dyspnoe erscheint die Durchführung einer (transthorakalen) Echokardiographie sinnvoll (IIa/C).
– Bei symptomatischen Patienten mit bekannter Herzinsuffizienz und zunehmender Dyspnoe erscheint die Durchführung einer (transthorakalen) Echokardiographie sinnvoll (IIa/C).
– Bei klinisch stabilen Patienten und bekannter linksventrikulärer Funktionseinschränkung kann eine erneute Untersuchung nach einem Jahr sinnvoll sein (IIb/C).
– Bei asymptomatischen Patienten ohne kardiale Begleiterkrankungen kann vor Eingriffen mit erhöhtem Risiko eine Echokardiographie erwogen werden (IIb/C).

- Eine allgemeine präoperative Routine Untersuchung der LV-Funktion wird nicht empfohlen (III/B).

Bildgebende Verfahren des Herzens haben auf Grund der höheren diagnostischen Genauigkeit das Belastungs-EKG verdrängt. Die Stress-Echokardiographie erlaubt eine Beurteilung der ventrikulären Funktion unter Belastung [23]. Der Stress kann wiederum in Form von körperlicher Anstrengung (Ergometrie) oder in Form von pharmakologischen Interventionen (z. B. mittels Dobutamin) erzeugt werden. Durch Kombination dieser Methode mit einem 12-Kanal-EKG kann der positive prädiktive Wert auf 84 % gesteigert werden. Alternativ kann auch ein Belastungs-MRT zur Anwendung kommen. Die Sensitivität und Spezifität ist bei Belastungs-MRT und -Echokardiografie vergleichbar hoch (MRT vs. Echo: 79–81 % vs. 79–83 % bzw. 81–91 % vs. 82–86 %) [24]. Derzeit gibt es keine Hinweise für die Unter- oder Überlegenheit des einen oder anderen Verfahrens [19]. Die Entscheidung dafür oder dagegen hängt demnach von den Ressourcen und der Expertise im jeweiligen Krankenhaus ab.

Eine pharmakologische Stress-Testung
- erscheint sinnvoll bei Patienten mit einem erhöhten operativen Risiko und eingeschränkter körperlicher Belastbarkeit (MET < 4), sofern es das perioperative Vorgehen ändern wird (IIa/B).
- erscheint nicht hilfreich für Patienten mit einem geringen operativen Risiko (III/B) [19].

3.2.8 Koronarangiographie

Der Goldstandard zur Diagnosesicherung einer koronaren Herzkrankheit ist nach wie vor die Koronarangiographie. Zusätzlich ist bei dieser Untersuchung eine Beurteilung der linken Ausstrombahn sowie der funktionellen Integrität der Mitral- und v. a. der Aortenklappe möglich. Aufgrund der hohen Invasivität dieses Verfahrens (Letalität 0,07–0,12 %) stellt die Koronarangiographie jedoch keine Routineuntersuchung dar, sondern bleibt der Diagnosesicherung und der Therapie vorbehalten.
- Die Indikation für eine präoperative Koronarangiographie unterscheidet sich grundsätzlich nicht von dem Vorgehen ohne operativen Eingriff (I/A) [20].
- Eine koronare Routine-Revaskularisation ist nicht indiziert, um exklusiv das Risiko von kardialen Komplikationen zu reduzieren (III/B).

Grundsätzlich ist zu beachten, dass sich bei einer interventionellen oder operativen Myokardrevaskularisation im Vorfeld eines nicht-kardiochirurgischen Eingriffes das perioperative Risiko dieser Prozedur zu dem des nicht-kardiochirurgischen Eingriffs hinzuaddiert. Somit kann das Gesamtrisiko eines solchen Vorgehens möglicherweise höher liegen als das perioperative Risiko derjenigen Patienten, die vor dem Eingriff nicht revaskularisiert werden [4,25]. Zudem kann eine leitliniengerechte duale Plätt-

chenhemmung nach interventioneller Myokardrevaskularisation (PTCA) das anschließende operative Vorgehen auf Grund der höheren Blutungswahrscheinlichkeit
deutlich einschränken oder gar unmöglich machen (z. B. bei neurochirurgischen bzw.
zeitkritischen tumorchirurgischen Eingriffen). Weiterhin muss nach PTCA mit oder
ohne Platzierung eines Stents die duale Plättchenhemmung für klar definierte Zeit-
räume beibehalten werden (Ballonangioplastie > 14 Tage, Metall-Stent > 4 Wochen,
ideal 3 Monate und Drug-Eluting-Stent (DES) > 365 Tage; bei neueren DES-Stents evtl.
auch nur 6 Monate; IIA/B), was Elektiveingriffe in den genannten Zeiträumen in den
meisten Fällen verbietet [20]. Ein Absetzen oder Umstellen der antithrombotischen
Therapie sollte daher nur nach Rücksprache mit den behandelnden Kardiologen erfolgen [IIa/C]. Grundsätzlich hat das Alter des Patienten dabei keinen Einfluss auf das
Vorgehen bei der Plättchenhemmung [20].

3.3 Allgemeine Risikoevaluation

Bei der präoperativen Evaluation stellt sich die zentrale Frage nach der Dringlichkeit des vorgesehenen Eingriffes, da bei Notfalloperationen in der Regel keine weitere diagnostische Abklärung mehr möglich ist. Bei elektiven Eingriffen kann beim
älteren Patienten auf Grund der höheren Wahrscheinlichkeit für Komorbiditäten in
Erwägung gezogen werden, eine Reihe von Voruntersuchungen präoperativ routinemäßig durchzuführen (Tab. 3.1). Durch eine ausführliche Anamnese und vor allem
durch die Bestimmung der funktionellen Belastbarkeit sowie eine sorgfältige körperliche Untersuchung kann in Zusammenhang mit den Ergebnissen der vorliegenden
Diagnostik und in Abhängigkeit vom vorgesehenen operativen Eingriff eine Abschätzung des perioperativen Risikos erfolgen. Dabei empfiehlt sich die Anwendung von
Risikoscores, da sowohl kardiale als auch pulmonale Risiken auf unkomplizierte Art
und Weise abgeschätzt werden können [18,20].

Der in der Anästhesie am besten etablierte Risikoscore ist die von der *American
Society of Anesthesiologists* (ASA) entwickelte ASA-Klassifikation, die gut mit dem
patientenspezifischen perioperativen Risiko korreliert. Diese beruht auf einer Abschätzung des Allgemeinzustands des Patienten und geht demnach mit einer hohen
Subjektivität und einer hohen Variabilität einher, was immer wieder zu Kritik führt.
Zudem wird das Risiko des operativen Eingriffes bei der ASA-Klassifikation nicht mit
einkalkuliert [10].

In den letzten Jahren hat sich eine Reihe von weiteren Scores zur Abschätzung des
perioperativen Risikos beim alten Menschen etabliert, die mittlerweile gut validiert
und zum Teil sogar frei zugänglich über Internetplattformen nutzbar sind. So bietet
der *Nottingham Hip Fracture Score* (https://itunes.apple.com/gb/app/nottinghm-hip-
fracture-score/id587776442?mt=8) eine Abschätzung der 30-Tage-Letalität an Hand
folgender Variablen: Alter, Geschlecht, Anzahl der Komorbiditäten, kognitiver Funk-

tionstest (Mini-Mental Test), Hämoglobin (Hb)-Wert bei Aufnahme, betreutes Wohnen, maligne Erkrankung [26].

Der Risikokalkulator des *American College of Surgeons National Surgery Quality Improvement Program* (www.riskcalculator.facs.org) bezieht sich auf eine Reihe von chirurgischen Eingriffen und beinhaltet viele für geriatrische Patienten spezifische Faktoren, die für die Abschätzung der Häufigkeit von Komplikation und der Letalität von Relevanz sind (z. B. Alter, Begleiterkrankungen und Ernährungsstatus).

Für die Abschätzung des kardialen Risikos haben sich mittlerweile Modelle des NSQIP MICA etabliert. An Hand von über 200.000 Patienten aus 180 Krankenhäusern konnten 5 Risikofaktoren für das Auftreten von Herzinfarkt und Herzstillstand innerhalb der ersten 30 Tage nach Operation identifiziert werden: Art des chirurgischen Eingriffs, funktioneller Status, erhöhtes Serum-Kreatinin (> 130 m mol/L oder > 1,5 mg/dL) und die ASA-Klassifikation. Auch hier besteht die Möglichkeit, das individuelle Risiko web-basiert unter http://www.surgicalriskcalculator.com/miorcardiacarrest zu berechnen. Da bei diesem Score die Risiken für das Auftreten eines kardial bedingten Lungenödems sowie höhergradiger Reizleitungsstörungen nicht berücksichtigt sind, empfiehlt sich komplementär den Index nach Lee mit anzuwenden: http://www.mdcalc.com/revised-cardiac-risk-index-forpre-operative-risk/ [20].

3.4 Spezielle Risikoevaluation und Optimierung

3.4.1 Gebrechlichkeit (Frailty)

Frailty stellt eine Erscheinung des alternden Menschen dar, bei der es zu einer kumulativen Einschränkung physiologischer Funktionen durch eine Abnahme funktioneller Organreserven kommt (s. a. Kap. 4.2). Gebrechliche Menschen weisen eine erhöhte Vulnerabilität gegenüber Stressoren der unterschiedlichsten Art (Ereignisse) auf [27]. Dadurch besteht eine höhere Anfälligkeit für postoperative Komplikationen bis hin zum Tod, (Folge-)Erkrankungen, kognitive und körperliche Behinderungen oder Stürze mit konsekutiv wiederholten oder längeren Krankenhausaufenthalten und zunehmender Pflegebedürftigkeit.

Frailty wird mit einer Prävalenz von 4–59 % angegeben [27]. Mit zunehmendem Alter (65–69 Jahre: 4 %, 80–84 Jahre: 16 % und > 85 Jahre: 24 %) nimmt auch die Prävalenz kontinuierlich zu. Frauen scheinen doppelt so häufig betroffen zu sein wie Männer.

Gebrechlichkeit kann auf verschiedene Arten gemessen werden (s. a. Kap. 4.2):

– Sammlung von Defiziten (*Frailty* Index): Die Erstellung des *Frailty* Index beruht auf der Erfassung von bis zu 92 Parametern, was eine umfassende Beurteilung einer fortschreitenden physiologischen Einschränkung ermöglicht.

– *Frailty*-Phänotyp: Die Bestimmung des *Frailty*-Phänotyps hingegen berücksichtigt einen Katalog von verschiedenen Einschränkungen; kognitive Einschränkungen (z. B. Demenz, Schlaganfall) sind hier jedoch ausgenommen.

Danach können gebrechliche Menschen nach „*not-frail*" (fit, robust), „*pre-frail*" und „*frail*" eingeteilt werden (Tab. 3.3) [14,27,28].

Tab. 3.3: Methoden zur Messung von Gebrechlichkeit (*Frailty*) [14,27,28].

Phänotyp-Test (Modell nach Fried et al.)		Defizit-Test (Robinson et al., mod. nach Frailty-Index nach Rockwood et al).	
Kriterium	**Definition**	**Kriterium**	**Definition**
Gewichtsverlust	unfreiwillig > 5 KG oder > 5 % des Ausgangsgewichtes in 12 Monaten	**Komorbidität**	Charlson Index[$]: ≥ 3 Komorbiditäten
Muskelkraft	reduzierte Greifkraft am Dynamometer: ≥ 20. Perzentile gemäß Geschlecht und *Body Mass*	**Funktion**	Katz-Score[#]: ≥ 1 Abhängigkeit beim täglichen Leben
Erschöpfung	gefühlte Müdigkeit bei täglichen Dingen bei > 3 von 7 Tagen.	**Ernährung**	Albumin ≤ 3,4 g/dl
Aktivität	Energieverbrauch nach Fragebogen geschätzt: ≤ 20. Perzentile von Mann < 383 kcal/ Woche; Frau < 270 kcal/Woche.	**Kognition**	Mini-Cog-Test: ≤ 3*
Verlangsamung	verminderte Ganggeschwindigkeit über 15 Fuß; < = 20. Perzentile gemäß Geschlecht und Körpergröße	**Anämie**	Hämatokrit ≤ 35 %
		Fallneigung	≥ 1 × pro 6 Monate
		Aufsteh- und Ganggeschwindigkeit	Zeit ≥ 15 Sekunden für Aufstehen aus einem Stuhl und 10 Fuß-Weg
Pro Kriterium wird ein Punkt vergeben: 0–1 Punkte: *non-frail* 2–3 Punkte: *pre-frail* 4–5 Punkte: *frail*		Pro Kriterium wird ein Punkt vergeben: 0–1 Punkte: *non-frail* 2–3 Punkte: *pre-frail* 4–7 Punkte: *frail*	

* siehe auch Abb. 3.3
\# z. B. beim Baden, Anziehen, Toilettengang, Nahrungsaufnahme.
\$ Herzinfarkt, Herzinsuffizienz, periphere arterielle Verschlusskrankheit, zerebrovaskuläre Erkrankungen, Demenz, chronische Lungenerkrankung, Kollagenose, Ulkuskrankheit, leichte Lebererkrankung, Diabetes mellitus (ohne Endorganschäden), Hemiplegie, mäßig schwere und schwere Nierenerkrankung, Diabetes mellitus mit Endorganschäden, Tumorerkrankung, Leukämie, Lymphom, mäßig schwere und schwere Lebererkrankung, Metastasierter solider Tumor oder AIDS.

Die wichtigste Voraussetzung für die präoperative Optimierung gebrechlicher Patienten besteht vor allem in der Identifikation von Patienten mit einem entsprechenden Risiko („*pre-frail*" und „*frail*"). Diese Patienten profitieren von einem multidisziplinären Ansatz und einer gezielten Versorgung auf einer spezialisierten (geriatrischen) Station. Hierdurch kann eine Verminderung der kognitiven Dysfunktion und Mortalität erreicht werden [27]. Ein präoperatives kognitives und muskuläres Training scheint auch das Outcome zu begünstigen. Medikamentöse Ansätze bestehen in der Gabe spezifischer Medikamente wie ACE-Hemmer (Verbesserung der skelettmuskulären Integrität und Funktionalität), Vitamin D und Calcium (Stärkung der neuromuskulären Funktion und skelettalen Festigkeit) [14,27].

3.4.2 Zentrales Nervensystem

Neurologische Ereignisse treten perioperativ bei nicht-kardiochirurgischen Eingriffen in bis zu 15 % der Fälle auf. Diese können bei Notfalleingriffen deutlich erhöht sein (25–65 %). Derartige Komplikationen gehen mit einer protrahierten postoperativen Erholung einher und sind mit einer Mortalitätsrate von 10–65 % assoziiert [10]. Das Delir und die postoperative kognitive Dysfunktion stehen dabei im Vordergrund (s. a. Kap. 16). Das Vorliegen einer Demenz ist ein typischer Risikofaktor für das Auftreten eines postoperativen Delirs.

Das postoperative Delir wird mit einer Inzidenz von 5–52 % in Abhängigkeit von Begleiterkrankungen, Patientenkollektiv und operativem Eingriff beobachtet und tritt klinisch innerhalb von Stunden bis Tage nach der Operation in Erscheinung [29]. Dabei handelt es sich um eine Bewusstseinsstörung mit Veränderung der kognitiven Funktion, Störung der Psychomotorik, des Schlaf-Wach-Rhythmus und der Affektivität. Man unterscheidet eine hypoaktive (30 % d. Fälle) von einer hyperaktiven (5 % d. Fälle) bzw. einer gemischten Form (65 % d. Fälle). Das Auftreten ist mit einer erhöhten Mortalität und Morbidität assoziiert. Folgen sind eine längere Krankenhausaufenthaltsdauer oder Institutionalisierung, ein höherer Ressourcenaufwand, gesteigerte Kosten und eine schlechtere Erholung [29,30]. Weitere typische Risikofaktoren für das Auftreten eines postoperativen Delirs sind [14]:
– vorbestehende kognitive Einschränkungen, z. B. Demenz, Alkoholabusus, Schlafstörungen, Schmerzen
– vorbestehende funktionelle Einschränkungen, z. B. Seh- und Hörminderung, Immobilisation,
– Begleiterkrankungen/-erscheinungen, z. B. Anämie, Niereninsuffizienz, Hypoxie
– metabolische Störungen, z. B. Mangelernährung, Dehydration, Wasser-Elektrolyt-Störung
– andere Faktoren, z. B. Polypharmazie, psychotrope Medikamente, höheres Alter.

Die bedeutendsten Risikofaktoren sind jedoch Gedächtnisprobleme und Demenz, welche mit zunehmendem Alter gehäuft auftreten [31]. Die präoperative Identifikation vermag den perioperativen Bedarf an Pflege einzuschätzen und zu planen, zudem können demenz-spezifische Behandlungskonzepte eingeleitet werden. Für die präoperative Risikoevaluation hat sich der MINI-COG-Test als schneller und nützlicher Test zur Abschätzung des Vorliegens einer Demenz bewährt, dessen Durchführung maximal 5 Minuten in Anspruch nimmt [32]. In dieser Zeit wird die Fähigkeit getestet, sich an drei Wörter zu erinnern und eine Uhr zu zeichnen (Tab. 3.4). Um weitere Risikofaktoren zu erfassten, ist eine Alkohol-Anamnese sinnvoll [31]. Auf der Grundlage des Tests können dann weitere Untersuchungen und ggf. eine begleitende Therapie durch den Experten festgelegt werden.

Tab. 3.4: Kognitive Evaluation – MINI-COG (modifiziert nach [32]).

Schritt	Aufgabe	Beispiel	Bewertung	Punktzahlt
I	Drei Begriffe müssen wiederholt und gemerkt werden.	„Bitte wiederholen und merken Sie sich folgende drei Begriffe: z. B. Banane, Sonnenaufgang und Stuhl".	Es werden drei Versuche gegeben diese Wörter zu wiederholen.	keine
II	Ein Ziffernblatt einer Uhr soll gezeichnet werden.	„Bitte zeichnen Sie das Ziffernblatt einer Uhr. Beginnen Sie mit einem Kreis und fügen Sie die Stundenzahlen ein. Die Zeiger der Uhr sollen auf 10 nach 11 stehen."	Innerhalb von 3 Minuten soll die Uhr gezeichnet sein, jeglicher Fehler wird als abnormale Uhr gewertet.	normale Uhr: 2 oder abnormale Uhr: 0
III	Wiederholung der drei Begriffe.	„Bitte wiederholen Sie die drei Begriffe".	Unabhängig von der Reihenfolge	pro korrektes Wort jeweils 1 Punkt
Punkt-zahl	≤ 2: Verdacht auf Demenz, ggf. weitere Abklärung nötig > 3: Kein Anhalt für Demenz			

Maßnahmen zur Vermeidung des Auftretens eines Delirs bestehen in erster Linie in der Vermeidung bzw. Optimierung der Risikofaktoren. Hierzu ist auch auf die aktuellen Leitlinien zur Prophylaxe und Therapie des postoperativen Delirs der *European Society of Anaesthesiology* (ESA) und der Deutschen Gesellschaft für Anästhesiologie und Intensivmedizin (DGAI) verwiesen [31,33,34]:

– Allgemein:
  – Multidisziplinärer Ansatz und Vorgehen: Team aus Operateur, Anästhesist und Geriater.
  – Vermeidung von psychotropen Medikamenten, wie Benzodiazepine, Anticholinergika, Antihistaminika und einer Polypharmazie (> 5 Medikamente).
  – Normovolämie und ausgeglichener Wasser-Elektrolyt-Haushalt.

- Präoperativ:
  - Ggf. prophylaktische Gabe von Haloperidol (3 × 0,5 mg/d) bzw. Ketamin (1 × 0,2–0,5 mg/kg); Wertigkeit umstritten!
- Intraoperativ:
  - Hämodynamik: Ziel MAP 60–80 mmHg und Vermeidung von relevanten hypotonen Episoden.
  - Narkosetiefenmessung mittels BIS: Vermeidung von *„burst suppression"*, Ziel 40–60.
- Postoperativ:
  - Schnellstmögliche Reorientierung: Uhr bzw. Kalender (schon im Aufwachraum!) und Wiederherstellung der Autonomie (z. B. Hörgerät, Zahnprothese).
  - Kognitive Stimulation durch z. B. Radio, TV, Kommunikation (Brille/Hörgerät).
  - Adäquate Schmerztherapie.

Die postoperative kognitive Dysfunktion (POCD) variiert im klinischen Erscheinungsbild zwischen leichtem Gedächtnisverlust bis hin zur Unfähigkeit, sich zu konzentrieren und Informationen zu verarbeiten (s. a. Kap. 16) [33]. Die Diagnose eines POCD kann nach Ausschluss eines Delirs, einer Demenz oder einer Amnesie gestellt werden. Die Inzidenz wird mit bis zu 40–60 % angegeben. Das hohe Alter stellt dabei einen unabhängigen Risikofaktor dar. POCD tritt typischerweise nach dem 7. postoperativen Tag auf und kann mehrere Jahre anhaltend sein. Ansätze zur Optimierung sind bislang nur unzureichend evaluiert. Es scheint, dass das postoperative Delir eine Triggerfunktion ausübt [34]. Dementsprechend könnte die Vermeidung eines Delirs auch positive Effekte auf das Auftreten von POCD haben. Postoperative validierte Screening-Tests sind beispielsweise RASS, NuDESC, CAM oder CAM-ICU [35].

3.4.3 Respiratorisches System

Die Inzidenz postoperativer pulmonaler Komplikationen liegt durchschnittlich bei etwa 6,8 % [36]. Typische Komplikationen sind Aspiration, Bronchospasmus, Hypoxämie, Pneumothorax, respiratorische Insuffizienz mit Notwendigkeit einer therapeutischen Intervention (CPAP, Intubation) und Lungenentzündung [4]. Die Folgen sind weitreichend mit einer deutlich verlängerten Krankenhausverweildauer und erhöhten Folgekosten.

Bei den Risikofaktoren für das Auftreten von pulmonalen Komplikationen unterscheidet man patienten- und eingriffsspezifische Einflüsse (Tab. 3.5). Das Risiko ist dabei eng mit der Dringlichkeit, der Lokalisation und der Art des chirurgischen Eingriffs (hohes Risiko: Thoraxeingriff > Oberbaucheingriff > Unterbaucheingriff) verbunden. Patienten ≥ 60 Jahre weisen zudem mit 14–15 % eine fast doppelt so hohe Rate postoperativer pulmonaler Komplikationen auf wie jüngere Menschen. Jedoch scheint in erster Linie nicht das hohe Patientenalter, sondern altersassoziierte Erkrankungen wie Asthma, COPD, Adipositas sowie vorbestehende Lungenpathologien und Nikotinabusus für die höhere Inzidenz ursächlich zu sein [4]. Ein vorbestehender Diabetes mellitus, Adipositas und ein gut eingestelltes Asthma bronchiale spielen dagegen eine ungeordnete Rolle.

Tab. 3.5: Risikofaktoren assoziiert mit postoperativen pulmonalen Komplikationen (modifiziert nach [14,52]).

Patienten-spezifisch		Eingriffs-spezifisch
allgemein	– Alter > 60 – COPD – ASA > II – präoperative Sepsis	– OP-Dauer > 3 h – chirurgischer Eingriff – Lungenteilresektion – Notfalloperation
kardio-vaskulär assoziiert	– Nikotinabusus (> 40 Pack-years) – Herzinsuffizienz – S-Kreatinin > 133 µmol/L / 1,5 mg/dL – S-Harnstoff ≥ 7,5 mmol/l / ≥ 21 mg/dl – OSAS – pulmonale Hypertension	– Allgemeinanästhesie – Transfusion – persistierender neuromuskulärer Block
Frailty-assoziiert	– funktionelle Abhängigkeit* – kognitive Einschränkungen, z. B. Delir – Gewichtsverlust > 10 % in 6 Monaten – S-Albumin < 3,5 mg/dL	

COPD: chronisch obstruktive pulmonale Erkrankung; ASA: American Society of Anesthesiologists; OSAS: Obstruktives Schlaf-Apnoe-Syndrom
* Funktionelle Abhängigkeit wird in eine totale oder partielle Abhängigkeit von Personen und/oder Hilfsmittel bei den täglichen Aktivitäten des täglichen Lebens unterschieden.

Maßnahmen zur Reduktion postoperativer pulmonaler Komplikationen beruhen auf einer präoperativen Identifizierung der Risikofaktoren und umfassen die Verbesserung der pulmonalen Funktion sowie ein adaptives anästhesiologisches und chirurgisches Vorgehen:
–   Identifizierung der Risikofaktoren: Durch eine ausführliche Anamnese können sowohl bekannte Lungenerkrankungen als auch neu aufgetretene Einschränkungen der Lungenfunktion erfasst werden. Allein das Vorhandensein einer vorbestehenden schweren chronisch-obstruktiven Lungenerkrankung (COPD) erhöht das pulmonale Risiko um das 3- bis 4-fache [4]. Zur Erfassung des Schweregrades kann eine Spirometrie und/oder Blutgasanalyse indiziert sein. Dieses Vorgehen ist vor allem bei Patienten mit COPD, Asthma bronchiale oder ausgeprägter Skoliose (mit restriktiver Ventilationsstörung) und bei geplanter Lungenteilresektion indiziert. Ein generelles Screening der Lungenfunktion mittels Spirometrie ist jedoch nicht indiziert, da zum einen die erhobenen Parameter selten mit dem

Auftreten postoperativer Komplikationen korrelieren und darüber hinaus diese Untersuchungen einen signifikanten Kostenfaktor darstellen [18]. Jedoch kann bei einer neu diagnostizierten Lungenerkrankung oder einer fortschreitenden und/oder schlecht eingestellten bekannten Lungenerkrankung eine erweiterte Diagnostik (z. B. mittels Röntgen-Thorax-Aufnahme, Lungenfunktionstestung und Blutgasanalyse) zur Diagnosesicherung und/oder Therapieoptimierung sinnvoll sein.

– Verbesserung der pulmonalen Funktion: Zur Verbesserung der pulmonalen Funktion sollten präoperativ schlecht eingestellte Lungenerkrankungen durch Fortführung bzw. Ausweitung der physikalischen und medikamentösen Therapie mit Bronchodilatatoren, Glukokortikoiden und Sauerstoff optimiert werden. Akute Infekte müssen mittels einer gezielten antimikrobiellen Therapie beseitigt werden. Insbesondere COPD- und Asthma-Patienten profitieren von einem präoperativen Atemmuskeltraining [36–38]. So werden signifikant bessere Ergebnisse bei Erhaltung der Vitalkapazität, der forcierten Einsekundenkapazität und des maximalen Exspirationsflusses erreicht [18]. Nikotinabusus erhöht das Risiko für postoperative pulmonale Komplikationen signifikant um das 2- bis 6-fache. Eine präoperative Karenz von > 8 Wochen reduziert das Risiko um ca. ein Viertel. Bei 6 Monaten Karenz ist das pulmonale Risiko vergleichbar mit dem eines Nichtrauchers. Dagegen führt ein Nikotinstopp innerhalb eines Monats vor der Operation zu einer erhöhten Rate postoperativer pulmonaler Komplikationen [18,36–38].

– Anpassung des operativen Eingriffs: Durch die Wahl eines weniger invasiven Operationsverfahrens (z. B. VATS versus Thorakotomie) kann das Risiko einer pulmonalen Komplikation vermindert werden. Zudem kann ein optimiertes Anästhesieverfahren (Regional- versus Allgemeinanästhesie) und eine adäquate postoperative Schmerztherapie (z. B. Katheterverfahren versus PCA-Pumpe) das perioperative Risiko weiter vermindern. Sofern möglich und geboten, empfiehlt sich insbesondere bei Patienten mit COPD die Anlage einer thorakalen Periduralanästhesie [39,40]. Neben dem Erhalt der wesentlichen Lungenfunktionen ist eine verminderte Sympathikusaktivität (attenuierte Stressantwort auf den operativen Eingriff), ein geringerer Anästhetikabedarf mit konsekutiv schnellerer Rückkehr zur Spontanatmung und eine relative Reduktion kardialer und pulmonaler Komplikationen (v. a. Schlaganfall, Lungenentzündung, Lungenembolie) und der Letalität um ca. 30–50 % beschrieben. Eine intraoperative lungenprotektive Beatmung (Tidalvolumen 6–8 ml/kg KG, PEEP 6–8 cmH$_2$O, ggf. Recruitmentmanöver alle 30 Minuten) scheint zudem bei COPD-Patienten die Inzidenz postoperativer pulmonaler Komplikationen (v. a. Pneumonie, Atelektasenbildung, ARDS) zu vermindern (s. a. Kap. 10) [41].

3.4.4 Renales System

Die glomeruläre Filtrationsrate (GFR) sinkt physiologischerweise ab dem 40. Lebensjahr um ca. 1 ml/min/Jahr ab [4,10]. Folge ist eine verminderte Kreatinin-Clearance, was insbesondere die Elektrolyt- oder Medikamentenexkretion beeinträchtigen kann. Eine Abschätzung der GFR an Hand des Serum-Kreatinins ist im hohen Alter nicht zielführend, da sich aufgrund der abnehmenden Muskelmasse der Serum-Kreatininspiegel zunehmend vermindert [14]. Dennoch kann mit Hilfe der Cockcroft-Gault-Formel die individuelle GFR altersabhängig abgeschätzt werden:

GFR = [(140 − Alter) × (Körpergewicht in kg) × (0,85 bei Frauen)] / [72 × Serum-Kreatinin in mg/dl]

Pharmakologisch besteht auf Grund der eingeschränkten renalen Eliminationskapazität, aber auch durch qualitative und quantitative Veränderungen der Körperkompartimente sowie einer reduzierten Leber-Clearance grundsätzlich die Gefahr einer Überdosierung, verlängerter Wirkdauer und Akkumulation von Medikamenten. Zudem besteht bei geriatrischen Patienten ein erhöhtes perioperatives Risiko für das Auftreten eines akuten Nierenversagens sowie konsekutiv für schwerwiegende Störungen des Wasser-Elektrolyt-Haushalts, was wiederum in einer erhöhten Mortalität resultiert.

Altersspezifische präventive Maßnahmen zur Vermeidung eines akuten Nierenversagen sind bis dato nicht beschrieben. Grundsätzlich haben sich jedoch unspezifische Maßnahmen wie Aufrechterhaltung von Normothermie und Normovolämie, ein ausreichendes Herzzeitvolumen sowie – wenn möglich – die Vermeidung nephrotoxischer Substanzen (Aminoglykoside, Kontrastmittel, NSAID etc.) und die Beseitigung postrenaler Abflussstörungen (z. B. bei Prostatahyperplasie) zur Aufrechterhaltung der Nierenfunktion bewährt.

3.4.5 Kardiovaskuläres System

Die Häufigkeit des Auftretens kardialer Ereignisse wird für ein unselektiertes Patientengut mit ca. 2 % angegeben. Kardial vorgeschädigte Patienten weisen dagegen in Abhängigkeit vom Schweregrad der Erkrankung eine Inzidenz von 3,9 % bis > 5 % auf [43]. Betagte Patienten sind dabei mehr betroffen, da die Prävalenz von kardio- und zerebrovaskulären Erkrankungen und Diabetes mellitus bekanntermaßen mit dem Alter zunimmt. Somit ist in Zukunft damit zu rechnen, dass mit fortschreitender Lebenserwartung auch die Häufigkeit perioperativer kardiovaskulärer Ereignisse zunimmt. Zu den typischen kardialen Komplikationen zählen z. B. Hypotension, Hypertension, Herzinfarkt, Arrhythmien (z. B. höhergradige AV-Blöcke, supraventrikuläre Tachykardie), Herzinsuffizienz oder Herztod [4,8]. Dabei werden im angloamerikanischen Sprachraum ein Myokardinfarkt sowie ein kardial bedingtes Versterben innerhalb der ersten 30 Tage postoperativ als so genannte „*major cardiac events*" (MACE) subsummiert [19].

Kardiovaskuläre Ereignisse gehen mit einer erhöhten Letalität einher und ziehen oftmals die Entwicklung von nicht-kardiovaskulären Komplikationen (z. B. Wundinfektion, Delirium, respiratorische Dekompensation) nach sich [8]. Somit bedeuten sie für den einzelnen Patienten ein hohes persönliches Risiko und verursachen für die betreuende Klinik einen erhöhten zeitlichen und finanziellen Aufwand.

Herzinsuffizienz

Die Prävalenz der Herzinsuffizienz liegt bei ca. 1–2 % in der Gesamtbevölkerung entwickelter Länder und steigt auf ≥ 10 % an bei Menschen über 70 Jahre [44]. Männer und Frauen sind ähnlich häufig betroffen. Der Anteil von Patienten mit einer erhaltenen linksventrikulären Funktion beträgt dabei je nach Erhebung zwischen 22 und 73 %. In ca. 50 % der Fälle weisen ältere Patienten mit Herzinsuffizienz zwar eine unauffällige systolische linksventrikuläre Funktion auf, jedoch ist bereits die diastolische Funktion gestört.

Bis vor kurzem galt die koronare Herzkrankheit noch als wesentlicher Risikofaktor für das Auftreten von kardiovaskulären Ereignissen. Aktuelle Studien deuten jedoch darauf hin, dass Patienten mit Herzinsuffizienz eine deutlich höhere 30-Tages-Mortalität (9,3 %) gegenüber Patienten mit einer koronaren Herzkrankheit (2,9 %) oder Patienten mit Vorhofflimmern (6,4 %) aufweisen [45]. Eine instabile Herzinsuffizienz weist dabei die höchste 30-Tages-Mortaliät sowie das höchste Risiko für eine ungeplante Krankenhauswiederaufnahme auf. Das zweithöchste Risiko besteht für Patienten mit Herzinsuffizienz und reduzierter Ejektionsfraktion (< 40 %) [19]. Dagegen ist die Mortalität von Patienten mit asymptomatischer Herzinsuffizienz vergleichbar mit derjenigen von Patienten ohne Herzinsuffizienz, wenngleich aber längere Krankenhausaufenthalte und häufigere Wiederaufnahmen in diesem Patientengut zu beobachten sind. Dieses zeigt, dass Patienten mit Herzinsuffizienz eine erhöhte prä-, intra- und postoperative Aufmerksamkeit gebührt.

Aktuellen Leitlinien gemäß sollten Patienten mit instabiler Herzinsuffizienz unabhängig vom Eingriff durch eine gezielte medikamentöse Therapie präoperativ optimiert werden [44]. Eine ausgedehnte Diagnostik vor Eingriffen mit geringem kardialem Risiko ist bei Patienten mit stabiler Herzinsuffizienz in der Regel nicht notwendig.

Valvuläre Erkrankungen

Zahlreiche Fortschritte und Weiterentwicklungen im Bereich der Anästhesiologie und der Chirurgie haben das Risiko für kardiovaskuläre Ereignisse bei Patienten mit valvulären Erkrankungen nach nicht-kardiochirurgischen Eingriffen deutlich gesenkt. Betrug das diesbezügliche Risiko bei Patienten mit einer signifikanten Aortenklappenstenose in den 70er Jahren noch 13 %, so liegt dieses heute bei 2,1 % und damit annähernd im Bereich von Patienten ohne Aortenklappenstenose (1 %) [19]. Wichtige

Faktoren für diese Entwicklung sind sicherlich ein profunderes Verständnis der zu Grunde liegenden Pathophysiologie sowie ein umfassenderes Monitoring, wodurch Hypotension und Tachykardie besser überwacht und therapiert werden können.

Bei Patienten mit bekannter oder vermuteter valvulärer Erkrankung ist es indiziert, alle 1–2 Jahre eine Echokardiografie durchzuführen. Generell gilt, dass bei bestehender Indikation zum chirurgischen oder interventionellem Klappeneingriff dieser vor dem nicht-herzchirurgischen Eingriff erfolgen sollte, um das perioperative Risiko zu senken [19].

Sollte eine Klappenkorrektur im Vorfeld nicht möglich sein (z. B. Notfall, zeitsensitive Operation mit onkologischer Dringlichkeit, postinterventionelle Antikoagulation), kann unter folgenden Bedingungen ein nicht-herzchirurgischer Eingriff erfolgen:

– Asymptomatische schwere Aortenklappen- und Mitralklappenstenose: Eingriffe unter engmaschiger intra- und postoperativer hämodynamischer Überwachung zur Erhaltung einer Normovolämie und unter Vermeidung von Tachykardie und Hypotonie.
– Asymptomatische schwere Aortenklappen- und Mitralklappeninsuffizienz und normale Ejektionsfraktion: Eingriffe unter engmaschiger intra- und postoperativer hämodynamischer Überwachung zur Erhaltung einer Normovolämie und unter Vermeidung von Bradykardie, Hypotonie und exzessiver Volumenbelastung.

Alternativ können auch nicht-invasive Verfahren für eine (temporäre) Klappenkorrektur angewendet werden. So kann die perkutane Ballondilatation einer stenosierten Aortenklappe für ca. 6–12 Monate zu einem befriedigenden funktionellen Ergebnis führen. Bei der Prozedur liegt die Letalität bei etwa 2–3 % und die Schlaganfallrate bei 1–2 %. Analog kann bei Vorliegen einer Mitralklappenstenose eine perkutane Ballon-Kommissurotomie erfolgen. Seit einiger Jahren können auch minimal invasive, kathetergestützte Verfahren (z. B. TAVI bzw. Mitraclip) erwogen werden [19].

Arrhythmien und Erregungsleitungsstörungen

Der ursprüngliche *Cardiac Risk* Index beinhaltete noch supraventrikuläre und ventrikuläre Arrhythmien als unabhängige Risikofaktoren für kardiovaskuläre Ereignisse [19]. Neuere Arbeiten belegen nun, dass von diesen nur eine geringe Gefahr für das Auftreten perioperativer kardialer Ereignisse ausgeht. Man geht mittlerweile vielmehr davon aus, dass den Rhythmusstörungen andere kardiale Erkrankung zugrunde liegen (Herzinsuffizienz, valvuläre Erkrankung), die *per se* eine erhöhte perioperative Komplikationsrate zur Folge haben [45].

Präoperativ neu aufgetretene Arrhythmien und Erregungsleitungsstörungen sollten kardiologisch abgeklärt werden. Vorhofflimmern ist die am häufigsten vorkommende tachykarde Rhythmusstörung bei älteren Patienten – hier muss im Vorfeld nur bei hämodynamischer Instabilität eine kardiale Evaluation und Therapie erfolgen.

Koronare Herzerkrankung

Die Prävalenz der koronaren Herzerkrankung (KHK) liegt bei ca. 5–10 % in der Normalbevölkerung und steigt ab dem 55. Lebensjahr kontinuierlich an, was die perioperative Morbidität und Letalität erhöht [46]. So ist beispielsweise das Risiko für gefäßchirurgische Patienten mit KHK, perioperativ einen Myokardinfarkt zu erleiden bzw. perioperativ zu Tode zu kommen, bis zu 5fach höher als bei Patienten ohne KHK [11, 47].

Im Rahmen der präoperativen Evaluation kann das kardiale Risiko bei nichtkardiochirurgischen Eingriffen an Hand verschiedener Risiko-Scores abgeschätzt werden. Goldmann und Kollegen entwickelten in den 70er Jahren erstmals einen Score zur Abschätzung des perioperativen kardialen Risikos (Goldmann-Klassifikation) [47]. Grundlage dieses Scores waren klinisch und anamnestisch erhobene Faktoren (Alter > 70 Jahre, dritter Herzton (S_3) oder erhöhter jugularvenöser Druck, Herzinfarkt < 6 Monate, schwere Aortenstenose, schlechter Allgemeinzustand), die EKG-Diagnostik (> 5 ventrikuläre Extrasystolen pro Minute, kein Sinusrhythmus) und das operative Vorgehen (Notfalloperation, intraperitoneale, intrathorakale und aortale Operationen). Schon damals lag auf dem Alter und dem Vorliegen einer Herzinsuffizienz eine besondere Gewichtung.

Beim modifizierten „*Cardiac Risk* Index" von Detsky et al. spielte das Alter keine Rolle mehr [48]. Dieser deutlich einfacher anzuwendende Score erfasste als Risikofaktoren nur die instabile KHK, die dekompensierte Herzinsuffizienz, die Aortenstenose oder Notfalloperationen.

Die Goldmann-Klassifikation wurde von Lee et al. überarbeitet und an 2.893 Patienten validiert („*Revised Cardiac Risk Index*"). Sechs unabhängige Risikofaktoren (Hochrisikooperation, ischämische Herzerkrankung, Herzinsuffizienz, zerebrovaskuläre Ereignisse, insulinpflichtiger Diabetes mellitus und Niereninsuffizienz mit Serum-Kreatininwerten > 2,0 mg/dl) konnten für das Auftreten von perioperativen kardialen Ereignissen identifiziert werden [49].

In den darauffolgenden Jahren wurde auf der Grundlage der damals erhobenen Daten und der daraus abgeleiteten Risiko-Scores ein Vorgehen zur perioperativen kardiovaskulären Evaluation von Patienten vor nicht-herzchirurgischen Eingriffen erarbeitet [11]. Der medizinische Fortschritt in den letzten Jahrzehnten hat nun dazu geführt, dass sich das Risiko für kardiovaskuläre Ereignisse drastisch geändert hat. Insbesondere valvuläre Erkrankungen und die koronare Herzkrankheit haben sich gegenüber der Herzinsuffizienz als weitaus weniger kritisch im perioperativen Prozess erwiesen. Hierdurch wurde ein vereinfachtes Vorgehen bei Patienten mit KHK erarbeitet (Abb. 3.3) [19]. Die wichtigsten Determinanten zur kardialen Evaluation bei Patienten KHK sind:
– Anamnese: Eine ausführliche Anamnese, Informationen aus Vorbefunden, klinische Untersuchung und eine Beurteilung von bereits durchgeführten diagnostischen Tests (z. B. EKG) können den Nachweis oder den Verdacht auf eine KHK erhärten. Insbesondere kann eine systematische Suche nach Risikofaktoren

für KHK in Betracht gezogen werden bei Männern > 40 Jahre sowie bei Frauen > 50 Jahren. Neben einer positiven Familienanamnese spielen auch Faktoren wie familiäre Hyperlipidämie, Rauchen, hoher Blutdruck sowie Diabetes mellitus eine wesentliche Rolle für die Entstehung einer KHK. Periphere oder zerebrovaskuläre Begleiterkrankungen oder Vorhofflimmern können zudem Hinweise auf das Vorliegen einer KHK sein [19].

– Belastbarkeit: Die funktionelle Belastbarkeit des Patienten im täglichen Leben ist ein entscheidender Prädiktor für ein perioperatives kardiales Ereignis. Dabei orientiert man sich am metabolischen Equivalent (MET), was dem Sauerstoffverbrauch in Ruhe eines 70 kg schweren, 40jährigen Mannes (ca. 3,5 ml*kg^{-1}*min^{-1}) entspricht. Die individuelle Belastbarkeit wird als „exzellent" klassifiziert, wenn MET > 10 erreicht werden können, als „gut" bei 7–10 MET, als „moderat" bei 4–6 MET sowie als „schlecht" bei < 4 MET. Bei einer schlechten funktionellen Belastbarkeit (< 4 MET) ist das perioperative kardiale Risiko erhöht.

– Operationsrisiko: In der Vergangenheit wurde das operative Risiko in drei Kategorien eingeteilt [11]. Da das perioperative Vorgehen innerhalb Gruppen mit hohem und mittlerem Risiko jedoch identisch war, wird in aktuellen Leitlinien meist nur noch unterschieden zwischen [19]:
    – Eingriffen mit geringem kardialem Risiko (< 1 %; *Low Risk*): ambulante, endoskopische oder oberflächliche Eingriffe, sowie Katarakt- oder Brust-Operationen.
    – Eingriffen mit erhöhtem kardialem Risiko (> 1 %; *Elevated Risk*): alle intraperitonealen, intrathorakalen und orthopädischen Eingriffe, alle größeren urologischen und gynäkologischen Operationen, alle größeren Gefäßeingriffe (evtl. ausgenommen Eingriffe bei asymptomatischer Carotisstenose) und Kopf- und Hals-Eingriffe (Abb. 3.3).

Zur Berechnung des operativen Risikos haben sich verschiedene webbasierte Risikorechner beispielsweise des *American College of Surgeons NSQIP MICA* (http://www.surgicalriskcalculator.com/miorcardiacarrest) und des *American College of Surgeons NSQIP Surgical Risk Calculator* (www.riskcalculator.facs.org) bewährt.

Verschiedene perioperative Maßnahmen können dazu beitragen, das kardiale Risiko zu vermindern [19]:

– Perioperative β-Blockade: Die perioperative β-Blockade hat zum Ziel, den myokardialen Sauerstoffverbrauch durch eine Abnahme der Inotropie und Chronotropie zu reduzieren und die Perfusion von ischämiegefährdeten Regionen möglichst zu verbessern. Zudem wurde berichtet, dass eine β-Blockade zu einer Verbesserung der hämodynamischen Stabilität, einem geringeren Analgetikabedarf postoperativ, einer früheren Erholung sowie zu einer Reduktion von Myokardischämien führt [4,50]. Nur wenige Arbeiten haben sich mit dem Einfluss der perioperativen β-Blockade bei alten Menschen beschäftigt. Grundsätzlich gilt für die perioperative β-Blockade:
    – Fortführung der β-Blockade bei chronischer Einnahme (I/B).

– Bei Hochrisikopatienten oder Patienten ≥ 3 kardialen Risikofaktoren (nach Lee et al.) mag eine β-Blockade mindestens 1 Tag vor der Operation vorteilhaft sein (IIb/B).
– Eine β-Blockade am Operationstag wird nicht empfohlen (III/B).

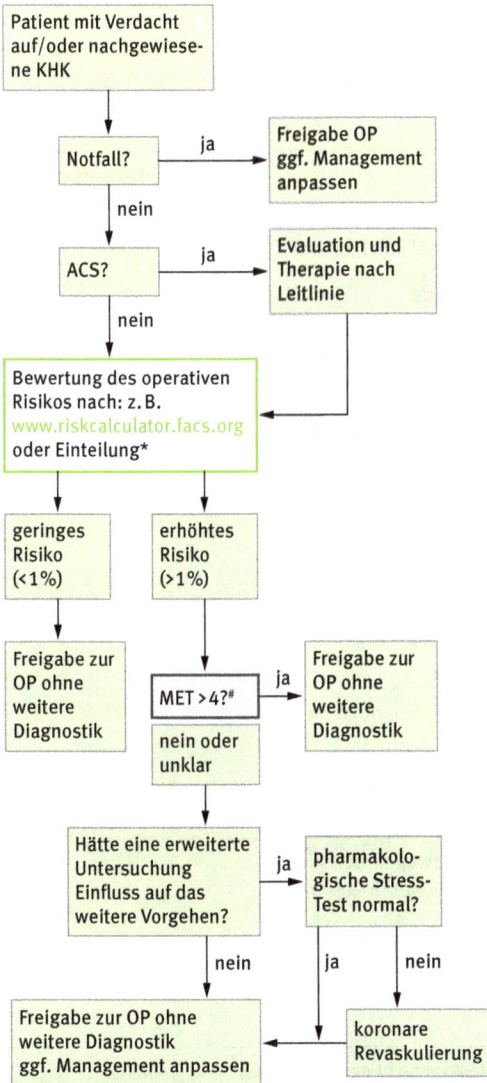

```
┌──────────────────────┐
│ Patient mit Verdacht │
│ auf/oder nachgewiese-│
│ ne KHK               │
└──────────┬───────────┘
           │
   ┌───────┴──────┐   ja   ┌──────────────────┐
   │  Notfall?    │───────▶│ Freigabe OP      │
   └───────┬──────┘        │ ggf. Management  │
           │ nein          │ anpassen         │
           │               └──────────────────┘
   ┌───────┴──────┐   ja   ┌──────────────────┐
   │   ACS?       │───────▶│ Evaluation und   │
   └───────┬──────┘        │ Therapie nach    │
           │ nein          │ Leitlinie        │
           │               └──────────────────┘
┌──────────┴───────────────┐
│ Bewertung des operativen │
│ Risikos nach: z. B.      │◀────────
│ www.riskcalculator.facs.org
│ oder Einteilung*         │
└──────────┬───────────────┘
```

*Operationsrisiko
(30 Tage Mortalität und Herzinfarkt)
geringes operatives Risiko (< 1 %)
- oberflächliche Eingriffe
- zahnärztliche, ophalmologische und rekonstruktive Eingriffe
- kleine chirurgische Eingriffe in der Gynäkologie (z. B. Mammachirurgie), Orthopädie (z. B. Miniskusresektion), Urologie (z. B. TURP) oder allgemeinchirurgie (z. B. Schilddrüse)
erhöhtes operatives Risiko (> 1 %)
- alle intraperitoneale, intrathorakale und orthopädische Eingriffe
- alle größeren urologische und gynäkologische Operationen
- alle größeren Gefäßeingriffe (evtl. ausgenommen Eingriff bei asymptomatischer Carotisstenose)
- Kopf- und Hals-Eingriffe

\#Belastbarkeit – MET
< 4 MET
1 Können Sie allein essen und die Toilette benutzen?
2 Können Sie sich allein anziehen?
3 Können Sie auf ebenem Untergrund laufen?
4 Leichte Tätigkeiten im Haushalt, wie Spülen oder Staubsaugen?
> 4 MET
5 Können Sie eine Etage Treppen oder auf einen Hügel steigen?
6 Anstrengende Arbeit im Haushalt, wie z.B. Wischen?
7 Leichte Freizeitaktivitäten (z. B. Kegeln, Radfahren, Tanzen)?
8 Können Sie ca. 30 kg tragen?
9 Können Sie mit ca. 6 km/h joggen?
>10 Anstrengende Sportarten (z. B. schwimmen, Tennis, Fußball)?

Abb. 3.3: Kardiale Risikoevaluation bei Patienten mit KHK (mod. nach [19]). MET = *Metabolic equivalent* (1 MET entspricht einem Ruheenergieverbrauch von 3,5 ml O2/kg KG/Min bzw. 1,2 kcal/min); ACS: Akutes Koronarsyndrom.

– Perioperatives anästhesiologisches Vorgehen: In Tab. 3.6 sind eine Reihe von anästhesiologischen Maßnahmen aufgeführt, die dazu beitragen können, das perioperative Auftreten kardialer Zwischenfälle zu reduzieren.

– Perioperativ erweitertes hämodynamisches Monitoring: Ein erweitertes hämodynamisches Monitoring hat vor allem bei Patienten mit valvulären Erkrankungen zu einer deutlichen Reduktion von kardialen Ereignissen geführt. Dennoch ist bis zum heutigen Tage umstritten, welche Überwachungstechnik bei kardialen Risikopatienten am effektivsten eingesetzt werden kann (s. Kap. 9).

Tab. 3.6: Anästhesiologische Maßnahmen zur Vermeidung kardialer Komplikationen (modifiziert nach [19]).

Empfehlung	Empfehlungsgrad/ Evidenzlevel
TIVA und balancierte Anästhesie können gleichsam bei nicht-kardiochirurgischen Eingriffen verwendet werden.	IIa/A
Neuroaxiale Verfahren für postoperative Schmerztherapie können effektiv sein um die Inzidenz von Myokardinfarkten bei abdominaler Aortenchirurgie zu vermindern.	IIa/B
Periduralanästhesie kann erwogen werden zur Reduktion von perioperativen kardialen Komplikationen bei Hüfteingriffen.	IIb/B
Prophylaktische intraoperative i.v.-Nitroglyceringabe ist nicht effektiv zur Verminderung von myokardialen Ischämien bei nicht-kardiochirurgischen Eingriffen.	III/B
Intraoperatives Monitoring mit TEE bei Patienten mit hämodynamischer Instabilität bei nicht-kardiochirurgischen Notfalleingriffen mag sinnvoll bei vorhandener Expertise sein.	IIa/C
Routineeinsatz von TEE bei nicht-kardiochirurgischen Eingriffen ist nicht empfohlen.	III/C
Erhaltung der normothermen Körpertemperatur mag sinnvoll sein um perioperative kardiale Ereignisse zu vermeiden.	IIb/B
Hämodynamische Unterstützungssysteme können erwogen werden bei akuter kardialer Dysfunktion bei nicht-kardiochirurgischen Notfalleingriffen.	IIb/C
Die Anwendung eines Pulmonalarterienkatheters kann erwogen werden, wenn hämodynamisch relevante Ursachen präoperative nicht korrigiert werden kann.	IIb/C
Der Routineeinsatz des Pulmonalarterienkatheters ist nicht empfohlen.	IIb/C

Literatur

[1] From the Centers for Disease Control and Prevention. Public health and aging: trends in aging--United States and worldwide. JAMA. 2003;289:13713.

[2] Graf BM, Sinner B, Zink, W. Anästhesie beim alten Menschen. Thieme-Verlag, 2009.

[3] 13. koordinierte Bevölkerungsvorausberechnung: Bevölkerung Deutschlands bis 2060. Statistisches Bundesamt 2018.

[4] Silverstein JH, Rooke GA, McLeskey CH. Geriatric Anesthesiology, 2 edn. Springer Stuttgart, 2007.

[5] Hamel MB, Henderson WG, Khuri SF, Daley J. Surgical outcomes for patients aged 80 and older: morbidity and mortality from major noncardiac surgery. J Am Geriatr Soc. 2005;53:424–429.

[6] Polanczyk CA, Marcantonio E, Goldman L, et al. Impact of age on perioperative complications and length of stay in patients undergoing noncardiac surgery. Ann Intern Med. 2001;134:637–643.

[7] Leung JM, Dzankic S. Relative importance of preoperative health status versus intraoperative factors in predicting postoperative adverse outcomes in geriatric surgical patients. J Am Geriatr Soc. 2001;49:1080–1085.

[8] Fleischmann KE, Goldman L, Young B, Lee TH: Association between cardiac and noncardiac complications in patients undergoing noncardiac surgery: outcomes and effects on length of stay. Am J Med. 2003;115:515–520.

[9] Pultrum BB, Bosch DJ, Nijsten MW, et al. Extended esophagectomy in elderly patients with esophageal cancer: minor effect of age alone in determining the postoperative course and survival. Ann Surg Oncol. 2010;17:1572–1580.

[10] Sieber FE: Geriatric Anesthesia, vol. 1. Columbus: Mcgraw-Hill Professional; 2006.

[11] Fleisher LA, Beckman JA, Brown KA, et al. ACC/AHA 2007 guidelines on perioperative cardiovascular evaluation and care for noncardiac surgery: executive summary: a report of the American College of Cardiology/American Heart Association Task Force on Practice Guidelines (Writing Committee to Revise the 2002 Guidelines on Perioperative Cardiovascular Evaluation for Noncardiac Surgery). Anesth Analg. 2008;106:685–712.

[12] Wiese CH, Felber S, Lassen, CL et al. Anesthesiology and palliative medicine. Structured results of a prospective questionnaire-based survey in German hospitals. Schmerz. 2011;25:522–533.

[13] Onuoha OC, Arkoosh VA, Fleisher LA. Choosing wisely in anesthesiology: the gap between evidence and practice. JAMA Intern Med. 2014;174:1391–1395.

[14] Chow WB, Rosenthal RA, Merkow RP, Ko CY, Esnaola NF. Optimal preoperative assessment of the geriatric surgical patient: a best practices guideline from the American College of Surgeons National Surgical Quality Improvement Program and the American Geriatrics Society. J Am Coll Surg. 2012;215:453–466.

[15] Hesse S, Seebauer A, Schwender D: Ambulatory anesthesia: which preoperative screening tests are required. Anaesthesist. 1999;48:108–115.

[16] Dzankic S, Pastor D, Gonzalez C, Leung JM: The prevalence and predictive value of abnormal preoperative laboratory tests in elderly surgical patients. Anesth Analg. 2001;93:301–308.

[17] Smetana GW, Macpherson DS: The case against routine preoperative laboratory testing. Med Clin North Am. 2003;87:7–40.

[18] Berger MM, Gust R: [Perioperative evaluation of lung function]. Anaesthesist. 2005;54:273–286.

[19] Fleisher LA, Fleischmann KE, Auerbach AD, et al. 2014 ACC/AHA guideline on perioperative cardiovascular evaluation and management of patients undergoing noncardiac surgery: a report of the American College of Cardiology/American Heart Association Task Force on Practice Guidelines. Circulation. 2014;130:e278-333.

[20] Kristensen SD, Knuuti J, Saraste A, et al. 2014 ESC/ESA Guidelines on non-cardiac surgery: cardiovascular assessment and management: The Joint Task Force on non-cardiac surgery: cardiovascular assessment and management of the European Society of Cardiology (ESC) and the European Society of Anaesthesiology (ESA). Eur J Anaesthesiol. 2014;31:517–573.

[21] Deutsche Gesellschaft für Anästhesiologie und Intensivmedizin. [Preoperative evaluation of adult patients prior to elective, non-cardiac surgery: joint recommendations of German Society of Anesthesiology and Intensive Care Medicine, German Society of Surgery and German Society of Internal Medicine]. Anaesthesist. 2010;59:1041–1050.

[22] Rodseth RN, Biccard BM, Le Manach Y, et al. The prognostic value of pre-operative and post-operative B-type natriuretic peptides in patients undergoing noncardiac surgery: B-type natriuretic peptide and N-terminal fragment of pro-B-type natriuretic peptide: a systematic review and individual patient data meta-analysis. J Am Coll Cardiol. 2014;63:170–180.

[23] Kertai MD, Boersma E, Bax JJ, et al. A meta-analysis comparing the prognostic accuracy of six diagnostic tests for predicting perioperative cardiac risk in patients undergoing major vascular surgery. Heart. 2003;89:1327–1334.

[24] Wang C, Han S, Xt T, et al. Evaluation of myocardial viability in old myocardial infarcted patients with CHF: delayed enhancement MRI vs. low-dose dobutamine stress speckle tracking echocardiography. Am J Transl Res. 2016;8:3731–3743.

[25] Eagle KA, Rihal CS, Mickel MC, et al. Cardiac risk of noncardiac surgery: influence of coronary disease and type of surgery in 3368 operations. CASS Investigators and University of Michigan Heart Care Program. Coronary Artery Surgery Study. Circulation. 1997;96:1882–1887.

[26] Coburn M, Rohl AB, Knobe M, et al. [Anesthesiological management of elderly trauma patients]. Anaesthesist. 2016;65:98–106.

[27] Clegg A, Young J, Iliffe S, Rikkert MO, Rockwood K. Frailty in elderly people. Lancet. 2013;381:752–762.

[28] Robinson TN, Wu DS, Pointer L, et al. Simple frailty score predicts postoperative complications across surgical specialties. Am J Surg. 2013;206:544–550.

[29] Dasgupta M, Dumbrell AC. Preoperative risk assessment for delirium after noncardiac surgery: a systematic review. J Am Geriatr Soc. 2006;54:1578–1589.

[30] Demeure MJ, Fain MJ. The elderly surgical patient and postoperative delirium. J Am Coll Surg. 2006;203:752–757.

[31] Aldecoa C, Bettelli G, Bilotta F, et al. European Society of Anaesthesiology evidence-based and consensus-based guideline on postoperative delirium. Eur J Anaesthesiol. 2017;34:192–214.

[32] Borson S, Scanlan J, Brush M, Vitaliano P, Dokmak A. The mini-cog: a cognitive ,vital signs' measure for dementia screening in multi-lingual elderly. Int J Ger Psych. 2000;15:1021–1027.

[33] Monk TG, Price CC. Postoperative cognitive disorders. Curr Opin Crit Care. 2011;17:376–381.

[34] Brown CT, Deiner S. Perioperative cognitive protection. Br J Anaesth. 2016;117:iii52–iii61.

[35] American Geriatrics Society Expert Panel on Postoperative Delirium in Older Adults: Postoperative delirium in older adults: best practice statement from the American Geriatrics Society. J Am Coll Surg. 2015;220:136–148.

[36] Smetana GW, Lawrence VA, Cornell JE. Preoperative pulmonary risk stratification for noncardiothoracic surgery: systematic review for the American College of Physicians. Ann Intern Med. 2006;144:581–595.

[37] Smetana GW. Preoperative pulmonary assessment of the older adult. Clin Geriatr Med. 2003;19:35–55.

[38] Smetana GW. Postoperative pulmonary complications: an update on risk assessment and reduction. Cleveland Clin J Med. 2009;76:60–65.

[39] Licker M, Schweizer A, Ellenberger, C et al. Perioperative medical management of patients with COPD. Int J Chron Obstr Pulm Dis. 2007;2:493–515.

[40] van Lier F, van der Geest PJ, Hoeks SE et al. Epidural analgesia is associated with improved health outcomes of surgical patients with chronic obstructive pulmonary disease. Anesthesiology. 2011;115:315–321.

[41] Futier E, Constantin JM, Paugam-Burtz C, et al. A trial of intraoperative low-tidal-volume ventilation in abdominal surgery. N Engl J Med. 2013;369:428–437.

[42] Hartmann B, Czock D, Keller F. Drug therapy in patients with chronic renal failure. Dtsch Arztebl Int. 2010;107:647–655.

[43] Devereaux PJ, Goldman L, Cook DJ, et al. Perioperative cardiac events in patients undergoing noncardiac surgery: a review of the magnitude of the problem, the pathophysiology of the events and methods to estimate and communicate risk. CMAJ : Can Med Association J. 2005;173:627–634.

[44] Ponikowski P, Voors AA, Anker SD, et al. 2016 ESC Guidelines for the Diagnosis and Treatment of Acute and Chronic Heart Failure. Eur J Heart Fail. 2016;18:891–975.

[45] van Diepen S, Bakal JA, McAlister FA, Ezekowitz JA. Mortality and readmission of patients with heart failure, atrial fibrillation, or coronary artery disease undergoing noncardiac surgery: an analysis of 38 047 patients. Circulation. 2011;124:289–296.

[46] Fihn SD, Blankenship JC, Alexander KP, et al. 2014 ACC/AHA/AATS/PCNA/SCAI/STS focused update of the guideline for the diagnosis and management of patients with stable ischemic heart disease: a report of the American College of Cardiology/American Heart Association Task Force on Practice Guidelines, and the American Association for Thoracic Surgery, Preventive Cardiovascular Nurses Association, Society for Cardiovascular Angiography and Interventions, and Society of Thoracic Surgeons. Circulation. 2014;130:1749–1767.

[47] Goldman L, Caldera DL, Nussbaum SR, et al. Multifactorial index of cardiac risk in noncardiac surgical procedures. N Engl J Med. 1977;297:845–850.

[48] Detsky AS, Abrams HB, Forbath N, Scott JG, Hilliard JR: Cardiac assessment for patients undergoing noncardiac surgery. A multifactorial clinical risk index. Arch Intern Med. 1986;146:2131–2134.

[49] Lee T, Marcantonio E, Mangione C, et al. Derivation and prospective validation of a simple index for prediction of cardiac risk of major noncardiac surgery. Circulation. 1999;100:1043–1049.

[50] Zaugg M, Tagliente T, Lucchinetti E, et al. Beneficial effects from beta-adrenergic blockade in elderly patients undergoing noncardiac surgery. Anesthesiology. 1999;91:1674–1686.

[51] Zausig YA. Anästhesierisiko. In: Graf BM, Sinner B, Zink W, ed. Anästhesie bei alten Menschen. Georg Thieme Verlag Stuttgart-New York, 2011, 97–107.

[52] McAlister FA, Khan NA, Straus SE, et al. Accuracy of the preoperative assessment in predicting pulmonary risk after nonthoracic surgery. Am J Respir Crit Care Med. 2003;167:741–744.

4 Präoperative Risikoevaluierung aus der geriatrischen Perspektive

Susanne Wicklein, Markus Gosch

4.1 Einführung

Medizinische Diagnosen bilden nur einen Aspekt eines geriatrischen Patienten ab. Neben den Diagnosen hat die Funktionalität einen entscheidenden Einfluss auf das Outcome der Patienten. Die Verminderung der Mortalität ist dabei nur ein Ziel, es geht vor allem um den Erhalt der Selbstständigkeit und der Vermeidung von Komplikationen. Funktionelle Einschränkungen im Alter sind häufig nicht monokausal verursacht, sondern unmittelbare Folge akuter oder chronischer Erkrankungen. Aus diesem Grund müssen immer beide Ebenen erfasst werden und in die prognostische Beurteilung eines geriatrischen Patienten einfließen. Es geht nicht allein darum, Defizite zu erfassen, sondern auch Ressourcen zu erkennen und vor allem auch zu erhalten.

Mit dem geriatrischen Assessment steht ein standardisiertes Verfahren zur Beurteilung des funktionellen Zustandes zur Verfügung. Es bildet die Basis einer geriatrischen Beurteilung und entscheidet häufig über die Behandlungsbedürftigkeit.

In der Anwendung und Umsetzung des geriatrischen Assessments in der präoperativen Situation muss zwischen notfallmäßigen und elektiven Eingriffen unterschieden werden. Das Ziel ist zwar in beiden Situationen eine Optimierung des Patienten für den operativen Eingriff, allerdings sind gerade in der Notfallsituation einigen Verfahren des geriatrischen Assessment sowie der Möglichkeiten der Optimierung Grenzen gesetzt.

4.2 Erfassung der Multimorbidität

Die Multimorbidität ist ein wesentliches Charakteristikum des älteren Patienten. Dies spiegelt sich in der Definition des geriatrischen Patienten wieder. Der geriatrische Patient ist definiert durch sein höheres Lebensalter (überwiegend 70 Jahre und älter) und seine geriatrietypische Multimorbidität, wobei der Aspekt der Multimorbidität vorrangig zu sehen ist oder allein durch ein Alter über 80 Jahren auf Grund der alterstypisch erhöhten Vulnerabilität, z. B. wegen des Auftretens von Komplikationen und Folgeerkrankungen, der Gefahr der Chronifizierung des erhöhten Risikos eines Verlustes der Autonomie mit Verschlechterung des Selbsthilfestatus.

Drei bzw. mehr als drei weitere Erkrankungen stellen den wichtigsten präoperativen Risikofaktor im Hinblick auf Krankenhausmortalität und Komplikationen dar (s. a. Kap. 3) [1]. Die häufigsten Erkrankungen sind kardiovaskuläre Erkrankungen

https://doi.org/10.1515/9783110497816-004

(24 %), pulmonale Erkrankungen (14 %), Schlaganfall (13 %), Diabetes (9 %), Malignome (8 %) sowie die chronische Niereninsuffizienz. Für den praktischen Einsatz bieten sich zwei Scores an.

Der *Charlson Comorbidity Score* ist ein einfach anzuwendendes Verfahren zur Erfassung der Komorbiditäten (Tab. 4.1). Insgesamt werden 17 Erkrankungen in die Beurteilung mit einbezogen [2]. Eine Bewertung der Schwere der einzelnen Erkrankungen erfolgt nicht. Der Summenscore korreliert gut mit der Mortalität von Patienten mit Fragilitätsfrakturen [3]. Der Vorteil ist die einfache Anwendung und auch die Möglichkeit der retrospektiven Erfassung.

Den Schweregrad einzelner Erkrankungen erfasst die *Modified Cumulative Illness Rating Scale* (CIRS) [4]. Dieser Score ist deutlich komplexer und eignet sich eher für eine prospektive Erfassung (Tab. 4.2). Bei der CIRS werden 14 Organsysteme mit einem Wert von 0 bis 4 bewertet. Mit der modifizierten Skala kann die Multimorbidität

Tab. 4.1: Charlson Comorbidity Index.

Erkrankung	Punkte
Herzinfarkt	1
Herzinsuffizienz	1
periphere arterielle Verschlusskrankheit	1
zerebrovaskuläre Erkrankungen	1
Demenz	1
chronische Lungenerkrankung	1
Erkrankungen aus dem rheumatischen Formenkreis	1
Ulkuskrankheit	1
leichte Lebererkrankung	1
Diabetes mellitus (ohne Endorganschäden)	1
Hemiplegie	2
mäßig schwere und schwere Nierenerkrankung	2
Diabetes mit Endorganschäden	2
Tumorerkrankung	2
Leukämie	2
Lymphom	2
mäßig schwere und schwere Lebererkrankung	3
metastasierender solider Tumor	6
AIDS	6

Tab. 4.2: Cumulative Illness Rating Scale (CIRS).

Organsysteme	0 keine Schädigung	1 mild	2 mäßig	3 schwer	4 sehr schwer
Herz	0	1	2	3	4
Bluthochdruck und Gefäße	0	1	2	3	4
Blutbildendes und lymphatisches System	0	1	2	3	4
Lunge und Atemwege (unterhalb des Kehlkopfes)	0	1	2	3	4
Augen und HNO (Augen, Ohren, Nase, Pharynx, Larynx)	0	1	2	3	4
oberer Gastrointestinaltrakt (Ösophagus, Magen, Duodenum; ohne Pankreas)	0	1	2	3	4
unterer Gastrointestinaltrakt (unterer Verdauungstrakt, Hernien)	0	1	2	3	4
Leber, Galle und Pankreas	0	1	2	3	4
Nieren (ohne ableitende Harnwege, Harnblase und Prostata)	0	1	2	3	4
Urogenitaltrakt (Ureteren, Harnblase, Urethra, Prostata, Genitalorgane, Uterus, Ovarien)	0	1	2	3	4
Bewegungsapparat und Haut	0	1	2	3	4
Nervensystem (Hirn, Rückenmark, Nerven; ohne Demenz und Depression)	0	1	2	3	4
Endokrinum, Stoffwechselstörungen und Brustdrüse (inklusive verschiedener Infektionskrankheiten und Vergiftungen)	0	1	2	3	4
psychische Störungen (inklusive Demenz und Depression)	0	1	2	3	4

sehr gut abgebildet werden, für die richtige Anwendung steht auch ein Manual zur Verfügung.

Die Bewertung erfolgt nach fünf Schweregraden (0 = keine Schädigung/Erkrankung des Organs/Systems; 1 = mild, die Schädigung/Erkrankung beeinträchtigt die normale Aktivität nicht, eine Behandlung ist notwendig oder nicht, die Prognose ist sehr gut; 2 = mäßig, die Schädigung/Erkrankung beeinträchtigt die normale Aktivität, eine Behandlung ist notwendig, die Prognose ist gut; 3 = schwer, die Schädigung/Erkrankung führt zu Funktionsstörungen, eine Behandlung ist dringend notwendig, die Prognose ist therapieunabhängig; 4 sehr schwer, die Schädigung/Erkrankung ist lebensbedrohlich, eine Behandlung ist dringend notwendig oder aussichtslos, die Prognose ist ernst).

Die systematische Erfassung der Multimorbidität sollte sowohl vor elektiven als auch bei Notfällen routinemäßig durchgeführt werden und dokumentiert werden. Diese bildet oft die Grundlage für die weitere peri- und postoperative Betreuung der Patienten.

Eng korreliert mit der Multimorbidität ist die Polypharmazie. Unerwünschte Arzneimittelwirkungen (UAW) treten gerade bei hospitalisierten und älteren Patienten gehäuft auf. Die Inzidenz von UAWs bei hospitalisierten Patienten liegt bei knapp 5 %, bei geriatrischen Patienten dürfte die Inzidenz bei bis zu 30 % liegen [5,6]. Der wichtigste unabhängige Risikofaktor für das Auftreten einer UW ist die Anzahl der verordneten Medikamente [7]. Eine sorgfältige und umfassende Dokumentation der laufenden Medikation ist daher essentiell, des Weiteren sollte diese insbesondere auf potentiell inadäquate Medikation (PIM) geprüft werden und entsprechend angepasst werden (s. a. Kap. 5). Zur Detektion von PIMs stehen verschiedene Listen zur Verfügung, als Beispiel seien hier die PRISCUS-Liste oder auch FORTA-Liste angeführt [8,9]. Gerade cholinerg wirkende Substanzen erhöhen das Risiko für ein postoperatives Delir.

4.3 Frailty

Frailty ist ein mehrdimensionales Syndrom, das durch abnehmende Funktionsreserven und verminderte Widerstandsfähigkeit gegenüber Stressoren gekennzeichnet ist [10]. Es existieren verschiedene Definitionen für *Frailty* (wörtlich übersetzt entspricht es am ehesten dem Begriff „Gebrechlichkeit"). *Frailty* erhöht das individuelle Risiko des älteren Patienten, Abhängigkeiten zu entwickeln und/oder zu versterben [11].

Das *Frailty*-Konzept wurde entwickelt, um Risiken und Ressourcen Älterer sinnvoll beurteilen zu können und unabhängig von Erkrankungen oder Behinderungen, frühzeitig Einschränkungen in den Alltagsaktivitäten zu erkennen. Gebrechliche Personen können nicht angemessen auf Stressoren reagieren, sind so anfälliger z. B. für Stürze und die Entwicklung von funktionellen Beeinträchtigungen, was zu einem erhöhten Versorgungsbedarf führt und zu vorzeitiger Sterblichkeit beiträgt [12].

Es existieren verschiedene Herangehensweisen an *Frailty*, die im Wesentlichen auf zwei Grundmodellen basieren: der physische Phänotyp nach Fried oder der Defizitakkumulation nach Rockwood und Mitnitski [13,14].

Das Modell der Anhäufung von Defiziten nach Rockwood beruht auf der Idee, dass sich *Frailty* rein anhand der Anzahl von Gesundheitsproblemen, unabhängig von deren Art und Schwere, messen lässt. Daraus kann ein „*Frailty*-Index" als Anteil von Problemfeldern innerhalb einer Gesamtheit vielfältiger Gesundheitsvariablen berechnet werden [14].

Die phänotypische Definition von *Frailty* nach Fried enthält fünf physische Kriterien, von denen mindestens drei zur Diagnosestellung erfüllt sein müssen [13].
-   Gewichtsverlust (< 5 kg in 12 Monaten)
-   Erschöpfung (mental, emotional, physisch)
-   körperliche Schwäche (gemessen an Handkraft)
-   Verlangsamung (Ganggeschwindigkeit)
-   geringe körperliche Aktivität (basale und instrumentelle Aktivitäten des täglichen Lebens)

Anhand dieser Kriterien können Patient in *„frail"*, *„intermediate frail (pre frail)"* und *„not frail"* eingeteilt werden [13]:
-   ≤ 1 Kriterium zutreffend: *not frail* oder fit
-   2–3 Kriterien zutreffend: *intermediate frail*
-   4–5 Kriterien zutreffend: *frail*

Im Alter von 65 und mehr liegt die Prävalenz von *Frailty* nach der Schätzung von Fried bei 7 % (Männer 4,9 %, Frauen 7,3 %) und diejenige der Vorstufe (*„pre frail"*) bei 47 % [13].

Im Allgemeinen wird heute *Frailty* als unabhängig von Komorbidität und Hilfebedürftigkeit angesehen, jedoch überschneiden sich die Bedeutungen der drei Begriffe. Die im Phänotyp nach Fried integrierten Variablen finden sich nur im Bereich *Frailty*. Die Variablen im Defizitmodell nach Rockwood dagegen sind gleicherweise Teil der Bereiche *Frailty*, Komorbidität und funktioneller Hilfebedürftigkeit. Daraus ergibt es sich, dass der *Frailty*-Index bei einem Patienten mit zahlreichen Begleiterkrankungen und Funktionsdefiziten höher ausfällt als bei einem Patienten, dessen Probleme mehr auf *Frailty* an sich zurückzuführen sind. Der *Frailty*-Index nach Rockwood kann daher mehr als globaler Indikator für den Gesundheitszustand betagter Patienten gelten, der Phänotyp nach Fried als spezifisches Maß für *Frailty* [14].

Das *Frailty*-Syndrom wurde in diversen Studien zur Risikoprädiktion untersucht. Dies erfolgte unter der Annahme, dass Patienten aufgrund der *Frailty* eingeschränkte Reservekapazitäten aufweisen und deshalb schlechter auf operativen Stress reagieren. In mehreren Untersuchungen zeigte sich *Frailty* als ein unabhängiger Prädiktor chirurgischer Komplikationen ist. So haben *„frail „*und *„intermediate frail"* Patienten hier ein 2,06 bzw. 2,54 -fach erhöhtes Risiko als die *„non frail"* Patienten [15]. *Frailty* ist des Weiteren ein unabhängiger Prädiktor für einen verlängerten Krankenhausaufenthalt, postoperativen Schmerz und die Entlassung in eine stationäre Pflegeeinrichtung [15]. In einer Studie von Makay et al. wurde der *Frailty*-Index nach Fried bei einem Kollektiv von Patienten untersucht, die sich einem elektiven chirurgischen Eingriff unterzog. Die Gruppe mit *Frailty* hatte ein schlechteres Outcome für postoperative Komplikationen, Hospitalisierungszeit und Einweisung in eine betreute Wohnform [16].

Bei Patienten mit einer hochgradigen Aortenklappenstenose, die sich einer kathetergestützten Aortenklappenimplantation (TAVI) unterzogen, korrelierte ein *Frailty*-Index stärker mit dem funktionellen Niveau nach 6 Monaten im Vergleich zu üblicherweise verwendeten Risikoscores [17]. Der generierte Index umfasst die Komponenten Kognition, Mobilität und Ernährung.

Der *Comprehensive Assessment of Frailty* (CAF) Score beinhaltet klassische Parameter gemäß den Fried-Kriterien sowie Untersuchungen zur „*physical performance*", wie körperliche Balance und Laborparameter wie z. B. Albumin (Marker für den Ernährungsstatus), Kreatinin und das „*brain natriuretic peptid*" (BNP) [18]. Dieser zeigt sowohl für TAVI-Patienten als auch für Patienten, die einen konventionellen Aortenklappenersatz erhalten eine direkte Korrelation mit einer gestiegenen Dreißigtagemortalität [18].

Eine andere Herangehensweise zur Einschätzung der *Frailty* ist die Bestimmung der Ganggeschwindigkeit als „*single item performance*". Die Ganggeschwindigkeit ist ein wichtiger klinischer Marker für *Frailty* und wurde in einigen Studien im Zusammenhang mit kardiovaskulären Eingriffen untersucht [19].

Bei elektiven Eingriffen lassen sich die *Frailty*-Scores gut in die präoperative Abklärung eingliedern (s. a. Kap. 3). Zudem können je nach Status des Patienten gezielt Interventionen eingesetzt werden, um Risikofaktoren zu minimieren und die Prognose der älteren Patienten zu verbessern. Bei Notfallpatienten ist man hier sicher limitiert. Die Dringlichkeit und Notwendigkeit eines Eingriffes wie z. B. bei Hüftfrakturpatienten relativiert ohnehin die Risikostratifizierung. Auch zu berücksichtigen ist die Zumutbarkeit für den Patienten in der Notfallsituation. Hier muss man sich in vielen Fällen auf die klinische Einschätzung eines erfahrenen Geriaters bzw. Anästhesisten beschränken.

Diese Patienten sollten pragmatisch als Hochrisikopatienten eingestuft werden aufgrund der hohen perioperativen Mortalität [20].

4.4 Sarkopenie

Sarkopenie ist eine im Alter häufig anzutreffende Verringerung der Skelettmuskelmasse und der Muskelkraft. Der Begriff wurde 1997 erstmals von Rosenberg geprägt [21]. Mit zunehmendem Alter steigt die Prävalenz, sodass jenseits des 80. Lebensjahres bereits über 50 % der Menschen betroffen sind [22]. Die Effekte der Sarkopenie hingegen sind als eine Summe von altersbedingten Veränderungen verschiedener Regulationssysteme auf die quergestreifte Muskulatur – als gemeinsame Endstrecke – zu verstehen.

Für die Geriatrie ist die Sarkopenie von besonderer Bedeutung, weil praktisch alle motorischen Funktionen, die eine unabhängige Lebenssituation gewährleisten (Gang, basale Aktivitäten des täglichen Lebens) ein Minimum an Muskelmasse und der entsprechenden Muskelkraft voraussetzen [23].

Bereits eine weniger als 10 Tage dauernde Immobilisation im Rahmen einer Erkrankung führt zu einem relevanten Verlust von 1 kg Muskelmasse und einem Kraftverlust [24].

Die Diagnose der Sarkopenie beruht (vor allem in Studien) auf Messungen der Körperzusammensetzung mittels DEXA (*Dual Energy X-Ray Absorptiometry*)-Technologie. Die Reduktion der Muskelmasse (*lean body mass*) um mehr als zwei Standardabweichungen, bezogen auf eine gesunde junge Referenzpopulation, ist ein gängiges Definitionskriterium. Eine weitere Möglichkeit stellt die Bioimpedanzmessung dar: Mittels Bioimpedanzmessung lässt sich die Muskelmasse mit ausreichender Qualität bestimmen. Die Bioimpedanzmessung kann nicht bei Schrittmacherträgern durchgeführt werden [25].

Eine einfache Methode zur Messung der Kraft ist der „*chair rising test*", bei dem die Patienten gebeten werden, fünfmal von einem Stuhl ohne Armlehne aufzustehen ohne sich aufzustützen. Die dafür benötigte Zeit wird mit einer Stoppuhr festgehalten. Bei > 11 sec liegt eine relevante Kraftabnahme der unteren Extremität vor [23].

Ein weiterer Parameter zur Einschätzung der Muskelkraft eines Patienten ist die Bestimmung der Handkraft mittels eines Dynamometers oder Vigorimeters: verminderte Handkraft ist mit einem erhöhten Sturzrisiko und Mortalität sowie mit vermehrten funktionellen Defiziten im hohen Alter assoziiert [25].

4.5 Kognition

Akute Verwirrtheitszustände nach einem operativen Eingriff stellen eine häufige Komplikation dar. Besonders betroffen sind ältere Personengruppen sowie Patienten mit einer bereits bestehenden dementiellen Erkrankung. Die Häufigkeit des Delirs bei Aufnahme in einem Akutspital liegt bei älteren Patienten bei bis zu 50 %, postoperativ erreicht die Inzidenz bis zu 60 %, auf einer Intensivstation 70–90 % [26]. Das Delir hat einen entscheidenden Einfluss auf die weitere Prognose der Patienten. Die Angaben zur Mortalität eines schweren Delirs reichen von 26 bis zu 76 % und sind vergleichbar mit der eines akuten Myokardinfarktes [27]. Neben der Mortalität führt ein Delir zu einer Verlängerung des stationären Aufenthaltes, einem erhöhten Sturz- und Infektionsrisiko, einer Verschlechterung der Alltagsfunktionen sowie der Kognition und einem erhöhten ambulanten und institutionalisierten Betreuungsbedarf [27].

Bestehende kognitive Beeinträchtigungen stellen mit den wichtigsten Risikofaktor für ein Delir dar. Um dieses Risiko entsprechend einschätzen zu können, sollte bei allen älteren Patienten eine Beurteilung der Kognition erfolgen. Gerade in Notfallsituationen bzw. unter einer bereits prähospital begonnenen analgetischen Therapie kann die Beurteilung der Kognition schwierig bis unmöglich sein. Bei elektiven Eingriffen ist eine solche zwingend zu fordern. Die bekanntesten Screeningtests sind der Mini-Mental-Status-Test (MMST) sowie der Uhrentest [28,29]. Beide Verfahren eignen sich jedoch nur sehr bedingt für die Notfallsituation. In der Notfallsituation kann die

Kognition nur sehr eingeschränkt beurteilt werden, einerseits durch eine geschulte Exploration bzw. durch anamnestische Angaben von betreuenden Personen. Für den weiteren Verlauf ist die Dokumentation einer „unauffälligen" Kognition von großer Bedeutung. Sie erleichtert die Diagnose eines im weiteren Verlauf auftretenden Delirs ungemein.

Findet man in der präoperativen Abklärung bei elektiven Eingriffen eine kognitive Beeinträchtigung, so kommt differentialdiagnostisch primär ein dementielles Geschehen in Frage. Dies muss sowohl aus medizinischen als auch aus rechtlichen Gründen (Einwilligungsfähigkeit) abgeklärt werden. In der Notfallsituation kann es schwierig sein, ein Delir von einer bereits vorbestehenden Demenz abzugrenzen. In vielen Fällen ist auch hier eine Fremdanamnese erforderlich. Zur Diagnostik des Delirs in der Akutsituation hat sich die *Confusion Assessment Method* (CAM) durchgesetzt (Tab. 4.3) [30].

Tab. 4.3: Confusion Assessment Method (CAM).

I	**Akuter Beginn und flutkurierender Verlauf**
	a. Gibt es begründete Anzeichen für eine akute Veränderung des mentalen Status des Patienten?
	b. Fluktuierte das Verhalten während des Tages, d. h. hatte es die Tendenz aufzutreten und wieder zu verschwinden oder wurde es stärker und schwächer?
II	**Aufmerksamkeitsstörung**
	Hatte der Patient Schwierigkeiten seine Aufmerksamkeit zu fokussieren, z. B. war er leicht ablenkbar oder hatte er Schwierigkeiten, dem Gespräch zu folgen?
II	**formale Denkstörung**
	War der Gedankenablauf des Patienten desorganisiert oder zusammenhanglos, wie Gefasel oder belanglose Konversation, unklar oder unlogischer Gedankenfluss oder unerwartete Gedankensprünge?
IV	**veränderte Bewusstseinslage**
	– Wie würden Sie die Bewusstseinslage des Patienten beschreiben:
	– Wach, alert (normal)
	Wenn „nein":
	– hyperalert (überspannt)
	– sommnolent (schläfrig, leicht weckbar)
	– soporös-stuporös (erschwert weckbar)
	– Koma (nicht weckbar)

Werden Kriterien Ia, Ib oder II als vorhanden angegeben und dazu mindesten II oder IV bzw. beide, kann auf die Diagnose eines Delirs geschlossen werden

4.6 Mobilität und funktioneller Status

Funktionelle Defizite in den Alltagsfunktionen und eine eingeschränkte Mobilität bzw. eine Gangstörung sind häufige Phänomene im Alter und haben einen starken Einfluss auf das Outcome. So zeigt sich eine bestehende funktionelle Abhängigkeit als stärkster Prädiktor für die 6-Monate-Mortalität [31]. Eingeschränkte Mobilität war zudem assoziiert mit einem erhöhten Risiko für ein postoperatives Delir, eine Institutionalisierung und Infektionen mit MRSA [32–35]. Die Beurteilung des funktionellen Status eines Patienten ist daher elementarer Bestandteil einer präoperativen Abklärung eines geriatrischen Patienten. Je nach klinischer Situation können verschiedene Assessmentverfahren herangezogen werden. In der Notfallsituation kommen überwiegend Verfahren basierend auf anamnestischen Daten zur Anwendung, vor elektiven Eingriffen sollten funktionelle Testverfahren zum Einsatz kommen.

Gemäß der Leitlinie der Amerikanischen Gesellschaft für Geriatrie [36] sollte jeder ältere Patient zumindest einem Screening unterzogen werden. Bei diesem Screening werden dem Patienten folgende Fragen gestellt.
– Können Sie selbstständig aus dem Bett oder von einem Stuhl aufstehen?
– Können Sie sich selbst anziehen oder baden?
– Können Sie sich Ihr Essen selbst zubereiten?
– Können Sie selbst Ihre Einkäufe erledigen?

Sollte eine Antwort „Nein" lauten wird die Testung/Erhebung der Aktivitäten des täglichen Lebens sowie der instrumentellen Aktivitäten empfohlen. Bei elektiven Operationen kann nach Identifizierung der bestehenden Defizite eine entsprechende prä- oder perioperative Intervention wie z. B. Physiotherapie eingeleitet werden.

Activities of Daily living (ADL) umfassen die basalen Aktivitäten des täglichen Lebens anhand von zehn Items wie Essen, Waschen, Baden, An- und Auskleiden, Stuhl und Urinkontrolle, Toilettenbenutzung, Transfer, Bewegung bzw. Treppensteigen. Dieser Score wird in der Regel durch die Pflege erhoben [37].

Instrumental activities of daily living (IADL) nach Lawton und Brody stellen ein auf dem ADL Score basierendes Verfahren zur Erfassung der Alltagskompetenz geriatrischer Patienten dar. Es erfasst acht zentrale instrumentelle Aktivitäten des täglichen Lebens (Telefon, Einkaufen, Kochen, Haushalt, Wäsche, Verkehrsmittel, Medikamente, Geldgeschäfte) [38].

In einer prospektiven Studie von geriatrischen Patienten, die sich großen chirurgischen Eingriffen unterzogen und postoperativ auf einer Intensivstation betreut werden mussten, war eine präoperativ bestehende funktionelle Abhängigkeit der stärkste Prädiktor für die 6-Monate Mortalität [31].

Mit dem *Timed Up & Go* steht ein erprobter und einfacher Test zur Beurteilung der Mobilität und des Sturzrisikos zur Verfügung [39]. Dieser Test erfasst einerseits die Gehgeschwindigkeit, anderseits Gangstörung und Muskelkraft. Er ist ein Standardverfahren in der Beurteilung der Mobilität und des Sturzrisikos bei geriatrischen

Patienten. Gemessen wird die Zeit, die ein Patient benötigt, um von einem Sessel aufzustehen, eine Gehstrecke von drei Meter zurückzulegen und sich wieder zu setzen.
Dokumentiert wird die Zeit in Sekunden. Für viele ältere Patienten stellt bereits dieser
einfache Test eine Herausforderung dar, setzt er doch eine entsprechende Muskelkraft
sowie eine Ganggeschwindigkeit voraus. Benötigt ein Patient für diesen Test mehr
als zwanzig Sekunden, so besteht eine klinisch relevante Einschränkung der Mobilität. Ein pathologischer *Timed Up & Go* ist ein starker Prädiktor für die postoperative
Mortalität und auch Institutionalisierung [31]. Die Anwendung des *Timed Up & Go* ist
primär auf elektive Eingriffe beschränkt, in der Notfallsituation ist er einem älteren
Patienten nicht zumutbar. Für diese Fälle steht mit dem *Parker Mobility Score* (PMS)
ein Mobilitätsscore zur Verfügung, der sich auf anamnestische Angaben bezieht [40].
Der PMS findet vor allem in der Alterstraumatologie Anwendung. In diesem Kollektiv
korreliert ein niederer PMS eng mit der postoperativen Mortalität und Morbidität [41].
Im klinischen Alltag hat sich auch in anderen Bereichen eine sehr gute Anwendbarkeit gezeigt.

Neben diesen beiden Verfahren kommt auch der Messung der Gehgeschwindigkeit eine zunehmende Bedeutung zu. Die Messung der Gehgeschwindigkeit ist Bestandteil verschiedener Scores, ist jedoch für sich allein genommen ebenfalls ein
wertvoller Parameter insbesondere zur Einschätzung der Langzeitprognose von älteren Patienten. Gemessen wird in der Regel eine Gehstrecke von vier bis sechs Me-
tern, eine verminderte Gehgeschwindigkeit (< 0,8 m/sek) korreliert mit einer erhöhten
Mortalität [25].

4.7 Malnutrition

Der Begriff Mangelernährung beschreibt in der Geriatrie eine defizitäre Energie- und
Nährstoffversorgung mit ungünstigen klinischen Konsequenzen. Die Deutsche Gesellschaft für Ernährungsmedizin (DGEM) unterscheidet in ihrer 2003 publizierten Leitlinie „Enterale Ernährung" die Unterernährung von der Mangelernährung (Malnutrition) [42]. Der Begriff „Unterernährung" erfasst Personen mit einem *Body-Mass-Index*
(BMI) < 18,5 kg/m² im Sinne eines pathologisch verringerten Energiespeichers (Fett-
masse). Der Begriff „Mangelernährung" umfasst sowohl den krankheitsassoziierten
Gewichtsverlust als auch Proteinmangel und spezifische Nährstoffdefizite.

Für die Diagnosestellung einer Mangelernährung spielt der Gesamteindruck
des Ernährungsstatus eine größere Rolle als Einzelbefunde. Bei der Anamnese sind
neben Appetitveränderungen und einem Gewichtsverlust auch mögliche Ursachen
für eine geringe Nahrungsaufnahme systematisch zu erfragen. Bei der körperlichen
Untersuchung ist auf klinische Zeichen einer Mangelernährung (generalisierte Atrophie der Muskulatur, Schwund des Subkutanfetts) sowie auf Symptome einer Unterversorgung mit Mikronährstoffen zu achten. Die Erfassung der Nahrungsmenge kann
zudem wichtige Hinweise auf Energie- und Nährstoffdefizite liefern.

Die Prävalenz der Mangelernährung bei geriatrischen Patienten liegt zwischen 30–39 %. Bei etwa 47–60 % der Patienten besteht ein Risiko für Mangelernährung [43,44]. Der mit einem operativen Eingriff verbundene Stress kann bei einem schlechten Ernährungsstatus weniger gut kompensiert werden und stellt damit ein Gesundheitsrisiko dar [44]. So ist ein reduzierter Ernährungszustand bei Patienten mit elektiven gastrointestinalen Operationen mit einem erhöhten Risiko für perioperative Komplikationen meist infektiöser Genese wie beispielsweise Pneumonien, Harnwegsinfekte und Wundinfektionen sowie mit einer verlängerten Krankenhausverweildauer assoziiert [45]. Trotz der klinischen Relevanz wird in der klinischen Praxis im Allgemeinen zwar in vielen chirurgischen Abteilungen auf den Ernährungszustand geachtet, aber nur 6,3 % der Abteilungen führen laut Literatur ein standardisiertes Ernährung-Screening durch [44].

Ein standardisiertes Vorgehen wird in der 2015 erschienenen amerikanischen Leitlinie „zur Optimierung des präoperativen Assessments geriatrischer Patienten" vorgeschlagen [36]:

1. Bestimmung des Körpergewichts und der Größe, um den BMI zu errechnen
2. Bestimmung des Serumalbumins (Präalbumin)
3. Nachfrage zu unbeabsichtigtem Gewichtsverlust im letzten Jahr

Ein erhöhtes Ernährungsrisiko liegt dann vor, wenn eines der folgenden Kriterien zutrifft:

– BMI < 18,5 kg/m^2
– Serum Albumin < 3,0 g/dl (ohne Vorliegen einer renalen oder hepatischen Dysfunktion)
  ungewollter Gewichtsverlust von 10–15 % des Körpergewichtes innerhalb 6 Monaten

Solche identifizierten geriatrischen Patienten sollten ein Ernährungs-Assessment erhalten. Zur standardisierten Erfassung der Ernährungssituation existieren verschiedene Instrumente wie etwa das *Subjective Global Assessment* (SGA), das *Malnutrition Screening Tool* (MUST), das *Nutritional Risk Screening* (NRS) sowie das *Mini Nutritional Assessment* (MNA).

Das MNA ist ein für den älteren Patienten validiertes und etabliertes Verfahren, deswegen wird hier in diesem Kontext genauer darauf eingegangen. Die Sensitivität des MNA-Screenings wird mit 96 % und die Spezifität mit 98 % angegeben [46].

Für ein Screening wird die MNA®-Kurzform verwendet, die aus sechs Fragen zu Appetit, Gewichtsverlauf, Mobilität, Krankheiten, psychischer Verfassung (Demenz/Depression) und *Body Mass Index* (BMI) besteht. Kann der BMI bei bettlägerigen, nicht mobilisierbaren Patienten (z. B. nach Knochenbrüchen) nicht bestimmt werden, stellt die Messung des Wadenumfangs eine Ausweichmöglichkeit dar [46,47].

Der Testbogen ist in verschiedenen Sprachen im Internet unter *www.mna-elderly. com* verfügbar. Aufgrund der umfangreichen Dokumentation zum MNA und seiner in zahlreichen Studien dokumentierten Assoziation zu prognoserelevanten Parametern [48] ist das MNA als gegenwärtig wichtigstes Screening-/Assessmentverfahren für die Mangelernährung in der Geriatrie anzusehen. Probleme für seine Anwendung ergeben sich jedoch bei eingeschränkter Kooperationsfähigkeit der Befragten. Eine Alternative insbesondere für Krankenhauspatienten und solche mit eingeschränkter Kooperation ist das *Nutritional Risk Screening* (NRS), das allerdings nicht speziell für geriatrische Patienten entwickelt wurde [49]. Dieser basiert auf der Annahme, dass eine Ernährungsintervention klinische Endpunkte wie Komplikationsrate und Mortalität positiv beeinflussen kann. Das NRS besteht aus einem Eingangsteil mit vier Fragen (BMI, Gewichtsverlust, Nahrungsmenge, Stress) und dem nachfolgenden Screening-Verfahren. Wird eine der vier Fragen des Eingangsteils mit ja beantwortet, erfolgt die Anwendung des Screenings, welches aus zwei Hauptkomponenten besteht. Zum einen wird die Mangelernährung mittels BMI, Gewichtsverlust oder Umfang der Nahrungsaufnahme erfasst, zum anderen die Schwere der aktuellen Erkrankung. Ein zusätzlicher Punkt wird aufgrund eines Lebensalters über 70 Jahre vergeben. Der ins Deutsche übersetzte NRS findet sich auf der Website der Deutschen Gesellschaft für Ernährungsmedizin.

4.8 Sozialanamnese

Neben den rein medizinischen Aspekten sollte auch die Sozialanamnese standardisiert erhoben werden. Gerade der geriatrische Patient bedarf eines individuellen Behandlungsplan, der frühzeitig (bereits bei Aufnahme) die speziellen Bedürfnisse des Patienten erhebt, um einen Therapieplan über die unmittelbar bevorstehende Operation hinaus zu planen. Ein suffizientes Entlassungsmanagement und Kooperationsmodelle mit stationären Angeboten wie Rehabilitationskliniken oder auch Pflegeeinrichtungen (Kurzzeitpflege) können signifikant zu einer Verbesserung der Versorgung beitragen.

Auch die individuellen Patientenwünsche bzw. einer eventuell bestehenden Patientenverfügung oder Vorsorgevollmacht sollten präoperativ erhoben und dokumentiert werden.

4.9 Zusammenfassung

Geriatrische Patienten stellen auf Grund ihres Alters und ihrer Multimorbidität ein besonderes Risikokollektiv im klinischen Alltag dar. Die Vulnerabilität dieser Patienten erfordert vor jedem operativen Eingriff eine sorgfältige Risiko-Nutzen-Abwägung. Auch viele hochaltrige Patienten profitieren von einem operativen Eingriff, sodass das Alter allein nie ein Ausschlussgrund für eine Operation bzw. Narkose sein darf. Allerdings erfordert die Komplexität dieser Patienten eine besondere Herangehensweise. Tab. 4.4. gibt einen Überblick über verschiedene Assessmentverfahren zur besseren Risikoevaluierung geriatrischer Patienten, sowohl für Notfall- als auch für Elektiveingriffe.

Tab. 4.4: Übersicht über klinische Fragestellungen und Assessmentverfahren.

Bereich	Notfall	Elektiv
Multimorbidität	CCI, CIRS	CCI, CIRS
Polypharmazie	Priscus, FORTA	Priscus, FORTA
Frailty	Klinische Einschätzung	Fried-Kriterien, CAF
Sarkopenie	Klinische Einschätzung	Handkraft *Chair-Rising Test* Bioimpedanzmessung
Kognition	CAM-Score	MMST, Uhren-Test
Mobilität	PMS	*Timed Up & Go*
Funktionalität	Anamnese	ADL, IADL
Ernährung	Körpergewicht Körpergröße	MNA, bzw. SF-MNA
Sozialanamnese	Anamnese Patientenverfügung	Anamnese Patientenverfügung

Literatur

[1] Roche JJ, Wenn RT, Sahota O, Moran CG. Effect of comorbidities and postoperative complications on mortality after hip fracture in elderly people: prospective observational cohort study. BMJ. 2005;331:1374.

[2] Charlson ME, Pompei P, Ales KL, MacKenzie, CR. A new method of classifying prognostic comorbidity in longitudinal studies: Development and valisation. J Chronic Dis. 1987;40:373–383.

[3] Kammerlander C, Gosch M, Kammerlander-Knauer U, et al. Long-term functional outcome in geriatric hip fracture patients. Arch Orthop Trauma Surg. 2011;131:1435–1444.

[4] Salvi F, Miller MD, Grilli A, et al. A manual of guidelines to score the modified cumulative illness rating scale and its validation in acute hospitalized elderly patients. J Am Geriat Soc. 2008;56:1926–1931.

[5] Lazarou J, Pomeranz BH, Corey PN. Incidence of adverse drug reactions in hospitalized patients: a meta-analysis of prospective studies. JAMA. 1998;279:1200–1205.

[6] Leendertse AJ, Egberts AC, Stoker LJ, van den Bemt PM. Frequency of and risk factors for preventable medication-related hospital admissions in the Netherlands. Arch Intern Med. 2008;168:1890–1896.

[7] Laroche ML, Charmes JP, Nouaille Y, Picard N, Merle L. Is inappropriate medication use a major cause of adverse drug reactions in the elderly? Br J Clin Pharmacol. 2007;63:177–186.

[8]   Holt S, Schmiedl S, Thürmann PA. Potenzially inappropriate medications in the elderly: the PRISCUS list. Dtsch Arztebl Int. 2010;107:543–551.

[9]   Kuhn-Thiel AM, Weiß C, Wehling M, FORTA authors/expert panel members. Consensus validation of the FORTA (Fit fOR The Aged) List: a clinical tool for increasing the appropriateness of pharmacotherapy in the elderly. Drugs Aging. 2014;31:131–140.

[10] Rodriguez-Manas L, Feart C, Mann G, et al. Searching for an operational definition of frailty: a Delphi method based consensus statement: the frailty operative definition-consensus conference project. J Gerontol A Biol Sci Med Sci. 2013;68:62–67.

[11] Morley JE, Vellas B, van Kan GA, et al. Frailty consensus: a call to action. J Am Med Dir Assoc. 2013;14:392–397.

[12] Clegg A, Young J, Iliffe S, Rikkert MO, Rockwood K. Frailty in elderly people. Lancet. 2013;381:752–762.

[13] Fried LP, Tangen CM, Walston J, et al. Frailty in older adults: evidence for a phenotype. J Gerontol A Biol Sci Med Sci. 2001;56:46–56.

[14] Mitnitski AB, Mogilner AJ, Rockwood K. Accumulation of deficits as a proxy measure of aging. ScientificWorldJournal. 2001;1:323–336.

[15] Lasithiotakis K, Petrakis J, Venianaki M, et al. Frailty predicts outcome of elective laparoscopic cholecystectomy in geriatric patients. Surg Endosc. 2013;27:1144–1450.

[16] Makary MA, Segev DL, Pronovost PJ. Frailty as a predictor of surgical outcomes in older patients. J Am Coll Surg. 2010;210;901–908.

[17] Schoenenberger AW, Stortecky S, Neumann S, et al. Predictors of functional decline in elderly patients undergoing transcatheter aortic valve implantation (TAVI). Eur Heart J. 2013;34:684–692.

[18] Sündermann S, Dademasch A, Praetorius J, et al. Comprehensive assessment of frailty for elderly high-risk patients undergoing cardiac surgery. Eur J Cardiothorac Surg. 2011;39:33–37.

[19] Green P, Woglom AE, Genereux P, et al. Gait speed and dependence in activities of daily living in older adults with severe aortic stenosis. Clin Cardiol. 2012;35:307–314.

[20] Beck S, Büchi C, Lauber P, Grob D, Meier C. Perioperative risk assessment of geriatric patients undergoing noncardiac surgery. Z Gerontol Geriatr. 2014;47:90–94.

[21] Rosenberg IH. Sarcopenia: origins and clinical relevance. J Nutr. 1997;127:990–991.

[22] Wall BT, Dirks ML, van Loon LJ. Skeletal muscle atrophy during short-term disuse: implications for age-related sarcopenia. Ageing Res Rev. 2013;12:898–906.

[23] Münzer T. Sarkopenie im Alter. Konzept, Klinik und Intervention. Schweiz Med Foum. 2001;10:189–190.

[24] Wall BT, Dirks ML, van Loon LJ. Skeletal muscle atrophy during short-term.disuse: implications for age-related sarcopenia. Ageing Res Rev. 2013;12:898–906.

[25] Cruz-Jentoft AJ, Baeyens JP, Bauer JM, et al. Sarcopenia: European consensus on definition and diagnosis: Report of the European Working Group on Sarcopenia in Older People. Age Ageing. 2010;39:412–423.

[26] Frühwald T, Weissenberger-Leduc M, Jagsch C, et al. [Delirium: an interdisciplinary challenge]. Z Gerontol Geriatr. 2014;47:425–438.

[27] Inouye SK, Westendorp RG, Saczynski JS. Delirium in elderly people. Lancet. 2014;383:911–922.

[28] Folstein MF, Folstein SE, McHugh PR, et al. „Mini-mental state": a practical method for grading the cognitive status of patients for the clinicians. J Psychiatr Res. 1975;12:189–198.

[29] Watson YI, Arfken CL, Birge SJ. Clock completion: an objective screening test for dementia. J Am Geriatr Soc. 1993;41:1235–1240.

[30] Inouye SK, van Dyck CH, Alessi CA, et al. Clarifying confusion: the confusion assessment method. A new method for detection of delirium. Ann Intern Med. 1990;113:941–948.

[31] Robinson TN, Eiseman B, Wallace JI, et al. Redefining geriatric preoperative assessment using frailty, disability and co-morbidity. Ann Surg. 2009;250:449–455.

[32] Dasgupta M, Dumbrell AC. Preoperative risk assessment for delirium after noncardiac surgery: a systematic review. J Am Geriatr Soc. 2006;54:1578–1589.

[33] Brouquet A, Cudennec T, Benoist S, et al. Impaired mobility, ASA status and administration of tramadol are risk factors for postoperative delirium in patients aged 75 years or more after major abdominal surgery. Ann Surg. 2010;251:759–765.

[34] Chen TY, Anderson DJ, Chopra T, et al. Poor functional status is an independent predictor of surgical site infections due to methicillin-resistant Staphylococcus aureus in older adults. J Am Geriatr Soc. 2010;58:527–532.

[35] Anderson DJ, Chen LF, Schmader KE, et al. Poor functional status as a risk factor for surgical site infection due to methicillin-resistant Staphylococcus aureus. Infect Control Hosp Epidemiol. 2008;29:832–839.

[36] Chow WB, Ronnie A, Rosenthal RA et al. Optimal preoperative Asssessment of the geriatric surgical patient: a best practices guideline from the American College of Surgeons National Surgical Quality Improvement Program and the American Geriatrics Society. J Am Coll Surg. 2012;215:453–66.

[37] Mahoney FI, Barthel DW. Functional evaluation: the Barthel Index. Md State Med J. 1965;14:61–65.

[38] Lawton MP, Brody EM. Assessment of older people: Self-maintaining and instrumental activities of daily living. Gerontologist. 1969;9:179–186.

[39] Podsiadlo D, Richardson S. The timed „up and go": a test of basic functional mobility for frail elderly persons. J Am Geriatr Soc. 1991;39:142–148.

[40] Parker MJ, Palmer CR. A new mobility score for predicting mortality after hip fracture. J Bone Joint Surg Br. 1993;75:797–798.

[41] Gosch M, Druml T, Nicholas JA, et al. Fragility non-hip fracture patients are at risk. Arch Orthop Trauma Surg. 2015;135:69–77.

[42] Pirlich M, Schwenk A, Müller MJ, et al. Leitlinie Enterale Ernährung – Ernährungsstatus. Aktuel Ernaehr Med. 2003;28(Suppl 1):S10–S25.

[43] Bauer JM, Volkert D, Wirth R, et al. Diagnostik der Mangelernährung des älteren Menschen-Ergebnisse eines internationalen Experten-Meetings der BANSS-Stiftung. Dtsch Med Wochenschr. 2006;131:223–227.

[44] Schulz RJ, Maurmann M, Noreik M. Perioperative Ernährungstherapie. Z Gerontol Geriat. 2014;47:131–135.

[45] Schiesser M, Kirchhoff P, Muller MK, Schafer M, Clavien PA. The correlation of nutrition risk index, nutrition risk score, and bioimpedance analysis with postoperative complications in patients undergoing gastrointestinal surgery. Surgery. 2009;145:519–526.

[46] Kaiser MJ, Bauer JM, Ramsch C, et al. Validation of the Mini Nutritional Assessment Short-Form (MNA®-SF): A practical tool for identification of nutritional status. J Nutr Health Aging. 2009;13:782–788.

[47] Bonnefoy M, Jauffret M, Kostka T, Jusot JF. Usefulness of calf circumference measurement in assessing the nutritional state of hospitalized elderly people. Gerontology. 2002;48:162–169.

[48] Vellas B, Guigoz Y, Baumgartner M, et al. Relationships between nutritional markers and the Mini Nutritional Assessment in 1555 older persons. J Am Geriatr Soc. 2002;48:1300–1309.

[49] Bauer JM, Vogl T, Wicklein S, Trögner J, Mühlberg W, Sieber CC. Comparison of Mini Nutritional Assessment, Subjective Global Assessment and Nutritional Risk Screening (NRS 2002) for nutritional screening and assessment in geriatric hospital patients. Z Gerontol Geriat. 2005;38:322–327.

5 Begleitmedikation und medikamentöse Prämedikation

Wolfgang Zink

5.1 Einleitung

Es ist eine unbestrittene Tatsache, dass der Umgang mit der präoperativen Dauermedikation gerade bei geriatrischen Patienten einen erheblichen Einfluss auf die Inzidenz perioperativer Komplikationen haben kann (s. a. Kap. 4). Allerdings besteht oftmals große Unsicherheit darüber, welche Medikamente in dieser Altersklasse perioperativ weitergeführt werden sollen und welche nicht. Dies beruht nicht zuletzt darauf, dass große prospektive Untersuchungen zu diesem Thema weitgehend fehlen und es oftmals unklar bleibt, inwieweit sich Ergebnisse aus einzelnen Patientenkollektiven auch auf andere Patientengruppen und Operationsarten übertragen lassen.

In den folgenden Abschnitten soll nun näher erörtert werden, auf welche Art und Weise die häufigsten Medikamente in Dauertherapie perioperativ zu handhaben sind.

5.2 Begleiterkrankungen und Polypharmazie

Aktuellen Studienergebnissen zu Folge leiden derzeit ca. 80 % der über 65-Jährigen an mindestens einer chronischen Erkrankung, ca. 65 % an mindestens zwei, ca. 40 % an mindestens drei und ca. 25 % an mindestens 4 chronischen Erkrankungen [1–3]. Folglich wundert es nicht, dass geriatrische Patienten, die sich einem Eingriff unterziehen müssen, zu einem sehr hohen Prozentsatz bereits präoperativ unter einer medikamentösen Dauertherapie stehen. Diese wiederum korreliert in Art und Umfang nicht nur mit der Anzahl der Begleiterkrankungen (Abb. 5.1), sondern auch mit dem (chronologischen) Alter und dem Geschlecht [2]. Interessanterweise erhalten Patienten mit einem höheren ASA-Status tendenziell mehr Medikamente; allerdings besteht in über der Hälfte der Fälle kein direkter Zusammenhang zwischen präoperativer Dauermedikation und dem geplanten Eingriff [4].

Es wird nicht selten beobachtet, dass Patienten über 70 Jahre unter einer Dauermedikation aus mindestens 5 Präparaten stehen – vor allem dann, wenn sie bei mehreren chronischen Erkrankungen streng leitliniengerecht behandelt werden [5]. Hier kommt noch hinzu, dass unerwünschte Wirkungen der eigentlichen therapeutischen Substanzen oftmals zur Einnahme zusätzlicher Präparate zwingen. Diese Polypharmazie, gemeinhin definiert als gleichzeitige und andauernde Einnahme von 5 oder mehr Wirkstoffen, kann also gerade bei älteren Menschen zu erheblichen Problemen führen [6–9]. So hat sich gezeigt, dass schwer kalkulierbare Arzneimittelinteraktionen aufgrund von pharmakodynamischen, -kinetischen und pharmazeutischen Wechsel-

https://doi.org/10.1515/9783110497816-005

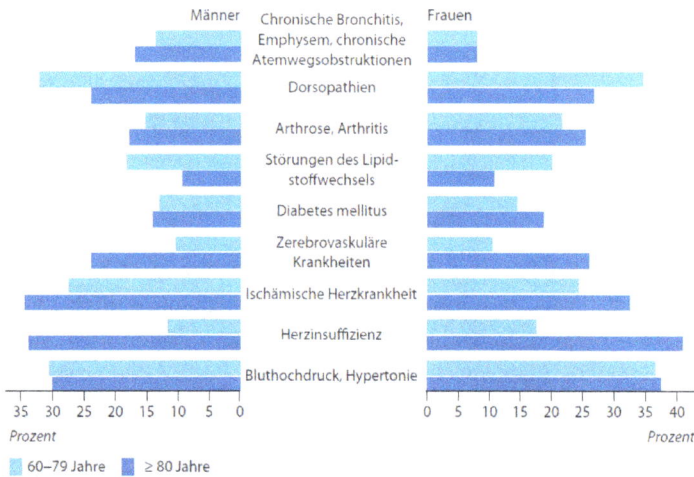

Abb. 5.1: Häufigkeit chronischer Erkrankungen, differenziert nach Geschlecht und Lebensalter (60–79 Jahre und ≥ 80 Jahre) [2].

wirkungen exponentiell mit der Zahl der verabreichten Medikamente ansteigen [5,7]. Außerdem existieren Medikamentenkombinationen, die möglicherweise zu einem schwereren Krankheitsverlauf beitragen („Drug-Disease-Interaction"). Arzneimittel-interaktionen sind immer dann zu vermuten, wenn unter zeitgleicher Therapie mit zwei oder mehr Substanzen in adäquater Dosierung der erwartete therapeutische Effekt entweder unerwartet stark oder aber zu schwach ausfällt. Überschießende pharmakodynamische Effekte können beispielsweise dann auftreten, wenn toxische Plasmakonzentrationen erreicht werden. Dagegen werden ungenügende Wirkungen bei subtherapeutischen Plasmaspiegeln beobachtet [8,9].

Vor diesem Hintergrund ist die perioperative Phase als besonders kritisch zu betrachten, zumal diese für derartige Wechselwirkungen prädestiniert erscheint. So können regelmäßig eingenommene Medikamente mit Anästhetika interagieren und deren Wirkweise nachhaltig beeinflussen oder aber direkt die Wahrscheinlichkeit perioperativer Komplikationen erhöhen [4].

Aufgrund dieser mitunter ausgeprägten Komplexität sind in der Praxis zahlreiche Listen wie PRISCUS (Liste potenziell inadäquater Medikation für ältere Menschen; www.priscus.net), FORTA (*Fit for the Aged* [6]) und MAI (*Medication Appropriateness Index*) verfügbar, die für die anästhesiologische Evaluation und Betreuung heran-gezogen werden können. Zu alledem erscheint der Einsatz von elektronischen Daten-banken direkt am Anästhesiearbeitsplatz als extrem sinnvoll, um die Arzneimittelsi-cherheit und -effektivität perioperativ zu erhöhen (z. B. AIDklinik; www.aidklinik.de). So wird es bereits im Rahmen des Prämedikationsgesprächs möglich, vorbestehende Medikamentenkombinationen rasch auf potentiell gefährliche Interaktionen hin zu überprüfen. Aus diesem Grunde muss nach Auffassung der Autoren die Nutzung derartiger Informationssysteme fest in die anästhesiologische Risikoevaluation geriatrischer Patienten implementiert werden. Bedauerlicherweise zeigt die praktische Erfahrung jedoch, dass diese derzeit nur unzureichend zur Anwendung kommen.

5.3 Substanzklassen im Überblick

5.3.1 Medikamente bei kardiovaskulären Erkrankungen

Kardiale Komplikationen stellen nach wie vor die Hauptursache von perioperativer Morbidität und Mortalität im Rahmen großer nicht-kardiochirurgischer Operationen dar (s. a. Kap. 3). Perioperative Myokardinfarkte gehen mit einer Mortalität von ca. 20 % einher und gelten als unabhängiger Risikofaktor dafür, innerhalb der folgenden 6 Monate einen weiteren Myokardinfarkt zu erleiden oder kardial bedingt zu versterben. Zu alledem verlängert sich nach kardialen Ereignissen die mittlere Krankenhausverweildauer um etwa 11 Tage [10–13].

Zum perioperativen Umgang mit kardiovaskulären Medikamenten sind in den letzten Jahren eine Reihe von evidenzbasierten Empfehlungen publiziert worden, insbesondere die Therapie mit Beta-Blockern betreffend [10,11,14–16]. Dagegen beruhen die Empfehlungen für andere Substanzgruppen nach wie vor überwiegend auf Expertenmeinungen, pharmakologischen Überlegungen oder aber Fallberichten [4,10,13].

Generell ist zu beachten, dass viele alte und älteste Patienten zum Zeitpunkt der Operation hypovolämisch sind. Dies kann vor allem bei Narkoseeinleitung bzw. der Initiierung rückenmarksnaher Anästhesieverfahren mit konsekutiver Sympathikolyse zu Episoden einer ausgeprägten arteriellen Hypotonie führen. Diese sind aufgrund ihrer potentiell schädigenden Effekte auf die postoperative Organfunktion (v. a. ZNS und Niere) besonders gefürchtet und umso ausgeprägter, je kürzer das Intervall zwischen letzter Einnahme von antihypertensiver Medikation und Anästhesiebeginn gewählt wird. Insofern muss die Entscheidung zur Fortführung bzw. Unterbrechung einer kardiovaskulären Dauermedikation vor allem bei Patienten, die durch einen perioperativen Blutdruckabfall in besonderem Maße gefährdet sind (z. B. bei hochgradiger Carotisstenose bzw. bei langjährig bestehendem, unbehandeltem Hypertonus), individuell getroffen werden [4,9,13].

β-Blocker zählen zur Standardmedikation für Patienten mit koronarer Herzerkrankung (KHK), Herzinsuffizienz, arterieller Hypertonie sowie bestimmten tachykarden Herzrhythmusstörungen. Heutzutage werden vorwiegend β_1-selektive Substanzen eingesetzt („kardioselektive" β-Blocker), die seltener zu β_2-vermittelten bronchokonstriktorischen Komplikationen führen. Es konnte gezeigt werden, dass die perioperative Gabe von β-Blockern bei Patienten mit gesicherter oder vermuteter KHK das kardiale Morbiditäts- und Mortalitätsrisiko zu senken vermag [10,11,14–16]. Aus diesem Grunde soll eine vorbestehende Therapie mit diesen Substanzen perioperativ weitergeführt werden, ggf. auch intravenös [9,12]. Wird dagegen die Dauertherapie abrupt abgesetzt, besteht die Gefahr des Auftretens von Tachykardien, Arrhythmien oder aber hypertensiven Krisen. Allerdings ist in diesem Zusammenhang bei der Narkoseführung zu beachten, dass Patienten unter β-Blocker-Therapie akute intraoperative Blutungen, definiert als ein Abfall der Hämoglobinkonzentration > 35 % des Ausgangswertes, schlechter tolerieren als unbehandelte Patienten.

Nach wie vor umstritten bleibt jedoch die Frage nach dem Nutzen einer präoperativ neu initiierten Therapie mit β-Blockern. Hier empfiehlt die *European Society of Cardiology* in ihren aktuellen Leitlinien das präoperative Ansetzen eines β-Blockers bei kardialen Hochrisikoeingriffen unabhängig vom patientenspezifischen Risikoprofil sowie bei allen Patienten mit KHK und Myokardischämie unter Belastung unabhängig von der Art des Eingriffs [12]. Demgegenüber sind die Empfehlungen der *American Heart Association* und des *American College of Cardiology* weniger eindeutig; lediglich bei Patienten mit hohem kardialem Risiko soll vor Hochrisikoeingriffen eine Therapie mit β-Blockern neu angesetzt werden [9]. Nach aktuellen Empfehlungen der Deutschen Gesellschaft für Anästhesiologie und Intensivmedizin wiederum kann die präoperative Gabe eines β-Blockers erwogen werden bei allen Patienten mit ≥ 2 kardialen Risikofaktoren nach Lee (RCRI) oder einer ASA-Klasse von ≥ 3, die sich einem kardialen Hochrisikoeingriff unterziehen müssen sowie unabhängig von der Art des Eingriffs bei allen Patienten mit nachgewiesener KHK und dokumentierter Myokardischämie unter Belastung [17].

Unbestritten bleibt jedoch, dass eine Neueinstellung nur dann sinnvoll ist, wenn eine Dosistitration nach Herzfrequenz (maximal 65/min in Ruhe) und Blutdruck mit ausreichendem zeitlichem Abstand zur Operation gewährleistet ist [12,17].

Calciumantagonisten werden charakteristischerweise für die Therapie eines arteriellen Hypertonus, aber auch gelegentlich bei bestimmten Formen tachykarder Herzrhythmusstörungen eingesetzt. Man unterscheidet in diesem Zusammenhang zwischen Calciumantagonisten vom Verapamil/Diltiazem-Typ und solchen vom Nifedipin-Typ. All diesen Substanzen ist gemein, dass sie vasodilatierend wirken und somit den peripheren Gefäßwiderstand senken. Des Weiteren wirken sie negativ inotrop und dromotrop, wobei die negativ inotrope Wirkung bei Substanzen vom Nifedipin-Typ deutlich schwächer ausgeprägt sind. Sämtliche Calciumantagonisten können über einen verminderten präsynaptischen Calciumeinstrom und konsekutiv reduzierter Acetylcholinfreisetzung die Wirkung von Muskelrelaxanzien verlängern und verstärken. Dieser Effekt erlangt aber erst dann klinische Relevanz, wenn gleichzeitig weitere relaxanzverstärkende Substanzen wie Aminoglykoside, Clindamycin bzw. Magnesium appliziert werden. Weiterhin sind Calciumantagonisten in der Lage, kardiotoxische Effekte von Lokalanästhetika, v. a. Bupivacain, zu verstärken [10,13].

Gemeinhin wird empfohlen, die Gabe von Calciumantagonisten perioperativ fortzuführen, zumal ein abruptes Absetzen zu einem Anstieg des arteriellen Blutdrucks führen kann [17]. Des Weiteren ergab eine unlängst veröffentlichte Metaanalyse, dass ein Belassen der Medikation zu einer signifikanten Reduktion perioperativer Ischämien und supraventrikulärer Tachykardien führen kann [12].

ACE-Hemmer und **Angiotensin-II-Rezeptorantagonisten** haben einen festen Stellenwert in der Therapie der arteriellen Hypertonie und der chronischen Herzinsuffizienz, werden aber auch zur Reinfarktprophylaxe und zur Organprotektion bei diabetischer Nephropathie eingesetzt. Dabei kommen Angiotensin-II-Rezeptor-Antagonisten vor allem dann zum Einsatz, wenn „klassische" ACE-Hemmer nicht vertragen werden und z. B. Husten verursachen.

Aufgrund der widersprüchlichen Studienlage wird nach wie vor kontrovers diskutiert, ob ACE-Hemmer und Angiotensin-II-Rezeptorantagonisten – auch als Kombinationspräparat mit anderen Wirkstoffen – perioperativ weitergegeben oder am Tag des Eingriffs präoperativ abgesetzt werden sollen [9,10,12,13,18]: Einerseits können ACE-Hemmer und Angiotensin-II-Rezeptorantagonisten intraoperativ ausgeprägte hypotensive Episoden auslösen, die zum Teil schwer zu therapieren sind [17]. Anderseits kann ein Pausieren hypertensive Krisen nach sich ziehen und die kardiale Situation vor allem bei vorbestehender linksventrikulärer Dysfunktion verschlechtern.

Es wird empfohlen, bei Eingriffen mit großen zu erwartenden Volumenverschiebungen sowie bei vorbestehender oder intraoperativ geplanter Sympathikolyse (Therapie mit β-Blockern, Spinal- bzw. Periduralanästhesie) am OP-Tag auf die Medikamentengabe zu verzichten [10,12,17]. Dagegen sollte die Therapie bei kleineren Eingriffen sowie bei Patienten mit schwer einstellbarem Hypertonus bzw. eingeschränkter linksventrikulärer Pumpfunktion zur Vermeidung hypertensiver Episoden fortgeführt werden. Es bleibt allerdings unklar, ob dieses Konzept die perioperative kardiovaskuläre Morbidität günstig zu beeinflussen vermag.

Diuretika werden zur Therapie der arteriellen Hypertonie und der Herzinsuffizienz, aber auch bei Leberzirrhose und Niereninsuffizienz sowie zur Behandlung von Ödemen eingesetzt. Es gilt zu beachten, dass die chronische Therapie mit Diuretika in Kombination mit ACE-Hemmern und Angiotensin-II-Rezeptorantagonisten perioperativ zu ausgeprägten hypotensiven Phasen führen kann. Das relativ häufige Auftreten von Elektrolytstörungen (v. a. Hypokaliämie und Hypomagnesiämie) ist eine charakteristische Nebenwirkung einer Diuretika-Dauertherapie. Diese können je nach Ausprägung perioperativ sowohl die kardiale Morbidität als auch die Mortalität erhöhen und sollten daher bereits präoperativ diagnostiziert und therapiert werden [10–12,17].

Es wird allgemein empfohlen, Diuretika am Morgen des Operationstags zu pausieren, unter anderem deshalb, weil sich vor allem bei geriatrischen Patienten unter Nahrungs- und Flüssigkeitskarenz eine ausgeprägte Hypovolämie entwickeln kann. Auch sind für die Hypertonie- und Herzinsuffizienztherapie keine negativen Folgen zu erwarten, solange die Diuretikagabe nur kurzzeitig pausiert und postoperativ rasch wiederaufgenommen wird. Dagegen muss bei Patienten mit ausgeprägter Hypervolämie (Aszites, Leberversagen) und vorbestehender Hochdosis-Therapie bei chronischer Niereninsuffizienz eine perioperative Fortführung individuell in Betracht gezogen werden [19].

Nitropräparate und **Molsidomin** werden zur Therapie der koronaren Herzkrankheit sowie zur Symptomlinderung bei Patienten mit Angina pectoris eingesetzt. Wenngleich durch Studien nicht eindeutig belegt, wird ein Fortführen der Gabe dieser Substanzen bis zur Operation empfohlen, da ein Absetzen perioperativ zu Myokardischämien führen könnte. Folglich sollte die Dauertherapie postoperativ auch so rasch wie möglich fortgesetzt werden [9,10,19].

Besondere Vorsicht ist jedoch bei Patienten mit vorbestehender Hypovolämie geboten, zumal es in Verbindung mit einer Allgemein-, Spinal- oder Periduralanästhesie zu einem ausgeprägten Blutdruckabfall kommen kann. Gerade bei diesem (meist geriatrischen) Patientenklientel muss daher perioperativ auf eine ausreichende Volumensubstitution und -bilanz geachtet werden [4,21].

Aktuell werden **Digitalisglykoside** in erster Linie zur Therapie von supraventrikulären Tachyarrhythmien und tachykardem Vorhofflimmern eingesetzt. Dagegen schwindet die Bedeutung von Digitalispräparaten zur Therapie der Herzinsuffizienz zunehmend – nichtsdestotrotz finden sich nach wie vor ältere Patienten, die diese Substanzen mit dieser Indikation einnehmen.

Es wird kontrovers diskutiert, ob Digitalispräparate präoperativ abgesetzt werden sollten oder nicht. Insbesondere im Hinblick auf die meist langen Halbwertszeiten erscheint ein kurzfristiges Absetzen von fraglichem Nutzen. Bei Patienten mit normofrequenter absoluter Arrhythmie wird eine Therapiefortführung jedoch einhellig empfohlen, da das Absetzen perioperative Tachyarrhythmien begünstigen kann [4,19,21].

Aufgrund der geringen therapeutischen Breite sollte vor allem bei Nieren- bzw. Leberinsuffizienz sowie eingeschränkter Patienten-Compliance präoperativ eine Kontrolle der Digitalisspiegel und Elektrolyte (Kalium, Calcium) im Serum durchgeführt werden.

Allgemein wird empfohlen, eine Dauermedikation mit **Antiarrhythmika** der Klassen Ia (Chinidin, Disopyramid, Ajmalin und Prajmalin), Ib (Mexiletin) sowie Ic (Flecainid, Propafenon) perioperativ weiterzuführen [13,19,20]. Ebenso sollte eine vorbestehende antiarrhythmische Therapie mit Betablockern (Klasse II) und Calciumantagonisten (Klasse IV) nicht unterbrochen werden (s. o.). Die Fortführung der Gabe von Amiodaron (Klasse III) in der perioperativen Phase wird dagegen kontrovers diskutiert. So wurden unter Amiodaron-Applikation Atropin-resistente Bradykardien und AV-Dissoziationen sowie Episoden mit ausgeprägter Vasodilatation und erniedrigtem Herzzeitvolumens bis hin zu Todesfällen beobachtet. Dennoch erscheint im Hinblick auf die sehr lange Halbwertszeit (bis zu 120 Tage) ein Pausieren der Dauermedikation als nicht sinnvoll und praktikabel.

Die Substanzen Clonidin und Methyldopa zählen zur Gruppe der α_2-**Rezeptoragonisten** und werden zur (Kombinations-)Behandlung der arteriellen Hypertonie und z. B. zur Dämpfung von Entzugserscheinungen eingesetzt. Ihnen ist gemein, dass sie ZNS-vermittelt den Sympathikotonus vermindern und somit Herzfrequenz und Blutdruck senken. Es wird empfohlen, eine vorbestehende Dauertherapie mit diesen Substanzen perioperativ beizubehalten, um einen Blutdruckanstieg im Sinne eines „Rebound-Phänomens" zu verhindern. Dies gilt im Besonderen für Clonidin aufgrund seiner relativ kurzen Eliminationshalbwertszeit von 7,5–12 Stunden. Man geht mittlerweile davon aus, dass sich unter Therapie mit α_2-Adreno-Rezeptoragonisten Mortalität und Inzidenz von Myokardischämien bei gefäßchirurgischen Patienten signifikant reduziert, die Häufigkeit von perioperativen Bradykardien und arterieller Hypotension jedoch zunimmt [4,19,20]. Des Weiteren gilt es zu beachten, dass sich der Bedarf an intravenösen Anästhetika, Inhalationsanästhetika und Opioiden um bis zu 50 % reduziert und auch der postoperative Analgetikabedarf oftmals verringert wird.

Prazosin, Terazosin, Bunazosin sowie Doxazosin zählen zur Gruppe der **α_1-Rezeptorantagonisten** und finden als Reservemedikamente zur Behandlung der arteriellen Hypertonie bzw. zur präoperativen Blutdruckeinstellung bei Phäochromozytom Verwendung. Diese Substanzen blockieren adrenerge α_1-Rezeptoren reversibel und vermindern dadurch die vasokonstriktorischen Effekte endogener, aber auch exogen zugeführter Katecholamine. Vor allem bei gleichzeitiger Anwendung volatiler Anästhetika bzw. im Rahmen einer Kombinationsanästhesie (Allgemeinanästhesie und Periduralkatheter) und/oder akuter Hypovolämie kann es somit zu einer erheblichen Beeinträchtigung der kompensatorischen Vasokonstriktion kommen [4,19]. Interessanterweise wurden derartige Episoden hämodynamischer Instabilität sowohl nach perioperativem Absetzen als auch unter Beibehaltung der Dauertherapie mit diesen Substanzen beschrieben. Folglich gehen die Empfehlungen dahin, die Gabe von α_1-Rezeptorantagonisten nur bei Patienten mit schwierig einstellbarer arterieller Hypertonie unter engmaschiger hämodynamischer Überwachung beizubehalten [20].

Das therapeutische Ziel bei Patienten mit Phäochromozytom dagegen ist die optimale Blutdruckeinstellung mittels kombinierter α- und β-Blockade, um das Risiko einer exzessiven intraoperativen Hochdruckkrise zu minimieren. Zu diesem Zweck werden in der Regel Prazosin, Phentolamin sowie Phenoxybenzamin eingesetzt. Im Gegensatz zu den anderen genannten Substanzen handelt es sich bei Phenoxybenzamin um einen nicht selektiven, nicht kompetitiven α-Antagonisten mit einer Halbwertszeit von 24–48 Stunden, der irreversibel durch eine kovalente Bindung den Rezeptor blockiert. Aufgrund dieses charakteristischen Wirkprofils kann die klinische Wirkdauer oftmals nur schwer vorhergesagt werden, und es kann vorkommen, dass postoperativ noch eine relevante α-Blockade besteht. Aus diesem Grunde wird mittlerweile vielfach propagiert, auf Phenoxybenzamin zugunsten α_1-selektiver Substanzen zu verzichten. Der Zeitpunkt des präoperativen Absetzens der antihypertensiven Medikation sollte demnach in enger Absprache mit den behandelnden Endokrinologen und Chirurgen unter Berücksichtigung der Halbwertszeiten der eingesetzten Präparate individuell festgelegt werden [4,13,19,20].

Dihydralazin, Hydralazin, Minoxidil und Diazoxid werden in der Gruppe der **direkten Vasodilatanzien** zusammengefasst und sind Reservemedikamente in der Behandlung der arteriellen Hypertonie. Dabei bewirken Hydralazin und Dihydralazin eine direkte rezeptor- und endothelunabhängige arterielle und arterioläre Vasodilatation, während Minoxidil und Diazoxid über eine Öffnung von Kaliumkanälen zur Gefäßdilatation führen. Im Hinblick auf die zugrundeliegenden, schwer therapierbaren Hypertonieformen erscheint ein Fortführen dieser Substanzen in der perioperativen Phase sinnvoll [19,20].

Simvastatin, Lovastatin, Pravastatin, Fluvastatin, Atorvastatin sowie Cerivastatin agieren als Hemmer der 3-Hydroxy-3-Methylglutaryl-Coenzym-A(HMG-CoA)-Reduktase und werden auch kurz **Statine** genannt. Sie wirken lipidsenkend, stabilisieren vulnerable Gefäßplaques und es wird diskutiert, dass sie bei kardialen Hochrisikopatienten die perioperative Inzidenz von Myokardischämien und -infarkten sowie Todesfällen zu senken vermögen [12,17,21]. Darüber hinaus hemmen sie die Thrombusbildung und besitzen eine antiinflammatorische Wirkung.

Es wird gegenwärtig empfohlen, eine vorbestehende Dauermedikation mit Statinen perioperativ fortzuführen [12,17,21,22]. Darüber hinaus sollte in Betracht gezogen werden, bei gefäßchirurgischen Patienten ggf. 2–4 Wochen vor dem Eingriff mit einer prophylaktischen Statintherapie zu beginnen [17].

5.4 Antikoagulanzien und Thrombozytenaggregationshemmer

Eine Antikoagulation mit **Vitamin-K-Antagonisten** (meist Phenprocoumon) wird in erster Linie bei Patienten mit mechanischem Herzklappenersatz, postthrombotischem Syndrom sowie Vorhofflimmern durchgeführt. Die Entscheidung für oder gegen ein Absetzen der Medikation (gesteigertes Thromboembolierisiko vs. höheres Blutungsrisiko) muss individuell unter Beachtung des operativen Eingriffs und des geplanten Anästhesieverfahrens getroffen werden [9,20,21].

Der therapeutische Grundsatz, dass nach Absetzten von Vitamin-K-Antagonisten grundsätzlich ein so genanntes medikamentöses „Bridging" mit Heparinen erfolgen muss, wird aufgrund aktueller Studienergebnisse zunehmend kritisch hinterfragt. So konnte gezeigt werden, dass dieses Vorgehen bei Patienten mit Vorhofflimmern zu keiner Reduktion der Inzidenz arterieller Thromboembolien führt, wohl aber das Risiko für schwere Blutungen und für ein schlechteres kardiales Outcome erhöht.

Dagegen wird bei Patienten mit erhöhtem Thrombembolierisiko eine „Bridging"-Therapie nach wie vor empfohlen:
- Zustand nach mechanischem Herzklappenersatz
- Zustand nach biologischem Herzklappenersatz innerhalb der ersten 3 Monate
- Zustand nach Mitralklappenrekonstruktion innerhalb der ersten 3 Monate
- Vorhofflimmern mit CHA_2DS_2-VASc-Score > 4 [Herzinsuffizienz (1 Punkt), Hypertension (1 Punkt), Alter > 75 Jahre (2 Punkte), Diabetes mellitus (1 Punkt), Schlag-

anfall (2 Punkte) Gefäßerkrankungen (1 Punkt), Alter 65–74 Jahre (1 Punkt), weibliches Geschlecht (1 Punkt)]
- Zustand nach venöser Thromboembolie innerhalb der ersten 3 Monate
- Thrombophilie

Zu diesem Zweck können sowohl unfraktioniertes Heparin (UFH) als auch niedermolekulare Heparine (NMH) zum Einsatz kommen, wobei für letztere eine bessere Evidenz hinsichtlich Therapiesicherheit und Wirksamkeit besteht. UFH dagegen bietet den Vorteil einer kurzen Halbwertszeit und einer fehlenden Akkumulation bei Niereninsuffizienz. Darüber hinaus kann die Therapie auf unkomplizierte Weise mittels partieller Thromboplastinzeit (aPTT) gesteuert und Protamin zur direkten Antagonisierung angewendet werden. Es muss letztendlich individuell entschieden werden, welche der Substanzen zum *Bridging* verwendet werden soll [24].

Es wird empfohlen, Phenprocoumon 5 Tage vor dem operativen Eingriff unter täglichen Gerinnungskontrollen abzusetzen, um eine Ziel-INR ≤ 1,5 am Operationstag sicherzustellen. Frühestens einen Tag danach bzw. bei einer INR ≤ 2 wird mit der Gabe der Heparine begonnen. Dabei erhalten Patienten mit hohem thromboembolischen Risiko (s. o.) NMH 2 Mal täglich in therapeutischer Dosis, solche mit niedrigem Risiko dagegen 1 Mal täglich in prophylaktischer Dosis. Die letzte NMH-Gabe sollte mindestens 12 Stunden vor dem operativen Eingriff liegen (bzw. 24 Stunden bei therapeutischer Dosierung), wohingegen UFH 4 Stunden davor gestoppt werden muss. Postoperativ sollte die Heparintherapie – eingriffsspezifisch und in enger Rücksprache mit dem Operateur – nach ca. 12 Stunden in der zuvor verwendeten Dosierung wiederaufgenommen werden. Die Gabe von Vitamin-K-Antagonisten dagegen wird 1–2 Tage danach wieder gestartet und so lange von der Bridgingtherapie begleitet, bis sich die INR wieder im therapeutischen Zielbereich befindet [24].

Bei Patienten, die unter einer antikoagulatorischen Therapie mit **direkten oralen Antikoagulanzien (DOAK)** stehen, ist ein perioperatives *Bridging* aufgrund deren relativ kurzen biologischen Halbwertszeiten meist nicht notwendig [25,26]. Die entsprechenden pharmakologischen Daten sind für den Thrombininhibitor Dabigatran sowie die direkten Faktor Xa-Inhibitoren Rivaroxaban, Apixaban bzw. Edoxaban in Tab. 5.1 zusammengefasst.

Generell wird empfohlen, DOAK vor operativen Eingriffen mit normalem Blutungsrisiko für die Dauer von 2–3 Halbwertszeiten zu pausieren [17]. Bei Operationen mit hohem Blutungsrisiko dagegen verlängert sich das Intervall auf die 4–5-fache Halbwertszeit. Da die genannten Substanzen zumindest partiell renal eliminiert werden, müssen die präoperativen Therapiepausen bei Niereninsuffizienz verlängert werden [25,26].

Grundsätzlich sollte die gerinnungshemmende Therapie postoperativ so früh wie möglich fortgeführt werden, wobei das jeweilige Blutungsrisiko berücksichtigt werden muss. So kann es bei Patienten mit Vorhofflimmern bzw. hohem thromboembolischen Risiko erforderlich sein, postoperativ einige Tage mit Heparinen (UFH

Tab. 5.1: Pharmakologische Profile der Direkten Oralen Antikoagulanzien (DOAK; nach [26]).

	Dabigatran (Pradaxa®)	Rivaroxaban (Xarelto®)	Apixaban (Eliquis®)	Edoxaban (Lixiana®)
Wirk-mechanismus	direkter Faktor-II-Inhibitor	direkter Faktor-Xa-Inhibitor	direkter Faktor-Xa-Inhibitor	direkter Faktor-Xa-Inhibitor
max. Plasma-spiegel [h]	1,5–2	0,5–3	0,5–2	1–2
Halbwertszeit [h]	12–17	9–13	8–15	9–11
Bioverfügbar-keit [%]	6–7	80	50	45
Plasmaeiweiß-bindung[%]	35	95	87	40–60
Elimination	80 % renal, 20 % via Faeces	65 % renal (davon 50 % unmetaboli-siert), 35 % hepatisch	25 % renal, ca. 70 % hepatisch	35 % renal, ca. 60 % via Faeces
nahrungsmit-telabhängige Resorption	verzögerte Absorp-tion bei Nahrungs-aufnahme ohne Beeinflussung der Bioverfügbarkeit	verzögerte Ab-sorption bei Nahrungsaufnahme mit Erhöhung der Bioverfügbarkeit	verzögerte Absorpti-on bei Nahrungs-aufnahme ohne Beeinflussung der Bioverfügbarkeit	verzögerte Absorp-tion bei Nahrungs-aufnahme ohne Beeinflussung der Bioverfügbarkeit
aktuell zu-gelassene Indikationen in Deutschland	Thromboembolie-prophylaxe bei Knie- oder Hüft-TEP nicht valvuläres Vor-hofflimmern	Thromboembolie-prophylaxe bei Knie- oder Hüft-TEP nicht valvuläres Vor-hofflimmern Antikoagulation bei tiefer Beinvenen-thrombose mit oder ohne Lungen-embolie	Thromboembolie-prophylaxe bei Knie- oder Hüft-TEP nicht valvuläres Vor-hofflimmern	keine
spezifisches Antidot	Idarucizumab (Praxbind)	Adexanet alfa (PRT 4445)	Adexanet alfa (PRT 4445)	Adexanet alfa (PRT 4445)
Elimination durch Dialyse	ja	sehr gering	gering	mäßig

oder NMH) bzw. mit Fondaparinux zu überbrücken, bis wieder eine Umstellung auf die DOAK-Therapie möglich ist. Diese erfolgt dann im Gegensatz zur Therapie mit Vitamin-K-Antagonisten ohne „Überlappung", also mit Einnahme der ersten Tablette 12 Stunden nach NMH-Gabe bzw. 24 Stunden nach Fondaparinux.

Die empfohlenen Karenzzeiten für DAOK und andere gerinnungsaktive Substanzen im Hinblick auf die Anlage von rückenmarksnahen Anästhesieverfahren sind in Tab. 5.2 zusammengefasst [23].

Acetylsalicylsäure (ASS) hemmt die Plättchenaggregation durch irreversible Blockade der Cyclooxygenase I. Eine vollständige Erholung der Thrombozytenfunktion ist folglich nur durch Neusynthese im Knochenmark gegeben, und normale Blutungszeiten können erst dann gemessen wieder werden, wenn nach 3–7 Tagen ca. 30–50 % der Blutplättchen ersetzt wurden.

Tab. 5.2: Rückenmarksnahe Katheterverfahren und Antikoagulation. Dargestellt sind die empfohlenen Zeitintervalle vor und nach rückenmarksnaher Punktion bzw. Katheterentfernung (nach [23]).

Substanz	Halbwertszeit	vor Punktion/ Katheter- entfernung	nach Punktion/ Katheter- entfernung	Laborkontrolle
unfraktionierte Heparine (Prophylaxe)	1,5–2 h	4 h	1 h	Thrombozyten bei Anwendung > 5 d
unfraktionierte Heparine (Therapie)	2–3 h	i. v. 4–6 h s. c. 8–12 h	1 h	aPTT, (ACT), Thrombozyten
niedermolekulare Heparine (Prophylaxe)	4–6 h; $	12 h	4 h	Thrombozyten bei Anwendung > 5 d
niedermolekulare Heparine (Therapie)		24 h	4 h	Thrombozyten, Anti-Xa-Spiegel
Fondaprinux (1 × 2,5 mg/d)	15–20 h; $	36–42 h	6–12 h	Anti-Xa-Spiegel
Danaparoid (2 × 750 I. E./d)	22–24 h; $	48 h	3–4 h	Anti-Xa-Spiegel
Natriumpentosanpolysulfat (max. 2 × 50 mg)	24 h	48 h	8 h	Thrombozyten
Hirudine Desirudin Bivalirudin*	120 min; $$ 25 min; $$	8–10 h 4 h	6 h 8 h	aPTT, ECT ACT
Argatroban (Prophylaxe) §	35–45 min	4 h	5–7 h	aPTT, ECT, ACT
Dabigatran (max 1 × 150– 220 mg/d)	14–17 h; $	28–34 h	6 h	aPTT +, ECT, TT + +

Tab. 5.2: (Fortsetzung) Rückenmarksnahe Katheterverfahren und Antikoagulation. Dargestellt sind die empfohlenen Zeitintervalle vor und nach rückenmarksnaher Punktion bzw. Katheterentfernung (nach [23]).

Substanz	Halbwertszeit	vor Punktion/ Katheterentfernung	nach Punktion/ Katheterentfernung	Laborkontrolle
Dabigatran (max 2 × 150 mg/d)#	14–17 h; $	56–85 h	6 h	aPTT +, ECT, TT + +
Rivaroxaban (1 × 10 mg/d)	11–13 h; ($)	22–26 h	4–5,5 h	PT+; kalibrierte Anti-Xa-Spiegel
Rivaroxaban (2 × 15 mg/d, 1 × 20 mg/d)	11–13 h; ($)	44–65 h	4–5,5 h	PT+; kalibrierte Anti-Xa-Spiegel
Apixaban (2 × 2,5 mg/d)	10–15 h; ($)	26–30 h	5–7 h	PT+; kalibrierte Anti-Xa-Spiegel
Apixaban (2 × 5 mg/d)#	10–15 h; ($)	40–75 h	5–7 h	PT+; kalibrierte Anti-Xa-Spiegel
Vitamin-K-Antagonisten	Tage	INR < 1,4	nach Entfernung	INR
Acetylsalicylsäure (100 mg/d)**	(biolog.) Lebensdauer der Thrombozyten	Keine	Keine	
Clopidogrel	(biolog.) Lebensdauer der Thrombozyten	7–10 Tage	nach Entfernung	
Ticlopidin	(biolog.) Lebensdauer der Thrombozyten	7–10 Tage	nach Entfernung	
Prasugrel	(biolog.) Lebensdauer der Thrombozyten	7–10 Tage	6 h nach Entfernung	
Ticagrelor	7–8,5 h (CAVE: aktiver Metabolit 5 d)	5 Tage	6 h nach Entfernung	
Abciximab	12–24 h (biologische HWZ)	Kontraindikation für Katheteranlage/48 h vor Katheterentfernung	8 h nach Entfernung	Thrombozyten
Eptifibatid/Tirofiban	2–2,5 h; $	Kontraindikation für Katheteranlage/8–10 h	8 h nach Entfernung	Thrombozyten

Tab. 5.2: (Fortsetzung) Rückenmarksnahe Katheterverfahren und Antikoagulation. Dargestellt sind die empfohlenen Zeitintervalle vor und nach rückenmarksnaher Punktion bzw. Katheterentfernung (nach [23]).

Substanz	Halbwertszeit	vor Punktion/ Katheter- entfernung	nach Punktion/ Katheter- entfernung	Laborkontrolle
Dipyridamol	2–10 Tage?	Kontraindika- tion	5–6 h nach Ent- fernung	
Cilostazol	21 h	42 h	5 h	
Iloprost	30 min	2 h	8 h	Thrombozyten
Epoprostenol	2–6 min	mindestens 10 min	8 h	Thrombozyten

$ CAVE: Halbwertszeit wesentlich von der Nierenfunktion abhängig, ($) = mäßig, $ = deutlich, $$ = stark
* nur bei Monotherapie, nicht bei zusätzlicher Gabe von Thrombozytenaggregationshemmern
** unter Aspirin-Gabe sollten zusätzliche Antikoagulanzien 4–5 HWZ vor Punktion/Katheterentfernung pausiert werden
§ verlängertes Zeitintervall bei eingeschränkter Leberfunktion
# individuelle Risiko-Nutzenabwägung (s. Text)
+ stark abhängig vom eingesetzten Reagenz
+ + normale TT schließt Dabigatran-Effet aus, nicht geeignet für quantitative Bestimmungen.

Die Frage, ob ASS perioperativ pausiert werden sollte oder nicht, wird seit Jahren gegensätzlich diskutiert. Einerseits ergab eine Metaanalyse aus 41 Studien mit insgesamt 49.590 Patienten ein um 50 % erhöhtes Risiko für Blutungskomplikationen unter ASS, die allerdings nicht zu schwerwiegenden Blutverlusten führten. Andererseits sinkt unter perioperativer Beibehaltung der Therapie die Schlaganfallinzidenz, ohne jedoch die Herzinfarkthäufigkeit signifikant zu beeinflussen. Wird dagegen die ASS-Gabe pausiert, so verdreifacht sich das Risiko für schwere kardiale Komplikationen bei Hochrisikopatienten [12].

Es wird gegenwärtig empfohlen, ASS bei Patienten mit niedrigem perioperativen Blutungsrisiko und einem hohen kardiovaskulären Risiko fortzuführen. Übersteigt die Blutungsgefahr allerdings die potentiellen kardiovaskulären Vorteile (z. B. bei Eingriffen an der Wirbelsäule, am ZNS oder am Auge), so sollte die Therapie für mindestens 7 Tage pausiert werden [12,17,20,21].

Patienten mit KHK und implantierten Stents oder auch mit akutem Koronarsyndrom erhalten zumeist eine **duale Thrombozytenaggregationshemmung** mit Acetylsalicylsäure (ASS) und einem Adenosindiphosphat (ADP)-Antagonisten (z. B. Clopidogrel, Prasugrel, Ticagrelor).

Man weiß mittlerweile, dass das Risiko für eine so genannte In-Stent-Thrombose höher liegt als für einen neu auftretenden Koronarverschluss, vor allem dann, wenn

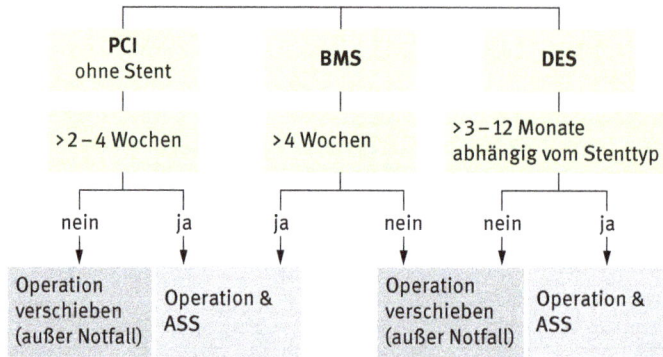

Abb. 5.2: Empfehlungen zum zeitlichen Management von elektiven Eingriffen bei Patienten mit Koronarstents in Abhängigkeit von Stenttyp und Zeitpunkt der Implantation (nach [17]). BMS *Bare Metal Stent*, DES *Drug Eluting Stent* (1. Generation: *Sirolimus*- bzw. *Paclitaxel-eluting Stent*; 2. Generation: *Zatarolimus*- bzw. *Everolimus-eluting Stent*).

eine duale Plättchenhemmung vorzeitig beendet wurde [4,12,17,19]. Dies kann vor allem dann fatale Folgen nach sich ziehen, wenn sich die Stents in den Hauptstämmen der Koronargefäße befinden. Demnach müssen behandelnder Kardiologe und Operateur das eingriffspezifische Blutungsrisiko und das Risiko eines Stentverschlusses mit großer Sorgfalt gegeneinander abwägen. Wann immer möglich, sollten elektive Eingriffe bis zum Abschluss der dualen Plättchenhemmung nach Stentimplantation unter Fortführung von ASS verschoben werden (Abb. 5.2). Sollte dies im Rahmen von Notfalleingriffen nicht möglich sein, so muss eine engmaschige postoperative Überwachung sowie die Möglichkeit zur sofortigen Koronarintervention gewährleistet sein [10,12,17,21].

Bei nicht verschiebbaren Eingriffen wird gemäß den aktuellen Empfehlungen der *European Society of Cardiology* Clopidogrel und Ticagrelor 5 Tage, Prasugrel dagegen 7 Tage zuvor pausiert [12]. Gegebenenfalls kann bei Hochrisikopatienten ein perioperatives *Bridging* mit Glykoprotein-Antagonisten (Eptifibatid bzw. Tirofiban) in Betracht gezogen werden. Postoperativ sollte die duale Plättchenhemmung möglichst innerhalb von 48 Stunden wiederaufgenommen werden.

5.5 Medikamente bei pulmonalen Erkrankungen

Es wird im Allgemeinen empfohlen, eine Dauermedikation mit inhalativen **ß$_2$-Rezeptoragonisten**, **Parasympatholytika**, **Kortikosteroiden** und **Leukotrien-Rezeptor-Inhibitoren** perioperativ unverändert weiterzuführen [13,27].

Die Empfehlungen zur Fortführung einer – mittlerweile eher seltenen – **Theophyllinmedikation** am Morgen der Operation sind dagegen uneinheitlich. Da Theophyllin nur über eine geringe therapeutische Breite verfügt, kann es sinnvoll sein, den

Plasmaspiegel präoperativ zu bestimmen. Es ist zu beachten, dass die arrhythmogene Wirkung von Theophyllin durch Inhalationsanästhetika verstärkt werden kann. Darüber hinaus steigert es die Acetylcholinfreisetzung, was wiederum den Bedarf an nicht-depolarisierenden Muskelrelaxanzien erhöht [13,20].

5.6 Medikamente bei endokrinologischen Erkrankungen

Funktionsstörungen der **Schilddrüse** erfordern eine sorgfältige präoperative Abklärung, zumal diese erheblichen Einfluss auf den Narkoseverlauf und die Wirkdauer von Anästhetika haben können. Grundsätzlich sollte präoperativ eine sich an klinischen Symptomen orientierende euthyreote Stoffwechsellage angestrebt werden; ggf. ist ein Verschieben des operativen Eingriffs in Erwägung zu ziehen [4,20,27].

Bei Patienten mit Hyperthyreose hemmen Thyreostatika wie Thiamazol, Carbimazol bzw. Perchlorat die Hormonbildung und -freisetzung. Relevante Interaktionen zwischen Thyreostatika und Anästhetika sind zwar nicht bekannt, jedoch muss bei vorbestehender Hyperthyreose mit einem erhöhten Narkotikabedarf gerechnet werden. Es wird generell empfohlen, eine thyreostatische Therapie perioperativ weiterzuführen. Da hyperthyreote Stoffwechsellagen oftmals mit emotionaler und vegetativer Labilität einhergehen, sollte auch bei geriatrischen Patienten auf eine (vorsichtige) sedierende und anxiolytische Prämedikation geachtet werden (s. a. Kap. 5.12).

Bei Patienten mit Hypothyreose dagegen, die als Dauertherapie Schilddrüsenhormon- bzw. Jodpräparate erhalten, kann die Medikation aufgrund der langen Halbwertszeit gefahrlos perioperativ pausiert werden.

Glucocorticoide werden aufgrund ihrer antiinflammatorischen Wirkung in der Therapie zahlreicher Krankheitsbilder eingesetzt. Darüber hinaus besitzen sie analgetische und opioidsparende Effekte und werden häufig auch zur Prophylaxe von postoperativer Übelkeit und Erbrechen (PONV) verwendet.

Patienten unter Glucocorticoid-Dauertherapie bedürfen besonderer Beachtung [27,28]. Physiologischerweise kommt es im Rahmen der perioperativen Stressreaktion zu einem Anstieg der Kortisol- und Katecholaminspiegel, um adaptive Vorgänge wie Glukosebereitstellung, Vasokonstriktion und Immunmodulation sicher zu stellen. Allerdings wird unter Dauertherapie mit Glucocorticoiden die körpereigene Produktion supprimiert, und es besteht die Gefahr, dass die perioperative Stressadaptation nur unzureichend erfolgen kann und sich im schlimmsten Fall eine akute Nebennierenrindeninsuffizienz (Addison-Krise) entwickelt. Dieses Risiko besteht dann, wenn ≥ 5 Tage Glukokortikoide in einer Äquivalenzdosis von > 10 mg Prednisolon/Tag innerhalb der letzten 3 Monate appliziert wurden. Dosierungen von < 10 mg Prednisolon/Tag bzw. eine Therapiedauer < 5 Tage sind wahrscheinlich bedeutungslos [17,19,28,29].

Wegen der individuell sehr unterschiedlichen Reaktion auf das operative Trauma und die unterschiedliche Suppression der endogenen Cortisolsynthese durch exogene Steroide wird vielfach folgendes Vorgehen empfohlen [17,19,21,28,29]:

- Alle Patienten unter Glucocorticoid-Dauertherapie erhalten am Operationstag ihre übliche Dosis.
- Bei kleinen operativen Eingriffen (z. B. Herniotomie) zusätzliche Gabe von 25 mg Hydrokortison i. v. zu Beginn der Operation.
- Bei mittleren Eingriffen (z. B. Abdominalchirurgie) zusätzliche Gabe von 100 mg Hydrokortison i. v. über 24 h, am nächsten Tag Weiterführung der üblichen oralen Steroidmedikation.
- Bei großen operativen Eingriffen mit Gefahr eines postoperativen SIRS zusätzliche Gabe von 100 mg Hydrokortison i. v. über 24 h am Operationstag, am Folgetag 50 mg über 24 h und am 3. postoperativen Tag 25 mg Hydrokortison (auch peroral möglich).

Patienten mit **Diabetes mellitus**, die sich nicht-kardiochirurgischen Eingriffen unterziehen müssen, sind sowohl durch signifikant erhöhtes Mortalitätsrisiko in der perioperativen Phase als auch durch eine erhöhte Langzeitmortalität charakterisiert [17,27,30,31]. So ergab eine retrospektive Analyse von > 4.000 Patienten, dass eine Hyperglykämie mit intra- und postoperativen Glukosekonzentrationen über 200 mg/dl mit einer erhöhten Morbidität und Mortalität assoziiert war, und zwar sowohl bei präoperativ bekanntem Diabetes mellitus als auch bei präoperativ nicht diagnostizierter Manifestation der Erkrankung. Obwohl es bisher keine klar definierten Zielwerte gibt, wird empfohlen, den Blutzuckerspiegel bei großen chirurgischen Eingriffen unter 180 mg/dl zu halten.

Je nach Ausprägung und Ätiologie der Grundkrankheit werden betroffene Patienten entweder diätetisch behandelt oder aber erhalten orale Antidiabetika bzw. Insuline.

Zur recht heterogenen Gruppe der **oralen Antidiabetika** zählen sowohl Sulfonylharnstoffe, Glinide und Biguanide als auch Glukosidasehemmer und Glitazone [19,29,30].

Sulfonylharnstoffe stimulieren die Insulinsekretion und können demnach hypoglykäme Episoden verursachen. Bei eingeschränkter Nierenfunktion ist deren Ausscheidung deutlich eingeschränkt, so dass es zu einer Verlängerung der Wirkdauer kommen kann und auch noch postoperativ mit Hypoglykämien gerechnet werden muss. Besonders betroffen sind in diesem Zusammenhang ältere Patienten und Patienten unter antidiabetischer Kombinationstherapie. Aber auch bei Substanzen mit *per se* langer Wirkdauer wie Glibenclamid und Glimepirid (> 24 h) ist diese Gefahr gegeben. Gliquidon, ein Sulfonylharnstoff mit einer Wirkdauer von lediglich 4–6 h, wird dagegen primär über die Galle ausgeschieden und kann demnach auch bei Niereninsuffizienz eingesetzt werden.

Glinide (Nateglinid und Repaglinid) sind hinsichtlich ihres strukturellen Aufbaus und Wirkungsmechanismus eng mit den Sulfonylharnstoffen verwandt und werden daher oftmals auch als Sulfonylharnstoff-Analoga bezeichnet, zumal auch sie die Insulinsekretion steigern. Allerdings unterscheiden sich Glinide von den Sulfonylharnstoffen durch eine raschere Resorption und kürzere Halbwertszeiten. Daher sollten diese Substanzen auch erst kurz vor den Hauptmahlzeiten eingenommen werden.

Das Biguanid Metformin hemmt die Gluconeogenese in der Leber und die Glukoseresorption im Darm und verstärkt die Glukoseaufnahme in die Skelettmuskulatur. Die Elimination erfolgt ausschließlich renal, weshalb Biguanide bei manifester bzw. drohender Niereninsuffizienz nicht eingesetzt werden dürfen. In dieser Situation besteht zumindest theoretisch die Gefahr der Entwicklung einer Laktatazidose – dieses Risiko ist unter Metformin jedoch um ein Vielfaches geringer als unter den früher verwendeten Substanzen Buformin und Phenformin und wird mittlerweile von Experten als klinisch vernachlässigbar eingestuft [30,32,33].

Acarbose und Miglitol bewirken als so genannte Glukosidasehemmer eine verzögerte Absorption von Kohlehydraten im Darm und verringern dadurch die postprandiale Hyperglykämie. Beide Substanzen haben deshalb keinen Effekt bei fastenden Patienten.

Glitazone (Pioglitazon, Rosiglitazon) verstärken die Wirksamkeit des vorhandenen Insulins. Man weiß mittlerweile, dass bei Insulinresistenz die Übertragung des Signals vom zellulären Insulinrezeptor zu intrazellulären Strukturen gestört ist. Glitazone scheinen diese Signalblockade aufzuheben und damit die physiologische Insulinwirkung wiederherzustellen.

Bei Patienten mit Diabetes mellitus Typ I bzw. mit Diabetes mellitus Typ II unter insuffizienter oraler Dauertherapie besteht die Indikation zur **Insulintherapie**. Hierfür werden heutzutage Insulinpräparate mit unterschiedlicher Wirkdauer (kurz, intermediär, lang sowie so genannte Mischinsuline) parenteral eingesetzt, die dann komplett die Funktion des körpereigenen Insulins übernehmen und rezeptorvermittelt an den einzelnen Zielorganen wirken [31]. Mittlerweile haben sich unterschiedliche Applikationsschemata der verschiedenen Insuline bzw. deren Analoga etabliert, um den individuellen Patientenbedürfnissen bestmöglich gerecht zu werden (z.B. konventionelle Insulintherapie, intensivierte konventionelle Insulintherapie, funktionelle Insulintherapie etc.). Vor allem aufgrund des Nüchternheitsgebots vor operativen Eingriffen besteht bei Patienten unter Insulin-Dauertherapie ein erhebliches perioperatives Hypoglykämierisiko. Aus diesem Grunde ist eine präoperative Anpassung der Insulin-Applikation bei allen insulinpflichtigen Diabetikern zwingend erforderlich [30,31]. Da langjährig betroffene Patienten oftmals sehr fachkundig und professionell mit ihrer Insulintherapie umgehen und diese situationsgerecht anpassen können, sollten die geplanten Maßnahmen – wenn immer möglich – im persönlichen Gespräch erläutert werden.

Das perioperative Management von Diabetikern bzw. der Umgang mit antidiabetischer Medikation ist bundesweit nach wie vor sehr uneinheitlich und beruht in vielen Fällen auf klinikspezifischen Standards. Die im Folgenden dargestellten Empfehlungen beziehen sich in weiten Teilen auf ein aktuelles Positionspapier der Deutschen Diabetes Gesellschaft zur Therapie des Diabetes mellitus im Krankenhaus und haben das Ziel, der komplexen Problematik möglichst pragmatisch und sicher gerecht zu werden [30]. Die Planung von (insulinpflichtigen) Diabetikern an erster Stelle im Operationsprogramm ist dabei ein wichtiger Grundsatz, der auf jeden Fall beachtet werden sollte:

- Bei Typ II-Diabetikern erfolgt die letztmalige Gabe von oralen Antidiabetika (inkl. Metformin) am Vorabend vor der Operation. Bei geplanter intravenöser Gabe von Kontrastmittel sollte allerdings die Metformingabe 24–48 h vor dem Eingriff pausiert werden. Blutzuckerwerte werden am OP-Tag ab 7 Uhr bis zum Beginn des Eingriffs 2-stündlich kontrolliert (Zielbereich 100–180 mg/dl) und ggf. mittels Normalinsulin bzw. Glucose 10 % korrigiert. Postoperativ wird empfohlen, die oralen Antidiabetika nach der ersten Mahlzeit in gewohnter Dosis fortzusetzen. Eine normale Nierenfunktion vorausgesetzt, gilt dies auch für Metformin; ansonsten sollte die Wiederaufnahme der diesbezüglichen Therapie erst nach 48 Stunden erfolgen.
- Diabetiker unter vorbestehender Insulintherapie erhalten ihre Präparate am Vorabend ohne Dosisanpassung auf gewohnte Art und Weise. Am Morgen des Operationstages werden 25 % der gesamten Tagesdosis als Verzögerungsinsulin appliziert und die Blutzuckerwerte bis zum Beginn des Eingriffs stündlich kontrolliert (Zielbereich 100–180 mg/dl, ggf. Korrektur). Es wird weiterhin vielfach empfohlen, Insulinpumpen in Rücksprache mit dem behandelnden Diabetesteam präoperativ zu stoppen. Da sich vor allem bei Typ I-Diabetes unter Insulinmangel schon nach wenigen Stunden eine ketoazidotische Stoffwechsellage entwickeln kann, ist eine basale Insulin-Versorgung lebensnotwendig. Daher wird intraoperativ die Anwendung des so genannten „Glucose-Insulin-Kalium (GIK)-Schemas" (initial Altinsulin 0,5–1 IE/h i. v., Glucose 10 % 2,5–5 g/h sowie Kaliumchlorid 7,45 % bis max. 20 mmol/h i. v.) propagiert. Dabei gilt als grobe Faustregel, dass der Blutzuckerspiegel durch 1 IE Insulin um ca. 30 mg/dl gesenkt, durch 10 g Glucose dagegen um ca. 30 mg/dl erhöht wird. Postoperativ kann nach der ersten Mahlzeit die vorbestehende Therapie angepasst an den Allgemeinzustand wiederaufgenommen werden; es muss allerdings berücksichtigt werden, dass der Insulinbedarf in dieser Phase vorübergehend gesteigert oder reduziert sein kann.

5.7 Medikamente bei neurologischen Erkrankungen

Morbus Parkinson beruht auf einer irreversiblen Schädigung dopaminerger Kerngruppen innerhalb der Substantia nigra im Mittelhirn. Der Mangel an Dopamin wiederum führt zu einer Verminderung der aktivierenden Wirkung der Basalganglien auf die Großhirnrinde und dadurch zu Bewegungsstörungen. Das klinische Bild – klassischerweise bestehend aus einer Symptomentrias aus Rigor, Tremor und Akinesie – korreliert dabei in erster Linie mit dem Ausmaß des Dopaminmangels [17]. Bis zu 1,5 % der Bevölkerung zwischen 70 und 79 Jahren erkranken manifest nach einer langen, klinisch inapparenten Phase [34,35].

Therapeutisches Ziel bei Morbus Parkinson ist es, Dopamin durch die Gabe von Levodopa in Kombination mit einem Inhibitor der Dopamin-Decarboxylase (Benserazid, Carbidopa) zu ersetzen. Im Gegensatz zu Dopamin kann Levodopa die Blut-Hirn-Schranke überwinden und ist als Monotherapeutikum in seiner Wirkung allen anderen Anti-Parkinson-Medikamenten überlegen. Dopamin-Decarboxylase-Hemmer verweilen ebenfalls außerhalb der Blut-Hirn-Schranke und verhindern die periphere Decarboxylierung von Levodopa zu Dopamin, was eine erhebliche Dosisreduktion ermöglicht. Schreitet die Erkrankung weiter fort, dann kann die Therapie noch um Dopaminagonisten (Bromocriptin, Lisurid, Pergolid, Ropinirol, Cabergolin, Pramipexol, α-Dihydroergocryptin) erweitert werden. In bestimmten Fällen können aber auch Substanzen wie Amantadin oder aber der MAO-B-Inhibitor Selegilin indiziert sein: Während Selegilin den Abbau von Dopamin verlangsamt, steigert Amantadin die Dopamin-Freisetzung. Obgleich nach wie vor Mittel der Wahl zur Therapie neuroleptikainduzierter extrapyramidaler Störungen, werden Biperiden und Trihexiphenidyl aufgrund ausgeprägter anticholinerger Nebenwirkungen und der Induktion von Verwirrtheitszuständen nicht mehr zur Parkinsontherapie eingesetzt [34,35].

Aufgrund der relativ kurzen Halbwertszeit von Levodopa kann bereits eine Therapiepause von 6–12 h eine Parkinsonkrise mit Muskelrigidität bis hin zu lebensbedrohlichen Ventilationsstörungen nach sich ziehen [17]. Daher sollte die orale Medikation mit Levodopa und allen anderen Anti-Parkinson-Medikamenten bis zum Morgen der Operation beibehalten und unmittelbar postoperativ fortgeführt werden. Auch wenn Levodopa ggf. über eine Duodenalsonde appliziert werden kann, ist zu empfehlen, die perioperative Substitutionstherapie bei ausgedehnten abdominellen Eingriffen mit den behandelnden Neurologen abzustimmen. Welchen Stellenwert in Zukunft transdermale Systeme einnehmen werden, bleibt derzeit noch unklar [35,36].

Es ist weiterhin zu beachten, dass Anti-Parkinson-Medikamente mit Sedativa, Cholinergika (Physostigmin) sowie Neuroleptika interagieren und den hypotensiven Effekt von Inhalationsanästhetika verstärken. Dopamin-Antagonisten (z. B. Metoclopramid) sowie Medikamente mit dem Risiko extrapyramidal-motorischer Nebenwirkungen (z. B. Dehydrobenzperidol [DHB], 5-Hydroxtryptamin[5-HT$_3$]-Antagonisten) sollten perioperativ vermieden werden. Im Fall einer akinetischen Parkinson-Krise wird die titrierte i.v.-Gabe von Amantadin (z. B. 1–2 × 200 mg i. v. über je 3 h) empfohlen [9,17,20,35].

Die Prävalenz der **Epilepsie** beträgt weltweit 0,3–0,5 %, wobei in erster Linie Kinder und Erwachsene > 60 Jahre vermehrt betroffen sind. Demnach leiden hierzulande 240.000–400.000 Menschen an Epilepsie. Man geht davon aus, dass ca. zwei Drittel der Patienten durch die Gabe eines einzelnen Antiepileptikums anfallsfrei sind, wohingegen ca. ein Drittel eine Mehrfachkombination benötigt. Daher sollten zentralwirksame Medikamente zur Therapie fokaler oder generalisierter Anfälle (Phenytoin, Carbamazepin, Phenobarbital, Primidon), Absencen (Valproinsäure, Ethosuximid) bzw. Myoklonien (Valproinsäure, Clonazepam) perioperativ ohne Unterbrechung fortgeführt werden [20,37,38]. Da Anästhetika unter verschiedenen Bedingungen und

Dosierungen sowohl pro- als auch antikonvulsiv wirken können, erscheint es sinnvoll, bei schwer einstellbaren Epilepsien und dem Vorhandensein zusätzlicher Risikofaktoren (z. B. Fieber, Schlafentzug) die Plasmakonzentrationen der Antiepileptika – falls möglich – zu bestimmen. Da Schlafmangel präoperativ vermieden werden sollte, empfehlen sich die Gabe von Sedativa am Abend vor der Operation sowie eine suffiziente medikamentöse Prämedikation [37].

Bei der Narkoseführung ist zu beachten, dass v. a. Carbamazepin, Phenobarbital, und Primidon die Wirkung einiger nichtdepolarisierender Muskelrelaxanzien abzuschwächen vermögen. Darüber hinaus kann der perioperative Opioidbedarf in Folge einer so genannten „multifaktoriellen Toleranzentwicklung" erhöht sein [19,38].

Gabapentin wird seit einiger Zeit zur Therapie fokaler Anfälle sowie neuropathischer Schmerzen eingesetzt. Es interagiert aufgrund einer sehr niedrigen Proteinbindung und fehlenden hepatischen Metabolisierung nur in vernachlässigbarem Umfang mit anderen Medikamenten. Nach chronischer Einnahme kann ein abruptes Absetzen dieses Medikaments zu Entzugssyndromen führen. Eine einmalige präoperative Gabe von Gabapentin reduziert den postoperativen Schmerz, attenuiert die hämodynamische Antwort bei Intubation und verringert die Inzidenz von postoperativer Übelkeit und Erbrechen. Inwieweit weitere moderne Antiepileptika wie Felbamat, Levetiracetam, Lamotrigin und Vigabatrin auf klinisch relevante Art und Weise mit Anästhetika interagieren, ist derzeit noch weitgehend ungeklärt [37].

5.8 Medikamente bei psychiatrischen Erkrankungen

Die Verschreibung von **psychotropen Substanzen** hat in den vergangenen Jahren auch hierzulande stetig zugenommen, weshalb ein besonderes Augenmerk auf diese Medikamentengruppe im Rahmen des Prämedikationsgesprächs mit alten Menschen gelegt werden sollte [39,40]. Die Empfehlungen in der Literatur zur perioperativen Weiterführung der Therapie mit Psychopharmaka sind uneinheitlich. Trotz der Tatsache, dass einige Autoren insbesondere bei schlecht therapierter Grundkrankheit zu einem perioperativen Absetzen tendieren, wird mehrheitlich ein unverändertes Weiterführen der Therapie empfohlen, um eine mögliche Verschlechterung der Grundproblematik bzw. Entzugserscheinungen zu vermeiden. Allerdings sind in diesem Zusammenhang eine Reihe potentiell schwerwiegender Arzneimittelinteraktionen zu beachten [4,17,20,39,40].

Trizyklische Antidepressiva (Amitriptylin, Imipramin, Desipramin, Doxepin, und Nortryptylin) hemmen die Wiederaufnahme von Dopamin, Noradrenalin und Serotonin im ZNS wie auch in peripheren Geweben. Eine Dauermedikation mit diesen Substanzen verursacht eine Entleerung der zentralen Katecholaminspeicher und erhöht den adrenergen Tonus. Darüber hinaus fungieren sie als Calciumkanalblocker und verlangsamen die atrioventrikuläre Erregungsüberleitung am Herzen. Bei chronischer Applikation von trizyklischen Antidepressiva wird die Wirkung direkter Sympathomimetika deutlich verstärkt, was vor allem bei der Verwendung von Lokalanästhetika mit Adrenalinzusatz berücksichtigt werden muss [4,12,38–40]. Dagegen wird die Wirkung indirekter Sympathikomimetika abgeschwächt, zumal zentrale Katecholaminspeicher entleert sind. Effekte von Medikamenten mit Einfluss auf zentrale noradrenerge und serotonerge Systeme (z. B. Tramadol) können in unkalkulierbarer Weise verstärkt sein. Ebenfalls muss mit einer verlängerten Wirkung von Anticholinergika (z. B. Anti-Parkinson-Medikamente, Spasmolytika) gerechnet werden. Trizyklische Antidepressiva können zudem die Wirkung von Hypnotika, Opioiden und Inhalationsanästhetika verstärken und mit zahlreichen weiteren Substanzgruppen interagieren (als Folge der Cytochrom-P_{450}-vermittelten hepatischen Metabolisierung; Tab. 5.3). Aufgrund der langen Eliminationshalbwertszeiten wird empfohlen, die Therapie mit trizyklischen Antidepressiva unter Beachtung der oben genannten Interaktionen und unter entsprechendem hämodynamischem Monitoring perioperativ fortzuführen.

Interessanterweise besteht im Rahmen von Lokalanästhesien ein erhöhtes Risiko für einen verspäteten Wirkungseintritt, ein komplettes Versagen der Methode bzw. einen vorzeitigen Wirkverlust. Dieser Effekt scheint sich durch membranstabilisierende Effekte der trizyklischen Antidepressiva zu erklären, welche die Diffusion der Lokalanästhetika zum intrazellulären Wirkungsort erschweren. Paradoxerweise führt die Co-Injektion von Adrenalin zu einer unerwünscht schnellen Resorption des Lokalanästhetikums und somit zu einer potentiell lebensbedrohlichen systemischen Akkumulation. Dies erklärt sich durch die Fähigkeit der Antidepressiva, α_1-Rezeptoren zu blockieren, so dass der Adrenalinzusatz zu keiner Vasokonstriktion, wohl aber β_2-vermittelt zu einer Vasodilatation führt [20,39]. Folglich dürfen für Regionalanästhesien bei Patienten unter Dauertherapie mit trizyklischen Antidepressiva nur (langwirksame) Lokalanästhetika ohne Adrenalinzusatz verwendet werden.

Selektive Serotonin-Wiederaufnahmehemmer (SSRI) wie Fluoxetin, Paroxetin, Fluvoxamin, Sertralin und Citalopram hemmen die präsynaptische Wiederaufnahme von Serotonin im synaptischen Spalt. In direkter Folge kommt es zu einer Reduktion sowohl der als krankheitsunterhaltend angesehenen erhöhte Rezeptorzahl als auch der postsynaptischen Rezeptorsensitivität. Die Interaktionen von SSRI mit anderen Neurotransmittersystemen sind vernachlässigbar, was in einem im Vergleich zu trizyklischen Antidepressiva sehr günstigen Nebenwirkungsprofil resultiert [19,38–40].

Einerseits kann das präoperative Pausieren von SSRI zu schweren Entzugserscheinungen führen, andererseits kann es bei gleichzeitiger Gabe von Medikamenten, die selbst Serotonin freisetzen oder dessen Wiederaufnahme hemmen (z. B. Pethidin, Pentazocin, Tramadol und Metoclopramid), zum so genannten „Serotonin-Syndrom" kommen. Dieses ist charakterisiert durch Hyperthermie, vegetative Instabilität sowie Bewusstseinsstörungen bis hin zum Koma. Differenzialdiagnostisch müssen ein malignes neuroleptisches Syndrom, eine maligne Hyperthermie und Intoxikationen ausgeschlossen werden. Die Therapie erfolgt in erster Linie symptomatisch und besteht – nach Absetzen der auslösenden Substanz – aus der Gabe von Serotoninantagonisten (Methysergid, Ciprohepatidin). Es scheint also gerechtfertigt, die Gabe von SSRI unter Beachtung möglicher Interaktionen perioperativ fortzuführen [39–41].

Die Metabolisierung erfolgt vorwiegend hepatisch über das Cytochrom P_{450}-System, was den Abbau zahlreicher Pharmaka verlangsamen kann (Tab. 5.3). Andererseits kann die gleichzeitige Gabe von trizyklischen Antidepressiva, Benzodiazepinen bzw. Tolbutamid die Wirkung von SSRI verstärken.

Inhibitoren der Monoaminooxydase (MAO) werden sowohl bei der Behandlung des Parkinson-Syndroms als auch bei depressiven Psychosen mit motorischer Antriebshemmung angewandt [18,19,38]. Hauptaufgabe der intrazellulär lokalisierten Monoaminooxydase (MAO) ist die Inaktivierung von nichtmethylierten biogenen Aminen. Man unterscheidet 2 Subtypen, MAO-A und MAO-B, die sich in erster Linie hinsichtlich ihrer Substratpräferenz, inhibitorischen Spezifität sowie Gewebeverteilung unterscheiden. Während die MAO-A vor allem Serotonin, Noradrenalin und Adrenalin desaminiert, werden 2-Phenylethyl- und Benzylamine mit Hilfe der MAO-B degradiert [38]. Man weiß mittlerweile, dass die meisten Gewebe beide Subtypen der Monoaminooxydase enthalten. MAO-A findet sich vorwiegend im ZNS, im Bereich sympathischer Synapsen sowie in der intestinalen Mukosa. Dagegen dominiert MAO-B vor allem in der Lunge und der Leber.

Mittlerweile unterscheidet man 3 Generationen von MAO-Hemmern [4,18]:

- *1. Generation*: nicht selektive, irreversible Hemmung von MAO-A und MAO-B (Tranylcypromin, Isocarboxazid, Phenelzin)
- *2. Generation*: selektive, irreversible Hemmung von MAO-A (Clorgylin) bzw. MAO-B (Selegilin)
- *3. Generation*: selektive, reversible Hemmung von MAO-A (Moclobemid) und MAO-B (RO-19–6327)

Aufgrund der unterschiedlichen Substratspezifität der MAO hat sich eine antidepressive Therapie mit selektiven MAO-B-Hemmern als relativ insuffizient herausgestellt, so dass diese Substanzgruppe für diese Indikation derzeit nur noch wenig Anwendung findet [19,38].

Sämtliche MAO-Hemmer können mit einer Vielzahl von Medikamenten interagieren, die perioperativ zum Einsatz kommen. So können indirekte Sympathikomimetika über die Freisetzung von Noradrenalin zu schwer beherrschbaren, teils lebensbedrohlichen hypertensiven Krisen führen. Ähnlich schwerwiegend ist eine so genannte „exzitatorische Reaktion" nach Applikation von Pethidin bzw. Tramadol. Diese ist durch eine exzessive serotonerge Aktivität mit Agitiertheit, Kopfschmerzen und hämodynamischer Instabilität charakterisiert und kann in seltenen Fällen zum Tode führen [39,41]. Im Hinblick auf die Schwere dieser Zwischenfälle wurde vormals empfohlen, (irreversible, nicht-selektive) MAO-Hemmer vor elektiven Operationen obligat abzusetzen. Allerdings dauert es mindestens 2 Wochen, bis sich die Aktivität der Monoaminooxydase wieder regeneriert hat. Dieser Zeitraum kann bei

Notfällen nicht abgewartet werden und in einigen Fällen zum Wiederauftreten depressiver Symptome führen. Daher wird aktuell empfohlen, MAO-Inhibitoren unter Verzicht auf indirekte Sympathomimetika sowie Pethidin und Tramadol perioperativ weiterzuführen. Darüber hinaus gilt es, während der Narkoseführung Episoden mit Hypotonie, Hypoxie sowie Hyperkapnie zu vermeiden. Bei Notfalleingriffen sollten zur Stabilisierung der Hämodynamik nur direkte Sympathikomimetika wie Adrenalin und Noradrenalin verwendet werden.

Im Idealfall werden etwa 2 Wochen vor einem elektiven Eingriff MAO-Hemmer der 1. und 2. Generation durch ein Präparat der 3. Generation wie Moclobemid ersetzt. Dieses wiederum kann dann aufgrund seiner extrem kurzen Plasmahalbwertszeit (1–2 Stunden) präoperativ pausiert werden. Obwohl bis dato keine Fallberichte über Komplikationen bei Patienten mit reversiblen MAO-Hemmern im Rahmen von Regional- bzw. Allgemeinanästhesien publiziert wurden, sollte aus Sicherheitsgründen auf die Verwendung indirekter Sympathomimetika sowie von Pethidin und Tramadol verzichtet werden [38].

Neuroleptika werden bei einer Vielzahl von psychiatrischen Erkrankungen wie schizoaffektiven Psychosen, psychomotorischen Erregungszuständen, Angststörungen sowie Halluzinationen etc. eingesetzt. Bei weitgehend erhaltener intellektueller Leistungsfähigkeit bewirken sie allesamt eine Abmilderung psychotischer Zustände. Alle Substanzen dieser äußerst heterogenen Medikamentengruppe wirken in unterschiedlichem Maße antidopaminerg, anticholinerg und antiadrenerg [4,20,39,41]. Sie reduzieren die MAC von Inhalationsanästhetika, verstärken die Effekte intravenöser Anästhetika und verlängern die Wirkdauer von nichtdepolarisierenden Muskelrelaxanzien. Gegenwärtig wird empfohlen, die Dauertherapie mit Neuroleptika perioperativ beizubehalten [17,19,39].

Aufgrund der α-blockierenden Wirkung einiger Präparate kann es bei gleichzeitiger Anwendung eines gemischten α- und β-Agonisten wie z. B. Adrenalin zu einer β-vermittelten Vasodilatation mit konsekutiver arterieller Hypotension kommen (sog. Adrenalinumkehr). Genau dieser Mechanismus wird auch für die Abschwächung der reflektorischen Vasokonstriktion bei akuter Hypovolämie unter Neuroleptikatherapie verantwortlich gemacht. Chlorpromazin und einige andere antipsychotisch wirkende Substanzen vermindern zu alledem die Wiederaufnahme von Monoaminen und sind deswegen bei Patienten mit Phäochromozytom kontraindiziert.

Postoperativ zeigen Patienten mit chronischer Neuroleptikaeinnahme oftmals eine erhöhte Inzidenz von anticholinergen Symptomen (Hyperthermie, Tachykardie, Verwirrtheit, reduzierte Darmmotilität). Als seltene perioperative Komplikation kann es – bereits nach einmaliger Applikation – zum so genannten „Malignen Neuroleptischen Syndrom" kommen [4,39,41]. Diese beruht höchstwahrscheinlich auf einer Blockade von Dopaminrezeptoren und ist durch Hyperthermie, Akinesien, Muskelrigidität, vegetative Dysfunktion, Bewusstseinsstörung sowie Anstieg der Kreatinkinase charakterisiert. Vom klinischen Bild her besteht Ähnlichkeit zur malignen Hyperthermie, ohne dass allerdings vergleichbare pathophysiologische Mechanismen zugrunde liegen. Dantrolen und Bromocriptin können den Verlauf verkürzen; unbehandelt beträgt die Letalität bei schweren Verläufen bis zu 20 %.

Hauptindikation für die Therapie mit **Lithium** ist eine bipolare affektive Psychose [39,42]. Dabei ist der eigentliche zelluläre Wirkmechanismus dieser Substanz bis zum heutigen Tage weitgehend unbekannt. Lithium kann die Wirkdauer von Muskelrelaxanzien verlängern und in höheren Konzentrationen zu Krampfanfällen und Verwirrtheitszuständen bis hin zum Koma führen. Die therapeutische Breite von Lithium ist sehr schmal, und bereits geringgradig erhöhte Plasmakonzentrationen können zu gastrointestinalen Symptomen führen. ACE-Inhibitoren und sämtliche nichtsteroidalen Antirheumatika erhöhen die renale Rückresorption und können potentiell zu einer Lithiumintoxikation führen; ebenso steigert eine gleichzeitig bestehende Hyponatriämie die toxischen Effekte [41].

Bei intakter Nierenfunktion kann perioperativ eine Lithium-Dauertherapie unter Elektrolytkontrolle (Natrium!) beibehalten werden. Bei großen operativen Eingriffen mit ausgeprägten Volumenverschiebungen und dem potentiellen Risiko eines perioperativen Nierenversagens sollte Lithium dagegen 72 h zuvor abgesetzt werden. Ein Entzugssyndrom ist nicht zu erwarten [17,20,39,42].

5.9 Analgetika

Die Häufigkeit von alten und ältesten Patienten, die unter einer chronischen Schmerztherapie mit teils hoch potenten **Opioiden** stehen, hat in den letzten Jahren stetig zugenommen (s. a. Kap. 15). Die adäquate perioperative Versorgung dieser Patientengruppe ist komplex und erfordert ein klares Konzept, in das neben der Anästhesiologie auch die betreuenden operativen Disziplinen involviert sein müssen (Abb. 5.3) [19,43–46].

Grundsätzlich soll eine Dauertherapie mit Opioiden perioperativ nicht pausiert werden, weshalb am Tag der Operation die morgendliche Opioiddosis wie gewohnt verabreicht wird [19,43,44]. Andernfalls besteht zumindest potentiell die Gefahr des Auftretens ernsthafter Entzugserscheinungen sowie ausgeprägter postoperativer Schmerzzustände. Es sei in diesem Zusammenhang darauf hingewiesen, dass Patienten unter Opioid-Dauertherapie postoperativ bis zu 4-fach höhere Opioiddosen benötigen als opiatnaive Patienten. Darüber hinaus besteht bereits ab einem Dosisäquivalent von ca. 40 mg Morphin p. o. und einer Therapiedauer von über 2–4 Wochen die Gefahr des Auftretens eines physischen Entzugs [19,44]. Co-Analgetika, die u. a. zur Therapie des neuropathischen Schmerzes eingesetzt werden (trizyklische Antidepressiva, Pentinoide wie Pregabalin, Gabapentin, NMDA-Rezeptorantagonisten), werden perioperativ ebenfalls beibehalten [19].

Bei Patienten mit ausgeprägter opioidinduzierter Hyperalgesie kann versucht werden, die Symptome durch die perioperative Applikation von Ketamin zu attenuieren [46].

Prinzipielles:
1. Gefahr des Entzugs ab 30 mg Morphin
2. Gefahr der Schmerzexazerbation
3. Gefahr der opiatinduzierten Hyperalgesie
4. adjuvante Schmerztherapie (1) nicht vergessen bzw. weiterführen
5. an Regionalanästhesie denken
6. immer: bei Unklarheiten oder sehr komplexen Fällen Kontaktaufnahme mit einem Schmerztherapeuten

perioperativer Patient mit chronischer Opiattherapie

bei Therapie mit Opiatpflastern keine Umstellung

erwäge Ketamin perioperativ

großer Eingriff

kleiner Eingriff

Opiattherapie weiterlaufen lassen

zusätzliche Schmerztherapie, um die „neuen, perioperativen" Schmerzen abzudecken

PCA-Pumpe indiziert
1. umrechnen Tagesbedarf Opiat in i. v.-Morphin
2. 50 % als Background-Infusion, pro 24 h
3. PCA-Bolus um 50 % erhöhen
4. erwäge Morphium-Ketamin-PCA

Regionalanästhesie indiziert

primär schmerzhafte Region wird von Regionalverfahren abgedeckt

bisherige Opiattherapie um 50 % reduzieren und weiterlaufen lassen

primär schmerzhafte Region wird von Regionalverfahren nicht oder nur unvollständig abgedeckt

bisherige Opiattherapie weiterlaufen lassen

weder noch

erwäge, ob bisherige Opiattherapie weitergeführt werden kann

zusätzliche Schmerztherapie, um die „neuen, perioperativen" Schmerzen abzudecken

1. Paracetamol, Metamizol, NSAR (mit Vorteil Ibuprofen), Amitriptylin, Pregabalin, Gabapentin, Ketamin

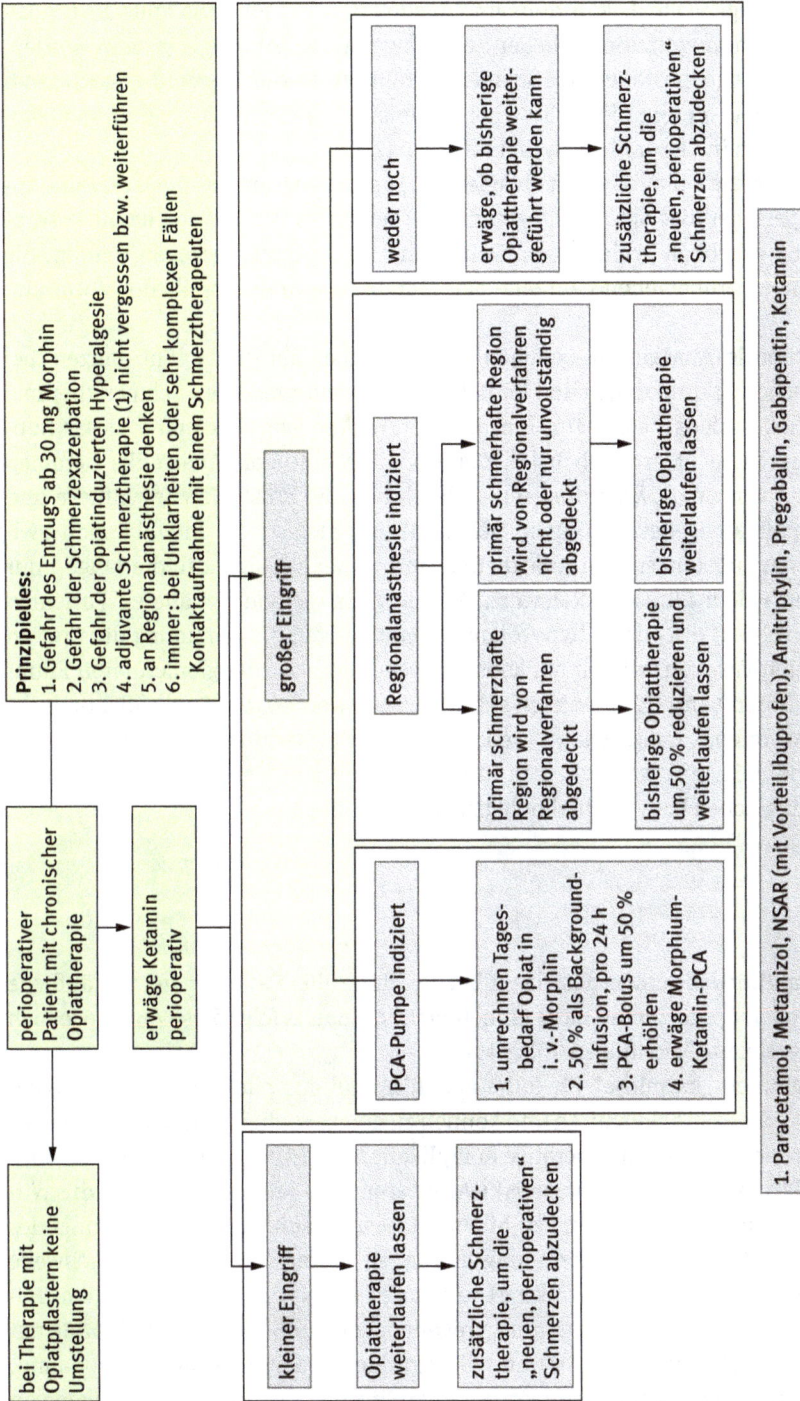

Abb. 5.3: Mögliches perioperatives Vorgehen bei Patienten unter chronischer Opioidtherapie (nach [19]).

In Abhängigkeit von Lokalisation und Ausdehnung des Eingriffs sollte die Indikation zur Anwendung kontinuierlicher Regionalverfahren großzügig gestellt werden, um eine suffiziente postoperative Schmerztherapie zu gewährleisten. Dennoch muss darauf geachtet werden, die vorbestehende Opioid-Dauertherapie – ggf. in reduzierter Dosis – auch in dieser Phase weiterzuführen [20].

Transdermale Opioid-Systeme reagieren nur sehr langsam auf Dosisveränderungen, und perioperative Schwankungen der Körpertemperatur können deren Absorptionskinetik erheblich beeinflussen. Daher kann in Erwägung gezogen werden, die transdermale vorübergehend auf eine parenterale bzw. orale Applikationsform umzustellen.

Nichtopioid-Analgetika kommen als antiinflammatorische Substanzen bei rheumatischen Erkrankungen und im Rahmen einer multimodalen Schmerztherapie gemäß WHO-Stufenschema zum Einsatz. Der Wirkungsmechanismus dieser Substanzklasse ist nicht einheitlich [19,20,43]. Viele Nichtopioid-Analgetika hemmen die Cyclooxygenase (COX), reduzieren dadurch u. a. die Prostaglandinsynthese und wirken somit analgetisch, antipyretisch und antiphlogistisch. Interaktionen zwischen diesen Substanzen und Anästhetika sind vernachlässigbar und erlangen nur in seltenen Fällen klinische Relevanz. Allerdings ist gerade bei älteren Patienten darauf zu achten, dass unter hypovolämen Bedingungen die Hemmung der COX zu einer renalen Vasokonstriktion mit konsekutivem Rückgang der glomerulären Filtrationsrate führen kann [19]. Dennoch sollte erwogen werden, die Analgetika perioperativ fortzuführen, vor allem dann, wenn diese fester Bestandteil einer multimodalen Schmerztherapie sind (ggf. Absetzen in Rücksprache mit dem Operateur 2 Tage vor neurochirurgischen bzw. ophthalmologischen Eingriffen).

5.10 Phytotherapeutika

Man geht mittlerweile davon aus, dass über die Hälfte aller Patienten frei verkäufliche Arzneimittel auf pflanzlicher Basis einnehmen – oftmals erfolgt diese Angabe jedoch erst nach gezieltem Nachfragen [47,48,49].

Vermeintlich „harmlose" Phytotherapeutika sind aus pharmakologischer Sicht alles andere als unproblematisch und können zu einem veränderten Narkotikabedarf führen sowie intra- und postoperative Komplikationen verursachen [48]. So verstärkt echter Baldrian (Valeriana officinalis) GABA-vermittelte Effekte und damit die Wirkung von Sedativa. Ginkgo (Ginkgo biloba) dagegen kann über Antagonismus des *platelet activating factor* zu Gerinnungsstörungen führen und die Krampfschwelle herabsetzen. Ginseng (Panax ginseng) verursacht Hypo- und Hyperglykämien, Hypertension sowie eine Thrombozytenaggregationshemmung, während Präparate mit Johanniskraut (Hypericum perforatum) die zentrale Wiederaufnahme von Dopamin, Noradrenalin und Serotonin hemmen und über Enzyminduktion die Wirkungen von Alfentanil, Ciclosporin A, Lidocain, Midazolam etc. abschwächen. Ähnliche Nebenwirkungsspektren sind auch für Knoblauch (Allium sativum), Lavendelöl (Lavandula vera), Meerträubelkraut (Ephedrakraut), Moosbeere (auch Cranberry, Vaccinium) sowie Sonnenhut (Echinacea) beschrieben. Eine erwähnenswerte Besonderheit stellt in diesem Zusammenhang Grapefruitsaft dar, der die orale Bioverfügbarkeit einiger Medikamente durch intestinale Enzymhemmung (CYP3A4) für bis zu 24 Stunden zu erhöhen vermag (Tab. 5.3). So gilt z. B. die orale Applikation von Midazolam in zeitnahem Zusammenhang mit der Aufnahme von Grapefruitsaft als kontraindiziert. Infolge einer verdoppelten oralen Bioverfügbarkeit wurden eine lange Sedierungsdauer sowie Atemdepressionen beschrieben [49].

Tab. 5.3: Substrate, Induktoren und Inhibitoren der Cytochrom P_{450}-Isoenzyme.

	CYP1A2	CYP2C9	CYP2C19	CYP2D6	CYP2E1	CYP3A4
Sub-strate	Amitryptilin	Celecoxib	Amitryptilin	Ajmalin	Ethanol	Alfentanil
	Amiodaron	Diclofenac	Diazepam	Amitryptilin	Desfluran	Amiodaron
	Clozapin	Ibuprofen	Hexobarbital	β-Blocker	Enfluran	Bupivacain
	Erythromycin	Irbesartan	Imipramin	Codein	Halothan	Buprenorphin
	Haloperidol	Losartan	Lansoprazol	Desipramin	Isofluran	Codein
	Imipramin	Phenytoin	Omeprazol	Droperidol	Paracetamol	Ciclosporin
	Ondansetron	Tamoxifen	Phenytoin	Flecainid	Sevofluran	Dikaliumchlo-
	Paracetamol	Tolbutamid	Propanolol	Fluoxetin		razepat
	Propanolol	Warfarin		Fluvoxamin		Diltiazem
	Ropivacain			Imipramin		Fentanyl
	Theophyllin			Metoclopra-		Kortison
	Verapamil			mid		Lovastatin
				Metoprolol		Methylpred-
				Ondansetron		nisolon
				Propafenon		Midazolam
				Tramadol		Nifedipin
						Ondansetron
						Paracetamol
						Pethidin
						Proteaseinhi-
						bitoren
						Ropivacain
						Simvastatin
						Sufentanil
						Verapamil
Induk-tor	Omeprazol	Johannes-	Carbamaze-	Gravidität	Ethanol	Carbamazepin
	Phenobar-	kraut	pin	Dexametha-	Isoniazid	Glukokorti-
	bital	Phenobar-	Phenobar-	son		koide
	Phenytoin	bital	bital			Johanneskraut
	Rauchen	Rifampicin	Rifampicin			Rifampicin
						Thiopental

Tab. 5.3: (Fortsetzung) Substrate, Induktoren und Inhibitoren der Cytochrom P_{450}-Isoenzyme.

	CYP1A2	CYP2C9	CYP2C19	CYP2D6	CYP2E1	CYP3A4
Inhibitor	Cimetidin	Amiodaron	Cimetidin	Amiodaron	Disulfiram	Amiodaron
	Ciprofloxacin	Cimetidin	Fluvoxamin	Celecoxib		Cimetidin
	Fluvoxamin	Fluconazol	Indomethacin	Cimetidin		Diltiazem
	Mibefradil	Fluvoxamin		Cocain		Erythromycin
		Isoniazid	Ketoconazol	Haloperidol		Fluvoxamin
		Lovastatin	Lansoprazol	Methadon		Grapefruitsaft
		Probenecid	Omeprazol	Paroxetin		Ketoconazol
			Ticlopidin			Paracetamol
						Verapamil

Bei derzeit nicht eindeutiger Datenlage muss also von einer potentiellen Gefährdung des Patienten ausgegangen werden, weshalb empfohlen wird, pflanzliche Heilmittel etwa 1–2 Wochen vor dem geplanten Eingriff abzusetzen [48,49].

5.11 Sonstige Medikamente

Protonenpumpeninhibitoren (Omeprazol, Lansoprazol, Pantoprazol) und **H₂-Rezeptor-Antagonisten** (Cimetidin, Ranitidin, Famotidin) werden zur Prophylaxe und Therapie des Ulcus ventriculi et duodeni, bei Refluxösophagitis sowie beim Zollinger Ellison-Syndrom angewendet. Protonenpumpeninhibitoren blockieren irreversibel die H^+/K^+-ATPase am luminalen Pol der Belegzellen, während Cimetidin, Ranitidin und Famotidin als selektive Antagonisten des Histamin-2-Rezeptors fungieren [7,20,49]. Aktuellen Empfehlungen entsprechend soll die Einnahme von Protonenpumpeninhibitoren sowie H₂-Rezeptor-Antagonisten perioperativ fortgesetzt werden. Dabei gilt es zu beachten, dass Omeprazol, aber auch Cimetidin durch Enzyminhibition u. a. den Abbau von Diazepam verzögern können. Dagegen sind sowohl für Pantoprazol und Lansoprazol als auch für Ranitidin und Famotidin kaum klinisch relevante Medikamenteninteraktionen bekannt.

Hoch selektive **5-HT₃-Rezeptor-Antagonisten** (Dolasetron, Granisetron, Ondansetron, Palonosetron und Tropisetron), auch „Setrone" genannt, werden in erster Linie zur Therapie des chemotherapieassoziierten Erbrechens sowie zur Prophylaxe und Therapie von postoperativer Übelkeit und Erbrechen (Dolasetron, Tropisetron) eingesetzt. Als Nebenwirkungen können eine Verbreiterung des QRS-Komplexes, Überleitungsstörungen sowie Arrhythmien beobachtet werden, die allerdings nur selten klinische Relevanz erlangen [7,49]. Setrone sollten allerdings nicht bei vorbekanntem Long-QT-Syndrom oder zusammen mit Medikamenten eingesetzt werden, die ebenfalls zu einer QT-Verlängerung führen (z. B. Antiarrhythmika der Klassen I und III). Ondansetron wird über Isoenzyme des Cytochrom P_{450}-Familie verstoffwechselt und kann die Wirkung von Antiarrhythmika, β-Blockern und Antidepressiva verlängern (Tab. 5.3). Weiterhin scheint die analgetische Wirkung von Paracetamol bei gleichzeitiger Therapie mit einem 5-HT$_3$-Antagonisten auf zentraler Ebene abgeschwächt zu werden.

Urikosurika und **Urikostatika** senken die Harnsäurekonzentration im Blut und werden daher zur Therapie der Gicht eingesetzt. Dabei inhibieren Urikostatika (Allopurinol) die Xanthin-Oxidase und vermindern somit die Harnsäure-Bildung [49]. Dagegen steigern Urikosurika wie Probenecid und Benzbromaron die renale Harnsäure-Ausscheidung durch Hemmung der tubulären Rückresorption. Probenecid kann die Wirkungen von Thiopental, Lorazepam und einigen nichtsteroidalen Antiphlogistika (z. B. Paracetamol, Indometacin) durch Verminderung der Ausscheidung verstärken.

Eine Dauertherapie mit diesen Arzneimitteln kann gefahrlos perioperativ pausiert werden.

5.12 Medikamentöse Prämedikation

Klassischerweise umfasst die präoperative anästhesiologische Visite auch die medikamentöse Vorbereitung des Patienten auf den bevorstehenden Eingriff [50–61]. Dabei soll die medikamentöse Prämedikation folgende Aufgaben erfüllen:
–   Anxiolyse
–   Sedierung
–   evtl. Verbesserung des präoperativen Nachtschlafs

Darüber hinaus kann in Abhängigkeit vom Zustand des Patienten noch eine analgetische, vagolytische, antiallergische bzw. antiemetische Wirkkomponente erforderlich sein. Welche der aufgeführten Prämedikationsziele erreicht werden sollen, wird individuell im präoperativen Aufklärungsgespräch festgelegt. Hiernach richtet sich dann die Auswahl und evtl. Kombination der Prämedikationssubstanzen.

Inwieweit dieses Vorgehen auch für alte Menschen gilt, wird seit Jahren kontrovers diskutiert. Es ist eine bekannte Tatsache, dass alte und älteste Patienten in ungewohnter Umgebung vor Operationen nicht selten sehr ängstlich und nervös reagieren [50]. So war es vielerorts gängige Praxis, regelhaft vor allem Benzodiazepine zur Anxiolyse zu applizieren. Nach heutigem Wissensstand ist diese unkritische Vorgehensweise jedoch als obsolet zu betrachten, zumal alte Menschen eine erhöhte Empfindlichkeit gegenüber Benzodiazepinen aufweisen [52]. So wird nahezu regelhaft eine verlängerte Wirkdauer beobachtet; außerdem erhöhen ein erniedrigter Serumalbuminspiegel und ein kleineres initiales Verteilungsvolumen die Wirkstoffkonzentration im ZNS. Eine verlängerte Aufwachphase mit potentieller Gefahr respiratorischer Komplikationen sowie eine erhöhte Inzidenz eines postoperativen Deliriums sind die unmittelbaren Folgen [51,52]. Hinzu kommt noch, dass gerade bei dieser Patientengruppe die Angst vor Narkose und Operation durch ein persönliches Gespräch (ggf. in Anwesenheit von Bezugspersonen) effektiv reduziert werden kann, was nach Ansicht mancher Autoren sogar den effektiveren Ansatz darstellt als die Applikation von Medikamenten. Folglich wird in aktuellen Leitlinien empfohlen, eine medikamentöse Prämedikation nicht standardmäßig bei alten Menschen zu verordnen, sondern lediglich auf sehr ängstliche und besorgte Patienten zu beschränken [52]. Sollen in diesen Situationen trotz allem Benzodiazepine (z. B. Temazepam bzw. Midazolam) zur Anwendung kommen, so muss strikt auf eine individuelle Dosisreduktion geachtet werden (Faustregel: Verordnung von ca. einem Drittel bis der Hälfte der nicht altersadaptierten Dosis) [54,55].

Der Einsatz alternativer Substanzen wie Clonidin, Dexmedetomidin, Melatonin, Pregabalin sowie Gabapentin scheint möglich und zum Teil sogar vielversprechend, jedoch ist die derzeitige Evidenz zu gering und zu uneinheitlich, um weitergehende Empfehlungen auszusprechen [51,53,56–61].

Literatur

[1]   Böhm K, Tesch-Römer C, Ziese T. Gesundheit und Krankheit im Alter. Beiträge zur Gesundheitsberichterstattung des Bundes. Robert Koch-Institut, Berlin 2009.

[2]   Kruse A, Gaber E, Heuft G, et al. Gesundheitsbericht-erstattung des Bundes Heft 10 – Gesundheit im Alter. Robert Koch-Institut, Berlin 2002.

[3]   Wolff JL, Starfield B, Anderson G. Prevalence, Expenditures, and Complications of Multiple Chronic Conditions in the Elderly. Arch Int Med. 2002;16:2269–2276.

[4]   Moßhammer D, Haumann H, Mörike K, Joos S. Polypharmacy-an upward trend with unpredictable effects. Dtsch Arztebl Int. 2016;113:627–633.

[5]   Bullie K, de Rossi L, Duhrs W. Präoperative Dauertherapie, Anaesthesist. 2005;54:902–913.

[6]   Wehling M. Drug therapy in the elderly: too much or too little, what to do? A new assessment system: fit for the aged FORTA. Dtsch Med Wochenschr. 2008;133:2289–2291.

[7]   Wehling M. Multimorbidity and polypharmacy: how to reduce the harmful drug load and yet add needed drugs in the elderly? Proposal of a new drug classification: fit for the aged. J Am Geriatr Soc. 2009;57:560–561.

[8]   Wehling M, Burkhardt H. Arzneitherapie für Ältere. 4., vollständig überarbeitete und aktualisierte Auflage. Springer-Verlag Berlin Heidelberg, 2016.

[9]   Roth A, Angster R, Forst H. Begleitmedikation. Anaesthesist. 1999;48:267–283.

[10] Wappler F. Empfehlungen zur präoperativen anästhesiologischen Evaluation. Anästh Intensivmed. 2014;55:110–124.

[11] Wong SSC, Irwin MG. Perioperative cardiac protection for non-cardiac surgery. Anaesthesia. 2016;71:29–39.

[12] The Joint Task Force on non-cardiac surgery: cardiovascular assessment and management of the European Society of Cardiology (ESC) and the European Society of Anaesthesiology (ESA). 2014 ESC/ESA Guidelines on non-cardiac surgery: cardiovascular assessment and management. Eur Heart J. 2014;35:2383–2431.

[13] Gschiel B, Fritsch G, Bock M. Perioperatives Medikamentenmanagement Dtsch Med Wochenschr. 2012;137:e1–e8.

[14] Wijeysundera DN, Duncan D, Nkonde-Price C, et al. Perioperative beta blockade in noncardiac surgery: a systematic review for the 2014 ACC/AHA guideline on perioperative cardiovascular evaluation and management of patients undergoing noncardiac surgery: a report of the American College of Cardiology/American Heart Association Task Force on practice guidelines. Am Coll Cardiol. 2014;64:2406–2425.

[15] Hajibandeh S, Hajibandeh S, Antoniou SA, Torella F, Antoniou GA. Effect of beta-blockers on perioperative outcomes in vascular and endovascular surgery: a systematic review and meta-analysis. Br J Anaesth. 2017;118:11–21.

[16] Blessberger H, Kammler J, Domanovits H, et al. Perioperative beta-blockers for preventing surgery-related mortality and morbidity. Cochrane Database Syst Rev. 2014;18(9):CD004476.

[17] Präoperative Evaluation erwachsener Patienten vor elektiven, nicht herz-thoraxchirurgischen Eingriffen. Gemeinsame Empfehlung der DGAI, DGCH und DGIM. Anästh Intensivmed. 2017;58:349–364.

[18] Zou Z, Yuan HB, Yang B, et al. Perioperative angiotensin-converting enzyme inhibitors or angiotensin II type 1 receptor blockers for preventing mortality and morbidity in adults. Cochrane Database Syst Rev. 2016;27(1):CD009210.

[19] Vogel Kahmann I, Ruppen W, Lurati Buse G, Tsakiris DA, Bruggisser M. Langzeitmedikation und perioperatives Management. Internist. 2011;52:89–98.

[20] Roth A. Patienteneigene Medikation. In: Rossaint R, et al. (Hrsg.). Die Anästhesiologie. Springer-Verlag Berlin Heidelberg, 2012.

[21] Präoperative Evaluation erwachsener Patienten vor elektiven, nicht kardiochirurgischen Eingriffen. Gemeinsame Empfehlung der Deutschen Gesellschaft für Anästhesiologie und Intensivmedizin, der Deutschen Gesellschaft für Chirurgie und der Deutschen Gesellschaft für Innere Medizin. Anästh Intensivmed. 2010;51:788–797.

[22] Lander JS, Coplan NL. Statin therapy in the perioperative period. Rev Cardiovasc Med. 2011;12:30–37.

[23] Waurick K, Riess H, Van Aken H, Kessler P, Gogarten W, Volk T. S1-Leitlinie Rückenmarksnahe Regionalanästhesien und Thromboembolieprophylaxe/ antithrombotische Medikation. 3. überarbeitete Empfehlung der Deutschen Gesellschaft für Anästhesiologie und Intensivmedizin. Anästh Intensivmed. 2014;55:464–492.

[24] Möllmann M, Hemping-Bovenkerk A. Anästhesie in der Gefäßchirurgie. Georg Thieme Verlag Stuttgart New York, 2017.

[25] Sunkara T, Ofori E, Zarubin V, et al. Perioperative Management of Direct Oral Anticoagulants (DOACs): A Systemic Review. Health Services Insights. 2016;9:1.

[26] von Heymann C, Kaufner L, Körber M. Neue direkte orale Antikoagulanzien (DOAK) – Perioperatives Management und Therapie von Blutungskomplikationen. Anästhesiol Intensivmed Notfallmed Schmerzther. 2014;49:196–204.

[27] Redel A, Schwemmer U. Modification of perioperative drug therapy in cardiovascular, pulmonary or metabolic disease. Anästhesiol Intensivmed Notfallmed Schmerzther. 2008;43:144–154.

[28] Knüttgen D, Wappler F. Anästhesie bei Erkrankungen der Nebennierenrinde. Anästhesiol Intensivmed Notfallmed Schmerzther. 2007;42:170–179.

[29] Milde, AS, Böttiger BW. Adrenal cortex and steroids. Supplementary therapy in the perioperative phase. Anaesthesist. 2005;54:639–654.

[30] Positionspapier der Deutschen Diabetes Gesellschaft zur Therapie des Diabetes mellitus im Krankenhaus 2017.

[31] Pestel G, Closhen D, Zimmermann A, Werner C, Weber MM. Aspekte der perioperativen Behandlung von Diabetespatienten. Anaesthesist. 2013;62:9–19.

[32] Duncan A I, Koch CG. Recent metformin ingestion does not increase in-hospital morbidity or mortality after cardiac surgery. Anesth Analg. 2007;104:42–50.

[33] Wulf H, Eberhart L. Muss Metformin wegen der Gefahr der Laktatazidose 48 h vor OP abgesetzt werden? Anästhesiol Intensivmed Notfallmed Schmerzther. 2017;52:66–69.

[34] Kalenka A, Hinkelbein J. Anästhesie bei Patienten mit Parkinson-Erkrankung. Anaesthesist. 2005;54:401–409.

[35] Wüllner U, Standop, Kaut O, et al. Morbus Parkinson – perioperatives Management und Anästhesie. Anaesthesist. 2012;61:97–105.

[36] Wüllner U, Kassubek J, Odin P, et al. Transdermal rotigotine for the perioperative management of Parkinson's disease. J Neural Transm. 2010;117:855–859.

[37] Kofke WA. Anesthetic management of the patient with epilepsy or prior seizures. Curr Opin Anaesthesiol. 2010;23:391–399.

[38] Benish SM, Cascino GD, Warner ME, Worrell GA, Wass C. Effect of general anesthesia in patients with epilepsy: A population-based study. Epilepsy & Behavior. 2010;17:87–89.

[39] Redel A, Hommers LG, Kranke P, Schwemmer U, Prasser C. Perioperative Modifikation der psychiatrischen Dauermedikation. Anästhesiol Intensivmed Notfallmed Schmerzther. 2013;48:10–17.

[40] Howland RH. Potenzial adverse effects of discontinuing psychotropic drugs: part 2: antidepressant drugs. J Psychosoc Nurs Ment Health Serv. 2010;48:9–12.

[41] Attri JP, Bala N, Chatrath V. Psychiatric patient and anaesthesia. Indian J Anaesth. 2012;56:8–13.

[42] Timmer RT, Sands JM. Lithium intoxication. J Am Soc Nephrol. 1999;10:666–674.

[43] Hadi I, Morley-Forster PK, Dain S. Brief review: perioperative management of the patient with chronic non-cancer pain. Can J Anaesth. 2006;53:1190–1199.

[44] Richebe P, Beaulieu P. Perioperative pain management in the patient treated with opioids: continuing professional development. Can J Anaesth. 2009;56:969–981.

[45] Portenoy R, Payne R. Acute and chronic pain. In: Lowinson JH (ed) Substance abuse: A comprehensive textbook. Williams & Wilkins, Baltimore, 1992, 691–721.

[46] Weinbroum AA. A single small dose of postoperative ketamine provides rapid and sustained improvement in morphine analgesia in the presence of morphine-resistant pain. Anesth Analg. 2003;96:789–795.

[47] Hodges PJ, Kam PC. The peri-operative implications of herbal medicines. Anaesthesia. 2002;57:889–899.

[48] Kleinschmidt S, Rump G, Kotter J. Herbal medications. Possible importance for anaesthesia and intensive care medicine. Anaesthesist. 2007;56:1257–1266.

[49] Brenner T, Walther A. Prämedikation. In: Graf BM, Sinner B, Zink W. Anästhesie bei alten Menschen. Georg Thieme Verlag, Stuttgart New York, 2010.

[50] Ashraf JM, Schweiger M, Vallurupalli N, Bellantonio S, Cook JR. Effects of oral premedication on cognitive status of elderly patients undergoing cardiac catheterization. J Geriatric Cardiol. 2015;12:257–262.

[51] Tiippana EM, Hamunen K, Kontinen VK. Do surgical patients benefit from perioperative gabapentin/pregabalin? A systematic review of efficacy and safety. Anesth Analg. 2007;104:1545–1556.

[52] Aldecoa C, Bettelli G, Bilotta F, et al. European Society of Anaesthesiology evidence-based and consensus-based guideline on postoperative delirium. Eur J Anaesthesiol. 2017;34:192–214.

[53] Kong VKG, Irwin MG. Gabapentin: a multimodal perioperative drug? Br J Anaesth. 2007;99:775–786.

[54] Clark G, Erwin D, Yate P, Burt D, Major E. Temazepam as premedication in elderly patients. Anaesthesia. 1982;37:421–425.

[55] Conway A, Rolley J, Sutherland JR. Midazolam for sedation before procedures. Cochrane Database Syst Rev. 2016:CD009491.

[56] Ahiskalioglu A, İnce İ, Aksoy M, et al. Effects of a Single-Dose of Pre-Emptive Pregabalin on Postoperative Pain and Opioid Consumption After Double-Jaw Surgery: A Randomized Controlled Trial. J Oral Maxillofac Surg. 2016;74:e1–7.

[57] Beydon L, Rouxel A, Camut N, et al. Sedative premedication before surgery – A multicentre randomized study versus placebo. Anaesth Crit Care Pain Med. 2015;34:165–171.

[58] Hansen MV, Halladin NL, Rosenberg J, Gögenur I, Møller AM. Melatonin for pre- and postoperative anxiety in adults. Cochrane Database Syst Rev. 2015:CD009861.

[59] Maurice-Szamburski A, Auquier P, Viarre-Oreal V, et al. Effect of sedative premedication on patient experience after general anesthesia: a randomized clinical trial. JAMA. 2015;313:916–925.

[60] Adam F, Bordenave L, Sessler DI, Chauvin M. Effects of a single 1200 mg preoperative dose of gabapentin on anxiety and memory. Ann Fr Anesth Reanim. 2012;31:223–227.

[61] Olotu-Steffen C, Gurlit S, Kiefmann R. Präoperative Vorbereitung und Evaluation: der ältere Patient. Anästhesiol Intensivmed Notfallmed Schmerzther. 2017;52:342–355.

6 Rechtliche Aspekte: Vorausverfügungen, Aufklärungsfähigkeit, Grenzen der Behandlung

Elmar Biermann

6.1 Einwilligung und Aufklärung

6.1.1 Allgemeines

Die medizinische Indikation allein reicht zur Rechtfertigung medizinischer Eingriffe in die Körperintegrität des Patienten nicht aus. Es gibt kein selbstständiges, vom Willen des Patienten unabhängiges Behandlungsrecht des Arztes, auch die dringende Indikation allein rechtfertigt ärztliche Maßnahmen nicht.

Als zweite Säule der „Rechtfertigung" ärztlichen Handelns bedarf es neben der medizinischen Indikation zur Rechtfertigung der Maßnahme der Einwilligung des Patienten. Damit soll das im Grundgesetz garantierte Selbstbestimmungsrecht des Patienten gewahrt werden. Der Patient hat zu entscheiden, er muss aber nicht einwilligen.

> Zu jedem Zeitpunkt einer Behandlung ist zu prüfen, ob die vorzunehmenden oder fortdauernden Maßnahmen noch von einer wirksamen Einwilligung des Patienten umfasst sind („Fortdauerndes Einwilligungserfordernis").

Im Übrigen gilt es zu beachten, dass das Selbstbestimmungsrecht des Patienten ein Recht, aber keine Pflicht ist. Es ist als solches zunächst nur ein „Abwehrrecht", der Patient soll nicht zum willenlosen Objekt ärztlicher Behandlung werden, d. h. aber nicht, dass er vom Arzt etwa eine nicht indizierte Maßnahme verlangen kann. Dies hat das Landgericht (LG) Karlsruhe [1] deutlich gemacht, wenn es ausführt

> „... Dort, wo eine Heilbehandlung im Sinne der Wiederherstellung der organischen Gesundheit ... nicht möglich ist, erwächst dem Berechtigten ein Anspruch auf Leidenslinderung. Insoweit sind die sich aus dem Krankenhausvertrag ergebenden Rechte und Pflichten im Lichte der Wertungen der Grundrechte nach den Artikeln 1–19 GG zu bestimmen. Danach hat der Patient Anspruch auf eine Behandlung, die dem Gebot der Unantastbarkeit der Menschenwürde nach Art. 1 GG entspricht.

> Aus dem Gebot der Achtung der Menschenwürde folgt, dass der Patient nicht zum Objekt ärztlicher Fremdbestimmung bei der Heilbehandlung werden darf. Daraus folgt jedoch nicht, dass dem Patienten unter allen Umständen die Wahl der Behandlungsmethode abschließend vorbehalten wäre und der Arzt sich hiernach zu richten hätte. Bei mehreren in Betracht kommenden und in jeder Hinsicht gleichermaßen Erfolg versprechenden und mit einem gleich hohen Risiko behafteten Behandlungsalternativen ist die Wahl der Behandlungsmethode Sache des Arztes.

https://doi.org/10.1515/9783110497816-006

Der Patient braucht sich zwar auch dann nicht der Behandlung zu unterziehen. Dies wäre mit der Menschenwürde des Patienten unvereinbar. Er kann vielmehr die beabsichtigte Behandlung – auch teilweise – ablehnen. Der Arzt hat sich dann dieser Entscheidung des Patienten zu beugen. Andererseits kann der Arzt jedoch nicht verpflichtet werden, allein aufgrund der Entscheidung des Patienten für eine bestimmte Behandlungsmethode diese auch dann anzuwenden, wenn er diese im konkreten Fall für ungeeignet hält. ...“

Verweigert der einsichtsfähige, um die Konsequenzen seiner Entscheidung wissende Patient die Einwilligung („*informed refusal*“), muss auch eine vital indizierte Behandlung unterbleiben. Eine Ausnahme macht die Rechtsprechung bei Suizidanten. Bei diesen soll der Arzt zur Behandlung verpflichtet sein [2].

6.1.2 Aufklärung des Patienten

Eine selbstbestimmte, wirksame Entscheidung über die Erteilung oder Versagung der Einwilligung in eine ärztliche Maßnahme setzt voraus, dass der Patient die für seine Entscheidung wesentlichen Umstände kennt („*informed consent*“). Es ist Aufgabe des bzw. der behandelnden Ärzte jeweils aus der Sicht seines/ihres Fachgebietes, dem Patienten – bzw. demjenigen, der als „Berechtigter“ anstelle des Patienten zu entscheiden hat (§ 630e Abs. 4 Bürgerliches Gesetzbuch (BGB)) – die maßgeblichen Umstände im Rahmen der Selbstbestimmungsaufklärung zu vermitteln (§ 630e BGB). Jeder Arzt, der invasiv am Patienten tätig werden will, trägt zunächst selbst die Verantwortung dafür, dass der Patient wirksam nach adäquater Aufklärung in den Eingriff eingewilligt hat.

Eine Einwilligung ohne ausreichende und rechtzeitige Aufklärung des Patienten ist unwirksam. Dies hat zur Folge – soweit auch eine mutmaßliche Einwilligung ausscheidet –, in die der Patient aber nicht oder nicht wirksam eingewilligt hat, im juristischen Sinn eine Körperverletzung ist, die zivil- und strafrechtliche Konsequenzen haben kann, wenn sie zu einem Schaden geführt hat – es sei denn, der Arzt kann sich mit Erfolg darauf berufen, dass der Patient auch bei ordnungsgemäßer Aufklärung eingewilligt hätte („hypothetische Einwilligung“, § 630h Abs. 2 Satz 2 BGB).

Wusste der Arzt, dass die Einwilligung fehlte oder unwirksam war, kann es sich zudem um eine vorsätzliche Tat handeln. Damit ist dann auch ein eventueller Haftpflichtversicherungsschutz gefährdet.

Die sog. Selbstbestimmungsaufklärung hat folgendes Ziel: Der Patient soll nach der Aufklärung in der Lage sein, abzuwägen, ob er das Risiko der Behandlung gegen das Risiko der Erkrankung austauschen will.

Im Rahmen der Risikoaufklärung als Teil dieser Selbstbestimmungsaufklärung ist der Patient auf die schicksalhaften, durch Wahrung der ärztlichen Sorgfalt nicht sicher beherrschbaren Risiken hinzuweisen – eine Aufklärung über (mögliche) Behandlungsfehler, also nach Auffassung der Rechtsprechung beherrschbare Umstände, entlastet indes nicht.

Zu unterscheiden sind die allgemeinen und die eingriffsspezifischen, typischen Risiken.

Bei allgemeinen Risiken, die bei jedem oder einer Vielzahl von Eingriffen auftreten, geht die Rechtsprechung davon aus, dass darüber nicht aufgeklärt werden muss, weil vorausgesetzt werden kann, dass diese dem Patienten bekannt sind. Umso strenger sind aber die Anforderungen der Rechtsprechung insbesondere an Intensität und Umfang der Aufklärung über die eingriffsspezifischen, typischen Risiken, die dem Patienten unbekannt sind und die, wenn sie sich verwirklichen, den Patienten in seiner Lebensführung nachhaltig beeinträchtigen.

Die Aufklärung hat in laienverständlicher Sprache [3] zu erfolgen, sie muss rechtzeitig [4] und mündlich erfolgen [5]. Der schon wissende Patient muss nicht erneut aufgeklärt werden [6]. Der Patient muss sich durch die Aufklärung aber nicht über Gebühr beunruhigen lassen, er kann auf nähere Aufklärung verzichten (§ 630e Abs. 3 BGB [ausdrücklicher Verzicht]) [7].

> Die Rechtsprechung macht die Intensität der Aufklärung auch von der (zeitlichen) Dringlichkeit der Behandlung abhängig. Ist ein sofortiger Eingriff zur Rettung des Patienten geboten, tendiert die Risikoaufklärung gegen Null. Ist das Leben des Patienten bedroht, wenn er nicht sofort behandelt wird, so der BGH, „braucht der Arzt mit der Einwilligung nicht viel Umstände" zu machen [8].

Auf weitere Details der Aufklärung kann hier nicht näher eingegangen werden, sie sind an anderer Stelle ausführlicher dargestellt [7].

6.1.3 Einsichts- und Willensfähigkeit des Patienten

Voraussetzung für die Wirksamkeit der Einwilligung ist zudem, dass der Patient einsichts- und willensfähig ist, also in der Lage, eine selbstbestimmte Entscheidung zu treffen. Dazu muss er Art und Bedeutung der ihm vom Arzt erläuterten Behandlungsmaßnahme erfassen und in der Lage sein, das Für und Wider und die Bedeutung des Eingriffs für sein weiteres Leben abzuwägen. Sofern keine anderen Anhaltspunkte vorliegen, kann der Arzt grundsätzlich davon ausgehen, dass ein volljähriger (geschäftsfähiger) Patient auch einsichts- und willensfähig ist.

Nicht einsichts- und willensfähig ist z. B. der volljährige Patient, der aufgrund psychischer oder physischer Erkrankung nicht in der Lage ist, sich selbstbestimmt für oder gegen Therapiemaßnahmen auszusprechen, etwa das bewusstlose Unfallopfer, der bewusstlose bzw. sedierte Patient oder ein demenzieller Patient mit entsprechenden hirnorganischen Veränderungen.

Die Einwilligungsfähigkeit ist nach herrschender Auffassung aber nicht identisch mit der bürgerlich-rechtlichen Geschäftsfähigkeit, die unbeschränkt mit Vollendung des 18. Lebensjahrs einsetzt. Während Kinder bis zur Vollendung des 14. Lebensjahrs im Allgemeinen als nicht willensfähig angesehen werden, muss der Arzt bei Jugendlichen zwischen dem 14. und 18. Lebensjahr die Einwilligungsfähigkeit, d. h. die individuelle, psychosoziale Reife des Minderjährigen, beurteilen.

Die Feststellung der Einwilligungsfähigkeit ist ärztliche Aufgabe: Ob der Patient einsichts- und einwilligungsfähig ist, muss der aufklärende Arzt überprüfen und, falls sich Zweifel ergeben, hierzu einen sachverständigen Fachvertreter (Psychiater/Psychologen) als Konsiliarius hinzuziehen.

6.1.4 Antizipierte Entscheidung

Ist ein Patient vor einer Behandlung einwilligungsfähig und muss damit gerechnet werden, dass Folgeeingriffe notwendig werden, in die der Patient dann aber u. U. nicht mehr wirksam einwilligen kann, so sollte schon bei der Aufklärung zur Erlangung der präoperativen Eingriffseinwilligung auf diese (möglichen) Folgeeingriffe eingegangen und vorsorglich die Einwilligung des Patienten eingeholt werden. So kann schon im Gespräch mit dem einwilligungsfähigen Patienten antizipativ Vorsorge für weitere Eingriffe getroffen werden.

6.2 Vorausverfügungen des Patienten

6.2.1 Vorbemerkungen

Unabhängig davon kann der Patient aber selbst, ohne dass dafür zwingend vorherige ärztliche Aufklärung und Beratung notwendig sind, Vorsorge für den Fall treffen, dass er zu einer Entscheidung über die ärztlichen Maßnahmen nicht mehr in der Lage sein sollte. In Betracht kommen die Vorsorgevollmacht, die Betreuungsverfügung und die Patientenverfügung.

6.2.2 Vorsorgevollmacht

Allgemeines

Mit einer Vorsorgevollmacht („Gesundheitsvollmacht") kann der Patient im Voraus für den Fall, dass er sich nicht mehr äußern kann, eine oder mehrere Personen seines Vertrauens bevollmächtigen, Entscheidungen an seiner statt mit bindender Wirkung zu treffen (§ 1904 Abs. 2 BGB). Wichtig: Soweit der Patient durch die Vorsorgevollmacht Vorsorge getroffen hat, ist ein gerichtlich bestellter Betreuer für diesen Bereich nicht mehr erforderlich (§ 1896 BGB).

Form

Eine nur mündlich erteilte Vollmacht ist wirksam, berechtigt den Bevollmächtigten aber nicht zu „gefährlichen Entscheidungen" bzw. zum Abbruch der Behandlung. Dazu bedarf es der Schriftform, die Vollmacht muss diese Maßnahmen ausdrücklich umfassen (§ 1904 Abs. 5 BGB). Ohne Vorlage einer schriftlichen Vollmacht wird sich der Bevollmächtigte zudem dem Arzt gegenüber nicht legitimieren können. Bestehen Zweifel an der Wirksamkeit der Vorsorgevollmacht, ist das Betreuungsgericht einzuschalten, das dann prüft, ob ergänzend eine Betreuung eingerichtet werden muss.

Zentrales Vorsorgeregister

Seit März 2005 gilt die Verordnung über das zentrale Vorsorgeregister. Danach führt die Bundesnotarkammer ein zentrales Vorsorgeregister in gesetzlichem Auftrag und unter Rechtsaufsicht des Bundesministers der Justiz. Nunmehr können neben Notaren auch Privatpersonen auf unbürokratischem Wege (allerdings gegen Gebühr) ihre Vorsorgevollmacht – aber ebenso Betreuungs- und Patientenverfügungen – über das Internet (www.vorsorgeregister.de) oder per Post an das Zentrale Vorsorgeregister bei der Bundesnotarkammer senden. Damit soll dem individuellen Willen des Verfügenden mehr Geltung verschafft werden. Eine Abfrage ist allerdings nur den (Betreuungs-)Gerichten möglich. Eine Anfrage, ob überhaupt eine Vorsorgevollmacht von dem Betroffenen errichtet bzw. hinterlegt wurde, wird aber möglich sein. Die Abfrage von sonstigen, von privater Stelle errichteten Verzeichnissen, von denen es mittlerweile einige gibt, wird weder den Betreuungsgerichten noch den behandelnden Ärzten zumutbar noch generell praktikabel sein. Die datenschutzrechtlichen Aspekte derartiger Register sollen hier nicht weiter erörtert werden.

6.2.3 Betreuung und Betreuungsverfügung

Allgemeines

Können Volljährige ihre eigenen Angelegenheiten, hier also Entscheidungen über Heilmaßnahmen, nicht selbst wirksam treffen – und haben sie nicht durch eine Vorsorgevollmacht vorgesorgt – bedarf es der Bestellung eines Betreuers durch das Betreuungsgericht mit dem Wirkungskreis, über Behandlungsmaßnahmen zu entscheiden. Der Betreuer eines nicht einwilligungsfähigen Volljährigen wird vom Betreuungsgericht auf Antrag oder von Amts wegen bestellt, die behandelnden Ärzte können die Einrichtung eines Betreuungsverhältnisses beim Betreuungsgericht selbst nicht beantragen, aber anregen.

Generell gilt: Da der Betreuer die Rechte des Patienten zu wahren hat, ist seine Entscheidung bei allen ärztlichen Maßnahmen einzuholen, über die an sich der Patient, Willensfähigkeit vorausgesetzt, zu entscheiden hätte. Dies setzt voraus, dass die Maßnahmen ohne Gefährdung für den Patienten bis zur Einholung der Entscheidung des Betreuers aufschiebbar sind. Der Betreuer ist dann auch Adressat der Aufklärung (s. § 630e Abs. 4 BGB). Als gesetzlicher Vertreter hat der Betreuer die Aufgabe, dem Willen des Betreuten in eigener rechtlicher Verantwortung Ausdruck und Geltung zu verschaffen; insbesondere etwa den in einer Patientenverfügung zum Ausdruck gebrachten Willen gegenüber den behandelnden Ärzten durchzusetzen. Dies unabhängig davon, ob der Wille des Betreuten seinen eigenen Vorstellungen und Werten entspricht.

Bestehen Zweifel, ob die Entscheidung des Betreuers dem Willen und den Interessen des Patienten entspricht, ist wegen des Verdachts des Fehlgebrauchs der eingeräumten Befugnisse das Betreuungsgericht einzuschalten, etwa dann, wenn der Betreuer die Einwilligung in eine notwendige Maßnahme ohne plausiblen Grund verweigert.

Betreuungsverfügung

Mit einer Betreuungsverfügung richtet sich der Verfügende an das Betreuungsgericht und schlägt in dieser für den Fall der Notwendigkeit einer Betreuungsanordnung dem Gericht bereits jetzt die Person eines zu bestellenden Betreuers vor.

Anders als bei der Vorsorgevollmacht wird durch eine Betreuungsverfügung die (gebührenpflichtige) Einschaltung des Betreuungsgerichts nicht vermieden. Der Verfügende will aber Einfluss auf die durch das Gericht auszuwählende Person des Betreuers nehmen. Den Umfang der Befugnisse des Betreuers bestimmt das Gericht, das den Betreuer auch überwacht.

6.2.4 Genehmigung des Betreuungsgerichts

Die Entscheidung des Betreuers – dasselbe gilt für Entscheidungen des Bevollmächtigten (§ 1904 Abs. 5 BGB) – über therapeutische Maßnahmen bedarf nach § 1904 Abs. 1 BGB dann der Genehmigung des Betreuungsgerichts, wenn die begründete Gefahr besteht, dass der Betreute aufgrund der Maßnahme stirbt oder einen schweren oder länger dauernden gesundheitlichen Schaden erleidet, also v. a. bei Maßnahmen mit einem besonderen Risiko. Dasselbe gilt für das Unterlassen bzw. den Abbruch einer Maßnahme (§ 1904 Abs. 2 BGB). Ist mit dem Aufschub der Maßnahme bis zur Einschaltung des Betreuungsgerichts jedoch Gefahr für den Patienten verbunden, darf die Maßnahme ohne Genehmigung des Betreuungsgerichtes vorgenommen werden (§ 1904 Abs. 1 Satz 2 BGB).

Dies gilt jedoch nur im Fall eines Dissenses zwischen Betreuer bzw. Bevollmächtigtem und dem behandelnden Arzt. Sind sich die Beteiligten einig, dass das geplante Vorgehen dem in einer Patientenverfügung festgelegten oder sonst ermittelten Willen des Patienten entspricht, muss das Betreuungsgericht nicht eingeschaltet werden (§ 1904 Abs. 4, 5 BGB). Wird das Betreuungsgericht gleichwohl angerufen, so wird es im Wege eines „Negativattests" feststellen, dass eine Genehmigungsbedürftigkeit nicht besteht [9].

Die Genehmigung der Nichteinwilligung oder des Widerrufs der Einwilligung des Betreuers/Bevollmächtigten durch das Betreuungsgericht wird allerdings erst 2 Wochen nach Bekanntgabe der Entscheidung an den Betreuer/Bevollmächtigten wirksam (§ 287 Abs. 3 FamFG). Aus Gründen eines effektiven Rechtsschutzes nimmt es die Rechtsordnung hin, dass während dieser Zeit u. U. Maßnahmen durchgeführt werden, die dem Willen des betroffenen Patienten widersprechen. Auch hier wird deutlich, dass der Gesetzgeber sich, zumindest zunächst, für den Vorrang des Lebensschutzes eingesetzt hat.

§ 1904 BGB Genehmigung des Betreuungsgerichts bei ärztlichen Maßnahmen
1. Die Einwilligung des Betreuers in eine Untersuchung des Gesundheitszustands, eine Heilbehandlung oder einen ärztlichen Eingriff bedarf der Genehmigung des Betreuungsgerichts, wenn die begründete Gefahr besteht, dass der Betreute aufgrund der Maßnahme stirbt oder einen schweren und länger dauernden gesundheitlichen Schaden erleidet. Ohne die Genehmigung darf die Maßnahme nur durchgeführt werden, wenn mit dem Aufschub Gefahr verbunden ist.
2. Die Nichteinwilligung oder der Widerruf der Einwilligung des Betreuers in eine Untersuchung des Gesundheitszustands, eine Heilbehandlung oder einen ärztlichen Eingriff bedarf der Genehmigung des Betreuungsgerichts, wenn die Maßnahme medizinisch angezeigt ist und die begründete Gefahr besteht, dass der Betreute aufgrund des Unterbleibens oder des Abbruchs der Maßnahme stirbt oder einen schweren und länger dauernden gesundheitlichen Schaden erleidet.
3. Die Genehmigung nach den Absätzen 1 und 2 ist zu erteilen, wenn die Einwilligung, die Nichteinwilligung oder der Widerruf der Einwilligung dem Willen des Betreuten entspricht.
4. Eine Genehmigung nach den Absätzen 1 und 2 ist nicht erforderlich, wenn zwischen Betreuer und behandelndem Arzt Einvernehmen darüber besteht, dass die Erteilung, die Nichterteilung oder der Widerruf der Einwilligung dem nach § 1901a festgestellten Willen des Betreuten entspricht.
5. Die Absätze 1 bis 4 gelten auch für einen Bevollmächtigten. Er kann in eine der in Abs. 1 Satz 1 oder Abs. 2 genannten Maßnahmen nur einwilligen, nicht einwilligen oder die Einwilligung widerrufen, wenn die Vollmacht diese Maßnahmen ausdrücklich umfasst und schriftlich erteilt ist.

6.2.5 Patientenverfügung

Allgemeines

Verbindliche Wirkung erzielt ein Volljähriger, wenn er für den Fall seiner Einwilligungsunfähigkeit in schriftlicher Form Festlegungen getroffen hat, in welche bestimmte, zum Zeitpunkt der Festlegung noch nicht unmittelbar bevorstehende Untersuchungen, Heilbehandlungen oder ärztliche Eingriffe er einwilligt oder untersagt (Patientenverfügung § 1901a BGB).

---

§ 1901a BGB Patientenverfügung

1. Hat ein einwilligungsfähiger Volljähriger für den Fall seiner Einwilligungsunfähigkeit schriftlich festgelegt, ob er in bestimmte, zum Zeitpunkt der Festlegung noch nicht unmittelbar bevorstehende Untersuchungen seines Gesundheitszustands, Heilbehandlungen oder ärztliche Eingriffe einwilligt oder sie untersagt (Patientenverfügung), prüft der Betreuer, ob diese Festlegungen auf die aktuelle Lebens- und Behandlungssituation zutreffen. Ist dies der Fall, hat der Betreuer dem Willen des Betreuten Ausdruck und Geltung zu verschaffen. Eine Patientenverfügung kann jederzeit formlos widerrufen werden.
2. Liegt keine Patientenverfügung vor oder treffen die Festlegungen einer Patientenverfügung nicht auf die aktuelle Lebens- und Behandlungssituation zu, hat der Betreuer die Behandlungswünsche oder den mutmaßlichen Willen des Betreuten festzustellen und auf dieser Grundlage zu entscheiden, ob er in eine ärztliche Maßnahme nach Abs. 1 einwilligt oder sie untersagt. Der mutmaßliche Wille ist aufgrund konkreter Anhaltspunkte zu ermitteln. Zu berücksichtigen sind insbesondere frühere mündliche oder schriftliche Äußerungen, ethische oder religiöse Überzeugungen und sonstige persönliche Wertvorstellungen des Betreuten.
3. Die Absätze 1 und 2 gelten unabhängig von Art und Stadium einer Erkrankung des Betreuten.
4. Niemand kann zur Errichtung einer Patientenverfügung verpflichtet werden. Die Errichtung oder Vorlage einer Patientenverfügung darf nicht zur Beendigung eines Vertragsschlusses gemacht werden.
5. Die Absätze 1 bis 3 gelten für Bevollmächtigte entsprechend.

Treffen die Festlegungen in der Patientenverfügung auf die aktuelle Lebens- und Behandlungssituation zu, so hat sie unmittelbare „verbindliche" Wirkung – auch ohne vorherige ärztliche Beratung und ohne Begrenzung der Reichweite. Zur Frage, welche Voraussetzungen an eine Patientenverfügung zu stellen sind, hat der Bundesgerichtshof in jüngerer Zeit in einer Reihe von Entscheidungen Stellung genommen [10]. Der Bundesgerichtshof billigt einer Patientenverfügung nur dann unmittelbare Bindungswirkung zu, wenn in der Patientenverfügung konkrete Entscheidungen des Betroffenen über die Einwilligung oder Nicht-Einwilligung in bestimmte, nicht unmittelbar bevorstehende Maßnahmen enthalten sind, wobei eine Äußerung „keine lebenserhaltenden Maßnahmen" zu wünschen, für sich genommen keine für eine wirksame Patientenverfügung erforderliche konkrete Behandlungsentscheidung darstellt. Allerdings macht die Rechtsprechung des Bundesgerichtshofs deutlich, dass die insoweit erforderliche weitere Konkretisierung im Einzelfall durch die Benennung bestimmter ärztlicher Maßnahmen oder auch durch die Bezugnahme auf ausreichend spezifizierte Krankheiten bzw. Behandlungssituationen erfolgen kann. Es muss in der Patientenverfügung möglichst konkret beschrieben sein, in welchen Situationen die Patientenverfügung überhaupt gelten soll und welche Behandlungswünsche der Verfasser für diese, u. U. verschiedenen, Situationen äußert. Eine Patientenverfügung sollte deutlich machen, ob die in der Verfügung konkret festgelegten Behandlungswünsche für alle konkret beschriebenen Behandlungssituationen gelten sollen oder ob etwa für verschiedene Situationen auch verschiedene Behandlungsoptionen gewünscht werden. Mit anderen Worten: Aus der Patientenverfügung sollten sich sowohl die konkrete Behandlungssituation als auch die dann auf diese Situation bezogenen Behandlungswünsche hinreichend deutlich ergeben. Eine Beratung durch einen Arzt oder durch andere fachkundige Personen ist sicher hilfreich, um einerseits Klarheit über das Gewünschte zu erlangen, zum anderen aber auch, um Wertungswidersprüche zwischen einzelnen Festlegungen zu vermeiden – gesetzlich gefordert ist diese Beratung allerdings, zumindest in Deutschland, nicht [11]. Nach dem Gesetzeswortlaut hat jedoch der Betreuer oder, ihm gleichgestellt, der (Vorsorge-)Bevollmächtigte zu prüfen, ob die Festlegungen in der Patientenverfügung auf die aktuelle Lebens- und Behandlungssituation zutreffen und wenn dies der Fall ist, dem Willen des Patienten Ausdruck und Geltung zu verschaffen. „Passt" die Patientenverfügung eindeutig, so ist eine Einwilligung des Betreuers/Bevollmächtigten nicht mehr notwendig, da ja der Betroffene die Entscheidung selbst bindend getroffen hat. Betreuer/Bevollmächtigter bleiben (nur noch) verpflichtet, dem Willen des Betroffenen Ausdruck und Geltung zu verschaffen (§ 1900a Abs. 1 Satz 2 BGB) [12]. Im Rahmen der Feststellung des Patientenwillens sollen nahe Angehörige oder sonstige Vertrauenspersonen des Patienten gehört werden. Unter Umständen ergeben sich aus dieser Anhörung auch Hinweise auf einen Widerruf der Patientenverfügung. Ein solcher Widerruf ist formlos möglich (§ 1901a Abs. 1 Satz 3 BGB).

Erfüllt die Vorausverfügung nicht die Anforderungen einer „verbindlichen" Patientenverfügung, sind die Festlegungen gleichwohl als „Behandlungswünsche" oder im Rahmen des „mutmaßlichen Willens" bindend, vom Betreuer/Bevollmächtigten festzustellen und umzusetzen.

Nach dem Gesetzeswortlaut ist es unklar, wie zu verfahren ist, wenn es keinen Vertreter des Patienten (keinen Betreuer bzw. keinen Bevollmächtigten) gibt, die Patientenverfügung auf die aktuelle Situation aber 1:1 zutrifft. Während die eine Auffassung mit Rücksicht auf den Gesetzeswortlaut in den Fällen, in denen Zeit bleibt, die Einrichtung einer Betreuung fordern [13], lehnen andere dies als „praxisfernen Formalismus" ab und meinen, wie z. B. die Bundesärztekammer und die ZEKO [14], in diesen Fällen könne der Arzt aufgrund der von ihm als eindeutig beurteilten Patientenverfügung handeln. Wer vorsorglich verfahren will, wird als Arzt, wenn kein Betreuer ernannt bzw. Bevollmächtigter ermächtigt ist, das Betreuungsgericht einschalten.

Verfahren in eiligen Fällen

Durch eine einstweilige Anordnung kann das Betreuungsgericht in eiligen Fällen einen vorläufigen Betreuer bestellen, vorausgesetzt, mit dem Aufschub der Behandlung für die Dauer des regulären Verfahrens ist eine Gefährdung des Patienten verbunden. Gilt es eine unmittelbar drohende Gefährdung für den Patienten abzuwehren und reicht die Zeit auch nicht für eine einstweilige Anordnung zur Bestellung eines vorläufigen Betreuers, kann das Betreuungsgericht nach § 1846 BGB über die Einwilligung in den operativen Eingriff einschließlich des dazu notwendigen Anästhesieverfahrens selbst entscheiden.

Mutmaßliche Einwilligung

Ist der Fall so dringlich, dass keine Zeit für die Bestellung eines Betreuers bleibt oder kann dessen Entscheidung nicht zeitgerecht herbeigeführt werden und kann auch eine unmittelbare Entscheidung durch das Betreuungsgericht nicht abgewartet werden, so hat der Arzt über die dringlichen, unaufschiebbaren Maßnahmen in sog. Geschäftsführung ohne Auftrag nach dem mutmaßlichen Willen des Patienten zu entscheiden.

Es ist Aufgabe des Arztes, im Rahmen der verbliebenen Zeit die auf den mutmaßlichen Willen des Patienten deutenden Umstände zu ermitteln. Dabei hat er, soweit zeitlich und tatsächlich möglich, die Angehörigen des Patienten – aber nur als sog. Auskunftspersonen – in die Ermittlungen einzubeziehen, um Hinweise auf die Persönlichkeit des Patienten, seine Einstellung und seine früheren Meinungsäußerungen zu erhalten (siehe auch § 1901 b Abs. 2 BGB).

6.3 Indikationsstellung durch den Arzt

In der Diskussion um die Rechte des Patienten wird gelegentlich übersehen, dass die Einwilligung des (aufgeklärten) Patienten bzw. seines Vertreters zwar ein wichtiges Element ist, das den Arzt zur Behandlung legitimiert. Die Einwilligung steht jedoch nicht für sich allein. Weiteres Element der Legitimation ärztlichen Handelns ist die Indikation für die jeweilige Behandlungsmaßnahme. Erst wenn die Indikation feststeht, kommt es in einem zweiten Schritt auf den Willen des Patienten an.

Deshalb entspricht es allgemeinen arztrechtlichen Grundsätzen und wird im Betreuungsrecht auch ausdrücklich festgehalten, dass zunächst der behandelnde Arzt zu prüfen hat, welche ärztliche Maßnahme im Hinblick auf den Gesamtzustand und die Prognose des Patienten indiziert ist (§ 1901b Abs. 1 Satz BGB), also was dem Patienten überhaupt angeboten werden kann, erst dann wird nach dem Willen des Patienten gefragt (§ 1901b Abs. 1 Satz 2 BGB).

§ 1901b BGB, Gespräch zur Feststellung des Patientenwillens

1. Der behandelnde Arzt prüft, welche ärztliche Maßnahme im Hinblick auf den Gesamtzustand und die Prognose des Patienten indiziert ist. Er und der Betreuer erörtern diese Maßnahme unter Berücksichtigung des Patientenwillens als Grundlage für die nach § 1901a zu treffende Entscheidung.
2. Bei der Feststellung des Patientenwillens nach § 1901a Abs. 1 oder der Behandlungswünsche oder des mutmaßlichen Willens nach § 1901a Abs. 2 soll nahen Angehörigen und sonstigen Vertrauenspersonen des Betreuten Gelegenheit zur Äußerung gegeben werden, sofern dies ohne erhebliche Verzögerung möglich ist.
3. Die Absätze 1 und 2 gelten für Bevollmächtigte entsprechend.

Kommt der Arzt zu dem Ergebnis, dass bestimmte Behandlungsmaßnahmen nicht oder nicht mehr indiziert sind, dann kommt es insoweit auf den Willen bzw. die Wünsche des Patienten nicht an. Zuerst und in erster Linie hat also der Arzt bzw. haben die behandelnden Ärzte zu prüfen und zu entscheiden, ob und welche Maßnahmen für den Patienten (noch) angezeigt sind oder nicht. Andererseits können Wunsch und Wille des Patienten, etwa der Wunsch des Patienten, ein bestimmtes Ereignis noch zu erleben, für die Indikationsstellung des Arztes durchaus von Bedeutung sein („dialogischer Prozess", die Behandlung wird vereinbart). Deshalb hat der Arzt mit dem Patienten oder Betreuer/Bevollmächtigten zu erörtern, welche Maßnahmen unter Berücksichtigung des Patientenwillens noch indiziert sind; im letzteren Fall soll nahen Angehörigen/sonstigen Vertrauenspersonen des Patienten Gelegenheit zur Äußerung gegeben werden, soweit dies ohne erhebliche zeitliche Verzögerung möglich ist.

Auskünfte der Angehörigen bedürfen kritischer Interpretation, nicht nur deshalb, weil es sich um eine subjektive Darstellung handelt, sondern, wie die Praxis häufig zeigt, der Überlebenswille der Patienten bei lebensgefährlichen Erkrankungen oft viel stärker ist, als die Angehörigen, aber auch die Patienten selbst, angenommen haben. Oft bleibt auch zweifelhaft, ob und inwieweit sich die Patienten bei ihren früheren Meinungsäußerungen überhaupt zutreffende Vorstellungen von den Möglichkeiten der Intensivmedizin und ihrer eigenen Situation machen konnten. Im Zweifelfall gilt „in dubio pro vita", d. h. der Vorrang des Lebensschutzes, sodass die medizinisch indizierte Behandlung durchgeführt wird.

Das Oberlandesgericht (OLG) München kam in einem speziellen Fall zu dem Ergebnis, dass die nicht rechtzeitige Erörterung über die Sinnhaftigkeit der Fortsetzung einer Ernährung über eine PEG-Sonde den (Haus-)Arzt des Patienten schadenersatzpflichtig machen kann [15], doch der BGH urteilte, dass (Weiter-) Leben, auch leid behafteter, niemals einen Schaden darstellen könne, so dass Schadensersatzansprüche ausscheiden (BGH, Urt. v. 2.4.2019, Az. VI ZR 13/18).

6.4 Fixierung des Patienten

6.4.1 Allgemeines

Auch die Unterbringung des Betreuten durch den Betreuer/Bevollmächtigten, die mit einer Freiheitsentziehung verbunden ist, steht unter dem Vorbehalt der Genehmigung des Betreuungsgerichts (§ 1906 Abs. 2 BGB).

---

§ 1906 BGB, Genehmigung des Betreuungsgerichts bei der Unterbringung

1. Eine Unterbringung des Betreuten durch den Betreuer, die mit Freiheitsentziehung verbunden ist, ist nur zulässig, solange sie zum Wohl des Betreuten erforderlich ist, weil
   - aufgrund einer psychischen Krankheit oder geistigen oder seelischen Behinderung des Betreuten die Gefahr besteht, dass er sich selbst tötet oder erheblichen gesundheitlichen Schaden zufügt, oder
   - eine Untersuchung des Gesundheitszustands, eine Heilbehandlung oder ein ärztlicher Eingriff notwendig ist, ohne die die Unterbringung des Betreuten nicht durchgeführt werden kann und der Betreute aufgrund einer psychischen Krankheit oder geistigen oder seelischen Behinderung die Notwendigkeit der Unterbringung nicht erkennen oder nicht nach dieser Einsicht handeln kann.
2. Die Unterbringung ist nur mit Genehmigung des Betreuungsgerichts zulässig. Ohne die Genehmigung ist die Unterbringung nur zulässig, wenn mit dem Aufschub Gefahr verbunden ist; die Genehmigung ist unverzüglich nachzuholen.
3. Der Betreuer hat die Unterbringung zu beenden, wenn ihre Voraussetzungen wegfallen. Er hat die Beendigung der Unterbringung dem Betreuungsgericht anzuzeigen.
4. Die Absätze 1–3 gelten entsprechend, wenn dem Betreuten, der sich in einer Anstalt, einem Heim oder einer sonstigen Einrichtung aufhält, ohne untergebracht zu sein, durch mechanische Vorrichtungen, Medikamente oder auf andere Weise über einen längeren Zeitraum oder regelmäßig die Freiheit entzogen werden soll.
5. Die Unterbringung durch einen Bevollmächtigten und die Einwilligung eines Bevollmächtigten in Maßnahmen nach Abs. 4 setzt voraus, dass die Vollmacht schriftlich erteilt ist und die in den Absätzen 1 und 4 genannten Maßnahmen ausdrücklich umfasst. Im Übrigen gelten die Absätze 1–4 entsprechend.

6.4.2 Freiheitsentziehende Maßnahmen

Unterbringungsähnliche Maßnahmen bedürfen neben der Einwilligung des Betreuers zudem der Genehmigung des Betreuungsgerichts dann, wenn dem Patienten „durch mechanische Vorrichtungen, Medikamente oder auf andere Weise über einen längeren Zeitraum oder regelmäßig die Freiheit entzogen werden soll" (§ 1906 Abs. 4 BGB).

Allerdings sind damit nur solche Maßnahmen gemeint, die konkret darauf abzielen, den Patienten an einer bewussten Fortbewegung im Sinne eines Freiheitsentzugs zu hindern. Nicht gedacht ist an Fixierungsmaßnahmen im Zusammenhang mit diagnostischen oder therapeutischen Eingriffen bei Patienten, die keinen aktuellen

Fortbewegungswillen haben oder diesen aufgrund ihres Krankheitszustands ohnehin nicht realisieren können. Im Übrigen wird auch die Auffassung vertreten, dass Fixierungsmaßnahmen, die nicht in erster Linie darauf abzielen, den Patienten an der Realisierung eines natürlichen Fortbewegungswillens zu hindern, sondern Begleitmaßnahmen bei diagnostischen oder therapeutischen Maßnahmen sind, gar keine Freiheitsberaubung darstellen [16].

6.4.3 Antizipierte Einwilligung

Zudem gilt zu beachten: Wurde der Patient im Vorfeld der Behandlung über mögliche Fixierungsmaßnahmen informiert und hat der Patient darin antizipiert eingewilligt, bedarf es dann, wenn der Patient bei Vollzug der Maßnahmen einwilligungsunfähig sein sollte, weder ergänzend der Einwilligung eines „Berechtigten" noch der Genehmigung des Betreuungsgerichtes. Die einmal erteilte Einwilligung wirkt fort.

6.4.4 Verhältnismäßigkeit und ärztliche Anordnung

Allerdings sind Fixierungsmaßnahmen nur dann gerechtfertigt, wenn sie notwendig und verhältnismäßig sind und ihre Notwendigkeit adäquat ärztlich überprüft wird. Grundsätzlich bedarf die Fixierung einer ärztlichen Anordnung, in Not- und Eilfällen dürfte aber wohl auch entsprechend qualifiziertes Intensivpflegepersonal solche Maßnahmen, die sodann vom Arzt zu überprüfen sind, vornehmen [17].

6.4.5 Rechtfertigender Notstand

Hat der Patient nicht eingewilligt, liegt auch keine Einwilligung eines Berechtigten bzw. Genehmigung des Betreuungsgerichtes, soweit erforderlich, vor, kann die Fixierung nach § 34 Strafgesetzbuch (StGB) (rechtfertigender Notstand) gerechtfertigt sein. Im Ergebnis dürfte die Notwendigkeit einer betreuungsgerichtlichen Genehmigung von Fixierungsmaßnahmen eher die Ausnahme darstellen.

6.4.6 Längerdauernde Freiheitsentziehung

Sollte es sich bei der Fixierung aber tatsächlich um eine „ärztlich indizierte Freiheitsberaubung" handeln, sei es technisch, sei es medikamentös, dann gilt das Erfordernis einer Genehmigung durch das Betreuungsgericht auch nur dann, wenn dem betreuten Patienten „über einen längeren Zeitraum oder regelmäßig" die Freiheit entzogen werden soll. Die Meinungen der Betreuungsgerichte darüber, wie dieses Merkmal

„über einen längeren Zeitraum" auszulegen ist, gehen auseinander. Die Bandbreite der Ansichten reicht von dem Hinweis, „längerfristig" sei schon dann gegeben, wenn die Maßnahme über einen Schichtwechsel hinaus andauert, bis zu der Auffassung, es dürfe sich um „mehrere Tage" handeln [18].

6.4.7 Offene Fragen diskutieren

Angesichts der nicht einheitlichen Praxis der Gerichte wird empfohlen, diesen Problemkreis in persönlichem Kontakt zwischen Ärzten und Betreuungsgericht bereits im Vorfeld zu besprechen. Es hat sich bewährt, offene Fragen des Betreuungsrechts z. B. im Rahmen der Intensivmedizin bereits im Vorfeld akuter Maßnahmen prophylaktisch mit den zuständigen Betreuungsrichtern zu diskutieren, z. B. in einer gemeinsamen Fortbildungsveranstaltung.

6.5 Ende der ärztlichen Behandlungspflicht

6.5.1 Allgemeines

Unstreitig endet die Behandlungspflicht mit der Feststellung des Hirntodes. Wo aber sind die Grenzen der Behandlungspflicht zu ziehen bei Patienten mit irreversiblem Versagen einer oder mehrerer vitaler Funktionen, bei denen der Sterbeprozess eingesetzt hat und der Eintritt des Todes zu erwarten ist einerseits und andererseits bei Patienten mit lebensbedrohlicher Erkrankung, an der sie trotz generell schlechter Prognose nicht zwangsläufig in absehbarer Zeit sterben, wie z. B. irreversibel bewusstlose Patienten mit schwersten zerebralen Schädigungen?

Eine aktive Tötung ist rechtlich verboten [19]. Der Lebensverkürzung durch aktives Tun steht das schuldhafte Unterlassen einer lebensverlängernden Maßnahme rechtlich dann gleich, wenn eine Rechtspflicht des Arztes zu lebensverlängernden Maßnahmen besteht. Eine solche kann sich aus der Garantenstellung, d. h. in der Regel aus der Übernahme der Behandlung des Patienten ergeben. Unterlässt der Arzt gebotene Maßnahmen, kann dies zivil- und strafrechtliche Konsequenzen wegen fahrlässiger/vorsätzlicher Körperverletzung oder Tötung haben. Allerdings setzt die Garantenstellung, d. h. die Behandlungspflicht eines ärztlichen Garanten voraus, dass die Maßnahmen indiziert, tatsächlich möglich und dem Arzt zumutbar sind. Wird eine solche Pflicht bejaht, kommt es im zweiten Schritt aber noch auf den ausdrücklichen oder stillschweigenden/mutmaßlichen Willen des Patienten, evtl. vermittelt durch den Betreuer/Bevollmächtigten, an.

6.5.2 Grenzen der Intensivmedizin

Erweist sich im Laufe der Intensivbehandlung die Prognose als infaust, sodass mit der technisch möglichen Aufrechterhaltung vitaler Funktionen nur noch der Sterbeprozess „manipuliert" wird, so wird die Frage akut, ob medikamentöse oder technisch-apparative Maßnahmen abgebrochen bzw. gar nicht eingeleitet werden dürfen, sodass Arzt und Pflegepersonal zum Begleiter im Sterben werden, mit der Pflicht zu in ihren Grenzen allerdings umstrittenen Basisversorgung.

Mit Opderbecke und Weißauer ist daran zu erinnern, dass intensivmedizinische Verfahren entwickelt wurden, um lebensbedrohliche Phasen zu überbrücken, damit Zeit für eine kausale Behandlung des Grundleidens gewonnen werden konnte [20].

Gibt es keine kausale Behandlung des Grundleidens mehr, handelt es sich nur noch um „Manipulierbarkeit" des Todes durch die moderne Medizin, so haben sich die Maßnahmen von ihrer ursprünglichen Zweckbestimmung losgelöst [21].

Opderbecke und Weißauer haben immer wieder herausgestellt, dass es solche objektiven und objektivierbaren medizinischen Kriterien für die Grenzen der Therapie gibt [20, oben FN 22]:

> „Kann eine Heilmaßnahme dem Patienten keine Hilfe mehr bringen, so wird sie sinnlos; sie ist medizinisch nicht mehr indiziert. Die immanenten Grenzen der ärztlichen Behandlungspflicht sind damit erreicht. Dies gilt unabhängig davon, ob die Maßnahme ggf. vom Willen oder vom mutmaßlichen Willen des Patienten gedeckt wäre."

Das heißt, hier endet die Pflicht des Arztes, soweit der Wille oder der mutmaßliche Wille des Patienten entgegensteht, endet auch das Recht des Arztes zu weiterer Maßnahmen.

Der dritte Strafsenat des Bundesgerichtshofes führt in seinem Urteil im Fall Dr. Wittig zu den Grenzen der Behandlungspflicht Folgendes aus [22]:

> „Andererseits darf der Arzt berücksichtigen, dass es keine Rechtsverpflichtung zur Erhaltung eines erlöschenden Lebens um jeden Preis gibt. Die Maßnahmen zur Lebensverlängerung sind nicht schon deshalb unerlässlich, weil sie technisch möglich sind. Angesichts des bisherige Grenzen überschreitenden Fortschritts medizinischer Technologie bestimmt nicht die Effizienz der Apparatur, sondern die an der Achtung des Lebens und der Menschenwürde ausgerichtete Einzelfallentscheidung die Grenze ärztlicher Behandlungspflicht".

Opderbecke und Weißauer ergänzen [20, oben FN 24]:

> „Intensivmedizinische Maßnahmen, die dem Patienten keine Chance bieten, in ein bewusstes Leben zurückzukehren, machen ihn auf Dauer zum Objekt einer Behandlung, die nur deshalb durchgeführt wird, weil sie technisch möglich ist ... Ist eine Fortsetzung der Behandlung medizinisch nicht indiziert, so ist sie dem Patienten im Sinne der allgemeinen Hilfeleistungspflicht auch nicht mehr zumutbar."

Zwar haben wirtschaftliche Erwägungen zurückzustehen, wo es um den Schutz des Lebens geht. Ist jedoch die Grenze der ärztlichen Behandlungspflicht erreicht, ist es auch eine arztethische Verpflichtung unter dem Aspekt der Verteilungsgerechtigkeit, die ökonomischen Aspekte zu würdigen: Was bei knappen wirtschaftlichen Ressourcen einem Patienten ohne Nutzen für ihn gewährt wird, kann bei der dringend notwendigen Behandlung eines anderen Patienten fehlen.

Sind diese objektiven Grenzen erreicht, ist die Indikation zu Maßnahmen zu verneinen, kommt es weder auf eine mutmaßliche Einwilligung/Weigerung des Patienten an noch auf die eines Betreuers oder des Betreuungsgerichts. Zur Klarstellung: Keinesfalls darf aber gegen den erklärten oder mutmaßlichen Willen eines bewusstseinsklaren Patienten die Beatmung bzw. die Ernährung abgebrochen werden.

Aus medizinisch-fachlicher Sicht stellt sich in erster Linie das Problem, wie zuverlässig über Wert und Unwert weiterer intensivmedizinischer Maßnahmen zu entscheiden ist, wie sicher die Prognose beurteilt werden kann. Dabei mögen „Scores" einen Hinweis u. a. bieten, sie können aber die Ermittlung aller weiteren Fakten und die Wertung des Einzelfalls keineswegs ersetzen [23]. Prien und Lawin [24] weisen im Übrigen zu Recht darauf hin, dass nur ausnahmsweise der Therapieabbruch am Anfang des „Sterbenzulassens" steht, häufiger handelt es sich um eine stufenweise Therapiereduktion, z. B. durch die Entscheidung, bei Eintritt gewisser Umstände, etwa dem Versagen weiterer Organe oder Organsysteme, intensivmedizinische Maßnahmen abzubrechen bzw. nicht weiter fortzuführen (z. B. DNR[„*do not resuscitate*"]-Order bei [erneutem] Herzstillstand nicht oder nicht noch einmal zu reanimieren).

Bestehen aber begründete Unsicherheiten an der infausten Prognose/am Unwert weiterer intensivmedizinischer Maßnahmen, dann bleibt die Pflicht zur Behandlung zwar bestehen, doch fragt sich, in welchen Grenzen. Dies berührt zugleich wieder die Frage nach dem Willen des Patienten. Dies gilt insbesondere bei den irreversibel bewusstlosen Patienten mit schwersten zerebralen Schädigungen, die sich nicht oder noch nicht in der unmittelbaren Sterbephase befinden. Kann der Arzt noch Behandlungsmaßnahmen anbieten, muss gefragt werden, ob der Patient diese Maßnahmen wünscht. Lehnt der Patient die Maßnahmen ab – sei es ausdrücklich, vorausverfügt in einer Patientenverfügung oder „mutmaßlich" –, enden die Pflicht und das Recht des Arztes, diese Maßnahmen durchzuführen. Er wird zum Begleiter des Patienten im Sterben.

6.5.3 Therapiezieländerung

Nicht psychologisch für die Beteiligten, aber rechtlich ist es ohne Bedeutung, ob das „Sterbenlassen" durch Nichtaufnahme oder durch Abbruch/Reduzierung einer bereits begonnenen Behandlung erfolgt. Unerheblich ist auch, ob es sich um einen medikamentös/therapeutischen oder um einen technischen Abbruch der Behandlung handelt.

Dies hat der Bundesgerichtshof im Strafurteil vom 25.06.2010 unter Aufgabe der Differenzierung der Begriffe passive und indirekte Sterbehilfe durch Definition des Behandlungsabbruchs und in Abgrenzung zur strafbaren Tötung auf Verlangen (§ 216 StGB) wie folgt – in den Leitsätzen zitiert – festgestellt [25]:

„Sterbehilfe durch Unterlassen, Begrenzen oder Beenden einer begonnenen medizinischen Behandlung (Behandlungsabbruch) ist gerechtfertigt, wenn dies dem tatsächlichen oder mutmaßlichen Patientenwillen entspricht (§ 1901 a BGB) und dazu dient, einem ohne Behandlung zum Tode führenden Krankheitsprozess seinen Lauf zu lassen.

Ein Behandlungsabbruch kann sowohl durch Unterlassen als auch durch aktives Tun vorgenommen werden. Gezielte Eingriffe in das Leben eines Menschen, die nicht in einem Zusammenhang mit dem Abbruch einer medizinischen Behandlung stehen, sind einer Rechtfertigung durch Einwilligung nicht zugänglich."

Der BGH führt aus:

„Es ist deshalb sinnvoll und erforderlich, alle Handlungen, die mit einer solchen Beendigung einer ärztlichen Behandlung im Zusammenhang stehen, in einem normativ wertenden Oberbegriff des Behandlungsabbruchs zusammenzufassen, der neben objektiven Handlungselementen auch die subjektive Zielsetzung des Handelnden umfasst, eine bereits begonnene medizinische Behandlungsmaßnahme gemäß dem Willen des Patienten insgesamt zu beenden oder ihren Umfang entsprechend dem Willen des Betroffenen oder seines Betreuers nach Maßgabe jeweils indizierter Pflege- und Versorgungserfordernisse zu reduzieren ... Denn wenn ein Patient das Unterlassen einer Behandlung verlangen kann, muss dies gleichermaßen auch für die Beendigung einer nicht (mehr) gewollten Behandlung gelten, gleich ob dies durch Unterlassen weiterer Behandlungsmaßnahmen oder durch aktives Tun umzusetzen ist, wie es etwa das Abschalten eines Respirators oder die Entfernung einer Ernährungssonde darstellen. Dasselbe gilt, wenn die Wiederaufnahme einer dem Patientenwillen nicht (mehr) entsprechenden medizinischen Maßnahme in Rede steht ..."

In allen nicht sicher zu beurteilenden Fällen empfiehlt sich aus Rechtsgründen vorsorglich die Einschaltung des Betreuungsgerichts, soweit keine eindeutigen Erklärungen des Patienten vorliegen.

Literatur

[1] LG Karlsruhe, Urt. v. 30.08.1991, NJW 1992, 756 ff.
[2] BGH, MedR 1985, 40: Grenzfall „Dr. Wittig"; einschränkend Staatsanwaltschaft München, Verfügung vom 30.07.2010 – Az. 125 Js 11736/09. Med R. 2011;29:291–293; Biermann E./Schelling Ph.: Pflicht zur Vermeidung eines Suizids? Strafbarkeitsrisiken in der Notfallmedizin, BDAktuell JUS-Letter Juni 2015. Anästh Intensivmed. 2015;56:303–306.
[3] Zur Aufklärung nicht deutsch verstehender Patienten siehe Biermann E: Aufklärung fremdsprachiger Patienten, BDAktuell JUS-Letter September 2017, Anästh Intensivmed. 2017;58:513–515; Probleme bei der Prämedikation einer fremdsprachigen Patientin: CIRS-Fall des Monats August 2016: https://www.cirs-ains.de/cirs-ains/publikationen/bda-und-dgai/fall-des-monats.html.

[4] Biermann E, Weis E: Zeitpunkt der Aufklärung, BDAktuell JUS-Letter Dezember 2001,
     https://www.bda.de/service-recht/rechtsfragen/jusletter/archiv-jahrgaenge.html#jahr-
     gang_2001; Biermann E, Weis E: Zeitpunkt der Aufklärung bei Notfällen, Anästh Intensivmed.
     2008;49:355–356.

[5] Weis E, Gaibler T. BGH: Telefonische Aufklärung bei „Routineeingriffen" zulässig / Einwilligung
     bei minderjährigen Patienten, BDAktuell JUS-Letter September 2010, Anästh Intensivmed
     2010;51:503–505; Weis E. OLG München: Telefonische Aufklärung ist zulässig, BDAktuell JUS-
     Letter September 2009. Anästh Intensivmed. 2009;50:569.

[6] Biermann E. „Wiederholungseingriffe und Aufklärung", BDAktuell JUS-Letter Sept. 2013.
     Anaesth Intensivmed. 2013;54:483–486.

[7] Zu den Details der Aufklärung siehe Biermann E. in Ulsenheimer Klaus: Arztstrafrecht in der
     Praxis, 5. Aufl. 2015, RN 338 ff. (6. Aufl. in Vorbereitung)

[8] BGHSt 12, 379; siehe auch BGH, NJW 1984, 1397 ff.

[9] BGH, Beschluss vom 08.02.2017, Az. XII ZB 604/15, RN 26 mwN., Landgericht (LG) Kleve, NJW
     2010, 2666.

[10] BGH, Beschluss v. 06.07.2016, Az. XII ZB 61/16; Beschluss v. 08.02.2017, Az. XII ZB 604/15;
     Beschluss v. 14.11.2018, Az. XII ZB 107/18.

[11] Zum Vergleich: Patientenverfügung Österreich Deutschland, s. Biermann, E. Patientenver-
     fügung in Österreich: Skizze eines Vergleichs Österreich – Deutschland, in FJ Bormann (Heraus-
     geber) lebensbeendende Handlungen – Ethik, Medizin und Recht zur Grenze von „Töten" und
     „Sterben lassen", 2017, 635 ff.

[12] BGH, Beschluss v. 14.11.2018, Az. XII ZB 107/18.

[13] z. B. BGH, Beschluss v. 10.11.2010. NJW 3 2011, 161 (162); dazu Gaede, K. Durchburch ohne
     Dammbruch – rechtssichere Neuvermessung der Grenzen strafloser Sterbehilfe. NJW.
     2010;40:2925 ff.

[14] 14, Bundesärztekammer/Zentrale Ethikkommission bei der Bundesärztekammer: Hinweise
     und Empfehlungen zum Umgang mit Vorsorgevollmachten Patientenverfügungen im ärztlichen
     Alltag, Stand 25.10.2018, Deutsches Ärzteblatt. 24.12.2018, A2434, Ziff. I 2a

[15] OLG München, Urt. v. 21.02.2017, Az. 1 U 454/17, MedR 2018, 317.

[16] siehe hierzu OLG Bamberg, Urteil v. 05.12.2011, Az. 4 U 72/11.

[17] OLG Bamberg, Urteil v. 05.12.2011, Az. 4 U 72/11.

[18] Biermann E. Fixierung und richterliche Genehmigung, BDAktuell JUS-Letter Dezember 2012.
     Anästh Intensivmed. 2012;53:701–704. S. aber auch Bundesverfassungsgericht, Urt. v. 24. Juli
     2018, Az. 2 Bv R 309/15 u. 2 Bv R 502/16

[19] Auch die Tötung auf Verlangen ist verboten (s. § 216 Strafgesetzbuch StGB), Zwar ist die Selbst-
     tötung straffrei, es gibt auch keine strafbare Anstiftung oder Beihilfe zur Selbsttötung, doch die
     geschäftsmäßige Förderung der Selbsttötung ist nach § 217 StGB seit Dezember 2015 strafbar.

[20] Opderbecke HW, Weißauer W. Grenzen der intensivmedizinischen Behandlungspflicht, Leit-
     linien der Deutschen Gesellschaft für Anästhesiologie und Intensivmedizin. Anästh Inten-
     sivmed. 1999;94; dieselben: Ein Vorschlag für Leitlinien – Grenzen der intensivmedizinischen
     Behandlungspflicht. MedR. 1998;395.

[21] Eser A. Grenzen der Behandlungspflicht aus juristischer Sicht. In: Lawin P, Huth H, Hrsg.
     Grenzen der ärztlichen Aufklärungs- und Behandlungspflicht. Stuttgart: Thieme; 1982, 77–94.

[22] BGH, MedR 1985, 40 [„Dr. Wittig"].

[23] Schuster HP. Prognose in der Intensivmedizin – Fortschritte seit Hippokrates. Intensivmedizin.
     1996;33(I):27.

[24] Prien Th, Lawin P. Therapiereduktion in der Intensivmedizin – „Sterben zulassen" durch
     bewußte Begrenzung medizinischer Möglichkeiten. Der Anästhesist. 1996;45:176–182.

[25] NJW 2010, 2963 ff.; dazu Gaede K. Durchbruch ohne Dammbruch – Rechtssichere Neuvermessung der Grenzen strafloser Sterbehilfe. NJW. 2010;40:2925 ff.

7 Eingriffsplanung

York Zausig, Nina Zech

7.1 Einführung

Im Vorfeld eines Eingriffs bei geriatrischen Patienten sind eine Reihe wichtiger Faktoren zu beachten, die direkt das anästhesiologische und operative bzw. interventionelle Vorgehen beeinflussen. Somit ist die konkrete Eingriffsplanung als Ergebnis einer individuelle Nutzen-Risiko-Abwägung unter Berücksichtigung von Operationsindikation, Dringlichkeit, Invasivität, Allgemeinzustand des Patienten sowie dem zu erwartenden Outcome (im Hinblick auf Morbidität, Letalität und Lebensqualität) und dem jeweiligen Patientenwillen zu betrachten (Abb. 7.1). Idealerweise wird die individuelle Vorgehensweise durch sämtliche an der Behandlung beteiligten Disziplinen (Anästhesiologie, Geriatrie sowie operative bzw. interventionelle Fächer etc.) diskutiert und im Konsens festgelegt [1].

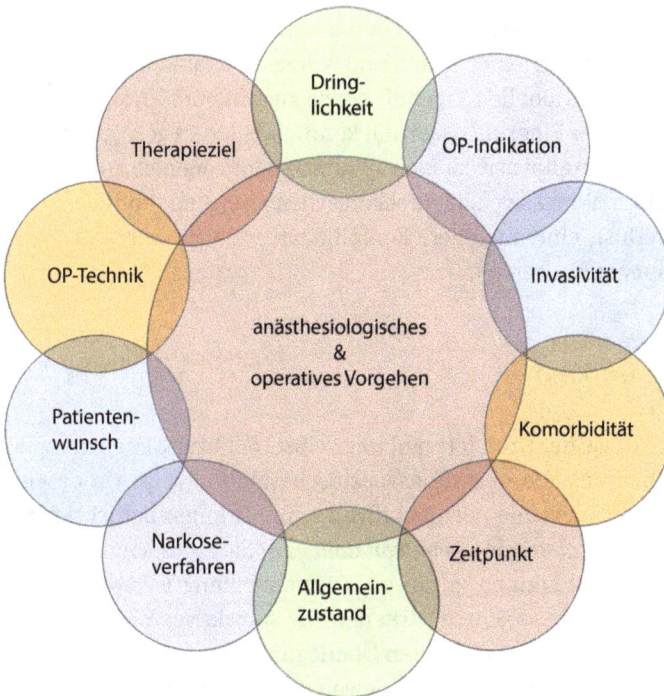

Abb. 7.1: Einflussfaktoren auf das anästhesiologische und interventionelle/operative Vorgehen.

https://doi.org/10.1515/9783110497816-007

7.2 Dringlichkeit

In bestimmten klinischen Situationen kann die Dringlichkeit der operativen Versorgung im Vordergrund stehen, was einer oftmals zeitaufwendigen präoperativen Optimierung entgegensteht. So verringert sich beispielsweise bei älteren Patienten mit hüftgelenksnahen Frakturen sowohl die Häufigkeit des Auftretens von Druckulzera als auch die Mortalität, wenn diese innerhalb von 24 Stunden operativ versorgt werden [2].

7.3 Konservatives vs. operatives Vorgehen und Invasivität des Eingriffs

Die Entscheidung für ein konservatives bzw. operatives Vorgehen sowie – im Falle einer Operation – für ein reduziertes Ausmaß des Eingriffs bzw. für die Anwendung minimal-invasiver Techniken hängt in erster Linie von der Grunderkrankung ab und muss somit individuell getroffen werden. Demnach ist aktuellen Untersuchungen zufolge beispielsweise bei hüftgelenksnahen Frakturen oder Densfrakturen eine konservative Therapie dem chirurgischen Vorgehen unterlegen [3,4]. Hier führt eine zeitnahe operative Versorgung zu einer signifikant kürzeren Krankenhausverweildauer, zu einem besseren funktionellen Ergebnis sowie zu größeren Erfolgen in der Rehabilitation. Hinsichtlich der Eingriffsinvasivität konnte wiederum gezeigt werden, dass ältere Menschen mit muskelinvasivem Blasenkarzinom im Vergleich zur offenen Operation von einem minimal-invasiven, laparoskopischen Vorgehen profitieren und einen geringeren Blutverlust, eine niedrigere Komplikationsrate sowie eine kürzere Krankenhausverweildauer aufweisen [5].

7.4 Indikation und Outcome

Unabhängig von der Prognose der Grunderkrankung selbst (mit bzw. ohne Therapie) muss bei der Eingriffsplanung die operationsspezifische Mortalität sowie das individuelle Risiko für schwerwiegende postoperative Komplikationen berücksichtigt werden. Der NSQIP *Risk Calculator* des *American College of Surgeons* sowie ggf. der *Nottingham Hip Fracture Score* können in diesem Zusammenhang wertvolle Informationen liefern [7,8]. Aber auch „weichere" Kriterien wie subjektives Wohlbefinden müssen an dieser Stelle in die interdisziplinären Überlegungen mit einbezogen werden. So ist bereits präoperativ zu evaluieren, inwieweit der alte Patient überhaupt in der Lage ist, sich von dem geplanten Eingriff zu erholen, um die gewünschte Lebensqualität und Unabhängigkeit erhalten bzw. zurückgewinnen zu können. Dass das Abschätzen des Erfolgs einer operativen Behandlung aus Patientensicht jedoch alles andere als trivial ist, belegen folgende Umfrageergebnisse auf eindrucksvolle Weise: So klagen ca. 20 % aller Patienten ein Jahr nach einem orthopädischen Eingriff über neu aufgetretene Schmerzen und ca. 30 % benötigen neue, zusätzliche Hilfsmittel bei den Verrichtungen des täglichen Lebens. Außerdem geben etwa 50 % aller Patienten ein Jahr nach einem kardiochirurgischen Eingriff an, dass die Operation zu keiner subjektiven Verbesserung der Lebensqualität geführt hat. Zu alledem würden 37 % aller Patienten 3 Jahre nach elektiver operativer Versorgung eines Bauchaortenaneurysma sich diesem Eingriff nicht noch einmal unterziehen [6].

Schließlich sollte gerade vor großen onkologischen Operationen noch kritisch hinterfragt werden, welche Relevanz potentielle Rezidive für den betagten Patienten überhaupt haben, um gegebenenfalls Ausmaß und Radikalität des geplanten Eingriffs individuell anpassen zu können.

7.5 Patientenwille

Immer mehr Patienten sind im Besitz von Patientenverfügungen und haben dezidierte Vorstellungen zu Art und Umfang medizinischer Behandlungen (s. a. Kap. 6). Dabei fällt auf, dass sich die Wünsche und Bedürfnisse älterer Patienten deutlich von denen jüngerer unterscheiden: Vermeidung von Leiden, Erhaltung sozialer Bindungen, Bewahrung kognitiver Funktionen, persönliche Mobilität und Unabhängigkeit sowie Wohlbefinden im täglichen Leben stehen bei betagten Personen eindeutig im Vordergrund. Der individuelle Patientenwunsch muss also bei der interdisziplinären Eingriffsplanung innerhalb des Behandlungsteams berücksichtigt werden. Gelegentlich kann es in diesem Kontext hilfreich sein, Familienangehörige oder sonstige Bezugspersonen mit einzubeziehen, um den eigentlichen Patientenwillen zu eruieren und Art und Ausmaß der therapeutischen Maßnahmen im Konsens festzulegen.

7.6 Auswahl des Narkoseverfahrens

7.6.1 Allgemeine Gesichtspunkte

Grundsätzlich stehen je nach Ausmaß und Lokalisation des operativen Eingriffs die Allgemeinanästhesie, die Regionalanästhesie bzw. die Kombination aus beiden Techniken zur Verfügung. Für viele Eingriffe im Bereich des Abdomens, des Thorax bzw. in der Kopf-Hals-Region sind Regionalverfahren jedoch ungeeignet, während für Eingriffe an den Extremitäten, an der Körperoberfläche und ggf. in der Unterbauchregion neuroaxiale oder periphere Techniken sinnvolle Alternativen darstellen können. Bei größeren abdominal- bzw. thoraxchirurgischen Operationen kommt darüber hinaus noch die Kombination von Allgemeinanästhesie und neuroaxialen bzw. peripheren Verfahren in Betracht, was vor allem im Hinblick auf die postoperative Schmerztherapie von Vorteil sein kann.

Regionalverfahren sind sehr heterogene Techniken und umfassen sowohl neuro-axiale Blockaden (Spinal- und Epiduralanästhesien) als auch periphere Plexus- und Nervenblockaden und können entweder in *„Single-Shot"*-Technik oder aber kontinuierlich via Katheter zur Anwendung kommen. Zu alledem werden genannte Verfahren noch durch lokale Infiltrationstechniken sowie Oberflächenanästhesien (z. B. am Auge) ergänzt.

Seit Jahrzehnten wird kontrovers diskutiert, ob im Hinblick auf das Behandlungs-ergebnis grundsätzlich eine Allgemeinanästhesie oder aber eine Regionalanästhesie zu bevorzugen sei. Diese Diskussion fokussiert sich in zunehmendem Maße auf ger-iatrische Patienten, zumal die Störung der Homöostase unter Regionalanästhesie geringer zu sein scheint als unter Allgemeinanästhesie. Somit stellt die Auswahl des Anästhesieverfahrens für einen definierten Eingriff bei einer bestimmten Altersgrup-pe stets eine multifaktorielle Entscheidung dar, die vom Zustand des Patienten und den chirurgischen Anforderungen, aber auch von den Erfahrungen und den Fertig-keiten des betreuenden Anästhesisten beeinflusst wird. Zu alledem sind bei geriatri-schen Patienten die physiologischen Reserven und Kompensationsmechanismen in zunehmendem Umfang eingeschränkt, so dass die Grunderkrankung *per se* bzw. das Operationstrauma zur Dekompensation dieses fragilen Systems führen können (s. a. Kap. 1). Auch vor diesem Hintergrund ist das gewählte Anästhesieverfahren zu bewer-ten, zumal es zwangsläufig eine zusätzliche Belastung für den alternden Organismus darstellt. Folglich muss von anästhesiologischer Seite unter allen Umständen ver-sucht werden, diese verfahrensbedingte Belastung so gering wie möglich zu halten.

Eine unlängst von Luger und Mitarbeitern veröffentlichte Metaanalyse ergab, dass geriatrische Patienten nach Eingriffen unter Regionalanästhesie eine tenden-ziell geringere Frühmortalität und -morbidität aufweisen [9]. Insbesondere nach hüft-gelenksnahen Frakturen, die mittels Regionalverfahren versorgt wurden, scheinen Mortalität und die Inzidenz schwerwiegender perioperativer Komplikationen vermin-dert zu sein [10]. Andere Untersuchungen wiederum kommen zu gegenteiligen Ergeb-nissen, so dass es nach wie vor nicht möglich ist, allgemeingültige, evidenzbasierte Empfehlungen für spezielle Anästhesietechniken bei geriatrischen Patienten aus-zusprechen [11,12].

Neben der Wahl des anästhesiologischen Managements spielen sicherlich auch organisatorische Komponenten eine zentrale Rolle, beispielsweise ambulante Ver-sorgung, Fast-Track-Konzepte, Frührehabilitation, etc. Das gewählte Narkoseverfah-ren stellt dabei einen integrativen Bestandteil eines umfassenden und individuellen perioperativen Konzepts für den alten Patienten dar und muss zu den klinikinternen Organisationsstrukturen passend sein (Abb. 7.2) [13].

Risiko erhöht für
- intraop. Hypotonie
- postop. pulmonaler Dysfunktion
- postoperatives Delir/POCD
- perioperative Hypothermie
- perioperative Schmerzen
- pharmakologische Störungen (Dehydration, Leber- und Niereninsuffizienz)

Lokal-/Regionanästhesie
bevorzugen
(ggf. + Analgosedierung)

Risiko erhöht für
- Versagen LA/RA
- unkooperativer Patient bei RA-Anlage bzw. OP
- unzureichende Analgesie/
  optimale OP-Bedingungen
- intraoperativ hohen
  Flüssigkeitsumsatz/Blutverlust
weitere Einflussfaktoren
- Ausdehnung (2-Höhlen-Eingrif)
  & Invasivität des Eingriffs
- Zugangsweg bzw. Lagerung

Allgemeinanästhesie
bevorzugen
(ggf. + Regionalanästhesie)

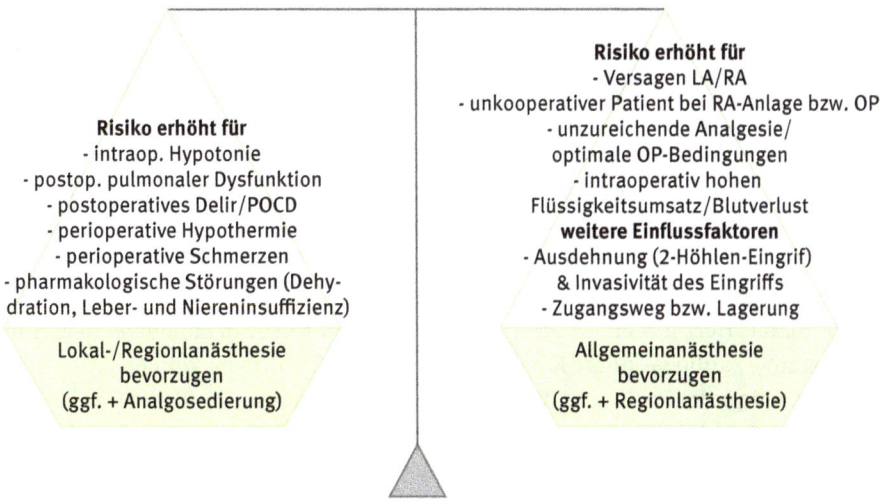

Abb. 7.2: Übersicht über Faktoren mit Einfluss auf die Auswahl des Anästhesieverfahrens. LA: Lokalanästhesie; RA. Regionalanästhesie; POCD: Postoperative kognitive Dysfunktion

7.6.2 Organspezifische Gesichtspunkte

Die Entscheidung zur Allgemeinanästhesie, Regionalanästhesie oder Kombination aus beiden Techniken muss sich auch an organspezifischen Gesichtspunkten orientieren. Mit zunehmendem Altern kommt es nahezu in allen Organsystemen zu Veränderungen, die in der Regel zwar eher physiologisch als pathologisch anzusehen sind (s. a. Kap. 2). Der Übergang zu pathologischen Veränderungen ist jedoch dabei fließend. All diese Veränderungen gehen in der Regel mit Einschränkungen der Organfunktion und damit mit einer verminderten Reservekapazität einher. Folglich sind im Alter die Kompensationsmechanismen deutlich vermindert, um auf physiologischen Stress adäquat reagieren zu können. Letztendlich bestimmen diese aber – viel mehr als das chronologische Alter – die individuelle Prognose [15]. So haben Begleiterkrankungen bei großen Eingriffen wie abdominothorakalen Ösophagusresektionen sogar einen weitaus größeren Einfluss auf das Überleben als das chronologische Alter [16].

Die Einschränkungen der Organfunktion können sich beim betagten Menschen unterschiedlich in Art und Schwere präsentieren. Somit erscheint es sinnvoll, in Abhängigkeit von den jeweiligen Einschränkungen das Narkoseverfahren und das dazugehörige Monitoring mit zu bestimmen.

Kardiovaskuläres System
Kardiovaskuläre Erkrankungen wie Hypertonie, Herzrhythmusstörungen, Herzinsuffizienz, Myokardinfarkte oder Schlaganfälle nehmen im Alter deutlich zu [17]. Durch verminderte Synthese von Elastin und Veränderungen in der Struktur kollagener

Fasern sind Gefäße im Alter weniger elastisch. Die abnehmende Compliance wird zusätzlich noch durch eine verminderte Produktion von vasodilatierenden Substanzen (z. B. NO) verstärkt. In direkter Folge steigt die linksventrikuläre Nachlast im Alter an, und es entwickelt sich oftmals eine konzentrische Hypertrophie der linken Herzkammer. Zusätzlich kann sich das Herzzeitvolumen durch Erhöhung des Schlagvolumens oder der Herzfrequenz nur unzureichend an gesteigerte Anforderungen anpassen, und der Barorezeptorreflex ist abgeschwächt [18,19]. Zu alledem ist die Reaktion auf β-adrenerge Stimulation auf Rezeptorebene mit zunehmendem Lebensalter physiologischerweise verringert. Herzklappenveränderungen können zusätzlich zu Belastungen für das Herz führen, so dass charakteristischerweise mit zunehmendem Alter postoperative kardiovaskuläre Komplikationen gehäuft auftreten können [20].

Trotz adäquater Dosierung der gängigen Anästhetika ist das Risiko für das Auftreten von *intraoperativen hypotensiven Phasen* immens erhöht. Begleiterkrankungen wie arterielle Hypertonie, Diabetes mellitus und die Dauermedikation mit Antihypertensiva bzw. Betarezeptorblockern können zudem Inzidenz und Ausprägung solcher Episoden negativ beeinflussen. Eine verminderte Elimination und Biotransformation im Alter können die Situation weiter aggravieren. Kommt es perioperativ zusätzlich zu exzessiven Flüssigkeitsverschiebungen oder Blutverlusten, können die patienteneigenen Kompensationsmechanismen schnell ausgereizt sein.

Intraoperative Blutdruckabfälle haben relevante Konsequenzen für den Patienten. Walsh et al. konnten zeigen, dass eine intraoperative Hypotension unter 55 mmHg bereits nach wenigen Minuten mit einem vermehrten Auftreten einer postoperativen renalen und myokardialen Schädigung vergesellschaftet ist [21]. Auch Monk et al. sahen die Dauer einer intraoperativen Hypotonie (systolischer Blutdruck unter 80 mmHg) als Prädiktor für eine erhöhte 1-Jahres-Mortalität nach nicht-kardiochirurgischen Eingriffen [22]. Bijker et al. sehen sogar einen möglichen Zusammenhang zwischen hypotonen Episoden während des Eingriffs und dem Auftreten perioperativer ischämischer Schlaganfälle [23].

Folglich muss bei der Durchführung einer (Allgemein-) Anästhesie strikt auf ein adäquates hämodynamisches Monitoring geachtet werden, denn nur so können potenzielle Kreislaufschwankungen sofort erkannt und unmittelbar behandelt werden. Allerdings ist zu beachten, dass bei der Therapie von Hypotonien mit Vasopressoren oftmals mit einer eingeschränkten bzw. verzögerten Reaktion zu rechnen ist.

Die Anwendung einer peripheren Nervenblockade (z. B. axillärer Plexus) kann zur hämodynamischen Stabilität beitragen, zumal relevante Blutdruckabfälle durch eine ausgeprägte Vasodilatation kaum zu erwarten sind. Dagegen besteht bei neuroaxialen Blockaden (v. a. bei der Spinalanästhesie) unabhängig von der Ausbreitungshöhe die Gefahr ausgeprägter hypotoner Phasen. Da hier geriatrische Patienten in besonderem Ausmaß betroffen sind, sollten frühzeitig und antizipierend Maßnahmen ergriffen werden, um einer ausgeprägten Sympathikolyse entgegenzuwirken, zumal hypotone Phasen mit Verminderung der zerebralen Perfusion und Reduktion der regionalen zerebralen Sauerstoffsättigung mit einer erhöhten Inzidenz eines postoperativen kognitiven Defizits einhergehen können [24–27].

Respiratorisches System

Ab dem 50. Lebensjahr nimmt die Lungen-Compliance ab; das Lungenparenchym ist weniger elastisch und die Thoraxwand wird rigider. Diese altersphysiologischen Veränderungen sowie der Einfluss von Begleiterkrankungen (z. B. COPD) führen zu einer zunehmenden Einschränkung der Lungenfunktion und bzw. der Atemregulation. Schutzreflexe sind häufig eingeschränkt, und die Kraft für einen suffizienten Hustenstoß kann fehlen. Dies unterstreicht abermals, weshalb im Rahmen einer Allgemeinanästhesie primär kurzwirksame und gut steuerbare Medikamente zum Einsatz kommen sollten. Ein adäquates intraoperatives Monitoring z. B. der neuromuskulären Blockade bzw. der Narkosetiefe kann hier effektiv dazu beitragen, einen postoperativen Überhang der Medikamentenwirkung zu vermeiden.

In Bezug auf das Atemwegsmanagement gibt es keinerlei Hinweise darauf, dass die Häufigkeit schwieriger Intubationen im Alter zunimmt. Wohl aber sind nach Langeron et al. ein erhöhtes Alter und Zahnlosigkeit Prädiktoren für eine schwierigere Maskenbeatmung [28]. Das Alter ist darüber hinaus einer der wichtigsten Prädiktoren für postoperative pulmonale Komplikationen wie Aspiration, Lungenödem, Atelektasen oder Pneumonien [29]. So kann eine oft anzutreffende muskuläre Schwäche die Extubation erschweren und postoperative Pneumonien begünstigen.

Vor diesem Hintergrund scheint die Durchführung eines Regionalverfahrens besonders beim alten Menschen vorteilhaft, zumal sowohl das Bewusstsein als auch eine suffiziente Spontanatmung mit intakten Schutzreflexen erhalten bleibt. Eine Manipulation an den Atemwegen wird vermieden, und die Kraft der Atemmuskulatur wird in der Regel nicht beeinträchtigt. Lediglich bei der Anwendung hochthorakaler Epiduralanästhesien oder Paravertebralblockaden kann die Atemmechanik beeinträchtigt sein. Eine Cochrane-Analyse konnte zeigen, dass die alleinige Anwendung eines neuroaxialen Verfahrens die 30-Tages-Mortalität und das Risiko für Pneumonien senkt, allerdings unabhängig vom Patientenalter [30]. Wird das neuroaxiale Verfahren jedoch mit einer Allgemeinanästhesie kombiniert, lässt sich lediglich eine Senkung des Risikos für postoperative Pneumonien nachweisen. Außerdem werden nach Regionalanästhesien weniger tiefe Beinvenenthrombosen und pulmonale Embolien beobachtet [10], was gerade bei endoprothetischen Eingriffen an der unteren Extremität relevant sein kann. Mögliche Gründe liegen in einer abgeschwächten Stressantwort, einer verminderten Aktivierung des endothelialen Systems und einer verminderten Ausschüttung von Faktor VII. Bei sehr großen und ausgedehnten Eingriffen (z. B. offene Eingriffe an der Aorta abdominalis) konnte durch die Kombination von Allgemeinanästhesie mit neuroaxialer Blockade nicht nur eine suffizientere Schmerztherapie, sondern auch eine kürzere Intensivaufenthaltsdauer mit schnellerer Extubation, seltenerem respiratorischen Versagen und weniger Myokardinfarkten nachgewiesen werden [31].

Zentrales Nervensystem

Im Alter kommt es physiologischerweise zu einem Verlust an Nervenzellen, was sich unter anderem in einer zunehmenden Einschränkung der Gedächtnisleistung, aber auch des Hör- und Sehvermögens äußert. Nimmt dieser Verlust pathologische Ausmaße an, so kann es zum Auftreten einer Reihe von neurodegenerativen Erkrankungen (z. B. Morbus Parkinson, Morbus Alzheimer etc.) kommen.

Grundsätzlich gibt es derzeit keine Evidenz dafür, dass die Durchführung einer Allgemeinanästhesie diese Krankheitsbilder aggravieren oder gar auslösen kann [32]. Unabhängig davon ist jedoch bei alten Patienten häufiger eine postoperative Einschränkung der Vigilanz bzw. Orientiertheit zu beobachten als bei jüngeren. Es ist in diesem Zusammenhang bekannt, dass das Alter *per se* einen der wichtigsten Risikofaktoren für die Entstehung eines postoperativen Delirs bzw. eines postoperativen kognitiven Defizits darstellt (s. a. Kap. 16), was wiederum zu einem längeren Krankenhausaufenthalt sowie zu einer erhöhten Morbidität bzw. Letalität beiträgt [33].

Ob sich die grundsätzliche Vermeidung einer Allgemeinanästhesie in dieser Altersgruppe positiv auf die Inzidenz des postoperativen Delirs auswirkt, ist gegenwärtig Gegenstand kontroverser Diskussionen [34]. So ergaben aktuelle Untersuchungen bei Patienten über 60 Jahren keinen Unterschied in der Rate eines postoperativen Delirs nach Allgemein- bzw. nach Regionalanästhesie [35]. Allerdings mehren sich die Hinweise, dass das Vermeiden einer ausgeprägten Narkosetiefe (Bispektralindex BIS < 20) mit einer geringeren Inzidenz von Delir und postoperativem kognitivem Defizit einhergeht [36–38]. Andere Untersuchungen kommen wiederum zu dem Schluss, dass die Dauer intraoperativer Episoden mit BIS-Werten < 45 mit der 1-Jahres-Mortalität nach nicht-kardiochirurgischen Eingriffen korreliert [22], was allerdings durch eine Subgruppenanalyse des *B-Unaware-Trials* nicht bestätigt werden konnte [39].

Vorteile von Regionalanästhesieverfahren gegenüber Allgemeinanästhesien in Bezug auf die postoperative kognitive Leistung lassen sich vor allem dann erkennen, wenn keine zusätzliche (tiefere) Sedierung erforderlich wird.

Die zentrale Bedeutung eines effektiven postoperativen Analgesiekonzepts unterstreichen die Ergebnisse einer Studie an Patienten mit hüftgelenksnaher Fraktur. Hier konnte gezeigt werden, dass eine insuffiziente Schmerztherapie die Entstehung eines postoperativen Delirs begünstigen kann [41]. Der Verzicht auf Benzodiazepine, zentralwirksame Anticholinergika und Pethidin (zur postoperativen Schmerztherapie) tragen an dieser Stelle mit dazu bei, die postoperative Delirrate zu senken [40–42].

Die Frage, ob die Durchführung einer Allgemeinanästhesie die Entstehung eines postoperativen kognitiven Defizits begünstigt, kann zum heutigen Zeitpunkt nicht eindeutig beantwortet werden. Metaanalysen zeigen uneinheitliche Studienergebnisse auf; ein kausaler Zusammenhang scheint nicht gegeben zu sein [43–45].

Thermoregulation

Bei älteren Patienten besteht ein erhöhtes Risiko für die Entstehung einer perioperativen Hypothermie [46,47] (s. a. Kap. 12). Eine Allgemeinanästhesie kann bei alten Menschen sowohl durch zentrale Mechanismen als auch durch direkte periphere Vasodilatation zu einem gesteigerten Verlust an Körperwärme führen. Aus diesem Grund müssen Strategien zum perioperativen Wärmeerhalt konsequent angewendet werden. Aber auch nach der Anlage einer Spinal- bzw. Periduralanästhesie besteht die Gefahr eines gesteigerten Wärmeverlusts durch Vasodilatation und nachfolgender Umverteilung [46], und wiederum sind es alte Patienten, die hier in besonderem Maße betroffen sind [48]. Bedauerlicherweise scheint es gängige Praxis zu sein, dass im Rahmen von Regionalanästhesien Methoden zum Wärmeerhalt deutlich seltener angewandt werden. Daher sollte auch bei diesen Techniken perioperativ regelmäßig die Körpertemperatur gemessen werden und konsequent ein Wärmeerhaltungskonzept zur Anwendung kommen.

Gastrointestinales System

Mit zunehmendem Alter verzögert sich die Erholung der Darmmotilität nach abdominellen Eingriffen [49,50]. In diesem Zusammenhang könnte die Durchführung einer Epiduralanästhesie (in Kombination mit Allgemeinanästhesie) von Vorteil sein, führt diese doch zu einem schnelleren Wiedereinsetzen der Darmmotilität [51]. Dieses Phänomen liegt in erster Linie an einer selektiven Sympathikolyse mit konsekutivem Überwiegen der parasympathischen Aktivität im Splanchnikusgebiet. Dabei ist es irrelevant, ob ein Lokalanästhetikum mit oder ohne Opioidzusatz epidural verabreicht wird. Die Sorge um Anastomoseninsuffizienzen aufgrund einer gesteigerten Motilität scheint in diesem Kontext unbegründet.

Das Risiko für das Auftreten von postoperativer Übelkeit und/oder Erbrechen (PONV) ist beim 70-jährigen zwar nur noch halb so hoch wie beim 20-jährigen, dennoch kann PONV auch beim Älteren ein klinisch relevantes Problem (z. B. durch vermehrten Flüssigkeitsverlust) darstellen [56]. Eine PONV-Prophylaxe ist demnach auch im fortgeschrittenen Alter indiziert [57].

7.6.3 Operative und eingriffsspezifische Gesichtspunkte

Der ruhige und bewegungslose Patient ermöglicht dem Operateur ideale Operationsbedingungen, was unter anderem zu einer kürzeren Eingriffsdauer beitragen kann [52,53]. Vor allem im Rahmen von Regionalverfahren ist diese Bewegungslosigkeit jedoch nicht immer gegeben, und gerade bei älteren Patienten können Rücken- und Liegeschmerzen bzw. ein vorbestehende *„restless legs"*-Syndrom zu zunehmender motorische Unruhe führen. Da in diesen Situationen oftmals eine zusätzliche Sedie-

rung notwendig wird, können sich potentielle prognostische Vorteile der Regionalanästhesie rasch relativieren [54,55].

Die Versorgung von hüftgelenksnahen Frakturen zählen zu den häufigsten Eingriffen bei alten Patienten [2]. Grundsätzlich lassen sich diese Eingriffe sowohl in
Allgemein- als auch in Spinalanästhesie (ggf. mit zusätzlicher Blockade des N. femoralis) durchführen. Welche dieser Vorgehensweisen die größten prognostischen Vorteile bietet, wird derzeit kontrovers diskutiert [40]. Eine Vielzahl von Untersuchungen
konnte in diesem Zusammenhang keine relevanten Unterschiede bezüglich Morbidität und 30-Tage- bzw. Krankenhausletalität nachweisen [58–60]. Andere Arbeiten
dagegen zeigten bei Anwendung eines Regionalverfahrens einen Trend zu einer kürzeren Krankenhausverweildauer auf bzw. kommen sogar zu dem Ergebnis, dass Regionalverfahren mit weniger pulmonalen Komplikationen, venösen Thrombosen und
Embolien sowie einer geringeren perioperativen Sterblichkeit einhergehen [61–63].
Bei all diesen Studien muss jedoch kritisch angemerkt werden, dass zumeist keine
Angaben zu zusätzlicher Sedierung bei rückenmarksnahen Verfahren gemacht werden und die Durchführung der Allgemeinanästhesie nicht genauer beschrieben wird.
Darüber hinaus bleiben wichtige Aspekte wie z. B. die postoperative Lebensqualität
der Patienten vollständig unberücksichtigt. Zusammenfassend kann also festgestellt
werden, dass nach derzeitiger Datenlage Allgemeinanästhesie und neuroaxiale Verfahren gleichwertig zur Versorgung hüftgelenksnaher Frakturen eingesetzt werden
können (Tab. 7.1) [64–66].

Ein Eingriff, dem sich in erster Linie mehrfach vorerkrankte geriatrische Patienten unterziehen müssen, ist die Amputation von Gliedmaßen. Auch hier zeigt es sich,
dass die Auswahl des Anästhesieverfahrens bei funktionell eingeschränkten Patienten > 75 Jahren ohne Einfluss auf die perioperative Prognose (30-Tage-Mortalität, kardiale Ereignisse, pulmonale Komplikationen, Schlaganfall, Harnwegsinfektionen,
Wundinfektionen, Krankenhausaufenthaltsdauer) zu sein scheint [67].

Zahlreiche kleinere Eingriffe (z. B. transurethrale urologische Operationen oder
Operationen in der Augen- oder Zahnheilkunde) sind auch bei Betagten sehr gut für
die Durchführung in alleiniger Regionalanästhesie – je nach Lokalisation sowohl
peripher als auch rückenmarksnah – geeignet. Exemplarisch seien an dieser Stelle
auch Kataraktoperationen genannt, die erfolgreich und mit gutem Patientenkomfort
in Lokalanästhesie durchgeführt werden können [68].

Bei sehr großen operativen Eingriffen dagegen ist die Kombination von Allge-
mein- und (neuroaxialer) Regionalanästhesie ein sinnvoller Ansatz, der perioperativ
zur Opioidreduktion und intraoperativ zur Vermeidung einer inadäquat tiefen Narkose beitragen kann. In wieweit diese Vorgehensweise einen Einfluss auf Morbidität
und Letalität besitzt, bleibt derzeit unklar, jedoch scheinen respiratorische Komplikationen (z. B. Pneumonien und Ateminsuffizienz) postoperativ in einer geringeren
Häufigkeit aufzutreten [69].

Tab. 7.1: Einfluss der Regionalanästhesie bei ausgewählten Eingriffen (modifiziert nach [89]).

Eingriff	Möglicher Einfluss der Regionalanästhesie
Versorgung hüftgelenksnaher Frakturen	– reduzierte Krankenhausaufenthaltsdauer und 30-Tage-Mortalität – reduzierter Bedarf an Sedativa – bessere Schmerzkontrolle – kein Atemwegsmanagement erforderlich – geringeres Thromboserisiko – reduzierter Blutverlust – weniger postoperative Verwirrtheit
Hüft- und Kniegelenksersatz	– reduzierte Mortalität – bessere Schmerzkontrolle – weniger Inanspruchnahme intensivmedizinischer Kapazitäten – weniger systemische Infektionen – mehr Harnretention – vermehrter Pruritus – häufiger lumbale Rückenschmerzen
Thorakotomie	– bessere Schmerzkontrolle – vermehrt Hypotensionen
Revaskularisierung an der unteren Extremität	– geringeres Pneumonierisiko
Abdominalchirurgie	– bessere Darmmotilität – kürzere Beatmungsdauer – bessere Schmerzkontrolle – weniger kardiale, respiratorische, gastrointestinale und renale Komplikationen

7.6.4 Ambulante Anästhesie

Auch hierzulande steigt die Zahl ambulant durchgeführter operativer Eingriffe zunehmend an. Wie im Sozialgesetzbuch V explizit verankert, gelten für alle ambulant durchgeführten Maßnahmen grundsätzlich die gleichen Qualitätsmaßstäbe wie bei einer stationären Behandlung. Dies betrifft nicht nur die Durchführung des Narkoseverfahrens, sondern auch die prä- und postoperative Betreuung [9].

Alte Menschen ziehen häufig ein ambulantes Prozedere einem stationären Krankenhausaufenthalt vor, wenn sie die Wahlmöglichkeit haben. Grundsätzlich gilt, dass das chronologische Alter *per se* keine Kontraindikation für ein ambulantes Vorgehen darstellt, wenn bestimmte patienten- und eingriffsbezogene Voraussetzungen erfüllt sind. Trotzdem kommen Untersuchungen zu dem Schluss, dass das Alter ein unabhängiger Risikofaktor für ungeplante stationäre Aufnahmen nach ambulanter Chirurgie darstellt [70]. Unbestritten kann die ambulante Versorgung helfen, Kosten zu reduzieren und nosokomiale Infektionen zu vermeiden. Außerdem wurden besonders niedrige Raten an respiratorischen und anderen postoperativen Komplikationen (z. B. PONV) berichtet [71]. Eine Übersicht über Faktoren, die vor der Entscheidung zur ambulanten Durchführung eines Eingriffs berücksichtigt werden müssen, bietet folgende Checkliste zur Planung einer ambulanten Anästhesie.

Von einem ambulanten Prozedere sollte abgesehen werden, sobald eine Frage mit „Nein" beantwortet wird:
– Können ambulant die gleichen Qualitätsmaßstäbe eingehalten werden wie stationär?
– Befindet sich der Patient in einem stabilen Allgemeinzustand mit gut eingestellten Grunderkrankungen?
– Ist der Patient in der Lage, sich selbst postoperativ ausreichend zu versorgen?
– Befindet sich der Patient in einem stabilen sozialen Umfeld?
– Sind angemessene Versorgungsstrukturen (z. B. Hausarzt, Pflegedienst) außerhalb der Klinik vorhanden?
– Ist das Risiko für postoperative Komplikationen (Schmerzen, Blutungen, usw.) überschaubar?

Patientenauswahl

Bezüglich der Aufklärung gilt auch im ambulanten Bereich, dass der Patient fähig sein muss, Wesen, Bedeutung und Tragweite des geplanten operativen Eingriffs, des Anästhesieverfahrens und der Nachsorge zu erkennen. Diese Evaluation muss nicht zwangsweise durch ein persönliches Vorstellen erfolgen, auch eine telefonische Kontaktaufnahme ist von Fall zu Fall denkbar und für einen älteren Patienten womöglich besser planbar.

Ob ein alter Patient für die ambulante Durchführung eines Eingriffs geeignet ist, hängt wie erwähnt weniger vom chronologischen als vom biologischen Alter und dem aktuellen Gesundheitszustand ab. Die Zusammenschau kann hier auch als „klinisches Alter" bezeichnet werden. Ein stabiler Allgemeinzustand und gut kontrollierte Begleiterkrankungen sind wichtige Voraussetzungen für ein erfolgreiches ambulantes Vorgehen. In diesem Zusammenhang wird beispielsweise häufig diskutiert, ob die Durchführung einer ambulanten Narkose bei alten Patienten mit OSAS oder starkem Übergewicht sinnvoll möglich ist [72]. Entsprechende Studien kommen zu dem Schluss, dass diese Patienten zwar häufig zusätzliche anästhesiologische Betreuung benötigen, jedoch ließen sich keine erhöhten Raten an ungeplanten stationären Aufnahmen nachweisen [73,74]. Somit ist selbst bei derart vorerkrankten Patienten ein ambulantes Vorgehen denkbar, wenn sowohl ein geeigneter Eingriff als auch ein angemessenes Narkoseverfahren gewählt werden [75]. Neben solchen „harten Kriterien" gilt es, bereits präoperativ den kognitiven Zustand und die Einstellung des Patienten zum geplanten Vorgehen zu evaluieren. So gibt es Hinweise darauf, dass die präoperative Angst Einfluss auf das Auftreten von postoperativen Schmerzen und PONV hat [76].

Älteren Patienten fällt es häufig schwer, sich an eine neue Umgebung und Situation anzupassen. Dementsprechend kann es sich positiv auf das Empfinden und die postoperative Erholung auswirken, wenn das vertraute häusliche Umfeld nur so kurz wie möglich verlassen wird. Paradoxerweise sind es die sehr schwer vorerkrankten und kognitiv stark beeinträchtigten alten Patienten, die auf den ersten Blick für eine ambulante Operation nicht geeignet erscheinen, die höchst wahrscheinlich am meisten von der Vermeidung eines langen Krankenhausaufenthalts profitieren würden. Einzelne Studien berichten sogar von weniger kognitiven Dysfunktionen eine Woche nach der Durchführung ambulanter Eingriffe im Vergleich zur stationären Versorgung [71].

Soziale Aspekte

Unbestritten ist es für den alten Patienten gewinnbringend, wenn er sein gewohntes soziales Umfeld, seine vertraute Umgebung und seine täglichen Routinen nur so kurz wie möglich verlässt. Dennoch müssen verschieden Faktoren bedacht und bereits präoperativ mit dem Patienten besprochen werden:
-   Fühlt sich der Patient selbst in der Lage, nach der Operation zuhause zu sein?
-   Sind die räumlichen Gegebenheiten dementsprechend?
-   Von wem wird der Patient zuhause versorgt?

Der stabilisierenden Wirkung des häuslichen Umfelds steht also die permanente Abwesenheit von medizinischen Fachpersonals gegenüber. Ältere Patienten leben häufiger allein (bei den über 80-jährigen sind 60 % der Männer und 25 % der Frauen betroffen) und benötigen Unterstützung bei der postoperativen Versorgung [77,78]. Eine Versorgung durch Angehörige stellt für diese oftmals eine nicht unerhebliche Belastung dar, insbesondere dann, wenn die betreuten Patienten kognitiv (z. B. Demenz, Schwerhörigkeit) oder motorisch (z. B. muskulärer Schwäche) eingeschränkt sind. Angehörige spielen jedoch gerade bei einer ambulanten Nachbetreuung eine zentrale Rolle und müssen helfen, eventuelle Komplikationen frühzeitig zu erkennen oder zu behandeln.

Ambulantes Operieren von alten Menschen muss demnach auf einem soliden Gesamtkonzept beruhen, dass sowohl die operierende Einrichtung als auch ambulante Pflegedienste, Hausärzte und Angehörige für die bestmögliche Versorgung des Patienten mit einbindet.

Auswahl des Anästhesieverfahrens

Im Rahmen ambulanter Versorgungen sind auch beim alten Patienten unkontrollierbare Schmerzen oder nicht beherrschbares Erbrechen und Übelkeit die häufigsten anästhesiologisch beeinflussbaren Gründe für eine verzögerte Entlassung bzw. eine ungeplante stationäre Aufnahme [79,80]. Vor allem vor diesem Hintergrund muss das Anästhesieverfahren individuell ausgewählt und angepasst werden [87].

Ob Allgemeinanästhesien oder Regionalverfahren für ambulante Eingriffe besser geeignet sind, wird kontrovers diskutiert. Im Vergleich zur Induktion einer Allgemeinanästhesie führt die Anlage sowohl einer zentralen als auch einer peripheren Nervenblockade zu längeren Einleitungszeiten. Allerdings muss dies nicht zwangsläufig zu einer Verzögerung des Operationsbeginns führen, wenn gute logistische und organisatorische Strukturen vorgehalten werden; zudem wird die Ausleitungszeit deutlich kürzer. Die Zeit im Aufwachraum scheint durch Regionalanästhesieverfahren nicht wesentlich verkürzt zu werden, jedoch sind postoperativ weniger Opioide intravenös erforderlich und die PONV-Inzidenz nimmt ab [82]. Zu alledem konnte ein klinisch relevanter Zeitunterschied bis zur Entlassung nach Hause in Abhängigkeit vom Anästhesieverfahren nicht festgestellt werden.

Im Rahmen einer Spinalanästhesie kann es bei Verwendung der „klassischen" Lokalanästhetika (z. B. Bupivacain) in vergleichsweiser hoher Dosierung zu einer langanhaltenden motorischen Blockade bzw. einen Harnverhalt kommen, was die Entlassung signifikant verzögert [14]. Diese Problematik kann jedoch durch Verwendung kurzwirksamer Lokalanästhetika (z. B. 2-Choroprocain und Prilocain) umgangen werden; wirkungsverlängernde Zusätze wie Clonidin oder Opioide sollten grundsätzlich vermieden werden [83–86].

In Bezug auf Patientenzufriedenheit, Analgesieniveau sowie PONV-Inzidenz scheinen periphere Regionalanästhesieverfahren die größten Vorteile zu besitzen, vor allem dann, wenn ein Katheterverfahren zur Anwendung kommt [81,87]. Die Anlage eines Katheters zur regionalen Schmerztherapie muss dabei den Konzepten einer zügigen ambulanten Versorgung keineswegs widersprechen, wenn der Patient in ein solides Gesamtkonzept mit ständiger Verfügbarkeit von Ansprechpartnern eingebunden ist. Prinzipiell ist auch eine Entlassung mit liegendem Schmerzkatheter denkbar, jedoch muss das Verhalten bei versehentlicher Dislokation oder Entfernung vorab besprochen werden. Der Patient muss bei anhaltender motorischer Einschränkung (z. B. nach Anlage einer N. femoralis-Blockade) besonders auf die Sturzgefahr hingewiesen werden. Ob sich eine Katheteranlage bei älteren Patienten positiv auf die langfristige Erholung oder das Entstehen von chronischen Schmerzen auswirkt, ist nicht abschließend geklärt.

Geeignete Eingriffe

Nicht alle Eingriffe sind gleichermaßen für eine ambulante Durchführung geeignet. Wichtige Voraussetzungen sind z. B. ein geringes Risiko für postoperative Komplikationen wie Nachblutungen oder Wundinfektionen [9]. Die postoperative Nachbehandlung mit Wundkontrollen und Verbandswechseln muss wenig aufwendig sein, dass sie sinnvoll ambulant durchgeführt werden kann. Außerdem muss der Eingriff postoperativ so wenig schmerzhaft sein, dass eine Selbstmedikation durch den Patienten ausreichende Linderung bringt.

Zu den am besten geeigneten und am häufigsten bei älteren Patienten durchgeführten ambulanten Eingriffen zählen demnach:

- Augeneingriffe (z. B. Kataraktoperationen)
- transurethrale Eingriffe
- zahnärztliche Eingriffe
- Leistenhernienversorgung

Dabei scheinen Patienten im Rahmen von Leistenhernienoperationen – unabhängig vom Anästhesieverfahren – von der zusätzlichen Anlage eines Ilioinguinal- bzw. Paravertebralblocks im Hinblick auf Erholungszeiten, Schmerzniveau und Patientenzufriedenheit zu profitieren [88,89].

Literatur

[1] Beck S, Buchi C, Lauber P, Grob D, Meier C. Perioperative Risikostratifizierung geriatrischer Patienten bei nichtkardialen Eingriffen. Z Gerontol Geriatr. 2014;47:90–94.

[2] Coburn M, Rohl AB, Knobe M, et al. Anästhesiologisches Management in der Alterstraumatologie. Anaesthesist. 2016;65:98–106.

[3] Handoll HH, Parker MJ. Conservative versus operative treatment for hip fractures in adults. Cochrane Database Syst Rev. 2008;16:CD000337.

[4] Vaccaro AR, Kepler CK, Kopjar B, et al. Functional and quality-of-life outcomes in geriatric patients with type-II dens fracture. J Bone Joint Surg Am. 2013;95:729–735.

[5] Soria F, Moschini M, Korn S, Shariat SF. How to optimally manage elderly bladder cancer patients? Transl Androl Urol. 2016;5:683–691.

[6] Sieber FE. Geriatric Anesthesia. Columbus: McGraw-Hill Professional, 2006.

[7] Marufu TC, White SM, Griffiths R, Moonesinghe SR, Moppett IK. Prediction of 30-day mortality after hip fracture surgery by the Nottingham Hip Fracture Score and the Surgical Outcome Risk Tool. Anaesthesia. 2016;71:515–521.

[8] Haskins IN, Maluso PJ, Schroeder ME, et al. Predictors of mortality following emergency general surgery: An American College of Surgeons National Surgical Quality Improvement Program risk calculator. J Trauma Acute Care Surg. 2017;82(6):1094–1099.

[9] Polonius M LB, Radke J. Vereinbarung zur Qualitätssicherung ambulante Anästhesie. Anästh Intensivmed. 2006;47:50–51.

[10] Luger TJ, Kammerlander C, Luger MF, Kammerlander-Knauer U, Gosch M. Mode of anesthesia, mortality and outcome in geriatric patients. Z Gerontol Geriatr. 2014;47:110–124.

[11] Rodgers A, Walker N, Schug S, et al. Reduction of postoperative mortality and morbidity with epidural or spinal anaesthesia: results from overview of randomised trials. BMJ. 2000;321:1493.

[12] Krenk L, Rasmussen LS, Hansen TB, et al. Delirium after fast-track hip and knee arthroplasty. Br J Anaesth. 2012;108:607–611.

[13] Griffiths R, Beech F, Brown A, et al. Peri-operative care of the elderly 2014: Association of Anaesthetists of Great Britain and Ireland. Anaesthesia. 2014;69(1):81–98.

[14] Auroy Y, Benhamou D, Bargues L, et al. Major complications of regional anesthesia in France: The SOS Regional Anesthesia Hotline Service. Anesthesiology. 2002;97:1274–1280.

[15] Tiret L, Desmonts JM, Hatton F, Vourc'h G. Complications associated with anaesthesia--a prospective survey in France. Can Anaesth Soc J. 1986;33:336–344.

[16] Pultrum BB, Bosch DJ, Nijsten MW, et al. Extended esophagectomy in elderly patients with esophageal cancer: minor effect of age alone in determining the postoperative course and survival. Ann Surg Oncol. 2010;17:1572–1580.

[17] Gosswald A, Schienkiewitz A, Nowossadeck E, Busch MA. Prävalenz von Herzinfarkt und koronarer Herzkrankheit bei Erwachsenen im Alter von 40 bis 79 Jahren in Deutschland: Ergebnisse der Studie zur Gesundheit Erwachsener in Deutschland (DEGS1). Bundesgesundheitsblatt Gesundheitsforschung Gesundheitsschutz. 2013;56:650–655.

[18] Ferrari AU. Modifications of the cardiovascular system with aging. Am J Geriatr Cardiol. 2002;11:30–33.

[19] Ebert TJ, Morgan BJ, Barney JA, Denahan T, Smith JJ. Effects of aging on baroreflex regulation of sympathetic activity in humans. Am J Physiol. 1992;263:H798–803.

[20] Polanczyk CA, Marcantonio E, Goldman L, et al. Impact of age on perioperative complications and length of stay in patients undergoing noncardiac surgery. Ann Intern Med. 2001;134:637–643.

[21] Walsh M, Devereaux PJ, Garg AX, et al. Relationship between intraoperative mean arterial pressure and clinical outcomes after noncardiac surgery: toward an empirical definition of hypotension. Anesthesiology. 2013;119:507–515.

[22] Monk TG, Saini V, Weldon BC, Sigl JC. Anesthetic management and one-year mortality after noncardiac surgery. Anesth Analg. 2005;100:4–10.

[23] Bijker JB, Gelb AW. Review article: the role of hypotension in perioperative stroke. Can J Anaesth. 2013;60:159–167.

[24] Taffe P, Sicard N, Pittet V, et al. The occurrence of intra-operative hypotension varies between hospitals: observational analysis of more than 147,000 anaesthesia. Acta Anaesth Scand. 2009;53:995–1005.

[25] Herminghaus A, Löser S, Wilhelm W. Anästhesie bei geriatrischen Patienten: Anästhetika, Patientenalter und Anästhesieführung. Anaesthesist. 2012;61:363–374.

[26] Minville V, Asehnoune K, Salau S, et al. The effects of spinal anesthesia on cerebral blood flow in the very elderly. Anesth Analg. 2009;108:1291–1294.

[27] Kim J, Shim JK, Song JW, Kim EK, Kwak YL. Postoperative Cognitive Dysfunction and the Change of Regional Cerebral Oxygen Saturation in Elderly Patients Undergoing Spinal Surgery. Anesth Analg. 2016;123:436–444.

[28] Langeron O, Masso E, Huraux C, et al. Prediction of difficult mask ventilation. Anesthesiology. 2000;92:1229–1236.

[29] Qaseem T. Risk assessment for and strategies to reduce perioperative pulmonary complications. Ann Intern Med. 2006;145:553.

[30] Guay J, Choi PT, Suresh S, et al. Neuraxial anesthesia for the prevention of postoperative mortality and major morbidity: an overview of cochrane systematic reviews. Anesth Analg. 2014;119:716–725.

[31] Guay J, Kopp S. Epidural pain relief versus systemic opioid-based pain relief for abdominal aortic surgery. Cochrane Database Syst Rev. 2016:CD005059.

[32] Hudson AE, Hemmings HC Jr. Are anaesthetics toxic to the brain? Br J Anaesth. 2011;107:30–37.

[33] Kalisvaart KJ, Vreeswijk R, de Jonghe JF, et al. Risk factors and prediction of postoperative delirium in elderly hip-surgery patients: implementation and validation of a medical risk factor model. J Am Geriatr Soc. 2006; 54:817–822.

[34] Rasmussen LS. Postoperative cognitive dysfunction: incidence and prevention. Best Pract Res Clin Anaesthesiol. 2006;20:315–330.

[35] Papaioannou A, Fraidakis O, Michaloudis D, Balalis C, Askitopoulou H. The impact of the type of anaesthesia on cognitive status and delirium during the first postoperative days in elderly patients. Eur J Anaesth. 2005;22:492–499.

[36] Chan MT, Cheng BC, Lee TM, Gin T, Group CT. BIS-guided anesthesia decreases postoperative delirium and cognitive decline. J Neurosurg Anesthesiol. 2013;25:33–42.

[37] Radtke FM, Franck M, Lendner J, et al. Monitoring depth of anaesthesia in a randomized trial decreases the rate of postoperative delirium but not postoperative cognitive dysfunction. Br J Anaesth. 2013;110(1):i98–105.

[38] American Geriatrics Society Expert Panel on Postoperative Delirium in Older A. Postoperative delirium in older adults: best practice statement from the American Geriatrics Society. J Am Coll Surg. 2015;220:136–148.

[39] Kertai MD, Palanca BJ, Pal N, et al. Bispectral index monitoring, duration of bispectral index below 45, patient risk factors, and intermediate-term mortality after noncardiac surgery in the B-Unaware Trial. Anesthesiology. 2011;114:545–556.

[40] Murthy S, Hepner DL, Cooper Z, Bader AM, Neuman MD. Controversies in anaesthesia for noncardiac surgery in older adults. Br J Anaesth. 2015;115(2):ii15–25.

[41] Mouzopoulos G, Vasiliadis G, Lasanianos N, et al. Fascia iliaca block prophylaxis for hip fracture patients at risk for delirium: a randomized placebo-controlled study. J Orthop Traumatol. 2009;10:127–133.

[42] Fong HK, Sands LP, Leung JM. The role of postoperative analgesia in delirium and cognitive decline in elderly patients: a systematic review. Anesth Analg. 2006;102:1255–1266.

[43] Davis N, Lee M, Lin AY, et al. Postoperative cognitive function following general versus regional anesthesia: a systematic review. J Neurosurg Anesthesiol. 2014;26:369–376.

[44] Rasmussen LS, Johnson T, Kuipers HM, et al. Does anaesthesia cause postoperative cognitive dysfunction? A randomised study of regional versus general anaesthesia in 438 elderly patients. Acta Anaesth Scand. 2003;47:260–266.

[45] Newman S, Stygall J, Hirani S, Shaefi S, Maze M. Postoperative cognitive dysfunction after noncardiac surgery: a systematic review. Anesthesiology. 2007;106:572–590.

[46] Brauer A, Perl T, Quintel M. Perioperatives Wärmemanagement. Anaesthesist. 2006;55:1321–1339.

[47] Kurz A, Plattner O, Sessler DI, et al. The threshold for thermoregulatory vasoconstriction during nitrous oxide/isoflurane anesthesia is lower in elderly than in young patients. Anesthesiology. 1993;79:465–469.

[48] Frank SM, El-Rahmany HK, Cattaneo CG, Barnes RA. Predictors of hypothermia during spinal anesthesia. Anesthesiology. 2000;92:1330–1334.

[49] De Lillo AR, Rose S. Functional bowel disorders in the geriatric patient: constipation, fecal impaction, and fecal incontinence. Am J Gastroenterol. 2000;95:901–905.

[50] Vazquez Roque M, Bouras EP. Epidemiology and management of chronic constipation in elderly patients. Clin Interv Aging. 2015;10:919–930.

[51] Guay J, Nishimori M, Kopp SL. Epidural Local Anesthetics Versus Opioid-Based Analgesic Regimens for Postoperative Gastrointestinal Paralysis, Vomiting, and Pain After Abdominal Surgery: A Cochrane Review. Anesth Analg. 2016;123:1591–1602.

[52] Schonenberger S, Uhlmann L, Hacke W, et al. Effect of Conscious Sedation vs General Anesthesia on Early Neurological Improvement Among Patients With Ischemic Stroke Undergoing Endovascular Thrombectomy: A Randomized Clinical Trial. JAMA. 2016;316:1986–1996.

[53] Luger TJ, Luger MF. Anästhesiologische Betreuung im orthogeriatrischen Co-Management. Perioperative Versorgung des geriatrischen Traumapatienten. Z Gerontol Geriatr. 2016;49:237–255.

[54] Ersoy A, Kara D, Ervatan Z, Cakirgoz M, Kiran O. Sedation in hypoalbuminemic geriatric patients under spinal anesthesia in hip surgery. Midazolam or Propofol? Saudi Med J. 2015;36:1191–1198.

[55] Ekstein M, Gavish D, Ezri T, Weinbroum AA. Monitored anaesthesia care in the elderly: guidelines and recommendations. Drugs Aging. 2008;25:477–500.

[56] Sinclair DR, Chung F, Mezei G. Can postoperative nausea and vomiting be predicted? Anesthesiology. 1999;91;109–118.

[57] Apfel CC, Kranke P, Piper S, et al. Übelkeit und Erbrechen in der postoperativen Phase. Experten- und evidenzbasierte Empfehlungen zu Prophylaxe und Therapie. Anaesthesist. 2007;56:1170–1180.

[58] White SM, Moppett IK, Griffiths R. Outcome by mode of anaesthesia for hip fracture surgery. An observational audit of 65 535 patients in a national dataset. Anaesthesia. 2014;69:224–230.

[59] Patorno E, Neuman MD, Schneeweiss S, Mogun H, Bateman BT. Comparative safety of anesthetic type for hip fracture surgery in adults: retrospective cohort study. BMJ. 2014;348:g4022.

[60] Neuman MD, Rosenbaum PR, Ludwig JM, Zubizarreta JR, Silber JH. Anesthesia technique, mortality, and length of stay after hip fracture surgery. JAMA. 2014;311:2508–2517.

[61] Neuman MD, Silber JH, Elkassabany NM, Ludwig JM, Fleisher LA. Comparative effectiveness of regional versus general anesthesia for hip fracture surgery in adults. Anesthesiology. 2012;117:72–92.

[62] Chu CC, Weng SF, Chen KT, et al. Propensity Score-matched Comparison of Postoperative Adverse Outcomes between Geriatric Patients Given a General or a Neuraxial Anesthetic for Hip Surgery: A Population-based Study. Anesthesiology. 2015;123:136–147.

[63] Urwin SC, Parker MJ, Griffiths R. General versus regional anaesthesia for hip fracture surgery: a meta-analysis of randomized trials. Br J Anaesth. 2000;84:450–455.

[64] Guay J, Parker MJ, Gajendragadkar PR, Kopp S. Anaesthesia for hip fracture surgery in adults. Cochrane Database Syst Rev. 2016:CD000521.

[65] Le-Wendling L, Bihorac A, Baslanti TO, et al. Regional anesthesia as compared with general anesthesia for surgery in geriatric patients with hip fracture: does it decrease morbidity, mortality, and health care costs? Results of a single-centered study. Pain Med. 2012;13:948–956.

[66] Johnson RL, Kopp SL, Burkle CM, et al. Neuraxial vs general anaesthesia for total hip and total knee arthroplasty: a systematic review of comparative-effectiveness research. Br J Anaesth. 2016;116:163–176.

[67] Moreira CC, Farber A, Kalish JA, et al. The effect of anesthesia type on major lower extremity amputation in functionally impaired elderly patients. J Vasc Surg. 2016;63:696–701.

[68] Guay J, Sales K. Sub-Tenon's anaesthesia versus topical anaesthesia for cataract surgery. Cochrane Database Syst Rev. 2015:CD006291.

[69] Rigg JR, Jamrozik K, Myles PS, et al. Epidural anaesthesia and analgesia and outcome of major surgery: a randomised trial. Lancet. 2002;359:1276–1282.

[70] Fleisher LA, Pasternak LR, Lyles A. A novel index of elevated risk of inpatient hospital admission immediately following outpatient surgery. Arch Surg. 2007;142:263–268.

[71] Canet J, Raeder J, Rasmussen LS, et al. Cognitive dysfunction after minor surgery in the elderly. Acta Anaesth Scand. 2003;47:1204–1210.

[72] Seet E, Chung F. Obstructive sleep apnea: preoperative assessment. Anesthesiol Clin. 2010;28:199–215.

[73] Stierer TL, Wright C, George A, Thompson RE, Wu CL, Collop N. Risk assessment of obstructive sleep apnea in a population of patients undergoing ambulatory surgery. J Clin Sleep Med. 2010;6:467–472.

[74] Sabers C, Plevak DJ, Schroeder DR, Warner DO. The diagnosis of obstructive sleep apnea as a risk factor for unanticipated admissions in outpatient surgery. Anesth Analg. 2003;96:1328–1335.

[75] Joshi GP, Ankichetty SP, Gan TJ, Chung F. Society for Ambulatory Anesthesia consensus statement on preoperative selection of adult patients with obstructive sleep apnea scheduled for ambulatory surgery. Anesth Analg. 2012;115:1060–1068.

[76] Montgomery GH, Schnur JB, Erblich J, Diefenbach MA, Bovbjerg DH. Presurgery psychological factors predict pain, nausea, and fatigue one week after breast cancer surgery. J Pain Symptom Manage. 2010;39:1043–1052.

[77] Wiest M, Schuz B, Wurm S. Life satisfaction and feeling in control: indicators of successful aging predict mortality in old age. J Health Psychol. 2013;18:1199–1208.

[78] Bennett J, Riedel M. Was beeinflusst die Lebenszufriedenheit im hohen Alter? Reprasentative Studie zur ambulanten Altenpflege und -betreuung in der Deutschschweiz. Z Gerontol Geriatr. 2013;46:21–26.

[79] Hanousek J, Stocker ME, Montgomery JE. The effect of grade of anaesthetist on outcome after day surgery. Anaesthesia. 2009;64:152–155.

[80] Tewfik MA, Frenkiel S, Gasparrini R, et al. Factors affecting unanticipated hospital admission following otolaryngologic day surgery. J Otolaryngol. 2006;35:235–241.

[81] White PF, White LM, Monk T, et al. Perioperative care for the older outpatient undergoing ambulatory surgery. Anesth Analg. 2012;114:1190–1215.

[82] Liu SS, Strodtbeck WM, Richman JM, Wu CL. A comparison of regional versus general anesthesia for ambulatory anesthesia: a meta-analysis of randomized controlled trials. Anesth Analg. 2005;101:1634–1642.

[83] O'Donnell D, Manickam B, Perlas A, et al. Spinal mepivacaine with fentanyl for outpatient knee arthroscopy surgery: a randomized controlled trial. Can J Anaesth. 2010;57:32–38.

[84] van Tuijl I, Giezeman MJ, Braithwaite SA, et al. Intrathecal low-dose hyperbaric bupivacaine-clonidine combination in outpatient knee arthroscopy: a randomized controlled trial. Acta Anaesth Scand. 2008;52:343–349.

[85] Zoremba M, Wulf H. Ambulante Spinalanästhesie: Neue Trends einer alten Technik. AINS. 2010;45:176–180.

[86] Li S, Coloma M, White PF, et al. Comparison of the costs and recovery profiles of three anesthetic techniques for ambulatory anorectal surgery. Anesthesiology. 2000;93:1225–1230.

[87] Richman JM, Liu SS, Courpas G, et al. Does continuous peripheral nerve block provide superior pain control to opioids? A meta-analysis. Anesth Analg. 2006;102:248–257.

[88] Thavaneswaran P, Rudkin GE, Cooter RD, et al. Brief reports: paravertebral block for anesthesia: a systematic review. Anesth Analg. 2010;110:1740–1744.

[89] Mohanty S, Rosenthal RA, Russell MM, et al. Optimal Perioperative Management of the Geriatric Patient: A Best Practices Guideline from the American College of Surgeons NSQIP and the American Geriatrics Society. J Am Coll Surg. 2016;222:930–947.

Teil III: **Intraoperative Phase**

8 Narkoseführung

Bernhard M. Graf

8.1 Einführung

Ein Hauptcharakteristikum des geriatrischen Patienten ist die verminderte funktionelle Reservekapazität aller Organsysteme, wodurch Belastung – in welcher Form auch immer – rasch zur Dekompensation führen kann (s. a. Kap. 2). Operative Eingriffe belasten den Organismus je nach Ausdehnung und perioperativen Gegebenheiten in unterschiedlichem Ausmaß, so dass der alte Mensch in diesen Situationen besonders geschützt werden muss. Hieraus entwickelte sich die Vorstellung, dass bestimmte Formen der Anästhesie gerade für diese Patientengruppe besonders vorteilhaft sein könnten, da sie entweder zu einer Minimierung der Belastung führen oder sogar protektive Komponenten beinhalten. Alle bisherigen Untersuchungen kommen jedoch zu dem ernüchternden Schluss, dass derzeit weder ideale Anästhetika noch ideale Narkoseformen für geriatrische Patienten existieren [1].

Nichtsdestotrotz hat die Anzahl von Narkosen bei diesen Patienten in den vergangenen Jahren stetig zugenommen (s. a. Kap. 1), und es hat sich wiederholt gezeigt, dass das Alter *per se* keinen Risikofaktor für die perioperative Morbidität und Letalität darstellt. So konnte das chronologische Alter im Hinblick auf das anästhesiologische Risiko weder für die 30-Tage-Mortalität noch für das Auftreten schwerwiegender perioperativer Komplikationen als unabhängiger Risikofaktor identifiziert werden. Das perioperative Risiko des geriatrischen Patienten ergibt sich vielmehr aus der hohen Prävalenz von teils schwerwiegenden, altersbedingten Begleiterkrankungen, die maßgeblich die individuelle Prognose bestimmen (s. a. Kap. 3 und Kap. 4).

Oberstes Prinzip einer adäquaten Narkoseführung bei alten Menschen muss folglich sein, belastende perioperative Einflüsse zu minimieren, um so mittels optimierter intraoperativer Therapie einen adäquaten Schutz vor besonders bedrohlichen Stressoren zu schaffen. Um dieses Ziel für jeden geriatrischen Patienten zu erreichen, ist eine individualisierte Narkoseführung unabdingbar, wobei sowohl der anstehende operative Eingriff als auch der aktuelle Gesundheitszustand des Patienten bei der Planung berücksichtigt werden müssen. Erst dadurch ist es dem narkoseführenden Anästhesisten möglich, die am besten geeigneten Anästhetika und die optimale Narkoseform für den Patienten individuell zu wählen. Selbstverständlich muss auch hier die Aufrechterhaltung einer adäquaten Organperfusion während der gesamten perioperativen Phase das oberste therapeutische Prinzip darstellen.

Geriatrische Anästhesie ist demnach nicht die Anwendung einer bestimmten, klar definierten Technik, sondern vielmehr die individualisierte Auswahl und Anpassung bestehender Verfahren unter Berücksichtigung von operativem Eingriff und Vorerkrankungen.

https://doi.org/10.1515/9783110497816-008

8.2 Narkoseformen

Von allen verfügbaren Narkosetechniken wird sicherlich die Allgemeinanästhesie am häufigsten eingesetzt. Diese ist – im Gegensatz zu neuroaxialen und peripheren Regionalanästhesietechniken – prinzipiell bei jedem operativen und diagnostischen Eingriff einsetzbar, bietet optimale Bedingungen für den Operateur und erlaubt, selbst unruhige und wenig kooperative Patienten periinterventionell sicher zu begleiten. Dies darf jedoch nicht dazu verleiten, die Allgemeinanästhesie kritiklos anzuwenden, da diese gerade bei geriatrischen Patienten mit erheblichen Nebenwirkungen verbunden sein kann.

Zielorgan sämtlicher Anästhetika ist letztendlich das zentrale Nervensystem, wobei hier besonders ligandengesteuerte Ionenkanäle postsynaptisch in ihrer Funktion beeinflusst werden. Vereinfacht dargestellt wird unter Allgemeinanästhesie das Gleichgewicht zwischen Inhibition und Exzitation im zentralen Nervensystem gestört, wobei medikamentös entweder eine Verstärkung der inhibitorischen Rezeptoren (z. B. GABA-Rezeptoren [2]) oder aber eine Blockade bzw. Abschwächung der exzitatorischen Rezeptoren (z. B. NMDA-Rezeptor [3]) erfolgt. Eine eindeutige Zuordnung eines Anästhetikums zu exakt einem der beiden Systeme ist nicht immer eindeutig möglich. So können intravenös und inhalativ applizierte Anästhetika sowohl mit dem exzitatorischen als auch mit dem inhibitorischen System interagieren und somit eine narkotische Wirkung entfalten [4,5]. Man ging lange Zeit fälschlich davon aus, dass Anästhetika ihre Ziel-Rezeptoren nur für die Dauer ihrer pharmakologischen Wirkung beeinflussen und dass letztgenannte danach wieder in ihren ursprünglichen funktionellen Zustand zurückkehren. Mittlerweile weiß man jedoch, dass durch Anästhetika permanente Veränderungen auf Rezeptorebene hervorgerufen werden und für lange Zeit fortbestehen können. Dabei scheint das menschliche Gehirn sowohl am Anfang als auch am Ende des Lebens für diese komplexen Interaktionen zwischen Anästhetika und Ionenkanäle besonders vulnerabel zu sein.

Delir und kognitive Defizite stellen in der frühen postoperativen Phase gerade bei älteren Patienten ein häufiges Problem dar, das mit erhöhter Morbidität, verzögerter Erholung und einem verlängerten Krankenhausaufenthalt einhergeht (s. a. Kap. 16). Bisher ist die zugrundeliegende Pathogenese nicht eindeutig geklärt; sowohl temporäre Hypoxie, Hypotension, verbleibende Anästhetikareste und deren Effekte auf das cholinerge und glutaminerge Neurotransmittersystem als auch chirurgischer Stress und Neuroinflammation werden in diesem Zusammenhang als Ursache vermutet. Bei Narkosen in sehr tiefer Allgemeinanästhesie (BIS < 45) konnte eine erhöhte Letalität bei geriatrischen Patienten innerhalb eines Jahres postoperativ bestätigt werden [6]. Erwähnenswert ist auch das vermehrte Auftreten postoperativer kognitiver Dysfunktionen bei Patienten, die bereits präoperativ ein kognitives Defizit aufweisen [7].

Theoretisch müssten demnach sämtliche Formen der Regionalanästhesie gegenüber der Allgemeinanästhesie bei alten Menschen Vorteile z. B. bezüglich der Prognose bieten. In der Tat wäre zu erwarten, dass die Blockade afferenter und efferenter

Signale durch Lokalanästhetika auf Rückenmarksebene oder weiter peripher zu einer effektiven Reduktion des operativen Stresses und so zu einer signifikanten Verbesserung des perioperativen Outcomes beim alten Patienten führen sollte. Darüber hinaus sollten im Vergleich zur Allgemeinanästhesie stabilere hämodynamische Verhältnisse, eine verbesserte Analgesie sowie aufgrund des Verzichts auf zentral wirkende Substanzen eine geringere Beeinträchtigung der Atmung, des Gastrointestinaltraktes sowie des Immunsystem zu erwarten sein. Dies alles sollte sich letztendlich in einem deutlich besseren Outcome widerspiegeln [8,9]. Bedauerlicherweise lässt sich diese Hypothese (zumindest für neuroaxiale Blockaden) in groß angelegten Studien und Metaanalysen nicht eindeutig belegen [10–16].

Im Gegensatz zur Allgemeinanästhesie kommt es bei Regionalanästhesien nicht zu der beschriebenen Dissonanz zwischen inhibitorischem und exzitatorischem System im zentralen Nervensystem – dennoch werden auch hier gelegentlich kognitive Dysfunktionen postoperativ beobachtet (insbesondere nach neuroaxialen Blockaden). Die Gründe hierfür sind vielfältiger Natur; vor allem aber wird in diesem Zusammenhang der Zusatz einer mehr oder weniger tiefen Sedierung zur Regionalanästhesie kritisch gesehen. Zu alledem darf an dieser Stelle nicht unerwähnt bleiben, dass Regionalanästhesien *per se* nicht risikofrei sind und z. B. Nervenschäden besonders im Alter aufgrund der veränderten anatomischen bzw. physiologischen Verhältnisse vermehrt auftreten können [17–20].

Obwohl groß angelegte Studien und Metaanalysen die vermeintliche Überlegenheit von (neuroaxialen) Regionalverfahren gegenüber Allgemeinanästhesien bezüglich der Prognose nicht eindeutig nachweisen konnten, zeigt die klinische Erfahrung, dass ältere Patienten individuell von der Durchführung einer Regionalanästhesie erheblich profitieren können [21,22]. Die Gründe einer fehlenden Evidenz sind sicherlich vielfältig: Es ist fraglos schwierig, sämtliche klinisch angewandten Regionalverfahren als einheitliche Narkoseform zu betrachten. So umfasst der Begriff „Regionalanästhesie" Verfahren, die vom vermeintlich einfachen Fingerblock nach Oberst bis zur komplexen thorakalen Epiduralanästhesie in permanenter Kathetertechnik reichen. Zu alledem ist es durchaus klinischer Standard, zeitgleich zu einer Regionalanästhesie eine Sedierung durchzuführen. Man geht mittlerweile davon aus, dass dieses Vorgehen die vermeintlichen Vorteile eines alleinigen Regionalanästhesieverfahrens relativieren könnte, zumal die Übergänge von oberflächlicher zu tiefer (Analgo-)Sedierung (z. B. bei unruhigen Patienten bzw. insuffizienter Regionalanästhesie) durchaus fließend und damit prognoserelevant sein können [23]. Hinzu kommen weitere Faktoren, die das klinische Ergebnis nachhaltig beeinflussen, wie beispielsweise der Zeitpunkt der Anlage der Regionalanästhesie [24] sowie Modus und Dauer der postoperativen Schmerztherapie.

Es ist zu vermuten, dass der Einfluss der verwendeten Anästhesietechnik wahrscheinlich zu gering ist, um innerhalb des komplexen Systems „operativer Eingriff beim alten Patienten" das Ergebnis statistisch signifikant zu verändern. Andererseits zeigt die klinische Praxis, dass eine nicht adaptierte und nicht individualisierte Narkosetechnik den postoperativen Verlauf beim älteren Menschen nachhaltig ungünstig beeinflussen kann.

Durch den zunehmenden Einsatz der Ultraschall-Technik finden heute auch komplexere periphere Blockaden immer mehr Einzug in die geriatrische Anästhesie. Obwohl auch in diesem Zusammenhang der eindeutige Nachweis einer Überlegenheit gegenüber anderen Anästhesietechniken aussteht, ist diese Entwicklung aus rein klinischer Sicht (z. B. im Hinblick auf eine suffiziente und opiatfreie postoperative Analgesie) vielversprechend [25–27]. So kann durch (kontinuierliche) periphere Nervenblockaden im Vergleich zur Allgemeinanästhesie bzw. zu neuroaxialen Blockaden eine stabilere intraoperative Hämodynamik erreicht und die Häufigkeit kardiorespiratorischer Komplikationen in der postoperativen Phase reduziert werden. Darüber hinaus kommt es seltener zu postoperativer Übelkeit und Erbrechen, der Aufenthalt im Aufwachraum bzw. auf einer *Intermediate Care* Station wird verkürzt und eine optimale postoperative Schmerztherapie bei vermindertem Opioidverbrauch ist sichergestellt, was sich wiederum in einer deutlich erhöhten Patientenzufriedenheit – besonders beim Einsatz kontinuierlicher Kathetertechniken – äußert [28–31]. Es kann also empfohlen werden, bei der Auswahl der Narkoseverfahren, wenn immer möglich und vom durchführenden Anästhesisten beherrscht, periphere Regionalanästhesietechniken zu berücksichtigen. Auch in diesem Kontext ist es bedauerlich, dass es in der klinischen Praxis oftmals erforderlich ist, periphere Regionalanästhesien mit begleitender Sedierung durchzuführen (z. B. bei sehr lang dauernden Prozeduren), was die beschriebenen Vorteile dieser Techniken relativieren kann [9].

Die Sedierung geriatrischer Patienten stellt eine besondere Herausforderung dar, zumal dieses Patientenklientel aufgrund altersspezifischer Veränderungen der Pharmakokinetik und -dynamik besonders empfindlich auf Sedativa reagiert und folglich unerwünschte Wirkungen häufig zu beobachten sind [32]. Dabei geht eine tiefe Sedierung mit signifikant mehr Nebenwirkungen und Komplikationen einher als eine flache Sedierung, was die Notwendigkeit einer adäquaten Überwachung der Sedierungstiefe unterstreicht [33]. Auch die sich inzwischen gut etablierte Technik der patientenkontrollierten Sedierung bietet in diesem Zusammenhang keine Lösung, zumal sich deren Anwendung auf Personen ohne wesentliches neurologisches Defizit limitiert [33]. Wenn immer möglich, sollte daher bei geriatrischen Patienten auf eine begleitende Sedierung verzichtet werden.

Abb. 8.1 soll in diesem Zusammengang einen Algorithmus zur Entscheidungsfindung liefern, um individuell – unter Berücksichtigung des geplanten Eingriffs – die am besten geeignete Anästhesietechnik auswählen zu können.

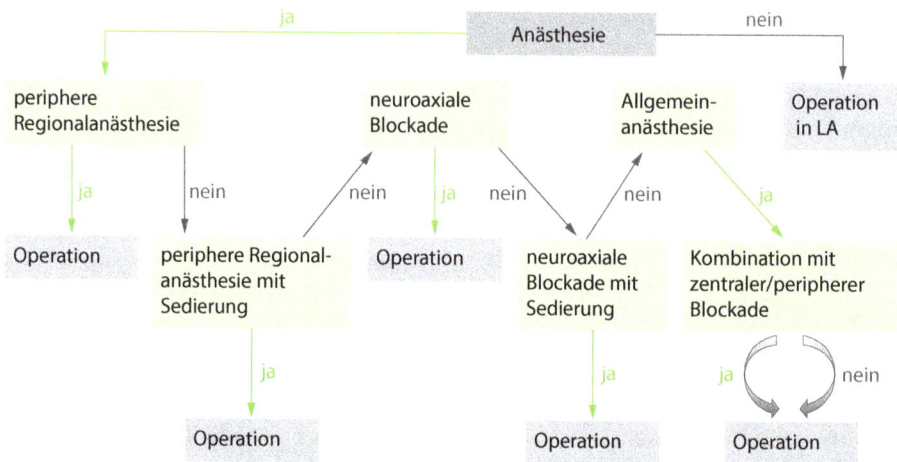

Abb. 8.1: „Entscheidungshilfe" zur individuellen Auswahl des Narkoseverfahrens bei alten Patienten.

8.3 Anästhetika in der geriatrischen Anästhesie

8.3.1 Vorbetrachtungen

Geriatrische Patienten zeigen regelhaft ein verändertes pharmakologisches Verhalten (s. a. Kap. 2), was besonders in der perioperativen Phase von enormer klinischer Relevanz sein kann. Einerseits führen physiologische Veränderungen im Laufe des Lebens dazu, dass der Körper des älteren Patienten einen erhöhten Anteil an Fettgewebe bei gleichzeitig deutlich verminderter Muskelmasse und weitaus weniger Gesamtkörperwasser aufweist, was erhebliche Bedeutung für die Verteilung der verwendeten Medikamente hat (Abb. 8.2). Andererseits finden sich im Alter nahezu regelhaft ein verminderter Metabolismus und eine verminderte Ausscheidungskapazität aufgrund von Funktionseinschränkungen von Leber und Nieren. Zu alledem müssen bei oftmals vorbestehender Begleitmedikation unerwünschte Nebenwirkungen und potentielle pharmakologische Interaktionen berücksichtigt werden (s. a. Kap. 5).

Folgende pharmakokinetischen Veränderungen sind beim alten Menschen typisch:
- Oral verabreichte Medikamente werden regelhaft noch relativ gut resorbiert, da diese mittels passiver Diffusion über die Darmpassage in das Blut gelangen.
- Wasserlösliche (hydrophile) intravenös verabreichte Medikamente zeigen aufgrund des verminderten intrazellulären Wassergehaltes, des verminderten Blutvolumens und der verminderten Muskelmasse häufig initial einen erhöhten Plasmaspiegel.

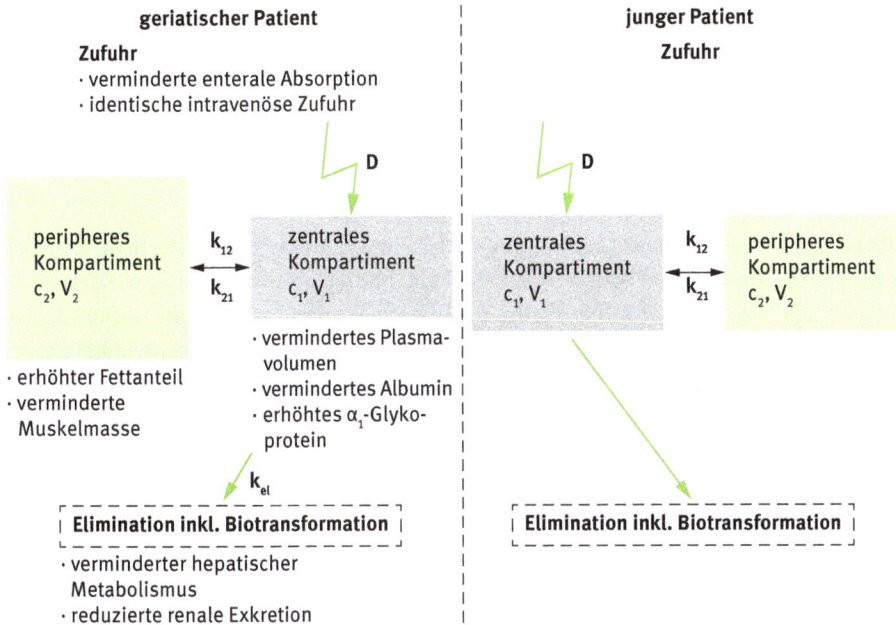

Abb. 8.2: Pharmakologische Veränderungen bei alten (links) im Vergleich zu jungen Patienten (rechts). Besonders zu beachten sind die unterschiedlichen Volumina der pharmakologischen Kompartimente sowie unterschiedliche Metabolisierungs- und Eliminationsraten.

– Infolge des erhöhten Körperfettanteils im Alter sind fettlösliche (lipophile) Medikamente durch eine deutlich verlängerte Halbwertszeit charakterisiert, was zu einer verlängerten Wirkdauer führen kann [34].

– Typischerweise ändert sich auch die Zusammensetzung der Serumproteine, wobei Albumin, das auch den Ernährungszustand widerspiegelt und bevorzugt saure Medikamente bindet, signifikant abnimmt. Dies wiederum führt oftmals dazu, dass sich der Anteil der freien, ungebundenen Arzneimittelmoleküle im Plasma erhöht, was sowohl in einer Wirksteigerung als auch in einer verlängerten Wirkdauer resultieren kann.

Die pharmakokinetischen Veränderungen sind im Alter kaum von den pharmakodynamischen Besonderheiten zu trennen. Neben einer physiologischen Abnahme des funktionellen Gewebes wird vor allem eine Verarmung an spezifischen Rezeptoren und Neurotransmittern im zentralen Nervensystem, aber auch eine veränderte Bindungskinetik der Medikamente an den Rezeptoren diskutiert. Allerdings liegen zu diesem Themenkomplex bislang nur wenige Daten vor.

Zusammenfassend kann festgehalten werden, dass aufgrund der veränderten Pharmakokinetik und Pharmakodynamik im Alter Effekte und Wirkdauer von Medikamenten weitaus weniger kalkulierbar sind, so dass prinzipiell eine titrierende Verabreichung möglichst kurzwirksamer und damit gut steuerbarer Substanzen beim geriatrischen Patienten für die Anästhesie am zielführendsten erscheinen.

8.3.2 Inhalationsanästhetika

Inhalationsanästhetika werden zumeist im Rahmen einer balancierten Anästhesie angewendet und zählen weltweit zu den am häufigsten angewandten Narkotika. Heutzutage kommen vor allem die halogenierten Kohlenwasserstoffe Isofluran, Sevofluran und Desfluran zum Einsatz; Lachgas (N_2O) besitzt zumindest hierzulande nur noch historische Bedeutung. Xenon als stabiles Edelgas mit anästhetischer Potenz stellt eine interessante Alternative dar, jedoch limitieren Kosten und der hohe MAC-Wert dessen breiten klinischen Einsatz. Charakteristika moderner halogenierter Kohlenwasserstoffe sind deren geringere Löslichkeit im Blut (geringer Blut-Gas-Verteilungskoeffizient), was eine rasche Aufnahme dieser Substanzen in den Körper, aber auch eine rasche Elimination erlaubt (Tab. 8.1).

Altersbedingte physiologische und pathologische Veränderungen können die Pharmakokinetik der Inhalationsanästhetika in unterschiedlichem Ausmaß beeinflussen. So führt eine im Alter oftmals auftretende chronische obstruktive Lungenerkrankung (COPD) zu einer verzögerten Anreicherung der Inhalationsanästhetika in den Alveolen. Aber auch altersbedingte Veränderungen des Ventilation-Perfusionsverhältnisses beeinflussen das An- bzw. Abfluten wesentlich, was in erster Linie moderne Inhalationsanästhetika mit einem sehr niedrigen Blut-Gas-Verteilungskoeffizient betrifft [35]. Neben pulmonalen Veränderungen hat vor allem das Herz-Zeit-Volumen einen entscheidenden Einfluss auf die Kinetik volatiler Anästhetika. Physiologisch kommt es im Alter zur Abnahme der kardialen Pumpfunktion und zu arteriosklerotischen Veränderungen. Passiert Blut mit einer niedrigeren Flussgeschwindigkeit die Lunge, kommt es zumindest theoretisch zu einer verstärkten Aufnahme von volatilen Anästhetika, die aufgrund ihrer negativ inotropen Wirkung die Pumpleistung des Herzens noch weiter herabsetzen. Allerdings gelten diese Überlegungen in erster Linie für die älteren Substanzen wie Halothan, Enfluran und Isofluran. Desfluran und Sevofluran dagegen besitzen vergleichsweise geringe kardiovaskuläre Nebenwirkungen und werden aufgrund ihres geringen Blut-Gas-Verteilungskoeffizienten weniger ins Blut aufgenommen. Folglich muss beim geriatrischen Patienten bei der Verwendung moderner Inhalationsanästhetika mit einem vergleichsweise langsamen An- und Abfluten gerechnet werden.

Die minimale alveoläre Konzentration (MAC) als Maß für die narkotische Potenz eines volatilen Anästhetikums nimmt für alle Inhalationsanästhetika konstant mit zunehmendem Alter ab, wobei sich nach dem vierzigsten Lebensjahr der MAC jährlich um 0,6 % oder pro Dekade um 6 % substanzunabhängig reduziert [36,37]. Diese einheitliche altersbedingte Abnahme des MAC-Wertes bei allen volatilen Anästhetika kann aufgrund ihrer chemischen Heterogenität als Indiz dafür gesehen werden, dass

Tab. 8.1: Pharmakologische Kenngrößen von Inhalationsanästhetika. Der Blut-/Gas-Verteilungskoeffizient beeinflusst entscheidend das An- bzw. Abfluten der Inhalationsanästhetika und damit die Ein- und Ausleitungszeit. Der Fett-/Blut-Verteilungskoeffizient korreliert innerhalb bestimmter Grenzen mit der anästhesistischen Potenz des jeweiligen Inhalationsanästhetikums (MAC-Wert).

	Halothan	Isofluran	Sevofluran	Desfluran	Xenon
MAC in 100 % O2	0,73 Vol. %	1,15 Vol. %	2,0 Vol. %	6,3 Vol. %	70 Vol. %
Blut/Gas	2,3	1,4	0,59	0,42	0,14
Siedepunkt	50,2° C	48,5° C	58,5° C	23,5° C	−108 ° C
Molekulargewicht	197	184	200	168	131
Metabolismus	20 %	0,2 %	3–7 %	0,02 %	0 %
Fett/Blut	60	44,9	47,5	27,2	< 10

diese Reduktion des MAC vielmehr eine neurophysiologische als eine pharmakologische Ursache haben dürfte. Möglicherweise sind hierfür eine verminderte Anzahl an funktionellen Zellen im zentralen Nervensystem sowie eine veränderte Aktivität neuronaler Ionenkanäle und Rezeptoren verantwortlich [38]. Parallel hierzu nimmt auch die benötigte anästhetische Konzentration bis zum Eintritt der Bewusstlosigkeit altersabhängig ab. Matsuura et al. konnten diese Beobachtung mittels Bestimmung des Bispektralen Index (BIS) bestätigen. So benötigen Patienten über 70 Jahre im Vergleich zu unter 40-Jährigen etwa ein Drittel weniger Isofluran oder Sevofluran, um einen Ziel-BIS-Wert unter 50 zu erreichen [39]. Ebenso wie der MAC-Wert nimmt im Alter auch der so genannte MAC_{awake}-Wert ab, der das Wiedererwachen des Patienten aus einer Inhalationsanästhesie beschreibt. Dieser beträgt bei den meisten Inhalationsanästhetika etwa ein Drittel des jeweiligen MAC-Wertes [36,40]. Neuere Studien deuten allerdings darauf hin, dass die benötigte Inhalationsanästhetikakonzentration im Senium doch höher liegt als früher aufgrund der „6 %-Regel" vermutet wurde, so dass mit höherem Alter wieder eine Anpassung der Dosis erfolgen muss, um einer Unterdosierung und damit einer intraoperativen *Awareness* vorzubeugen [41].

Neben den bekannten, unerwünschten kardialen Nebenwirkungen volatiler Anästhetika haben diese zumindest experimentell einen protektiven Effekt auf Herz, Gehirn und Niere bei einem ischämischen bzw. reperfusionsbedingten Schaden, wobei die zugrundeliegenden Mechanismen bislang nicht im Detail geklärt werden konnten. Kommt es nach oder während der Applikation von Inhalationsanästhetika zu einer myokardialen Ischämie, so findet sich beispielsweise ein geringerer Schaden als unter deren Abwesenheit. Man spricht in diesem Zusammenhang von der so genannten anästhetischen bzw. medikamentösen Präkonditionierung, die der physiologischerweise vorkommenden ischämischen Präkonditionierung sehr ähnlich ist [42]. Von besonderer Bedeutung scheint hierfür die Aktivierung von K_{ATP}-Ionenkanälen im Sarkolemma und den Mitochondrien zu sein, wodurch es zur Änderung des Aktionspotenzials und zur beschleunigten Wiederherstellung der mitochondrialen Energie-speicher nach einer Ischämie kommt [43]. Zusätzlich scheinen anti-inflammatorische Effekte halogenierter Kohlenwasserstoffe zur Kardioprotektion beizutragen [44]. Während diese protektiven Effekte für kardiochirurgische Eingriffe mit Herz-Lungen-Maschine gut belegt sind, fehlt dieser Nachweis bisher bei nicht-herzchirurgischen Eingriffen. Ebenso finden sich Hinweise, dass aufgrund zellulärer Alterungsprozesse die medikamentöse Präkonditionierung beim geriatrischen Patienten nur noch abge-schwächt vorhanden ist [45].

Aufgrund ihrer komplexen Wirkweise werden Inhalationsanästhetika immer wieder mit der Entstehung eines postoperativen kognitiven Defizits (POCD) in Ver-bindung gebracht; allerdings konnte diese Hypothese bis heute nicht durch Lang-zeitstudien belegt werden [46,47]. Dagegen gilt als gesichert, dass die Anwendung sämtlicher Inhalationsanästhetika einschließlich des Edelgases Xenon mit einer ver-gleichbaren POCD-Inzidenz einhergeht, die wiederum im Bereich derjenigen nach Anwendung von intravenösen Hypnotika liegt [48,49].

Inhalationsanästhetika können unter bestimmten Voraussetzungen zur Oligome-risation von β-Amyloid-Peptiden beitragen, die auch bei unterschiedlichen neurode-generativen Erkrankungen intrazellulärer nachweisbar sind [50]. Ob bzw. inwieweit volatile Anästhetika die Inzidenz neurogener Erkrankungen im Alter beeinflussen oder deren Entwicklung beschleunigen, bleibt nach wie vor unklar.

8.3.3 Hypnotika

Im Gegensatz zu den Inhalationsanästhetika stellen intravenöse Hypnotika eine recht inhomogene Gruppe chemischer Substanzen dar, deren gemeinsames Charakteristi-kum in den meisten Fällen die Interaktion mit GABA-Rezeptoren ist. Aufgrund ihrer variablen chemischen Struktur weisen die derzeit im klinischen Einsatz befindlichen Hypnotika unterschiedliche pharmakologische Eigenschaften auf, die bei der Anwen-dung in der geriatrischen Anästhesie zu berücksichtigen sind.

Propofol

Propofol (2,6-Di-Isopropylphenol) ist das bekannteste Hypnotikum aus der Gruppe der Alkylphenole und entfaltet seine hypnotische Wirkung typischerweise durch Bin-dung an GABA$_A$-Rezeptoren im zentralen Nervensystem [51]. Die Substanz ist als ein-ziges Hypnotikum sowohl für die Aufrechterhaltung einer Allgemeinanästhesie ohne Inhalationsanästhetika (TIVA: total intravenöse Anästhesie) als auch für die Lang-zeitsedierung zugelassen und zeichnet sich klinisch durch angenehmes Erwachen und eine äußerst geringe PONV-Rate aus.

Pharmakokinetisch wird das stark lipophile Propofol, das in einer Öl-Wasser-Emulsion aus Sojaöl, Lecithin und Glycerol injiziert wird, im Plasma sofort zu etwa

98 % an Albumin gebunden und rasch in alle Gewebe des Körpers verteilt. Die hepatische Clearance ist sehr hoch, zumal Propofol bei der Passage durch die Leber fast vollständig extrahiert und zusätzlich noch extrahepatisch metabolisiert wird [52]. Bei der Anwendung der Substanz bei alten Patienten werden aufgrund des verminderten primären Verteilungsvolumens initial oftmals überschießende Plasmaspiegel beobachtet, was zu einer relevanten Wirkungsverstärkung führen kann. Des Weiteren zieht eine altersbedingt verminderte hepatische Clearance (durch reduzierten Blutfluss und eine rückläufige Metabolisierungsrate) eine deutliche Wirkungsverlängerung nach sich. Veränderungen an den zentralen Bindungsstellen des Propofols konnten bisher im Alter nicht nachgewiesen werden, so dass von einer weitgehend unveränderten Pharmakodynamik ausgegangen wird [53]. Jedoch konnten Schnider und Mitarbeiter bei älteren Patienten eine erhöhte Sensitivität gegenüber den hypnotischen Effekten von Propofol finden, die sich im klinischen Alltag auch immer wieder bestätigt [54].

Aufgrund seiner direkt vasodilatatorischen und negativ inotropen Effekte kann die Gabe von Propofol zu ausgeprägten hämodynamischen Beeinträchtigungen führen. Diese sind bei geriatrischen Patienten besonders stark ausgeprägt und werden zusätzlich durch Hypovolämie, vorbestehende ventrikuläre Dysfunktion und therapeutische β-Blockade bzw. ACE-Hemmung verstärkt. Des Weiteren führt die Narkoseinduktion mit Propofol zur Abschwächung des Atemantriebes bis hin zur Apnoe. Dies muss besonders bei der Sedierung geriatrischer Patienten beachtet werden, die *per se* einen verminderten Atemantrieb aufweisen (s. a. Kap. 2).

Zusammenfassend kann für die Anwendung von Propofol bei alten Patienten eine vorsichtige und titrierende intravenöse Applikation empfohlen werden, die sich streng an der klinischen Wirkung orientiert. Dabei kann die initiale Bolusgabe in etwa halbiert werden, um die gleichen Effekte wie bei jungen Erwachsenen zu erreichen [55].

Thiopental

Thiopental, ein Derivat der Barbitursäure, wurde erstmals 1935 von Tabern und Volwiler synthetisiert und fand aufgrund seines schnellen Wirkungseintritts und seiner kurzen Wirkungsdauer rasch klinische Verbreitung [56].

Nach intravenöser Gabe verteilt sich Thiopental rasch im zentralen Kompartiment und wird umgehend in gut durchblutete Organe wie z. B. das Gehirn umverteilt. Erst danach schließt sich eine langsame Rückverteilung in andere, weniger gut durchblutete Gewebe an. Folglich spielt für die Wirkdauer die Umverteilung in das Fettgewebe und die Elimination nur eine untergeordnete Rolle. Mit zunehmendem Alter vermindert sich das zentrale Element, was in einer höheren initialen Thiopentalkonzentration resultiert. Dies wiederum erklärt die verstärkte Initialwirkung von Thiopental und aufgrund der verlangsamten Rückverteilung auch dessen verlängerte Wirkungsdauer in dieser Altersgruppe [57]. Pharmakodynamische Untersuchungen belegen, dass die erforderliche Dosis bis zum Auftreten einer Burst Suppression im EEG mit zunehmendem Alter um bis zu 60 % abnimmt. Allerdings muss davon ausgegangen werden, dass diese Beobachtung allein auf die benannten pharmakokinetischen Ursachen zurückzuführen ist, zumal die Ansprechbarkeit des Gehirns auf Thiopental keinem Alterungsprozess zu unterliegen scheint [58,59].

Barbiturate vermindern sowohl den zerebralen Metabolismus als auch den zerebralen Blutfluss, was bei ausgeprägter Hirndrucksymptomatik therapeutisch genutzt werden kann [60]. Die Substanz führt darüber hinaus dosisabhängig zu einem raschen Atemstillstand, so dass eine assistierte Beatmung erforderlich wird. Des Weiteren muss streng auf eine intravenöse Injektion geachtet werden, da eine versehentliche intraarterielle bzw. paravaskuläre Injektion zu schweren Nekrosen führen kann. Daher sollte Thiopental sowohl zur sicheren intravenösen Injektion als auch zur Aufrechterhaltung der hämodynamischen Stabilität im Alter möglichst langsam und titrierend verabreicht werden.

Etomidate

Etomidate enthält einen carboxylierten Imidazolring, der im sauren Milieu eine gute Wasserlöslichkeit, im physiologischen pH-Bereich hingegen eine gute Fettlöslichkeit vermittelt. Als Lösungsmittel der Substanz dient Propylenglykol, das bei rascher Injektion in kleinen Gefäßen Schmerzen verursacht.

Nach intravenöser Injektion wird Etomidate zu einem hohen Prozentsatz an Plasmaproteine gebunden und verteilt sich rasch im zentralen Kompartiment. Dort werden beim alten Menschen höhere Plasmakonzentrationen erreicht als beim jüngeren. Anschließend erfolgt eine schnelle Umverteilung ins periphere Kompartiment, was die kurze Wirkdauer erklärt. Die eigentliche Biotransformation geschieht dann über hepatische mikrosomale Enzyme bzw. Plasmaesterasen zu nichtaktiven Metaboliten und verläuft deutlich schneller als bei Thiopental, jedoch langsamer als bei Propofol. Da all diese Vorgänge im Alter deutlich verlangsamt sind, ist mit einer verlängerten Wirkdauer von Etomidate zu rechnen [61].

Ähnlich wie bei Thiopental kommt es mit zunehmendem Alter zu keinerlei Änderungen der Sensitivität des menschlichen Gehirns gegenüber Etomidate; geringere erforderliche Dosen z. B. zur Anästhesieinduktion ergeben sich auch hier durch pharmakokinetische Veränderungen.

Der wesentliche Vorteil von Etomidate gegenüber anderen Hypnotika ist die exzellente kardiovaskuläre Stabilität bei Narkoseinduktion [62], was vor allem bei älteren Patienten mit kardiopulmonalen Vorerkrankungen von Vorteil sein kann. Allerdings ist zu beachten, dass Etomidate zu einer temporären Unterdrückung der Synthese von Cortisol und Aldosteron führt, was besonders bei wiederholter bzw. kontinuierlicher Gabe klinische Relevanz erlangt [63].

Wie bei Propofol sollten auch bei Etomidate die Gabe titrierend nach Wirkung erfolgen und die Induktionsdosen etwa um die Hälfte reduziert werden [64].

Midazolam

Midazolam gehört wie Chlordiazepam, Diazepam und Lorazepam etc. zur Gruppe der Benzodiazepine, die vor allem zur Prämedikation eingesetzt werden. Charakteristikum aller Benzodiazepine ist, dass sie durch Bindung an eine hochspezifische Bindungsstelle am GABA-Rezeptor, der so genannten „Benzodiazepine-*binding-side*", ihre spezifische Wirkung vermitteln. Durch den Antagonisten Flumazenil besteht zu alledem die Möglichkeit, die Effekte dieser Substanzklasse rasch und effektiv zu beenden.

Midazolam unterscheidet sich von anderen Benzodiazepinen durch seine Wasserlöslichkeit und seine relativ kurze Wirkdauer [65]. Trotz seiner guten Steuerbarkeit zeigt sich im klinischen Alltag mit zunehmendem Patientenalter eine signifikante Verlängerung der sedierenden und hypnotischen Effekte, was eine Dosisreduktion bei dieser Patientengruppe erforderlich macht [66,67].

Pharmakokinetisch finden sich für Midazolam zwischen jüngeren und älteren Patienten nur marginale Unterschiede. So nimmt im Laufe des Lebens die Kapazität der Biotransformation von Midazolam in der Leber ab, während Verteilungsvolumen, Plasmaproteinbindung und zentrales Kompartiment lebenslang relativ konstant bleiben [68]. Die verlängerte Eliminationshalbwertszeit im Alter erklärt jedoch nicht die verstärkte Wirkung bei Narkoseinduktion, was neben pharmakokinetischen vor allem auch pharmakodynamische Ursachen hat.

Dexmedetomidin

Dexmedetomidin gehört wie Clonidin zur Gruppe der α_2-Sympathomimetika, die sowohl als Anxiolytika und Sedativa als auch als Co-Analgetika eingesetzt werden. Im Gegensatz zu anderen Sedativa verursacht Dexmedetomidin keine Atemdepression und soll selbst bei Langzeitanwendung die Inzidenz des postoperativen Delirs gerade bei älteren Patienten attenuieren [69,70]. Dexmedetomidin hat ein äußerst breites pharmakologisches Spektrum, wobei es peripher durch die Hemmung der Adrenalinfreisetzung in den sympathischen Nervenendigungen eine sympatholytische Wirkung entfaltet. Die sedierende Wirkung wird durch eine verminderte Aktivität im Locus coeruleus im Hirnstamm ausgelöst, während die analgetische Wirkung wahrscheinlich primär über das Rückenmark vermittelt wird.

Nach i.v.-Gabe bindet die Substanz primär zu mehr als 90 % an Plasmaproteine. Der Großteil der Metabolisierung erfolgt in der Leber mittels N-Glucuronidierung, direkte N-Methylierung und Cytochrom P_{450}-abhängige Oxidation; die inaktiven Metaboliten werden anschließend überwiegend im Urin und nur zu einem kleinen Anteil im Stuhl ausgeschieden. Bei eingeschränkter Leberfunktion kommt es folglich zu einer verzögerten Elimination und einer Wirkungsverlängerung, während renale Funktionseinschränkungen aufgrund der inaktiven Metaboliten nur sehr wenig Einfluss auf die Wirkdauer haben [71]. Die kontextsensitive Halbwertszeit von Dexmedetomidin steigt mit dem Alter der Patienten geringfügig an und beträgt nach einer vierstündigen Infusion etwa 60–120 Minuten.

Diverse Untersuchungen legen nahe, dass das Alter *per se* keinen relevanten Einfluss auf die Pharmakokinetik diese Substanz besitzt [72]. Analog scheinen auch die Effekte an den α_2-Rezeptoren keiner direkten Alterung zu unterliegen. Klinisch wird bisweilen jedoch bei geriatrischen Patienten ein geringfügig stärkerer sedierender Effekt als bei jüngeren beobachtet, weshalb eine moderate Dosisreduktion empfohlen wird [73]. Dexmedetomidin führt wie andere α_2-Rezeptoragonisten in niedriger Dosierung zu einem Blutdruckabfall und einer ausgeprägten Bradykardie, während in höheren Dosierungen eine periphere Vasokonstriktion mit konsekutivem Blutdruckanstieg und Reflexbradykardie beobachtet wird. Da die Bradykardieneigung bei älteren Patienten besonders ausgeprägt zu sein scheint, ist bei der Gabe von Dexmedetomidin auf eine adäquate EKG-Überwachung der Herzfrequenz zu achten.

Ketamin

Ketamin, eines der ältesten Hypnotika, wurde 1964 erstmals von Domino und Corssen eingesetzt und 1970 von der *US Food and Drug Administration* (FDA) als Arzneimittel zugelassen [74,75]. Im Gegensatz zu den bisher aufgeführten Hypnotika ist dieses Acrylcykloalkylamin kein reines Hypnotikum, sondern eher als Monoanästhetikum mit sedierender, analgetischer, anamnestischer und teils immobilisierender Wirkung zu bezeichnen [76]. Dieser ketaminvermittelte neurolepsieähnliche Zustand mit teils erhaltenen Schutzreflexen wurde primär als „dissoziative Anästhesie" beschrieben. Ketamin kommt entweder als Razemat (1:1-Mischung der beiden optischen Enantiomere S(+)-Ketamin und R(-)-Ketamin) oder aber als reines S(+)-Enantiomer (Esketamin) zur Anwendung. Der genaue Wirkmechanismus von Ketamin ist bislang nicht bis ins Detail aufgeklärt, jedoch scheinen dissoziative Anästhesie, Amnesie sowie die analgetische Wirkung auf einer nicht-kompetitiven Hemmung des N-Methyl-D-Aspartat (NMDA)-Rezeptors an der so genannten PCP-Bindungsstelle zu beruhen, die zu einem verminderten neuronalen Kalzium- und Natriumeinstrom führt. Dabei besitzt S(+)-Ketamin eine 3- bis 4-fach höhere Rezeptoraffinität als R(-)-Ketamin [76]. Daneben interagiert das Molekül noch mit weiteren Rezeptoren und Ionenkanälen (z. B. Opioidrezeptoren, Kalzium- bzw. Natriumkanäle). Ketamin bewirkt eine verminderte periphere Wiederaufnahme von Katecholaminen an sympathischen Nervenendigungen, was dessen sympathomimetische Effekte erklärt. Demnach ist Ketamin das einzige Hypnotikum, das einen sympathikusvermittelten kreislaufstabilisierenden Effekt aufweist, was vor allen Dingen in der Notfallmedizin und bei Schockgeschehen vorteilhaft sein kann.

Seltene, jedoch gefürchtete Nebenwirkungen des Ketamins stellen Pseudohalluzinationen dar, die mit visuellen, akustischen und somatosensorischen Wahrnehmungsstörungen einhergehen [77]. Diese lassen sich jedoch durch die zusätzliche Gabe eines weiteren Hypnotikums (z. B. Midazolam) verhindern. Weitere Nebenwirkungen von Ketamin sind die Hypersalivation sowie – in höheren Dosierungen – negativ inotrope Effekte durch die Blockade kardialer Calcium-Kanäle. Obwohl unter Ketamin in niedriger Dosierung (< 1 mg/kg Körpergewicht) die Spontanatmung und auch die Schutzreflexe erhalten bleiben, kommt es bei höheren Dosen zur Atemdepression und ebenso zur Aufhebung der Schutzreflexe. In direkter Folge der hierbei entstehenden Hyperkapnie kann es unter Spontanatmung intrakraniell zur Vasodilatation sowie konsekutiv zu einer Erhöhung des intrakraniellen Drucks kommen [78].

Ketamin kann mit absteigender Bioverfügbarkeit intravenös, intramuskulärer, oral, sublingual und auch rektal verabreicht werden. Eine epidurale Injektion gilt mittlerweile aufgrund der Neurotoxizität von Ketamin als obsolet. Nach intravenöser Verabreichung verteilt sich die Substanz gemäß eines offenen Zweikompartmentmodells, wobei eine rasche Verteilung in gut perfundierte Areale wie das Gehirn innerhalb Sekunden erfolgt. Die Plasmaproteinbindung ist mit 15–20 % relativ gering, so dass auch eine veränderte Plasmaproteinkonzentration im Alter die Pharmakokinetik dieser Substanz nicht wesentlich beeinflusst. Die Wirkdauer beträgt bei intravenöser Injektion etwa 15–20 Minuten, bei intramuskulärer bzw. oraler Verabreichung kommt es zu einem verzögerten Wirkeintritt mit verlängerter Wirkdauer. Nach Umverteilung erfolgt zu mehr als 95 % eine hepatische N-Demethylierung, wodurch Nor- und Dehydronorketamin als aktive Metaboliten mit weitaus geringerer Potenz entstehen. Die Demethylierung erfolgt hauptsächlich durch mikrosomale Enzyme (CYP3A4 sowie im geringen Umfang CYP2B6 und CYP2C9), so dass Änderungen der Enzymaktivität den Metabolismus von Ketamin beeinflussen können [79]. Anschließend werden Ketamin und seine Metabolite nach Konjugation mit wasserlöslichen Substanzen zu über 90 % renal ausgeschieden.

Im Alter wird die Pharmakokinetik und – soweit bekannt – die Pharmakodynamik von Ketamin wenig beeinträchtigt, so dass in der Regel weder für das Razemat noch für das Esketamin eine wesentliche Dosisanpassung nötig erscheint. Trotz dieses vorteilhaften pharmakologischen Profils spielt Ketamin derzeit in der geriatrischen Anästhesie jedoch lediglich eine untergeordnete Rolle.

Bezüglich der Häufigkeit eines postoperativen Delirs nach Anwendung von Ketamin liegen bisher widersprüchliche Ergebnisse vor: In einer Pilotstudie führte die intraoperative Ketamingabe zu einer verminderten Inzidenz des postoperativen Delirs [80], was jedoch in einer verblindeten Multicenter-Studie nicht bestätigt werden konnte [81].

8.3.4 Opioide

Es gilt als gesichert, dass der Opioidbedarf sowohl intraoperativ also auch zur postoperativen Analgesie im Alter absinkt, was sowohl durch Veränderungen der Opioidrezeptordichte und -affinität als auch durch eine veränderte Pharmakokinetik dieser Substanzen erklärt werden kann [82]. Dieses Phänomen muss beim Einsatz von Opioiden bei alten Patienten unbedingt berücksichtigt werden, um schwerwiegende Nebenwirkungen wie z. B. eine Atemdepression bereits von vorneherein zu vermeiden.

Fentanyl

Fentanyl ist ein hochpotentes und stark lipophiles Opioid, das ein großes Verteilungsvolumen aufweist und dessen Metabolismus stark vom Blutfluss in der Leber abhängt. Im Hinblick auf die Anwendung dieser Substanz bei alten Patienten haben zahlreiche Studien ergeben, dass sich die Pharmakokinetik im Vergleich zur Applikation bei jungen Menschen nur unwesentlich verändert [83–86]. Nichtsdestotrotz besteht innerhalb dieser Patientengruppe eine erhöhte Sensitivität gegenüber Fentanyl, so dass eine Dosisreduktion von bis zu 50 % empfohlen wird [82,81].

Alfentanil

Alfentanil ist ein kurzwirksames Opioid aus der Gruppe der Piperidinderivate, dessen Metabolisierung in hohem Maße vom hepatischen Blutfluss, aber auch vom funktionellen Zustand des Cytochrom P_{450}-Systems abhängt. Untersuchungen zu altersbedingten Veränderungen der Pharmakokinetik von Alfentanil kommen zu äußerst inhomogenen Ergebnissen und legen geschlechtsspezifische bzw. hormonelle Einflüsse nahe [81–91]. Die klinische Praxis zeigt, dass die Alfentanildosis bei älteren im Gegensatz zu jungen Patienten um etwa 50 % reduziert werden sollte, was unter anderem auf eine erhöhte Sensitivität gegenüber Alfentanil im Alter zurückzuführen ist [92].

Sufentanil

Der μ-Agonist Sufentanil zeigt bezüglich seiner Pharmakokinetik nur geringe altersspezifische Veränderungen. Dennoch wird bei älteren im Vergleich zu jüngeren Patienten ein geringeres initiales Verteilungsvolumen gefunden, was in höheren initialen Plasmaspiegeln resultiert [93,94]. Gelegentlich wurde bei alten Menschen eine protrahierte Atemdepression durch Sufentanil beobachtet, die nicht auf ein alteriertes Verteilungsvolumen zurückgeführt werden konnte und zu der Hypothese führte, dass sich die Sensitivität gegenüber Sufentanil im Laufe des Lebens verändert [93]. Dies konnte durch elektrophysiologische Untersuchungen teilweise bestätigt werden [95], was vielfach in der Empfehlung mündete, die initiale Sufentanil-Dosis bei älteren Menschen zu reduzieren.

Remifentanil

Der ultrakurz wirkende μ-Agonist Remifentanil wird leberunabhängig durch unspezifische Blut- und Gewebsesterasen inaktiviert. Im fortgeschrittenen Alter ist diese Substanz durch ein geringfügig vermindertes Verteilungsvolumen charakterisiert, was zu einem erhöhten initialen Plasmaspiegel nach Bolusinjektion führt. Darüber hinaus vermindert sich die Plasma-Clearance durch den altersbedingten, organunabhängigen Aktivitätsverlust der unspezifischen Esterasen, was wiederum zu einer verlängerten Wirkdauer führen kann [96,97]. Pharmakodynamische Untersuchungen mittels EEG bestätigten, dass das alternde zentrale Nervensystem eine erhöhte Sensitivität gegenüber Remifentanil aufweist, so dass beim älteren im Vergleich zum jungen Patienten signifikant geringere Dosen benötigt werden, um identische EEG-Veränderungen herbeizuführen. Konkret bedeutet dies, dass mit zunehmendem Alter sowohl bei der Bolusinjektion als auch bei der kontinuierlichen Verabreichung eine Dosisreduktion um circa 30 % möglich ist, um identische analgetische Effekte zu erzielen. Folglich ist Remifentanil für die kontinuierliche intraoperative Verabreichung bei geriatrischen Patienten in besonderem Maße geeignet, zumal postoperative Opioidnebenwirkungen wie Atemdepression etc. aufgrund der kurzen Halbwertszeit weitgehen ausgeschlossen sind [98,99].

Morphin

Für das wasserlöslichere Morphin ergibt sich nach initialer intravenöser Bonusgabe beim geriatrischen Patienten ein deutlich vermindertes Verteilungsvolumen [100]. Ebenso kommt es zu einer deutlichen Einschränkung der Plasma-Clearance, wobei dieser Effekt noch durch die Retention der aktiven Morphinmetaboliten Morphin-3- und Morphin-6-glucuronid verstärkt wird [101,102].

Zusammenfassend sei festgestellt, dass im Alter beim intra- und postoperativen Einsatz von Opioiden im Vergleich zum jungen Patienten generell die Dosis adaptiert und reduziert werden muss. Zu alledem führt das größere Verteilungsvolumen sowie der stark verlangsamte Abbau bzw. die verminderte Elimination dieser Substanzen zu einer deutlich längeren Wirkdauer aller Opioide im Alter. Hinzu kommt die bisweilen altersbedingt erhöhte Empfindlichkeit der Opioidrezeptoren, was sowohl eine Wirkungsverstärkung als auch eine Wirkungsverlängerung mit sich bringen kann. Folglich ist bei geriatrischen Patienten eine titrierende Verabreichung dieser potenten Analgetika auch in Hinblick auf die zu erwartenden Nebenwirkungen dringend empfohlen.

8.3.5 Muskelrelaxantien

Die postoperative Restcurarisierung (PORC) stellt in der Altersanästhesie eine nicht unerhebliche Komplikation dar, so dass gerade bei diesem Patientenklientel der Einsatz von Muskelrelaxantien überlegt und akkurat erfolgen muss, um postoperative Probleme zu vermeiden. Dabei gilt aus pharmakodynamischer Sicht, dass Alter *per se* zu keinen Veränderungen der Sensitivität gegenüber Muskelrelaxantien an der motorischen Endplatte führt [103–107]. Folglich sind veränderte Wirkungen von Muskelrelaxantien im Alter primär pharmakokinetisch bedingt. Oftmals kommt es bei älteren Patienten unabhängig vom eingesetzten Muskelrelaxans in therapeutischen Dosierungen zu einem verzögerten Wirkungseintritt, der sich – zumindest theoretisch – durch Dosiserhöhung verkürzen lässt [105–109].

Muskelrelaxantien mit steroidalen Strukturen (Pancuronium, Vecuronium, Rocuronium, Pipecuronium) weisen mit zunehmendem Alter ein vermindertes Verteilungsvolumen sowie eine verminderte Plasma-Clearance auf und bewirken oftmals eine länger andauernde bzw. stärker ausgeprägte neuromuskulären Blockade [109,110].

Muskelrelaxantien aus der Gruppe der Benzylisochinoline (Atracurium, Mivacurium und Cisatracurium) sind in der Regel keine Reinsubstanzen, sondern Mischungen aus unterschiedlichen Isomeren. Ihr Verteilungsvolumen entspricht etwa dem der Steroidrelaxantien, allerdings sind sie zu einem höheren Anteil an Proteine gebunden, was vor allem in höherem Alter aufgrund veränderter Proteinmuster und -mengen im Plasma von klinischer Relevanz sein kann.

Der Abbau der Benzylisochinoline erfolgt auf unterschiedlichen Wegen: Atracurium und Cisatracurium unterliegen primär der spontanen Hofmann-Elimination und einer späteren Esterhydrolyse, wodurch über 80 % der Substanz eliminiert werden; der restliche Anteil wird dann höchst wahrscheinlich in der Leber verstoffwechselt. Altersbedingte Einschränkungen der hepatischen Metabolisierungskapazität werden durch eine gesteigerte organunabhängige Metabolisierungsrate kompensiert. Mivacurium hingegen wird von der Plasmapseudocholinesterase organunabhängig abgebaut, wobei dieser Abbauweg im Alter weitgehend unbeeinflusst bleibt.

Zusammenfassend kann also festgestellt werden, dass die Wirkdauer von Muskelrelaxantien bei geriatrischen Patienten aufgrund der eingeschränkten Metabolisierungsrate schwer abzuschätzen ist, weshalb auf den Einsatz langwirksamer Substanzen möglichst verzichtet werden sollte. Die Anwendung der Relaxometrie ist obligat, da eine unvollständige postoperative Erholung der neuromuskulären Funktion unter anderem erhebliche pulmonale Probleme mit sich bringen kann [111]. Der großzügige Einsatz des Cyclodextrins Sugammadex zur Reversierung der Wirkung von Rocuronium mag unter anderem im Hinblick auf sein günstiges Nebenwirkungsprofil vorteilhaft sein [112]. Allerdings ist zu beachten, dass bei Patienten über 70 Jahre auch die Wirkung dieser Substanz verzögert eintritt [113].

8.3.6 Lokalanästhetika

Da sowohl periphere als auch neuroaxiale Regionalanästhesien in der geriatrischen Anästhesie eine zentrale Rolle spielen, gilt es, sich mit den pharmakokinetischen und pharmakodynamischen Besonderheiten von Lokalanästhetika in dieser Altersgruppe besonders vertraut zu machen.

Aus pharmakokinetischer Sicht kommt dabei folgenden vier Vorgängen eine besondere Bedeutung zu.

- Absorption der Lokalanästhetika am Injektionsort
- Distribution dieser Substanzen im Körper
- Metabolismus der Lokalanästhetika
- Clearance dieser Substanzen aus dem Körper

Die Aufnahme des Lokalanästhetikums am Injektionsort in den neuronalen Wirkort sowie ins Blut hängt von der verabreichten Dosis, den spezifischen physikochemischen Eigenschaften des Lokalanästhetikums, dem pH-Wert im Gewebe sowie dem Injektionsort selbst ab. Dabei bestimmt vor allem die applizierte Dosis (unabhängig davon ob es sich um ein hohes Volumen mit niedriger Konzentration oder um ein geringes Volumen mit hoher Konzentration handelt) auch das Einsetzen, die Intensität und die Dauer der neuronalen Blockade. Abhängig von der Vaskularisierung und der Durchblutungssituation des Injektionsortes erfolgt eine zügige Absorption des Lokalanästhetikums in den Kreislauf, so dass für die neuronale Blockade immer weniger Wirksubstanz verfügbar ist und zugleich systemische Plasmaspiegel ansteigen. Auch im Epiduralraum kommt es zu einer Aufnahme in den Blutkreislauf, wobei sich die Absorptionsrate als weitgehend altersunabhängig erwiesen hat [114].

Nachdem das Lokalanästhetikum ins Blut aufgenommen worden ist, wird es zunächst in gut perfundierte Areale wie Lunge, Gehirn, Niere und Leber verteilt, wobei die Lunge als „Pufferorgan" eine zentrale Rolle einnimmt. Durch diverse Mechanismen und aufgrund des spezifischen pH-Wertes des Lungengewebes kommt es zum so genannten pulmonalen „Lokalanästhetika-*Trapping*", was vor allem bei versehentlicher intravaskulärer Injektion des Lokalanästhetikums relevant werden kann. In der sich anschließenden β-Phase erfolgt eine Umverteilung in weniger gut durchblutete Areale (z. B. Fettgewebe), während in der γ-Phase ein injektionsortunabhängiger Abbau der Lokalanästhetika stattfindet.

Langwirksame Lokalanästhetika wie Ropivacain und Bupivacain werden nach Absorption zu weit über 90 % an α_1-Glycoprotein gebunden, dessen Konzentration altersbedingt nur wenig Veränderung erfährt [115]. Je nach Art und Anzahl von Begleiterkrankungen können die Plasmaspiegel jedoch erhöht sein, so dass sich in fortgeschrittenem Alter häufig ein verminderter Spiegel an freien Lokalanästhetikamolekülen findet.

Die meisten der heute benutzen Amid-Lokalanästhetika werden unabhängig vom hepatischen Blutfluss in der Leber metabolisiert und die dabei anfallenden Metabolite überwiegend über die Niere ausgeschieden. Oftmals findet sich in diesem Zusammenhang bei geriatrischen Patienten eine reduzierte Plasma-Clearance sowie eine verlängerte Halbwertszeit [116].

Der Abbau der heute nur noch selten genutzten Ester-Lokalanästhetika erfolgt durch unspezifische Esterasen im Plasma, im Blut und in der Leber. Die bei dieser Hydrolyse entstehenden Produkte haben in der Regel eine kurze Halbwertszeit und sind überwiegend pharmakologisch inaktiv.

Die Clearance der Lokalanästhetika ist eine substanzspezifische Größe und wird in erster Linie durch den Blutfluss, die Proteinbindung, die Biotransformation und letztendlich die Eliminationsrate bestimmt. Da es im Alter zu Veränderungen von Blutfluss, hepatischem Metabolismus und Plasmaprotein-Zusammensetzung kommt, ist je nach Substanz mit einer verzögerten Elimination im Alter zu rechnen. Dies mag bei Einmalgabe unerheblich sein, kann jedoch bei einer kontinuierlichen Verabreichung z. B. zur postoperativen Schmerztherapie klinische Relevanz erlangen und eine Dosisreduktion erforderlich machen, um toxischen Nebenwirkungen und Intoxikationen vorzubeugen.

Aufgrund der erhöhten Komorbidität nehmen älterer Patienten häufig unterschiedlichste Medikamente gleichzeitig zu sich, die zumindest theoretisch mit (Lokal-)Anästhetika interagieren (s. a. Kap. 5). So blockieren beispielsweise β-Blocker direkt die oxidative Aktivität im Hepatozyten und vermindern den hepatischen Blutfluss durch Reduktion des Herzzeitvolumens und der Blockade intrahepatischer β_2-Rezeptoren. All diese Effekte führen dazu, dass bestimmte Lokalanästhetika (z. B. Lidocain) verzögert in der Leber metabolisiert werden. Im Gegensatz dazu steigert das Antikonvulsivum Phenytoin die Aktivität hepatischer mikrosomaler Enzymsysteme, so dass viele Lokalanästhetika beschleunigt metabolisiert werden. Zusätzlich führt die chronische Einnahme von Phenytoin zu einer Steigerung des α1-Glycoproteins im Plasma, so dass Lokalanästhetika vermehrt an Proteine gebunden werden, was zu einer Abschwächung der Wirkung beitragen kann. Der H_2-Rezeptorantagonist Cimetidin, der ebenfalls in dieser Altersgruppe häufig eingesetzt wird, blockiert direkt mitochondriale Enzymsysteme und verzögert dadurch den hepatischen Metabolismus vieler Lokalanästhetika um bis zu 30 %. Im Gegensatz dazu lassen sich für den H_2-Rezeptorantagonisten Ranitidin keinerlei Interaktionen mit dem Lokalanästhetika-Metabolismus nachweisen.

Mit zunehmendem Alter scheinen neuronale Strukturen sensibler auf Lokalanästhetika zu reagieren. So postulierte Bromage bereits 1969, dass bei epiduraler Verabreichung das Volumen eines Lokalanästhetikums, das zur Blockade eines spinalen Dermatoms benötigt wird, mit steigendem Alter linear abnimmt [117]. Neuere Untersuchungen kommen dagegen zu dem Schluss, dass die erforderlichen Volumina bei über 60-jährigen zwar abnehmen, jedoch extremen Schwankungen unterliegen, so dass für ältere Patienten eine akkurate Vorhersage der epiduralen Ausbreitung der Regionalanästhesie nur mit Einschränkungen möglich ist [118].

Auch für die intrathekale (spinale) Verabreichung von Lokalanästhetika kommt es zu altersbedingten Veränderungen, die den Wirkungseintritt, die Wirkdauer sowie auch die Stärke der neuronalen Blockade betreffen. Dabei finden sich für die meisten Lokalanästhetika eine raschere Anschlagszeit sowie eine verlängerte Wirkdauer, so dass für die Spinalanästhesie ebenfalls eine moderate Dosisreduktion sinnvoll erscheint [119,120].

Periphere Nervenblockaden stellen in der geriatrischen Anästhesie eine komplikationsarme und effektive Alternative besonders bei Eingriffen an den Extremitäten dar. Anatomische und physiologische Veränderungen und die erhöhte Sensibilität peripherer Nerven gegenüber Lokalanästhetika lassen vermuten, dass auch hier eine Dosisreduktion sinnvoll erscheint. Typischerweise kommt es im Alter auch zu einer verlängerten Dauer der sensorischen und motorischen Blockade [121]. Folglich wird empfohlen, Lokalanästhetika im Rahmen peripherer Regionalverfahren titrierend und wirkungsorientiert zu applizieren, um eine Akkumulation und damit systemisch-toxische Nebenwirkungen zu vermeiden.

8.4 Anästhesieformen und spezifische Anästhetika für bestimmte Indikationen

8.4.1 Vorbetrachtungen

Ein operativer Eingriff ist ein äußerst komplexes Geschehen, dessen Verlauf und Ergebnis von multiplen Faktoren abhängen. Es wird derzeit kontrovers diskutiert, inwieweit auch die verwendeten Anästhetika bzw. die Anästhesietechnik die Morbidität und die Letalität zu beeinflussen vermögen. Höchstwahrscheinlich ist deren Einfluss statistisch gesehen jedoch zu gering, um das Gesamtergebnis signifikant zu verändern – jedoch bleibt unbestritten, dass eine individuell nicht adaptierte Anästhesietechnik den perioperativen Verlauf gerade bei älteren Menschen nachhaltig negativ beeinflussen kann. Ziel des folgenden Abschnittes soll es daher sein, für spezifische Eingriffe beim geriatrischen Patienten Empfehlungen für das anästhesiologische Vorgehen zu geben. Obwohl die klare wissenschaftliche Evidenz bislang dafür fehlt, dass lokoregionäre Verfahren beim geriatrischen Patienten der Allgemeinanästhesie überlegen sind, können diese jedoch individuell erhebliche Vorteile bieten und sollten daher bei der Auswahl der Narkoseform stets in Betracht gezogen werden. Abschließend sei nochmals betont, dass die nachfolgenden Empfehlungen nicht die individuellen Risikoabwägungen ersetzen, die vor jedem Eingriff durchgeführt werden müssen und sowohl eingriffs- als auch patientenspezifische beinhalten.

8.4.2 Orthopädische und unfallchirurgische Eingriffe

Die elektive orthopädische Alterschirurgie fokussiert sich im Besonderen auf den elektiven Ersatz großer Gelenke (Hüfte, Knie, Schulter) und hat in den vergangenen Jahrzenten enorme technische Fortschritte erfahren. Im Gegensatz dazu beschäftigt sich die Alterstraumatologie aufgrund spezifischer Veränderungen, die sowohl den Knochenbau per se als auch das Gleichgewichtssystem betreffen, vor allem mit Knochenbrüchen in Folge von Sturzereignissen.

Gerade für Eingriffe an großen Gelenken eignen sich Regionalverfahren in besonderem Maße, wobei selbstverständlich entsprechende Kontraindikationen (z. B.

fortbestehende antikoagulatorische Therapie) sowie altersbedingte anatomische Veränderungen, die eine Anlage potentiell erschweren, berücksichtig werden müssen. Dem steht jedoch recht häufig der Wunsch des Operateurs entgegen, einer Allgemeinanästhesie den Vorzug zu geben, um optimale Operationsbedingungen sicher zu stellen. Auch ist der Patientenkomfort bei länger dauernden Eingriffen in Verbindung mit einer aufwendigen Lagerung zu berücksichtigen.

Obwohl auch größere Studien bis dato keine eindeutige Überlegenheit der Regionalanästhesie herausarbeiten konnten [122–129], scheinen sich gerade für Eingriffe an der Hüfte und anderen großen Gelenken individuell Vorteile von lokoregionären Verfahren im Vergleich zur Allgemeinanästhesie zu ergeben. So ermöglichen kontinuierliche Kathetertechniken bereits präoperativ eine adäquate Analgesie, die intra- und postoperativ lückenlos weitergeführt werden kann und eine frühzeitige Mobilisation und Rehabilitation ermöglicht [127,129]. Weitere erwähnenswerte Vorteile der Regionalanästhesie sind ein verminderter Blutverlust, ein deutlich reduziertes Thromboserisiko, das Fehlen von postoperativer Übelkeit und Erbrechen sowie eine verminderte Inzidenz von respiratorischen Komplikationen.

Aufgrund der oft länger dauernden Eingriffe, der unbequemen lateralen Lagerung, der zumindest in der Kniegelenkschirurgie üblichen Blutsperre und der häufig unruhigen, älteren Patienten, wird bisweilen eine zusätzliche Sedierung erforderlich, die manche Vorteile der Regionalanästhesie konterkariert. Folglich sollte – wenn immer vertretbar – auf eine Sedierung verzichtet werden, und falls diese doch nötig erscheint, sollten gut steuerbare, kurz wirksame Sedativa eingesetzt werden. Propofol, aber auch α_2-Sympathomimetika wie Dexmedetomidin haben sich in diesem Zusammenhang bewährt.

Man weiß heute, dass der Einsatz von Tourniquets zur Blutsperre eine besondere Delastung für den alternden Organismus darstellt. Neben der Traumatisierung des Gewebes unmittelbar unterhalb des Tourniquets kommt es während der Reperfusion zu einer erheblichen Belastung des Organismus mit sauren Metaboliten und hyperkapnischem, hyperkaliämischem Blut. Dies kann bei einer grenzwertig kompensierten Kreislauffunktion bis hin zum kardiozirkulatorischen Versagen führen, so dass gerade vor Eröffnung des Tourniquets auf eine enge Kommunikation zwischen Anästhesist und Operateur geachtet werden muss.

8.4.3 Viszeralchirurgische Eingriffe

Größere abdominalchirurgische Operationen müssen bei geriatrischen Patienten z. B. mit Ileus, Peritonitis bzw. gastrointestinaler Blutung häufig als Notfalleingriffe durchgeführt werden. Diese werden regelhaft in alleiniger Allgemeinanästhesie durchgeführt, zumal sich Kombinationsverfahren aufgrund von zeitkritischen Situationen bzw. klinischen Umständen (z. B. Gerinnungsstörungen) oftmals verbieten. Da betroffene Patienten sehr häufig exsikkiert sind, haben sich die großzügige Indikation für ein erweitertes hämodynamisch Monitoring, die Anlage mehrerer sicherer Volumenwege sowie eine vorsichtige, titrierende Narkoseeinleitung mit möglichst kurz wirksamen, gut steuerbaren Medikamenten klinisch bewährt. Aufgrund der negativ inotropen und vasodilatatorischen Effekte dieser Medikamente sowie den altersbedingten Begleitkrankheiten kann jedoch häufig der parallele Einsatz von Vasokonstriktoren und ggf. Inotropika indiziert sein.

Zur Aufrechterhaltung der Narkose bietet sich eine balancierte Anästhesie mit modernen Inhalationsanästhetika an; eine ausreichende Muskelrelaxation ist präoperativ zur Intubation sowie ggf. auch intraoperativ während des abdominellen Eingriffs erforderlich, wobei aufgrund der wenig kalkulierbaren Wirkungsdauer eine titrierende Applikation unter neuromuskulärem Monitoring sinnvoll erscheint. Besonders geeignet erscheinen in diesem Zusammenhang Muskelrelaxantien, die der Hofmann-Elimination bzw. einer spontanen Esterhydrolyse unterliegen. Je nach verbleibender neuromuskulärer Blockade kann es am Ende des Eingriffs notwendig werden, die Muskelrelaxantien zu antagonisieren bzw. zu reversieren.

Bei großen abdominalchirurgischen Elektiveingriffen bietet eine Kombinationsnarkose mittels thorakalem Periduralkatheters offenkundig individuelle Vorteile. So ermöglicht ein derartiges Vorgehen auf den Gebrauch potenter Opioide in der postoperativen Phase weitgehend zu verzichten, was sich u. a. positiv auf die Motilität des beeinträchtigten Gastrointestinaltrakts auswirkt. Dennoch belegen größere Studien die Vorteile der Kombinationsanästhesie nur unzureichend, so dass eine generelle Empfehlung im Augenblick nicht ausgesprochen werden kann. Auch muss berücksichtigt werden, dass ältere Patienten häufig unter einer potenten Antikoagulation mit langwirksamen Thrombozytenaggregationshemmern stehen, was von vorneherein die zusätzliche Anlage eines Periduralkatheters verbietet. In derartigen Situationen kann evtl. die perioperative intravenöse Gabe von Lidocain erwogen werden, wobei der Nutzen dieser Maßnahme bis dato noch nicht abschließend bewertet werden kann [130].

8.4.4 Neurochirurgische Eingriffe

Sowohl komplexe onkologische und vaskuläre neurochirurgische Eingriffe als auch Operationen an der Wirbelsäule werden in den letzten Jahren mit zunehmender Häufigkeit auch bei alten und ältesten Patienten mit gutem Erfolg durchgeführt. Generell ist bei derartigen Elektiveingriffen die Durchführung einer Allgemeinanästhesie indiziert.

Bei dringlichen operativen Indikationen mit akuter Gefährdung des Patienten durch erhöhten intrakraniellen Druck muss u. a. versucht werden, bei Anästhesieeinleitung den zerebralen Perfusionsdruck aufrecht zu erhalten, den Hirndruck zu senken und möglichst neuroprotektive Substanzen zu nutzen. Lange Zeit wurden daher Barbiturate als Induktionsanästhetika empfohlen, die jedoch allesamt ausgeprägte negativ inotrope Effekte aufweisen, so dass es zu einem kritischen Abfall des zerebralen Perfusionsdrucks kommen kann. Mittlerweile hat sich daher Propofol als Induktionsanästhetikum auch bei neurochirurgischen Eingriffen durchgesetzt.

Unabhängig vom benutzen Induktionsanästhetikum müssen also möglichst stabile hämodynamische Verhältnisse während der Einleitung aufrechterhalten werden, was durch den frühzeitigen Einsatz von Vasopressoren unter adäquatem hämodynamischem Monitoring erreicht werden kann. Eine moderate Hyperventilation kann zur Narkoseeinleitung vorteilhaft sein, wobei ausgeprägte Hypokapnien auf jeden Fall zu vermeiden sind, da diese zu einer ausgeprägten zerebralen Vasokonstriktion bis hin zur zerebralen Ischämie führen können.

So genannte Wachkraniotomien für komplexe onkologische Eingriffe an sensiblen zerebralen Arealen (z. B. Sprachzentrum) bzw. für eine korrekte Platzierung spezifischer Stimulationselektroden (z. B. bei M. Parkinson) gewinnen auch bei alten Patienten zunehmend an Bedeutung. Bei diesen Eingriffen bleibt der Patient wach bzw. wird für die kritischen Phasen aus der Narkose erweckt, um durch funktionelles Monitoring die korrekte Lokalisation der Stimulationselektrode zu überprüfen bzw. sensible Areale des Gehirns intraoperativ exakt abzugrenzen. Zur Eröffnung der Schädeldecke kann beispielsweise ein so genannter „Kopfblock" mittels langwirksamer Lokalanästhetika angelegt werden, der eine schmerzfreie Kraniotomie ermöglicht.

Ischämische Schlaganfälle werden in jüngster Zeit immer häufiger neuroradiologisch mittels intrakranieller Thrombektomie behandelt [131]. Die Prozedur kann dabei entweder in Allgemeinanästhesie oder in Analgosedierung (*„conscious sedation"*) durchgeführt werden. Bisherige Studien haben gezeigt, dass bezüglich der verwendeten Narkosetechnik keine signifikanten Unterschiede bezüglich des neurologischen Ergebnisses zu erwarten sind, so dass derzeit beide Verfahren gleichwertig angewendet werden können. Von vielen Neuroradiologen wird allerdings eine Allgemeinanästhesie bevorzugt, um spontane Bewegungen des häufig unruhigen Patienten zu vermeiden. Unabhängig vom verwendeten Anästhesieverfahren sollten möglichst kurzwirksame und gut steuerbare Anästhetika zum Einsatz kommen, um schnellstmöglich nach der Intervention das neurologische Ergebnis beurteilen zu können.

8.4.5 Urogenitale Eingriffe

Kleinere urogenitale Eingriffe (z. B. Zystoskopie bzw. transurethrale Resektionen der Prostata bzw. der Blase) werden häufig bei älteren Patienten durchgeführt. Aufgrund der Lokalisation und der kurzen Dauer sind diese Eingriffe prädestiniert für eine Spinalanästhesie (möglichst ohne tiefe Sedierung). Vorteile dieses anästhesiologischen Vorgehens sind eine gute Relaxierung des Urogenitaltraktes, ein kooperativer Patient, der aktiv mitarbeiten kann und zugleich ein gutes neurologisches Monitoring (z. B. bei TUR-Syndrom). Zu alledem wirkt die für diese Eingriffe häufig erforderliche Steinschnittlage der Sympathikolyse bzw. Hypotension infolge einer Spinalanästhesie gerade beim alten Patienten entgegen [132,133]. Dennoch sollte nicht außer Acht gelassen werden, dass auch diese Narkoseform eine engmaschige Überwachung der Hämodynamik, der Neurologie sowie der Körpertemperatur erfordert.

Es finden sich gerade in dieser Altersgruppe sehr häufig Patienten, die z. B. aufgrund kardialer bzw. neurologischer Begleiterkrankungen absolute Kontraindikationen für die Durchführung einer rückenmarksnahen Blockade aufweisen. Eine gangbare Alternative stellt in dieser Situation die Durchführung einer Allgemeinanästhesie mit Larynxmaske dar, so dass auf die Verwendung von Muskelrelaxantien verzichtet werden kann. In diesem Zusammenhang ist es ratsam, kurzwirksame und gut steuerbare Hypnotika bzw. Opioide im Sinne einer Totalen Intravenösen Anästhesie (TIVA) einzusetzen. Es ist jedoch auch möglich, volatile Anästhetika wie Desfluran bzw. Sevofluran einzusetzen. Ob Desfluran aufgrund seiner günstigen pharmakokinetischen Eigenschaften (geringere Fettlöslichkeit) gegenüber Sevofluran beim geriatrischen Patienten Vorteile bietet, wird derzeit kontrovers diskutiert.

Trotz der kurzen Dauer vieler urologischer Eingriffe wird dringend angeraten, gerade bei kardiopulmonal vorerkrankten Patienten ein adäquates hämodynamisches Monitoring zu initiieren (s. a. Kap. 9), da gerade bei endoskopisch durchgeführten Eingriffen große Umsätze an Spülflüssigkeit zu einer hämodynamischen Kompromittierung führen können.

8.4.6 Ambulante Eingriffe

Ambulante, tageschirurgische Eingriffe werden auch bei geriatrischen Patienten immer häufiger durchgeführt. Voraussetzung hierfür ist allerdings, dass sich der operative Eingriff eignet und der Patient nach dem Eingriff in seinem vertrauten Umfeld von einer Person kompetent versorgt wird, die auch bei Bedarf (medizinische) Hilfe anfordern kann. Darüber hinaus ist es wichtig, dem ambulanten Patienten einen 24-stündigen, jederzeit erreichbaren Ansprechpartner in der Klinik zu benennen, der direkt und ohne Umwege kontaktiert werden kann.

Gerade für den geriatrischen Patienten ist es wichtig, so rasch wie möglich wieder in seine vertraute Umgebung zurückkehren zu können, da dies eine wirkungsvolle Maßnahme zur Vermeidung von Delir und POCD darstellt [134]. Es ist in diesem Kontext wünschenswert, dass sich ambulante Patienten fortgeschrittenen Alters rechtzeitig vor dem operativen Eingriff zum Prämedikationsgespräch vorzustellen, um eventuell notwendige Zusatzuntersuchung zeitgerecht anzufordern bzw. den Patienten für den ambulanten Eingriff zu optimieren. Dabei steht außer Frage, dass schwerstkranke, multimorbide Patienten für ambulante Eingriffe nicht freigegeben werden dürfen.

Analgosedierung mit Lokalanästhesie

Viele ambulante Eingriffe – z. B. in der Augenheilkunde – lassen sich problemlos in Lokalanästhesie durchführen. Dennoch wird vom Operateur häufig anästhesiologische Unterstützung angefordert, um eine adäquate Überwachung zu gewährleisten und bei eventuell auftretenden Notfällen rasch intervenieren zu können. Zusätzlich sind gerade in der operativen Ophthalmologie abrupte Bewegungen des Patienten zu verhindern und z. B. einen im Alter häufig bestehenden Hypertonus zu kontrollieren, der gerade während des operativen Eingriffes eskalieren und das Augenlicht gefährden kann.

Zur Sedierung bieten sich hier grundsätzlich zahlreiche Hypnotika und α_2-Sympathomimetika an. Dabei verlieren die ehemals häufig benutzten Benzodiazepine aufgrund ihrer unberechenbaren Halbwertszeit bei geriatrischen Patienten immer mehr an Bedeutung und werden zunehmend durch gut steuerbare Hypnotika wie Propofol oder Dexmedetomidin ersetzt. Der Stellenwert des ultrakurz wirkenden Opioids Remifentanil im Rahmen der Analgosedierung für ambulante Eingriffe wird nach wie vor kontrovers diskutiert. Klar bleibt jedoch, dass die Patienten perioperativ engmaschig überwacht werden müssen, um einen Atemstillstand etc. schnellstmöglich erkennen und therapieren zu können.

Regionalanästhesie

Auch lokoregionäre Techniken in Form von peripheren Blockaden der oberen und unteren Extremität spielen in der ambulanten Chirurgie eine zunehmend wichtige Rolle. So kann mittels *Single-Shot*-Anästhesie je nach Wahl des Lokalanästhetikums eine potente intraoperative Anästhesie und adäquate postoperative Analgesie erreicht werden, was besonders bei Eingriffen an den oberen Extremitäten Vorteile mit sich bringt. Bei Blockaden an der unteren Extremität dagegen muss ein besonderes Augenmerk auf die oftmals lang andauernde Mobilitätseinschränkung des Patienten gelegt werden. Dieses Problem kann im ambulanten Bereich jedoch durch den bevorzugten Einsatz von kurz- bzw. mittellang wirksamen Lokalanästhetika abgeschwächt werden.

Neuroaxiale Blockaden etwa in Form der Spinalanästhesie haben im ambulanten Setting nur eine untergeordnete Bedeutung. Zwar erlaubt die Spinalanästhesie eine kurzfristige komplette Blockade der unteren Körperhälfte, jedoch kommt es gerade bei älteren Patienten bisweilen zu einem akuten Harnverhalt, der ggf. mittels Einmalkatheterisierung therapiert werden muss, was im häuslichen Bereich nicht ohne Weiteres durchführbar ist.

Allgemeinanästhesie

Moderne Anästhetika und Analgetika, die sich allesamt durch gute Steuerbarkeit und kurze Wirkdauer auszeichnen, haben auch die Allgemeinanästhesie zu einer etablierten Technik im ambulanten Operationsbetrieb werden lassen. Zu alledem ist es möglich, bei vielen Eingriffen durch die Atemwegssicherung mittels Larynxmaske auf den Einsatz von Muskelrelaxantien zu verzichten, was sich in Verbindung mit einer TIVA als besonders günstig für ambulante Eingriffe erwiesen hat. Allerdings haben auch moderne Inhalationsanästhetika ihre Berechtigung bei ambulanten Eingriffen, da auch diese aufgrund ihrer Pharmakokinetik eine akkurate Steuerung der Narkosetiefe erlauben, und postoperativ rasch volle Wachheit gewähren. Berücksichtigt werden muss, dass es bei Verwendung volatiler Anästhetika häufiger zu postoperativer Übelkeit und Erbrechen kommt, so dass die prophylaktische Gabe von Antiemetika auch in der ambulanten Anästhesie nicht vernachlässigt werden darf.

Abschließend sei darauf hingewiesen, dass auch bei dieser vermeintlich „kleinen" ambulanten Anästhesie selbstverständlich die identischen Qualitäts- und Sicherheitskriterien bzgl. Narkoseführung, Überwachung und apparativer Ausstattung gelten müssen wie bei Anästhesien unter stationären Bedingungen. Findet all dies Beachtung, so besteht der große Vorteil ambulanter Eingriffe für geriatrische Patienten in der Möglichkeit, rasch wieder in die vertraute Umgebung zurückkehren und sich zu umgehend reorientieren zu können (s. a. Kap. 16) [135].

Literatur

[1]   Stoelting RK. Basics of Anesthesia, 5. Aufl., Elsevier (China), 2007.
[2]   Franks NP, Lieb WR. Molecular and cellular mechanisms of general anaesthesia. Nature. 1994;367:607–614.
[3]   Brown EN, Purdon PL, Van Dort CJ. General anaesthesia and altered states of arousal: a systems neuroscience analysis. Ann Rev Neurosci. 2011;34:601–628.
[4]   Rossman AC. The physiology of the nicotinic acetylcholine receptor and its importance in the administration of anaesthesia. AANA J. 2011;79:433–440.
[5]   Campagna JA, Miller KW, Forman SA. Mechanisms of actions of inhaled anesthetics. New Engl J Med. 2003;348:2110–2124.
[6]   Monk TG, Saini V, Weldon BC, Sigl JC. Anesthetic management and one-year mortality after noncardiac surgery. Anesth Analg. 2005;100:4–10.
[7]   Erdogan MA, Demirbilek S, Erdil F, et al. The effects of cognitive impairment on anaesthetic requirement in the elderly. Eur J Anaesthiol. 2012;29:326–231.
[8]   Grass JA. The role of epidural anesthesia and analgesia in postoperative outcome. Anesthesiol Clin North America. 2000;18:407–428.
[9]   Tsui BC, Wagner A, Finucane B. Regional anaesthesia in the elderly: a clinical guide. Drugs Aging. 2004;21:895–910.
[10] Peden CJ, Grocott MPW. National Research Strategies: what outcomes are important in perioperative elderly care? Anaesthesia. 2014;69(1):61–69.
[11] Carlisle JB. Pre-operative co-morbidity and postoperative survival in the elderly: beyond one lunar orbit. Anaesthesia. 2014;69(1):17–25.
[12] Urwin SC, Parker MJ, Griffiths R. General versus regional anaesthesia for hip-fracture surgery: meta-analysis of randomized trials. Br J Anaesth. 2000;84:450–455.
[13] Bode RH Jr, Lewis KP, Zarich SW, et al. Cardiac outcome after peripheral vascular surgery. Comparison of general and regional anesthesia. Anesthesiology. 1996;84:3–13.

[14] Rigg JR, Jamrozik K, Myles PS, et al. Epidural anaesthesia and analgesia and outcome of major surgery: a randomised trial. Lancet. 2002;359:1276–1282.

[15] Beattie WS, Badner NH, Choi P. Epidural analgesia reduces postoperative myocardial infarction: a meta-analysis. Anesth Analg. 2001;93:853–858.

[16] Wu CL, Anderson GF, Herbert R, Lietman SA, Fleisher LA. Effect of postoperative epidural analgesia on morbidity and mortality after total hip replacement surgery in medicare patients. Reg Anesth Pain Med. 2003;28:271–278.

[17] Warner MA, Martin JT, Schroeder DR, Offord KP, Chute CG. Lower-extremity motor neuropathy associated with surgery performed on patients in a lithotomy position. Anesthesiology. 1994;81:6–12.

[18] Hampl KF, Heinzmann-Wiedmer S, Luginbuehl I, et al. Transient neurologic symptoms after spinal anesthesia: a lower incidence with prilocaine and bupivacaine than with lidocaine. Anesthesiology. 1998;88:629–633.

[19] Martínez-Bourio R, Arzuaga M, Quintana JM, et al. Incidence of transient neurologic symptoms after hyperbaric subarachnoid anesthesia with 5 % lidocaine and 5 % prilocaine. Anesthesiology. 1998;88:624–628.

[20] Rooke GA, Freund PR, Jacobson AF. Hemodynamic response and change in organ blood volume during spinal anesthesia in elderly men with cardiac disease. Anesth Analg. 1997;85:99–105.

[21] Beattie WS, Badner NH, Choi P. Epidural analgesia reduces postoperative myocardial infarction: a meta-analysis. Anesth Analg. 2001;93:853–858.

[22] Wu CL, Anderson GF, Herbert R, Lietman SA, Fleisher LA. Effect of postoperative epidural analgesia on morbidity and mortality after total hip replacement surgery in medicare patients. Reg Anesth Pain Med. 2003;28:271–278.

[23] Roy RC. Choosing general versus regional anesthesia for the elderly. Anesthesiol Clin North America. 2000;18:91–104.

[24] Matot I, Oppenheim-Eden A, Ratrot R et al. Preoperative cardiac events in elderly patients with hip fracture randomized to epidural or conventional analgesia. Anesthesiology. 2003;98:156–163.

[25] Aveline C, LeHetet H, Le Roux A, et al. Comparison between ultrasound guided transversus abdominis plane and conventional ilioinguinal–iliohypogastric nerve blocks for day case open inguinal hernia repair. Br J Anaesth. 2011;106:380–386.

[26] Klein SM, Pietrobon R, Nielsen KC, et al. Paravertebral somatic nerve block compared with peripheral nerve blocks for outpatient inguinal. Reg Anesth Pain Med. 2002;27:476–480.

[27] Thavaneswaran P, Rudkin GE, Cooter RD, et al. Brief reports: paravertebral block for anesthesia: a systematic review. Anesth Analg. 2010;110:1740–1744.

[28] Hadzic A, Williams BA, Karaca PE, et al. For outpatient rotator cuff surgery nerve block anesthesia provides superior same-day recovery over general anesthesia. Anesthesiology. 2005;102:1001–1007.

[29] Parker MJ, Handoll HH, Griffiths R. Anaesthesia for hip fracture surgery in adults. Cochrane Database Syst Rev. 2004;4:CD000521.

[30] Neuman MD, Silber JH, Elkassabany NM, Ludwig JM, Fleisher LA. Comparative effectiveness of regional versus general anesthesia for hip fracture surgery in adults. Anesthesiology. 2012;117:72–92.

[31] Memtsoudis SG, Sun X, Chiu YL, et al. Perioperative comparative effectiveness of anesthetic technique in orthopedic patients. Anesthesiology. 2013;118:1046–1058.

[32] White SM. Including the very elderly in clinical trials. Anaesthesia. 2010;65:778–780.

[33] Sieber FE, Zakriya KJ, Gottschalk A, et al. Sedation depth during spinal anaesthesia and the development of postoperative delirium in elderly patients undergoing hip fracture repair. Mayo Clinic Proceedings. 2010;85:18–26.

[34] Mangoni AA, Jackson SHD. Age-related changes in pharmacokinetics and pharmacodynamics: basic principles and practical applications. Br J Clin Pharmacol. 2003;57:6–14.

[35] Eger EI II. Uptake and distribution. In: Miller RD (ed.). Anesthesiology New York: Churchill Levinson (New York), 1990, pp. 85–104.

[36] Eger EI II. Age, minimum alveolar anesthetic concentration, and minimum alveolar anesthetic concentration-awake. Anesth Analg. 2001;93:947–953.

[37] Nickalls RW, Mapleson WW. Age-related iso-MAC charts for isoflurane, sevoflurane and desflurane in man. Br J Anaesth. 2003;91:170–174.

[38] Jones AG, Hunter JM. Anesthesia in the elderly. Special considerations. Drug Aging. 1996;9:319–331.

[39] Matsuura T, Oda Y, Tanaka K, et al. Advance of age decreases the minimum alveolar concentrations of isoflurane and sevoflurane for maintaining bispectral index below 50. Br J Anaesth. 2009;102:331–335.

[40] Katoh T, Suguro Y, Kimura T, Ikeda A. Cerebral awakening concentration of sevoflurane and isoflurane predicted during slow and fast alvelar washout. Anesth Analg. 1993;77:1012–1027.

[41] Van Cleve WC, Nair BG, Rooke GA. Associations between age and dosing of volatile anesthetics in 2 academic hospitals. Anesth Analg. 2015;121:645–651.

[42] Waltier DC, Kersten JR, Pagel PS, Gross GJ. Anaesthetic preconditioning: serendipity and science. Anesthesiology. 2002;97:1–3.

[43] Binnengraeber MW, Weihrauch D, Kersten JR, et al. Cardioprotetion by volatile anesthetics. Vasc Pharmacol. 2005;42:243–252.

[44] Garcia C, Julier K, Bestmann L et al. Preconditioning with sevoflurane decreases PECAM-1 expression and improves one-year cardiovascular outcome in coronary artery bypass graft surgery. Br J Anaesth. 2005;94:159–165.

[45] Przyklenk K, Li GH, Simkovich BZ, Kloner A. Mechanisms of myocardial ischemic preconditioning are age related: PKC-epsilon does not play a requisite role in old rabbits. J Appl Physiol. 2003;95:2563–2569.

[46] Kanbak M, Saricaoglu F, Akinci SB, et al. The effects of isoflurane, sevoflurane and desflurane anesthesia on neurocognitive outcome after cardiac surgery: a pilot study. Heart Surg Forum. 2007;10:E36–41.

[47] Warner DS. Perioperative neuroprotection: are we asking the right questions? Anesth Analg. 2004;98:563–565.

[48] Rortgen D, Kloos J, Fries M, et al. Comparison of early cognitive function and recovery after desflurane or sevoflurane anaesthesia in the elderly: a doubleblinded randomized controlled trial. Br J Anaesth. 2010;104:167–174.

[49] Hocker J, Stapelfeldt C, Leiendecker J, et al. Postoperative neurocognitive dysfunction in elderly patients after xenon versus propofol anesthesia for major noncardiac surgery: a double-blinded randomized controlled pilot study. Anesthesiology. 2009;110:1068–1076.

[50] Eckenhoff RG, Johansson JS, Wie HF, et al. Inhaled anesthetic enhancement of amyloid-beta oligomerization and cytotoxicity. Anesthesiology. 2004;101:703–709.

[51] Trifune M, Takarada T, Shimizu Y, et al. Propofol-induced anesthesia in mice is mediated by gamma-aminobutyric acid-A and excitatory amino receptors. Anesth Analg. 2003;97:424–429.

[52] Veroli P, O'Kelly B, Bertrand F, et al. Extrahepatic metabolism of propofol in man during the anhepatic phase of orthotopic liver transplantation. Br J Anaesth. 1992;68:183–186.

[53] Kazama T, Ikeda K, Morita K, et al. Comparison of the effect site KEO of Propofol for blood pressure and EEG bispectral index in the elderly and younger patients. Anesthesiology. 1999;90:1517–1527.

[54] Schnider TW, Minto CF, Shafer SL, et al. The influence of age on the propofol pharmacodynamics. Anesthesiology. 1999;90:1502–1506.

[55] Peacock JE, Lewis RP, Reilly CS, Mimmo WS. Effect auf different rates of infusion of propofol for induction of anaesthesia in elderly patients. Br J Anaesth. 1990;65:346–352.

[56] Dundee JW. Fifty years of thiopentone. Br J Anaesth. 1984;56:211–213.

[57] Stanski DR, Maitre PO. Population pharmacokinetic and pharmacodynamic o thiopental: the effect of age revisted. Anesthesiology. 1990;72:412–422.

[58] Homer TD, Stanski DR. The effect of increasing age on thiopental disposition and anesthetic requirement. Anesthesiology. 1985;62:714–724.

[59] Shafer SL. The pharmacology of anesthetic drugs in elderly patients. Anesthesiol Clin North Am. 2000;18:1–29.

[60] Smith AL. Barbiturate protection in cerebral hypoxia. Anesthesiology. 1977;47:285–293.

[61] Arden JR, Holley OFT, Stanski DR. Increased sensitivity to etomidate in the elderly; initial distribution versus altered brain response. Anesthesiology. 1986;65:19–27.

[62] Kettler D, Sonntag H, Regensburger D, Schenk HD. Haemodynamics, myocardial mechanics, oxygen requirement and oxygenation of the human heart during induction of anaesthesia with etomidate. Anaesthesist. 1974;23:116–121.

[63] Allolio B, Dörr H, Stuttmann R, et al. Effect of a single bolus dose of etomidate upon eight major corticosteroid hormones and plasma ACTH. Clin Endocrinol (Oxf). 1985;22:281–286.

[64] Shamsuddin A: Pharmacological considerations in the elderly. Curr Opin Anesthesiol. 2018;31:11–18.

[65] Walser A, Benjamin LES, Flynn S, et al. Quinazolines and 1,4-benzodiazepines. 84. Synthesis and reaction of midazo(1,5)(1,4)-benzodiazepines. J Org Chem. 1978;43:936–944.

[66] Bell GD, Spickett GP, Reeve PA, et al. Intravenous midazolam for upper gastrointestinal endoscopy: a study of 800 consecutive cases relating dose to ade and sex of patient. Br J Clin Pharmacol Ther. 1987;23:241–243.

[67] Kanto J, Aaltonen L, Himberg JJ. Midazolam as an intravenous induction agent in elderly. A clinical and pharmacokinetic study. Anesth Analg. 1986;65:15–20.

[68] Smith MT, Heazlewood V, Eadie MJ. Pharmacokinetics of midazolam in the aged. Eur J Clin Pharmacol. 1984;26:381–388.

[69] Mo Y, Zimmermann AE. Role of dexmedetomidine in adults in the intensiv care Unit: an update. Ann Pharmacother. 2013;47:860–076.

[70] Su X, Meng ZT, Wu XH, et al. Dexmedetomidine for prevention of delirium in elderly patients after noncardiac surgery:a randomized, double-blind, placebo-controlled trial. Lancet. 2016;388:1893–1902.

[71] Kuang Y, Zhang RR, Pei Q, et al. Pharmacokinetic and pharmacodynamic study of dexmedetomidine in elderly patients during spinal anesthesia. Int J Clin Pharmacol Ther. 2015;53:1005–1014.

[72] Hannivoort LN, Eleveld DJ, Proost JH, et al. Development of an optimized pharmacokinetik model of dexmedetomidineusing target-controlled infusion in healthy volunteers. Anesthesiology. 2015;123:357–367.

[73] Kim J, Kim W, Kim HB, Kil H. Adequate sedation with single-dose dexmedetomidine in patients undergoing transurethral resection of the prostate with spinal anaesthesia. A dose-response study by age group. BMC Anesthesiol. 2015;15:17.

[74] Domino EF, Chodoff P, Corssen G. Pharmacologic effects of CI-581, a new dissiociative anesthetic, in man. Clin Pharmacol Ther. 1965;6:279–291.

[75] Lodge D, Mercier MS. Ketamine and phencyclidine: the good, the bad and the unexpected. Br J Pharmacol. 2015;172:4254–4276.

[76] Sinner B, Graf BM. Ketamine. In: Schüttler J, Schwilden H (eds.) Modern Anesthetics. Handbook of Experimental Pharmacology. Springer-Verlag Berlin Heidelberg 2008, pp. 313–333.

[77] Oye J, Paulsen O, Manset A. Effects of ketamine on sensory perception: evidence for a role of N-methyl-D-aspartate receptors. J Pharmacol Exp Ther. 1992;260:1209–1213.

[78] Schaller B. Ketamin und zerebrovaskuläre Effekte. Anästhesist. 2003;52:1178.

[79] Rao LK, Flaker AM, Friedel CC, Kharasch ED. Role of Cytochrome P450 2B6 Polymorphismus in Ketamine metabolism and clearance. Anesthesiology. 2016;125:1103–1112.

[80] Hudetz JA, Patterson KM, Iqbal Z, et al. Ketamine attenuates delirium after cardiacsurgery with cardiopulmnary bypass. J Cardiothorac Vasc Anesth. 2009;23:651–657.

[81] Avidan MS, Maybrier HR, Abdallah AB, et al. Intraoperative ketamine for prevention of postoperative delirum or pain after major surgery in older adults: an international, multicentre, double-blind randomised clinical trial. Lancet. 2017;390:267–275.

[82] Belleville JW, Forrest WHJ, Miller E, Brown BWJ. Influence of age on pain relief from analgesics. JAMA. 1971;217:1835–1841.

[83] Singelton M, Rosen J, Fisher D. Pharmakokinetics of fentanyl in the elderly. Br J Anesth. 1988;60:619–622.

[84] Bentley JB, Boren JD, Nenad RE,Jr, GIllespie TJ. Age and fentanyl pharmacokinetics. Anesth Analg. 1982;61:968–997.

[85] Thompson JP, Bower S, Liddler AM, Rowbottam DJ. Perioperative Pharmacokinetics of transdermal fentanyl in elderly and young adult Patients. Br J Anaesth. 1998;81:152–154.

[86] Bjorkman S, Wada SR, Stanski DR. Application of physiologic models to predict the influence of changes in body composition and blood on pharmacokinetics of transdermal fentanyl and alfentanil in patients. Anesthesiology. 1998;88:657–667.

[87] Scott JZ, Stanski DR: Decreased fentanyl/alfentanil dose requirement with increasing age: a pharmacodynamic basis. J Pharmacol Exp Ther. 1987;240:159–166.

[88] Lemmens HJ, Bovill JG, Hennis PJ, Burm AG. Age has no effect on the pharmacodynamics of afentanil Anesth Analg. 1988;67:956–960.

[89] Helmers H, Van Peer A, Woestenborghs R, et al. Alfentanil kinetics in the elderly. Clin Pharmacol Ther. 1984;36:239–243.

[90] Lemmens HJ, Burm AG, Hennis PJ, et al. Influence of age on the Pharmacokinetics of alfentanil. Gender dependence. Clin Pharmacokinet. 1990;19:416–422.

[91] Maitre PO, Vozeh S, Heykants J, et al. Population pharmacokinetics of alfentanil: the average dose-plasma concentration relationship and interindividual variability in patients. Anesthesiology. 1987;66:3–12.

[92] Kirby IJ, Northwood D, Dodson ME. Modification by alfentanil of the hemodynamic response to tracheal intubation in elderly patients. A dose-reponse study. Br J Anaesth. 1988;60:384–387.

[93] Matteo RS, Schwartz AE, Ornstein E, et al. Pharmacokinetics of sufentanil in the elderly surgical patient. Can J Anaesth. 1990;37:852–856.

[94] Helmer JH, van Leeuwen L, Zuurmond WW. Sufentanil pharmacokinetics in young adults and elderly surgical patietns. Eur J Anaesthesiol. 1994;11:181–185.

[95] Scott JC, Cooke JE, Stanski DR. Elektroencephaligraphic quantitation of opioid effects: comparative pharmacodynamics of fentanyl and sufentanil. Anesthesiology. 1991;74:34–42.

[96] Minto CF, Schnider TW, Egan TD, et al. Influence of age and gender on the pharmacokinetics and pharmacodynamics of remifentanil. 1. Model development. Anesthesiology. 1997;86:10–22.

[97] Minto CF, Schnider TW, Shafer SI. Pharmacokinetics and pharmacodynamics of remifentanil. 2. Model application. Anesthesiology. 1997;86:24–33.

[98] Elliot P, O'Hara R, Bill KM, et al. Severe cardiovascular depression with remifentanil. Anesth Analg. 2000;91:58–61.

[99] Habib AS, Parker JL, Maguire AM, et al. Effects of remifentanil and alfentanil on the cardiovascular responses to induction of anaesthesia and tracheal intubation in the elderly. Br J Anaesth. 2002;88:430–433.

[100] Owen JA, Sitar DS, Berger L, et al. Age-related morphine kinetics. Clin Pharmacol Ther. 1983;34:364–368.

[101] Baillie SP, Bateman DN, Coates PE, Woodhouse KW. Age and the pharmacokinetics of morphine. Age Aging. 1989;18:258–262.

[102] Chauvin M, Sandouk P, Scherrmann JM, et al. Morphine pharmacokinetics in renal failure. Anesthesiology. 1987;66:327–331.

[103] Parker CJ, Hunter JM, Snowdon SL. Effect of age, gender and anesthetic technique on the pharmacodynamics of atracurium. Br J Anaesth. 1993;70:38–41.

[104] Bell PF, Mirakhur RK, Clarke RS. Dose-response studies of atracurium, vecuronium, and pancuronium in the elderly. Anaesthesia. 1989;44:925–927.

[105] Bevan DR, Fiset P, Balendran P, et al. Pharmacodynamic behavior of rocuronium in the elderly. Can J Anaesth. 1993;40:127–132.

[106] Dresner DL, Basta SJ, Ali HH, et al. Pharmacokinetics and pharmacodynamics of doxacurium in young and elderly patients during isoflurane anesthesia. Anesth Analg. 1990;71:498–502.

[107] Koscielniak-Nielsen ZJ, Bevan JC, Popovic V, et al. Onset of maximum neuromuscular block following succinylcholine or vecuronium in four age groups. Anesthesiology. 1993;79:229–234.

[108] Ornstein E, Matteo RS, Schwartz AE, et al. Pharmacokinetics and pharmacodynamics of pipecuronium bromide (Arduan) in elderly surgical patients. Anesth Analg. 1992;74:841–844.

[109] Ornstein E, Lien CA, Matteo RS, et al. Pharmacokinetics and pharmacodynamics of cisatracurium in geriatric surgical patients. Anesthesiology. 1996;86:520–525.

[110] Slavov V, Khalil M, Merle JC, et al. Comparison of duration neuromuscular blocking effect of atracurium and vecuronium in young and elderly patients. Br J Anaesth. 1995;74:709–711.

[111] Bulka CM, Terekhov MA, Martin BJ, et al. Nondepolarizing neuromuscular blocking agents, reversal, and risk of postoperative pneumonia. Anesthesiology. 2016;125:647–655.

[112] Kitajima T, Ishii K, Ogata H. Edrophonium as an antagonist of vecuronium –induced neuromuscular block in elderly. Anaesthesia. 1995;50:359–361.

[113] Brull SJ, Kopman AF. Current status of neuromuscular reversal and monitoring: challenges and opportunities. Anesthesiology. 2017;126:173–190.

[114] Burm AG, Vermeulen NP, Van Kleef JW, et al. Pharmacokinetics of lignocaine and bupivacaine in surgical patients following epidural administration. Simultaneous investigation of absorption and disposition kinetics using stable isotopes. Clin Phrmacokinet. 1987;13:191–203.

[115] Verning BT, Burm AG, Gladines MP, Spierdijk J. Age does not influence the serum protein binding of bupivacaine. Br J Clin Pharmacol. 1991;32:501–503.

[116] Fukuda T, Kakiuchi Y, Miyabe M, et al. Plasma lidocaine, monoethylglycinexylidide, and glycinexylidide concentrations after epidural administration in geriatric patients. Reg Anesth Pain Med. 2000;25:268–273.

[117] Bromage PR. Ageing and epidural dose requirements: segmental spread and predictability of epidural analgesia in youth and extreme age. Br J Anaesth. 1969;41:1016–1022.

[118] Sharrok NE. Epidural anesthetic dose responses in patients 20 to 80 years old. Anesthesiology. 1978;49:425–428.

[119] McNamee DD, McClelland AM Scott S, et al. Spinal anaesthesia: comparison of plain ropivacaine 5 mg/ml for major orthopaedic surgery. Br J Anaesth. 2002;98:702–706.

[120] Milligan KR. Recent advances in local anaesthetics for spinal anaesthesia. Eur J Anaesthesiol. 2004;21:837–847.

[121] Paqueron X, Boccara G, Bendahou M, et al. Brachial plexus nerve block exhibits prolonged duration in the elderly. Anesthesiology. 2002;97:1245–1249.

[122] Patel V, Champaneria R, Dretzke J, Yeung J. Effect of regional versus general anaesthesia on postoperative delirium in elderly patients undergoing surgery for hip fracture: a systematic review. BMJ Open. 2018;8:e020757.

[123] O'Donnell CM, McLoughlin L, Patterson CC, et al. Perioperative outcomes in the context of mode of anaesthesia for patients undergoing hip fracture surgery: systematic review and meta-analysis. Br J Anaesth. 2018;120:37–50.

[124] Zuo D, Jin C, Shan M, Zhou L, Li Y. A comparison of general versus regional anesthesia for hip fracture surgery: a meta-analysis. Int J Clin Exp Med. 2015;8:20295–20301.

[125] Guay J, Parker MJ, Gajendragadkar PR, Kopp S. Anaesthesia for hip fracture surgery in adults. Cochrane Database Syst Rev. 2016;2:CD000521.

[126] Gulur P, Nishimori M, Ballantyne JC. Regional anaesthesia versus general anaesthesia, morbidity and mortality. Best Pract Res Clin Anaesthesiol. 2006;20:249–263.

[127] Perlas A, Chan VW, Beattie S. Anesthesia Technique and Mortality after Total Hip or Knee Arthroplasty: A Retrospective, Propensity Score-matched Cohort Study. Anesthesiology. 2016;125:724–231.

[128] Guay J, Parker MJ, Griffiths R, Kopp S. Peripheral nerve blocks for hip fractures. Cochrane Database Syst Rev. 2017;5:CD001159.

[129] Gabriel RA, Ilfeld BM. Novel Methodologies in Regional Anesthesia for Knee Arthroplasty. Anesthesiol Clin. 2018;36:387–401.

[130] Picardi S, Lirk Ph, Boeckh R, Hollmann MW. Adjuvanzien in der modernen Anästhesie – Lidocain. Anästhesiol Intensivmed Notfallmed Schmerzther. 2015;50:322–327.

[131] Schonenberger S, Uhlmann L, Hacke W, et al. Effect of Conscious Sedation vs General Anesthesia on Early Neurological Improvement Among Patients With Ischemic Stroke Undergoing Endovascular Thrombectomy: A Randomized Clinical Trial. JAMA. 2016;316:1986–1996.

[132] Kermany MP, Soltani MH, Ahmadi K, et al. The Impact of anesthetic techniques on cognitive Functions after urological surgery. Middle East J Anaesthesiol. 2015;23:35–42.

[133] Silbert BS, Evered LA, Scott DA. Incidence of postoperative cognitive dysfunction after general or spinal anaesthesia for extracorporeal shock wave lithotripsy. Br J Anaesth. 2014;113:784–789.

[134] Sanguineti VA, Wild JR, Fain MJ. Management of postoperative complications: general approach. Clin Geriatr Med. 2014;30:261–270.

[135] Deiner S, Silverstein JH. Postoperative delirium and cognitive dysfunction. Br J Anaesth. 2009;103(1):i41–46.

9 Monitoring

Christoph Wiesenack

9.1 Hämodynamisches Monitoring

Monitoring – abgeleitet vom lateinischen „monere": mahnen – ist eine wiederholte oder kontinuierliche Echtzeiterfassung der physiologischen Funktionen eines Patienten sowie der lebenserhaltenden und lebensunterstützenden Apparaturen mit dem Ziel, Entscheidungen im Patientenmanagement zu unterstützen, den optimalen Zeitpunkt therapeutischer Eingriffe festzulegen und die Effektivität der getroffenen Maßnahmen zu prüfen [1,2].

Ein wesentlicher Bestandteil der modernen Anästhesie und Intensivmedizin bei der Überwachung und Therapie älterer Patienten stellt ein zeitgemäßes apparatives Monitoring dar, mit dessen Hilfe relevante physiologische Parameter genau und zuverlässig erfasst werden können. Dabei liefert ein adaptiertes Basismonitoring (Elektrokardiogramm, Blutdruckmessung, Pulsoximetrie und Kapnometrie) für die meisten Patienten genügend Informationen für eine eventuell notwendige hämodynamische Intervention.

Bei der präoperativen Risikostratifizierung des älteren Patienten wird zunehmend versucht, die Gesamtsituation des alten Menschen als ein eigenes Krankheitsbild zu erfassen, das in der Gerontologie unter dem Begriff „Frailty" (im Sinne von altersbedingter Gebrechlichkeit) zusammengefasst wird (s. a. Kap. 4) [3]. Da die perioperative Morbidität und Mortalität des älteren Patienten mehr von seiner Gebrechlichkeit und den vorliegenden Begleiterkrankungen als von einem kalendarischen Alter abhängig zu sein scheint [3,4], empfiehlt sich bei der präoperativen Risikoabschätzung ein interdisziplinäres Vorgehen, idealerweise unter Einbindung eines geriatrischen Teams (s. a. Kap. 3 und 4). Auch wenn „Frailty" bisher nicht exakt definiert ist, sind folgende Faktoren mitentscheidend für das anästhesiologische Vorgehen und die Auswahl des hämodynamischen Monitorings beim älteren Patienten:
- altersbedingter Zustand einer erhöhten Vulnerabilität gegenüber Stressoren
- verminderte physiologische Reserven und Dysregulation verschiedener Organsysteme
- altersbedingte begrenzte Fähigkeit, die Homöostase aufrecht zu erhalten
- erhöhtes Risiko für eine unzureichende Erholung nach einer Erkrankung oder Operation mit andauernder Behinderung [3].

Im Sinne dieses Konzeptes sollte beim kardiopulmonal vorerkrankten älteren Risikopatienten, aber auch mit zunehmender Ausdehnung und steigendem Risiko des chirurgischen Eingriffes, eine Erweiterung des hämodynamischen Monitorings in Erwägung gezogen werden, das neben einem frühzeitigen Erkennen von Störungen

https://doi.org/10.1515/9783110497816-009

der Homöostase auch die Möglichkeit einer frühen zielgerichteten Optimierung der Hämodynamik im Sinne einer *Early Goal-directed Therapy* (EGDT) bietet [5].

Eine entscheidende Rolle bei der Entscheidungsfindung spielt hierbei die Ausprägung der physiologischen Veränderungen des kardiovaskulären Systems mit zunehmendem Alter. Durch den Verlust von elastischen Fasern in der endothelialen Matrix, die Zunahme des Kollagenanteils und die im Alter geringere Produktion von Stickstoffmonoxid (NO) kommt es zu einer progredienten und generalisierten Steifigkeit des Gefäßsystems und des Myokards (s.a. Kap. 2). Die daraus resultierende verminderte arterielle Compliance führt zu einem Anstieg des systolischen arteriellen Blutdrucks sowie zu einer Erhöhung des systemisch vaskulären Widerstandes mit der Folge einer linksventrikulären Hypertrophie mit systolischer Dysfunktion, die nicht selten auch von einer diastolischen Relaxationsstörung begleitet ist. Funktionell geht damit auch eine Abnahme der Kontraktilität, der Koronarreserve sowie der β-Adrenozeptor-vermittelten Inotropie und Chronotropie einher [3,6]. Degenerative Veränderung des Sinusknoten und des Reizleitungssystems prädisponieren den alten Patienten für Herzrhythmusstörungen, die zu einer weiteren Beeinträchtigung der kardialen Leistung im Sinne einer latenten bis manifesten Herzinsuffizienz führen können (s. a. Kap. 2). Das verminderte Ansprechen von β-adrenergen Rezeptoren und die Abnahme des Barorezeptoren-Reflexes gehen mit einer insgesamt labilen Blutdruckregulation einher, die sich in eingeschränkten kardiovaskulären Kompensationsmechanismen bei akuten Blutverlusten zeigen [3,6]. Da das kardiovaskuläre System im Wesentlichen die Versorgung der verschiedenen Organsysteme mit Sauerstoff bestimmt, können insbesondere im Alter bereits geringe Störungen dieser Funktionseinheit zu einem Missverhältnis zwischen Sauerstoffangebot und Sauerstoffverbrauch führen, das konsekutiv eine zelluläre Dysfunktion mit Organschäden zur Folge haben kann. Idealerweise sollte daher das hämodynamische Monitoring nicht nur das kardiovaskuläre System (Makrozirkulation), sondern auch die zu versorgenden Endorgane (Mikrozirkulation) erfassen und überwachen können [7].

9.1.1 Hämodynamisches Basismonitoring

Die Mindestanforderungen an die apparative Ausstattung eines anästhesiologischen Arbeitsplatzes basieren auf den gemeinsamen Empfehlungen der Deutschen Gesellschaft für Anästhesiologie und Intensivmedizin (DGAI) sowie des Berufsverbands Deutscher Anästhesisten (BDA) und beinhalten u. a. folgendes Equipment [8]:

- EKG-Monitor
- Blutdruckmessung
- Pulsoximeter
- patientennahe Atemgasmessung

Diese apparative Ausstattung ermöglicht ein hämodynamisches Basismonitoring, bestehend aus

- kontinuierlichem Elektrokardiogramm (EKG),
- der nicht invasiven intermittierenden Blutdruckmessung (NIBP) und
- der pulsoxymetrischen O_2-Sättigung (SpO$_2$),

das jeder Patient, unabhängig von seinem Alter, seinen Komorbiditäten, der Art des operativen Eingriffes oder der Wahl des Anästhesieverfahrens erhalten sollte [9].

EKG und ST-Segmentanalyse

Mit der Überwachung der elektrischen Reizbildung und Reizleitung im Myokard lassen sich mit Hilfe des EKG Informationen über die Herzfrequenz, den Herzrhythmus, die Überleitung von den Vorhöfen auf die Kammer, den Lagetyp, die Form des QRS-Komplexes und die Erregungsrückbildung gewinnen.

Im OP wird bei nicht kardiochirurgischen Patienten am häufigsten ein 3-Pol-EKG eingesetzt. Damit können intraoperative Veränderungen wie Herzrhythmusstörungen, ST-Streckenänderungen und Veränderungen der T-Wellen-Konfiguration erkannt werden. Auch eine Differenzierung beim Kreislaufstillstand zwischen Asystolie, Kammerflimmern und pulsloser elektrischer Aktivität ist mit einem 3-Pol-EKG möglich, es ist jedoch ungeeignet, komplexe Herzrhythmusstörungen und ST-Segmentabweichungen zu detektieren. So kommt es auf perioperativ gebräuchlichen EKG-Monitoren zwangsläufig zu einem Informationsverlust infolge der reduzierten Zahl an Ableitungen. Ältere Patienten, die ein erhöhtes kardiovaskuläres Risiko aufweisen, oder sich einem Eingriff mit hohem Risiko unterziehen, sollten daher mit einem EKG überwacht werden, das neben den Extremitätenableitungen um mindestens eine, sofern technisch möglich besser zwei Brustwandableitungen (V_4 und V_5) erweitert ist.

Beim 5-Pol-EKG werden die Extremitätenelektroden jeweils am Körperstamm aufgeklebt. Dadurch werden die Ableitungen I, II, III, aVR, aVL, und aVF erhalten. Die 5. Elektrode wird an der Brustwand am gewünschten Punkt V_1 bis V_6 aufgebracht. Allerdings kann nur jeweils eine Brustwand-Ableitung aufgezeichnet werden [9].

Mit einem 5-Pol-EKG (Extremitätenableitungen + V_5) können ischämische Episoden mit einer Sensitivität von 75 % erkannt werden [10]. Früher als unter Verwendung einer konventionellen V_5-Ableitung können relative EKG-Veränderungen mit Hilfe einer V_4-Ableitung erkannt werden (> 83 %), die damit für die Detektion von perioperativen Myokardinfarkten noch sensiver ist. Werden mehr als eine präkordiale Ableitung miteinander kombiniert, steigt die Sensitivität zur Detektion von perioperativen Myokardischämien weiter an. Die höchste Sensitivität zur Detektion von Ischämien wird bei der Kombination aus V_4 und V_5 (> 97 %) oder V_3 und V_5 (> 92 %) erreicht [11].

Da auch die Dauer einer ST-Segment-Veränderung mit dem Auftreten von postoperativen kardialen Ereignissen wie Angina Pectoris, Infarkt, Herzinsuffizienz und Vorhofflimmern korreliert [12], sollten ältere Patienten mit kardiovaskulärem Risikoprofil, die sich einem größeren Eingriff unterziehen, mit Hilfe eines automatisierten ST-Segmentmonitorings überwacht werden.

Nicht-invasive Blutdruckmessung (NIBP)

Die nicht-invasive Blutdruckmessung (NIBP) gehört zur essenziellen Ausstattung eines anästhesiologischen Arbeitsplatzes. Als einfach zu erhebender Parameter fließt der perioperative nicht invasiv gemessene Blutdruck in die Gesamteinschätzung von Kreislaufsituation, Volumenbedarf, Narkosetiefe, Stress und Schmerzen ein. Da gezeigt werden konnte, dass nicht nur das Ausmaß, sondern auch die Dauer einer intraoperativen Hypotension mit einer erhöhten Inzidenz an Organschäden und einer erhöhten postoperativen Mortalität einhergehen [13–17], sollte die oszillometrische Blutdruckmessung beim älteren Patienten apparativ erfolgen, wobei ein regelmäßiges Messintervall von 5 min nicht überschritten werden sollte (s. a. Kap. 11). In kritischen Phasen der Operation wird ein geringeres Intervall (≤ 2,5 min) empfohlen, da bereits kurze Hypotensionsphasen mit einem Anstieg des perioperativen Risikos verbunden sind.

Im mittleren Blutdruckbereich ist die Messgenauigkeit der NIPB am höchsten, wobei im Vergleich zur invasiven arteriellen Blutdruckmessung der Blutdruck bei einer Hypotension mit der NIPB-Messung leicht überschätzt und bei einer Hypertension leicht unterschätzt wird [18]. Zur oszillometrische Blutdruckmessung sollte eine Manschette verwendet werden, deren Länge und Breite an den Umfang des Messortes angepasst ist, da eine zu kleine Manschette falsch hohe und eine zu große Manschette falsch niedrige Werte liefert [19,20]. Bei älteren Patienten, die ein erhöhtes kardiovaskuläres Risiko aufweisen, sollte die Indikation für eine invasive Blutdruckmessung großzügig gestellt werden.

Pulsoximetrie

Auch die Pulsoximetrie gehört zur essenziellen Ausstattung des anästhesiologischen Arbeitsplatzes und sollte routinemäßig bei allen therapeutischen und diagnostischen Interventionen unter Allgemeinanästhesie, Regionalanästhesie und Analgosedierung verwendet werden. Die Pulsoximetrie ermöglicht eine kontinuierliche Überwachung der funktionellen Sauerstoffsättigung des Hämoglobins im arteriellen Blut, das frühzeitige Erkennen von Hypoxämien sowie die kontinuierliche Überwachung der Zirkulation im Sinne eines peripheren Perfusionsmonitorings.

Die Messung basiert auf dem Prinzip, dass oxygeniertes und desoxygeniertes Hämoglobin Rotlicht bei verschiedenen Wellenlängen unterschiedlich stark absorbieren. In der Regel werden Transmissionssensoren verwendet, bei denen sich Lichtquelle und Sensor auf gegenüberliegenden Seiten des durchleuchteten Gewebes befinden. Mit Hilfe der Spektrophotometrie wird nach transkutaner Illumination mit Rotlicht mindestens zweier Wellenlängen (660 nm und 940 nm) über die unterschiedliche Lichtabsorption von oxygeniertem und desoxygeniertem Blut die Sauerstoffsättigung

(SpO$_2$) des Hämoglobins im arteriellen (pulsierenden) Blut errechnet und ein Plethysmogramm dargestellt. Da als Bezugsgröße eine Kalibrationskurve dient, die primär an gesunden Probanden im Bereich einer Sättigung von 70–100 % erhoben wurde, gelten nur SpO$_2$-Werte in diesem Bereich als valide [21,22].

Auch wenn es keine belastbaren Daten gibt, die einen positiven Einfluss der Pulsoximetrie auf das Outcome älterer Patienten belegen, konnte gezeigt werden, dass durch die Verwendung der Pulsoximetrie die Detektion kritischer Hypoxämien (SpO$_2$ < 90 %) deutlich effektiver war als ohne Pulsoximetrie und bei 17 % der Patienten zu therapeutischen Konsequenzen führte [23].

Kapnometrie/-graphie

Die Kapnographie wird in der Empfehlung der DGAI zu den Mindestanforderungen an die apparative Ausstattung eines anästhesiologischen Arbeitsplatzes als essenziell eingestuft. Sie ermöglicht bei kontrollierter Beatmung die Überwachung der Normoventilation. Durch die Kombination des hämodynamischen Basismonitorings (EKG, NIBP, Pulsoximetrie) mit der Kapnographie bzw. Kapnometrie können die meisten anästhesieassoziierten Herz-Kreislauf-Komplikationen schnell erkannt werden [9]. Bei unverändertem Atemminutenvolumen erlaubt der endtidale Kohlendioxid-Partialdruck (pCO$_2$) einen Rückschluss auf das Herzzeitvolumen (HZV).

Um die Validität der ermittelten pCO$_2$-Werte beurteilen zu können und eine qualitative Analyse des Kapnogramms zu ermöglichen, sollte bei der Überwachung des CO$_2$-Partialdrucks in den Atemgasen eine graphische Darstellung über die Zeit erfolgen. Auch bei Eingriffen in tiefer oder moderater Sedierung für diagnostische und therapeutische Maßnahmen empfiehlt die DGAI den Einsatz der Kapnometrie/-graphie, um eine okkulte Hypoventilation zu vermeiden [24].

9.1.2 Erweitertes hämodynamisches Monitoring

Da jedes Monitoringverfahren in Abhängigkeit seiner Invasivität eine zusätzliche Belastung für den Patienten darstellt, sollte es nur dann eingesetzt werden, wenn eine hinreichend hohe Wahrscheinlichkeit besteht, eine klinisch relevante Abweichung eines Parameters von der Norm sofort oder im Verlauf zu erfassen und gegebenenfalls auch entsprechende therapeutische Konsequenzen daraus zu ziehen [2]. Auch ein erweitertes hämodynamisches Monitoring kann grundsätzlich das postoperative Outcome nur dann verbessern, wenn Störungen der Homöostase früher als mit gewöhnlichen Überwachungsverfahren erkannt und die gemessenen Parameter zur Steuerung einer physiologisch begründeten Therapie eingesetzt werden [5].

Invasive Blutdruckmessung

Im perioperativen anästhesiologischen Management des alten und kardiovaskulär vorerkrankten Patienten, stellt die invasive kontinuierliche Blutdruckmessung meist die erste Maßnahme im Rahmen eines erweiterten hämodynamischen Monitorings dar. Die *„beat-to-beat"*-Darstellung des arteriellen Drucks über einen Katheter in einer Extremitätenarterie (typischerweise A. radialis, A. femoralis. A. dorsalis pedis) gilt als klinischer Goldstandard der Blutdruckmessung und erlaubt – neben arteriellen Blutgasanalysen – auch die Quantifizierung der beatmungsabhängigen Schwankungen der arteriellen Druckkurve (*Pulse-Pressure-Variation*, PPV) als dynamischen Parameter der kardialen Vorlast zur Beurteilung der Volumenreagibilität. Auch wenn das Risiko für eine dauerhafte Ischämie je nach Punktionsort nur 0,09 %–0,18 % beträgt [25], sollte die Indikation für die Anlage einer arteriellen Kanüle immer kritisch überdacht werden. Da der Nutzen einer kontinuierlichen Blutdruckmessung dessen Risiko aber deutlich übersteigt, sollte die Indikation – vor allem bei älteren Risikopatienten – großzügig gestellt werden. Um kritische Hypotonien während der Induktion einer Allgemeinanästhesie beim alten und kardiovaskulär vorerkrankten Risikopatienten nicht zu übersehen, empfiehlt sich die Anlage der invasiven Druckmessung vor Narkoseeinleitung in Lokalanästhesie.

Die Indikation für eine invasive Blutdruckmessung hängt von eingriffs- und patientenspezifischen Faktoren ab, wobei ein Alter > 65 Jahre als Risikofaktor für das Auftreten signifikanter Hypotonien gilt [26]. Ziel der perioperativen Blutdrucküberwachung ist die Detektion von arteriellen Hypo- und Hypertensionen. Dabei dient der gemessene Blutdruck als Surrogatparameter für den Perfusionsdruck der Organe. Aufgrund des pulsatilen Charakters ist v. a. der Mitteldruck (*mean arterial pressure*, MAP) für die Organperfusion entscheidend [26], so dass er aus pathophysiologischer Sicht dem systolischen Blutdruck (*systolic arterial pressure*, SAP) zur Steuerung des Blutdrucks vorgezogen werden sollte [27].

Vor allem stoffwechselaktive Organe wie Herz, Gehirn und Nieren sind auf ein kontinuierliches adäquates Sauerstoffangebot angewiesen. Um dies zu gewährleisten, sorgen organspezifische Autoregulationsmechanismen innerhalb bestimmter Grenzen für einen blutdruckunabhängigen Perfusionsdruck. Sinkt der Blutdruck unter diese Regulationsgrenzen, resultiert eine Unterversorgung mit konsekutivem Ischämie-/Reperfusions- und somit Organschaden [26]. Allerdings findet sich in der Literatur keine allgemein akzeptierte Definition der intraoperativen Hypotonie [28]. Aufgrund der hohen Prävalenz der arteriellen Hypertonie bei älteren Patienten und der damit nach oben verschobenen Autoregulationsgrenzen, sollte idealerweise das individuelle Blutdruckniveau zur Definition der intraoperativen Hypotonie und auch zur Steuerung des Blutdrucks herangezogen werden. Dementsprechend wird beim Vorliegen hypertoner Blutdruckwerte ein relativer Abfall des individuellen MAP um 20–30 % zur Definition einer intraoperativen Hypotonie empfohlen [27].

So führt ein Abfall des MAP um 40 % (bezogen auf den Ausgangswert) über eine kumulative Dauer von 30 min bei älteren gefäßchirurgischen Patienten (> 60 Jahre) zu einem signifikanten Anstieg myokardialer Schädigungen [16]. Walsh konnte in einem nicht-kardiochirurgischen Patientenklientel zeigen, dass die Dauer einer intraoperativen Hypotonie (MAP < 55 mmHg) als unabhängiger Faktor mit dem Auftreten von akuten Nierenschädigungen, perioperativen Myokardischämien und einer erhöhten Mortalität verbunden ist [17,27]. Auch Monk konnte einen Abfall des SAP unter < 80 mmHg als unabhängigen Prädiktor für eine erhöhte 1-Jahres-Mortalität identifizieren [14]. Dabei stellen sich sowohl die Ausprägung als auch die Dauer der intraoperativen Hypotonie als unabhängige Prädiktoren einer erhöhten postoperativen Morbidität und Mortalität dar [27]. So konnten Monk und Bijker zeitabhängige Schwellenwerte für intraoperative Hypotonien definieren, deren Überschreitung vor allem bei älteren Patienten mit einer erhöhten Letalität verbunden ist [13,14,26].

Vor diesem Hintergrund kann davon ausgegangen werden, dass eine schnelle Detektion wie auch eine aggressive Therapie kritischer perioperativer Hypotensionen outcome-relevant sind (s.a. Kap. 11). Diese Erkenntnis scheint sich jedoch im klinischen Alltag noch nicht durchgesetzt zu haben. So fand sich in einer aktuellen Analyse der Anästhesieprotokolle 14 britischer Kliniken bei 26,8 % der > 65 Jahre alten Patienten einen MAP von < 55 mmHg, der in 10 % der Fälle für > 20 min toleriert wurde [26,29].

Die Frage nach dem adäquaten Perfusionsdruck ist nicht leicht zu beantworten. Während bei „low-risk"-Patienten ein MAP von 60 mmHg akzeptabel zu sein scheint, wird von manchen Experten für Risikopatienten ein MAP von 80 mmHg bei einem maximalen Abfall der präoperativen Ruhewerte von 30 % gefordert [26,30]. Diese Empfehlungen basieren jedoch nicht auf belastbaren Daten. Nach aktueller Studienlage kann ein allgemein gültiger Zielbereich zur Einstellung des mittleren arteriellen Blutdruckes nicht sicher benannt werden. Als Expertenkonsens wird als initialer Richtwert für den MAP – unter Berücksichtigung des individuellen Ausgangswertes – ≥ 65 mmHg bis ≤ 110 mmHg empfohlen. (Vorentwurf der S2k-LL „Perioperatives hämodynamisches Monitoring und Behandlungskonzepte" der DGAI; AWMF-Register 001/027).

Der Einsatz einer kontrollierten intraoperative Hypotension kann – je nach Eskalation und Alter des Patienten – das Risiko einer inadäquaten Organperfusion und damit einer temporären oder dauerhaften Funktionseinschränkung der betroffenen Organe erhöhen und sollte daher im Sinne einer Risiko-Nutzen-Abwägung interdisziplinär und mit dem Patienten besprochen werden [27].

ZVK, ZVD und ScvO$_2$

Die Anlage eines zentralen Venenkatheters (ZVK) zur alleinigen Beurteilung der rechtsventrikulären Vorlast bzw. des Volumenstatus über den zentralen Venendruck (ZVD) ist heutzutage nicht mehr gerechtfertigt [31,32]. Die Indikationen für eine ZVK-Anlage beschränken sich damit im Wesentlichen auf die Infusion stark venenreizender Lösungen oder Medikamente (z.B. Kaliumchlorid, parenterale Ernährung, Zytostatika), die kontinuierliche und hochdosierte Gabe von vasoaktiven Substanzen (z. B. Katecholaminen), die Indikatorgabe zur Messung des HZV mittels transpulmonaler Thermodilution sowie die fehlende Möglichkeit der Anlage eines peripheren Zuganges [33].

Da die ZVD-Messung eine ubiquitär verfügbare, kostengünstige und leicht verständliche Methode darstellt [34], wird auch heutzutage noch verbreitet der über einen ZVK gemessene ZVD als Parameter für die Volumentherapie herangezogen, auch wenn er in den letzten Jahren durch neuere Studien sehr in die Kritik geraten ist. So konnte Marik in einer 2013 veröffentlichten Metaanalyse zeigen, dass der ZVD keinerlei Aussagekraft hinsichtlich der Volumenreagibilität eines Patienten hat [31]. Der ZVD ist nicht nur vom intravasalen Volumen abhängig, sondern auch vom peripheren Gefäßtonus, der rechtsventrikulären Compliance, dem pulmonalen Gefäßwiderstand und dem unter Beatmung erhöhten intrathorakalen Druck. Allein schon wegen der hohen Compliance der venösen Kapazitätsgefäße ist die Aussagekraft des ZVD insgesamt begrenzt [35]. Aktuelle Leitlinien empfehlen daher, den Absolutwert des ZVD nicht als Parameter des Volumenstatus zu nutzen [32,36]. Da die ZVD-Kurve aber durchaus relevante Informationen über die Herz-Kreislauffunktion liefern kann (z. B. Perikarderguss, abdominelles Kompartment), sollte sie als ergänzender Puzzle-Stein im erweiterten hämodynamischen Monitoring kritisch kranker Patienten verstanden und kontinuierlich überwacht werden [34]. Dabei sollte ein zu hoher ZVD (> 15 mmHg) vermieden werden, da es Hinweise in der Literatur gibt, dass dies mit einem schlechteren Outcome einhergehen kann [37].

Das Monitoring der **zentralvenösen Sättigung (ScvO$_2$)** soll der Früherkennung einer Gewebehypoxie dienen. Unter klinischen Bedingungen kann die ScvO$_2$ entweder kontinuierlich anhand eines mit einer Fiberoptik ausgestatteten ZVK oder diskontinuierlich über eine Blutgasanalyse, die aus dem distalen Schenkel des ZVK gewonnen wurde, gemessen werden. Die Frage, inwieweit die Bestimmung der gemischt-venösen Sauerstoffsättigung (SvO$_2$) durch die Messung der ScvO$_2$ ersetzt werden kann, wird kontrovers diskutiert. Es wird davon ausgegangen, dass bei kritisch Kranken die ScvO$_2$ im Allgemeinen 5–7 % höher als die SvO$_2$ ist [38], während unter normalen physiologischen Bedingungen die ScvO$_2$ eher niedriger als die SvO$_2$ ist. Reinhart und Mitarbeiter konnten zeigen, dass Änderungen von zentral- oder gemischtvenöser Sättigung von mehr als 5 % in 90 % aller Fälle zu gleichgerichteten Änderungen beider Messparameter führten [38]. Aufgrund dieser und ähnlicher Befunde wird die ScvO$_2$ von den meisten Autoren als ausreichender Trendparameter akzeptiert [38,39]. Dennoch sei kritisch angemerkt, dass bei Patienten mit niedrigem Herzzeitvolumen extreme Schwankungen zwischen zentral- und gemischtvenöser Sättigung beobachtet wurden, und Änderungen des einen Parameters nicht zuverlässig von gleichgerichteten Änderungen des anderen Parameters begleitet waren [40,41], so dass zumindest bei diesen Patienten die Austauschbarkeit von zentral- und gemischtvenöser Sättigung nicht gegeben ist [42].

Trotz aller methodenimmanenten Limitationen kann die $ScvO_2$ bei hämodynamisch stabilen Patienten zur orientierenden Einschätzung des systemischen Verhältnisses von Sauerstoffangebot und -verbrauch herangezogen werden. Bei schweren hämodynamischen Störungen darf eine $ScvO_2$ im Normbereich ($\geq 70\,\%$) allerdings nicht als Beweis für eine normale SvO_2 bewertet werden. Bei hohen Werten der $ScvO_2$ ($\geq 80\,\%$) gibt es Hinweise, dass dies mit einer verminderten Sauerstoffausschöpfung und einem schlechten Outcome assoziiert sein könnte [36].

Messung des Herzzeitvolumens (HZV)

Bei älteren Patienten sollte, in Abhängigkeit des patienten- und eingriffsspezifischen Risikos, die Indikation zur Erweiterung des hämodynamischen Monitorings geprüft werden, um mit Hilfe fluss-, volumen-, oder stoffwechselbezogener Determinanten der Hämodynamik eine intraoperative Sauerstoffschuld möglichst zu vermeiden bzw. schnell wieder ausgleichen zu können. Eine valide Abschätzung flussbasierter Parameter – wie des Herzzeitvolumens (HZV) – ist allein mithilfe des Basismonitorings nicht möglich. Gleiches trifft auch für die das HZV unmittelbar beeinflussenden Determinanten kardiale Vorlast, Nachlast und Kontraktilität wie auch für die Beurteilung der sog. Volumenreagibilität zu, um die immer wiederkehrende Frage nach dem optimalen Volumenregime und/oder dem Einsatz vasoaktiver Medikamente zu beantworten [43]. Dabei ist die Hauptaufgabe des erweiterten hämodynamischen Monitorings in der Erfassung der kardiovaskulären Funktion und eines adäquaten Sauerstofftransportes zu den Organen zu sehen [2] und nicht darin, mehr oder weniger gut definierte Normalwerte einzelner Messparameter zu erreichen [35].

Ein ideales Monitoringverfahren zur Messung des HZV sollte valide, zuverlässig, kontinuierlich, nicht-invasiv, untersucherunabhängig und kostengünstig sein, eine schnelle Reaktionszeit aufweisen [44] und die Möglichkeit bieten, einen dynamischen Vorlastparameter (z. B. SVV, PPV) zu bestimmen. Auch wenn in den letzten Jahren große Anstrengungen von der Industrie unternommen wurden, erfüllt momentan kein kommerziell erhältliches Monitoringverfahren diese Anforderungen. Dennoch haben vor allem die Weiterentwicklung der Echokardiographie und die klinische Einführung der transpulmonalen Thermodilutionstechnik Ende der 90er Jahre das Spektrum der einsetzbaren Monitoringverfahren erweitert. Neben dem als invasiv geltenden Pulmonalarterienkatheter stehen heute mehrere praxisrelevante Techniken zur Bestimmung des HZV zur Verfügung (Tab. 9.1).

Pulmonalarterienkatheter (PAK): Mit der klinischen Einführung des Pulmonalarterienkatheters (PAK) Anfang der 70er Jahre stand ein Monitoringverfahren zur Verfügung, mit dem das HZV mittels Thermodilutionstechnik vergleichsweise einfach bestimmt werden konnte. Die zusätzliche Möglichkeit, den pulmonalarteriellen Druck (PAP), den pulmonalarteriellen Verschlussdruck (PCWP) und die gemischt-venöse Sauerstoffsättigung (SvO_2) zu messen sowie die systemischen Gefäßwiderstände und das globale Sauerstoffangebot zu berechnen, nährten die Hoffnung, durch seinen

Tab. 9.1: Methoden der HZV-Messung nach Messtechnik und Invasivität

Invasivität	Monitoring	Messtechnik	Indikation
invasiv	Swan-Ganz-Katheter	pulmonalarterielle Thermo-dilutionstechnik	Monitoring von PAP und PVR bei pulmonalem Hypertonus sowie bei isolierter rechts-ventrikulärer Dysfunktion
weniger invasiv	PiCCO®	transkardiopulmonale Thermodilutionstechnik mit kalibrierter Pulskonturana-lyse	volumetrisches Monitoring auf der Intensivstation
	EV1000		
minimal-invasiv	FloTrac™/Vigileo™	unkalibrierte arterielle Druckkurvenanalyse	perioperatives erweitertes hämodynamisches Monitoring im Rahmen ziel-orientierter Therapiealgo-rithmen (GDT)
	ProAQT®/PulsioFlex®	unkalibrierte Pulskontur-analyse	
	LiDCO™plus-System	Lithiumindikatordilution	
	LiDCO™rapid -System	*pulse power*-Analyse	
semi-invasiv	TEE	Echokardiographie	Differentialdiagnose einer hämodynamischen Instabi-lität
	Cardio-Q-ODM	transösophageale Doppler-technik	perioperatives erweitertes hämodynamisches Monitoring im Rahmen ziel-orientierter Therapiealgo-rithmen (GDT)
nicht-invasiv	TTE	Echokardiographie	Differentialdiagnose einer hämodynamischen Instabi-lität
	ClearSight™ CNAP®	*Fingercuff-/VolumeClamp-*Technologie	perioperatives erweitertes hämodynamisches Monitoring im Rahmen ziel-orientierter Therapiealgo-rithmen (GDT)
	Task Force® NICOM™	Impedanzkardiographie, Bioimpedanz Bioreaktanz	bislang keine Empfehlung für einen Einsatz im klinischen Setting
	esCCO™	Pulswellenlaufzeit (PWTT)	

Einsatz eine entscheidende Verbesserung in der Behandlung kritisch Kranker erzielen zu können [45]. Doch spätestens seit einer von Connors und Mitarbeitern 1996 publizierten Studie ist die kontrovers geführte Diskussion um Nutzen und Risiko des PAK neu entbrannt [46]. In dieser Studie wiesen schwerkranke Intensivpatienten, die einen PAK erhielten, eine erhöhte Mortalität auf, als die Gruppe der Patienten, die ohne PAK behandelt wurde. Retrospektiv betrachtet liegt die Bedeutung der Conners-Studie vor allem darin, eine kritische Auseinandersetzung über das erweiterte hämodynamische Monitoring ausgelöst zu haben.

Als unmittelbare Reaktion auf die Erkenntnisse der Connors-Studie [46], wurde 1997 eine Konsensus-Konferenz durch die *Society of Critical Care Medicine* (SCCM) einberufen, um potentielle Indikationsbereiche in Form von Leitlinien und Empfehlungen zusammenzustellen, die jedoch beinahe ausnahmslos auf Einzelfallberichten, nicht kontrollierte Studien, Untersuchungen mit kleiner Fallzahl und Expertenmeinung beruhten [47,48,49]. Vor diesem Hintergrund waren sich alle Expertengremien einig, dass letztendlich nur groß angelegte, prospektive Multicenterstudien über den medizinischen Nutzen beziehungsweise das Risiko des PAK bei klar definierten Patientenkollektiven Aufschluss geben könnten. Doch alle bisher nach diesen Kriterien durchgeführten Studien [50–53] zeigten keinen eindeutigen Benefit beim Einsatz des PAK auf das Outcome von kritisch kranken Patienten, so dass es derzeit nur schwer möglich ist, eine Indikationsliste für dessen Einsatz zu erstellen.

Einig sind sich die Experten jedoch darin, dass die alleinige Bestimmung des HZV keine Indikation mehr für die Verwendung des PAK darstellt, da das HZV auch mit anderen, weniger invasiven Methoden zuverlässig bestimmt werden kann [48,54].

In vielen klinischen Studien konnte inzwischen eindeutig gezeigt werden, dass die angenommene Beziehung zwischen den statischen Parametern der kardialen Vorlast (ZVD, PCWP) und dem intravasalen, bzw. intrakardialen Volumen *de facto* nicht besteht [55,56], so dass der Einsatz des PAK zur Steuerung der Volumentherapie nicht zu empfehlen ist. Auch zur Abschätzung der kardialen Vorlast und damit der Füllung des Herzens sind andere, volumetrische Messverfahren besser geeignet [48,54].

Nach wie vor erfordert das Monitoring der pulmonalarteriellen Drücke und des Gefäßwiderstandes im Lungenkreislauf (PVR) bei Patienten mit pulmonalem Hypertonus sowie bei isolierter rechtsventrikulärer Dysfunktion den Einsatz eines PAK, ohne dass allerdings ein positiver Effekt auf die Morbidität und Letalität dieser Patienten gesichert werden konnte [48]. Insbesondere bei Patienten mit pulmonaler Hypertension ist die Berechnung des PVR vor und nach medikamentöser Intervention (v. a. mit inhalativen Vasodilatoren) eine Indikation zur Einlage eines PAK [35,48].

Da bis zum heutigen Tage nicht eindeutig nachgewiesen werden konnte, dass klar definierte Patientenkollektive vom Einsatz eines PAK in Bezug auf Morbidität und Mortalität profitieren [47,57], ist dessen Einsatz – auch beim älteren Patienten – in erster Linie von einer ausführlichen individuellen Risiko-Nutzen-Analyse abhängig [49,54].

Die transpulmonale Thermodilutionstechnik (PiCCO®/EV1000): Das seit 1997 zur Verfügung stehende PiCCO®-System kombiniert mit der transpulmonalen Thermodilution und der Pulskonturanalyse zwei Methoden des erweiterten hämodynamischen Monitorings und erfreut sich vor allem im deutschen Sprachraum breiter Akzeptanz als weniger invasive Alternative zum PAK. Mit dem VolumeView/EV1000-System der Fa. Edwards Lifesciences ist seit einigen Jahren ein alternatives Monitoringverfahren zum PiCCO®-System auf dem Markt, das weitgehend auf demselben Messprinzip beruht.

Ein spezieller arterieller Katheter, der vorzugsweise über die Femoralarterie platziert wird, ermöglicht die initiale Messung des HZV mittels transpulmonaler Thermodilution. Dabei wird ein Kältebolus zentralvenös appliziert und nach Passage des rechten Herzens, der pulmonalen Strombahn und des linken Herzens die resultierende Temperaturveränderung über die Zeit am entsprechenden arteriellen Messort registriert. Bei bekannter Indikatormenge kalkuliert der PiCCO®-Monitor das HZV aus der Fläche unter der Thermodilutionskurve mithilfe einer modifizierten Stewart-Hamilton-Gleichung. In vielen Studien hat sich die HZV-Messung mittels transpulmonaler Thermodilutionstechnik als exakt erwiesen, auch wenn sich im Vergleich zum klinischen Standard der pulmonalarteriellen Thermodilution eine leichte Überschätzung des HZV zeigt [58,59].

Durch die Bestimmung der mittleren Durchgangszeit (MTt) bzw. der exponentiellen Abfallzeit (DSt) des Indikators aus der Thermodilutionskurve können – nach Multiplikation mit dem HZV – verschiedene Verteilungsvolumina berechnet werden. Hierzu zählen vor allem das globale enddiastolische Volumen (GEDV), das intrathorakale Blutvolumen (ITBV) und das extravaskuläre Lungenwasser (EVLW).

Das mittels alleiniger Thermodilution aus dem GEDV abgeschätzte ITBV, das sich aus dem enddiastolischen Volumen der vier Herzkammern und dem pulmonalen Blutvolumen zusammensetzt, hat sich im Gegensatz zu den konventionellen statischen Druckparametern (ZVD und PCWP) als valider Parameter zur Beurteilung der globalen kardialen Vorlast erwiesen [60,61].

Hilfreich bei der Beurteilung des Flüssigkeitsgehaltes der Lunge kann die mit alleiniger transpulmonaler Thermodilution mögliche Abschätzung des EVLW sein. So korreliert das EVLW nicht nur signifikant mit der Oxygenierung bei Patienten mit ARDS [62], sondern erweist sich bei kritisch kranken Patienten auch als unabhängiger Prädiktor der Prognose [63].

Kalibrierte Pulskonturanalyse: Nach initialer Kalibrierung mittels transpulmonaler Thermodilution sind die Systeme zudem in der Lage, mittels Pulskonturanalyse ein kontinuierliches linksventrikuläres Schlagvolumen (SV) zu bestimmen. Limitierend bei der Anwendung der Pulskonturanalyse ist jedoch die Tatsache, dass der bei der Kalibration des Systems ermittelte Wert für die aortale Compliance bis zur nächsten Thermodilutionsmessung konstant bleibt und in die *beat-to-beat* Berechnung des Pulskontur-HZV eingeht. Die Morphologie der arteriellen Pulswelle des arteriellen

Gefäßsystems verändert sich jedoch mit jeder Volumengabe und/oder Gabe von vaso-aktiven Medikamenten. Somit müssten die Systeme streng genommen nach jeder potentiellen Änderung der arteriellen Gefäßimpedanz neu kalibriert werden. Um Komplikationen zu vermeiden, sollten Therapieentscheidungen daher nie allein auf der Grundlage der Pulskonturanalyse, sondern immer erst nach Bestätigung der Messwerte mittels transpulmonaler Thermodilutionsmessung getroffen werden [35].

Im Gegensatz zu den statischen Vorlastparametern (ZVD, PCWP, ITBV), die lediglich eine quantitative Beurteilung der kardialen Vorlast zulassen, erlaubt die Bestimmung der Schlagvolumenvariation (SVV) die funktionelle Einschätzung der sog. Volumenreagibilität (*fluid responsiveness*), welche die Fähigkeit des linken Ventrikels beschreibt, auf eine Erhöhung der kardialen Vorlast mit einer Steigerung des Schlagvolumens zu reagieren. Dynamische Vorlastparameter – wie die SVV oder die Pulsdruckvariation (PPV) – zur Einschätzung der Volumenreagibilität bilden primär die Steigung der individuellen Starlingkurve ab, um damit einen qualitativen Maßstab der kardialen Vorlast darzustellen, der die Vorhersage der hämodynamischen Auswirkungen einer Volumenzufuhr ermöglicht [35]. Die Validität der dynamischen Vorlastparameter wurde inzwischen in zahlreichen Studien unter verschiedenen klinischen Bedingungen bestätigt [59,64,65]. Allerdings bleibt die Anwendung dieser Parameter auf den mechanisch beatmeten Patienten beschränkt, der keine höhergradigen Rhythmusstörungen aufweist.

Auch wenn man die transpulmonale Thermodilutionstechnik als weniger invasive Alternative zum PAK betrachten kann, wird häufig übersehen, dass bislang auch für dieses Verfahren der medizinische Nutzen in groß angelegten, randomisierten und prospektiven Studien nicht belegt werden konnte. Da ein deutlich unterschiedliches Spektrum an Messparametern erhoben werden kann, kommt der Einsatz der Systeme vor allem bei Patienten mit schwerer Sepsis/septischen Schock, Schwerbrandverletzten oder polytraumatisierten Patienten mit schwerer Hämorrhagie in Betracht, bei denen ein differenziertes Volumenmanagement entscheidend sein kann. Auch Patienten mit schweren Oxygenierungsstörungen (ARDS, ALI) sollten bei der Therapiesteuerung von der transpulmonalen Thermodilutionstechnik profitieren. Grundsätzlich ist deren Einsatz bei allen kritisch kranken Patienten eine Option zum PAK, wenn ein erweitertes hämodynamisches Monitoring indiziert ist und auf die Messung des pulmonalarteriellen Drucks verzichtet werden kann. Die Domäne der Systeme ist dabei das volumetrische Monitoring, das aber eher auf der Intensivstation als im OP zum Einsatz kommen sollte [35].

Unkalibrierte Pulskonturanalyse: Mit dem FloTrac™/Vigileo™-System und der ProAQT®/PulsioFlex®-Technologie stehen zwei Monitorsysteme zur Verfügung, die nach Anschluss an einen konventionellen arteriellen Zugang ohne Verwendung eines zusätzlichen Messkatheters und ohne externe Kalibrierung eine kontinuierliche Messung des HZV sowie der SVV durch eine arterielle Druckkurvenanalyse (FloTrac™/

Vigileo™-System) bzw. Pulskonturanalyse (ProAQT®/PulsioFlex®-Technologie) ermöglichen.

Dabei berechnet der FloTrac™-Algorithmus, nach Eingabe der patientenspezifischen biometrischen Daten (Alter, Geschlecht, Größe und Gewicht), aus allen Datenpunkten eines Messintervalls die Standardabweichung der arteriellen Druckkurve SD(AP), mit deren Hilfe eine artefaktunabhängige Proportionalität des Pulsdrucks zum SV gewährleistet werden soll. Im Gegensatz zur Pulskonturanalyse tastet der FloTrac™-Algorithmus die gesamte arterielle Druckkurve kontinuierlich auf charakteristische Veränderungen ab (*„druckgewichtete Kurvenmorphologie"*), denen Änderungen des Gefäßtonus zugrunde liegen können. Die detektierten Veränderungen der arteriellen Druckkurve werden in die Berechnung einer dynamische Funktion (χ) mit einbezogen, die sich proportional zur arteriellen Compliance und dem peripheren Widerstand verhält und es dem System ermöglichen soll, auf eine externe Kalibrierung zu verzichten [35].

Der FloTrac™-Algorithmus wurde in den letzten Jahren unter verschiedenen klinischen Bedingungen validiert. Im Gegensatz zu den mit den Algorithmen der ersten Generation durchgeführten Untersuchungen, zeigten die mit dem FloTrac™-Algorithmus der zweiten Generation (ab V 1.10) durchgeführten Studien eine für klinische Belange hinreichende Genauigkeit der kontinuierlichen HZV-Bestimmung im Vergleich zur intermittierenden Thermodilutionsmessung mittels PAK [66,67]. Seit der dritten Generation des FloTrac™-Algorithmus scheint das System zudem in der Lage zu sein, ein sog. „zentroperipheres Decoupling" bei Patienten mit niedrigem systemischen Gefäßwiderstand auszugleichen.

Die ProAQT®/PulsioFlex®-Technologie beruht – wie das invasivere PiCCO®-System – auf der systolischen Pulskonturanalyse und autokalibriert sich anhand eines herstellerspezifischen Algorithmus, in den die biometrischen Patientendaten und bestimmte Pulskurvencharakteristika eingehen [68,69]. Im Gegensatz zum FloTrac™/Vigileo™-System ist es möglich, das minimalinvasiv gemessene HZV anhand alternativer HZV-Messmethoden (wie Thermodilution oder Echokardiographie) extern zu kalibrieren. Das System wurde bislang nur in wenigen Studien validiert und zeigte ohne externe Kalibration vergleichbare Ergebnisse wie das FloTrac™/Vigileo™-System [68,70–72].

Die Indikation zum Einsatz dieser Systeme wird vor allem in einem Segment potentiell gefährdeter, kritisch kranker Patienten gesehen, bei denen bereits ein arterieller Katheter gelegt wurde, aber noch keine Indikation für ein invasiveres hämodynamisches Monitoring besteht [35].

Ein Vorteil dieser Technologie im Vergleich zu allen anderen Verfahren des erweiterten hämodynamischen Monitorings ist dessen leichte Handhabbarkeit in der Anwendung (*„plug & play"*). Daher stellen diese Systeme eine einfache und schnell zu initialisierende Alternative bei fehlender Erfahrung des Anwenders mit dem erweiterten hämodynamischen Monitorings mittels PAK oder PiCCO® dar und sollten demzufolge vor allem intraoperativ im Rahmen zielorientierter Therapiealgorithmen („*goal-directed therapy*", GDT) Anwendung finden [35].

Bei dem Konzept der GDT werden Parameter eines erweiterten hämodynamischen Monitorings genutzt, um durch eine individuell angepasste Optimierung des O_2-Angebots (DO_2) die perioperative Morbidität und Mortalität zu senken. Dabei wird versucht, dieses Ziel durch eine angepasste Volumentherapie und ggf. durch die Anwendung von positiv inotropen Substanzen zu erreichen, um einer globalen oder regionalen O_2-Schuld in der perioperativen Phase vorzubeugen [5]. Therapiekonzepte zur intraoperativen hämodynamischen Optimierung, die sich am patienten- und eingriffsspezifischen Risiko orientieren, finden sich in der Vorversion der S2k-Leitlinie „Perioperatives hämodynamisches Monitoring und Behandlungskonzepte" der DGAI (AWMF-Register 001/027).

Ösophagusdoppler: Vor allem in Großbritannien erfreut sich die HZV-Messung mittels Ösophagusdoppler (Cardio-Q-ODM; Deltex Medical) großer Beliebtheit. Nach korrekter ösophagealer Platzierung der Doppler-Sonde in ca. 35–40 cm Tiefe, wird der Blutfluss in der Aorta descendens gemessen und unter Berücksichtigung der aortalen Querschnittsfläche ein HZV errechnet. Die korrigierte Flusszeit (FTc) ist die direkt gemessene, systolische Flusszeit, korrigiert auf eine HF von 60 Schlägen/min und erlaubt die Abschätzung des peripheren Widerstands (SVR). Da sie im umgekehrten Verhältnis zum SVR steht, kann eine niedrige FTc (< 330 ms) auch Ausdruck einer intraoperativen Hypovolämie sein [73] und wird daher in vielen Studien zur Steuerung der Volumentherapie verwendet.

Für kein Verfahren des erweiterten hämodynamischen Monitorings gibt es bessere, durch Studien belegte Evidenz, dass eine perioperative Optimierung dopplersonographisch erhobener Zielparameter die Komplikationsrate und die Krankenhausliegezeit chirurgischer Risikopatienten senken kann [74–77]. Infolgedessen hat das staatliche Gesundheitssystem in Großbritannien (NHS) ein Doppler-gestütztes Optimierungsregime bei Hochrisikopatienten in die 2011 erschienene Leitlinie des *National Institut for Health and Clinical Excellence* (NICE) aufgenommen. Nach Prüfung der aktuellen Datenlage kam das Komitee zu dem Schluss, dass bei Patienten, die sich einem chirurgischen Hochrisikoeingriff unterziehen, der Einsatz eines ösophagealen Dopplers zu einer Verbesserung der Patientenversorgung und zu einer Kostenreduktion im Gesundheitswesen beitragen kann.

Das System ist hauptsächlich für den intraoperativen Einsatz konzipiert, da wache Patienten die ösophageale Sonde häufig nicht tolerieren und die Ableitungsqualität durch Bewegungsartefakte eingeschränkt wird [78]. Weitere Nachteile der Methode sind ihre Untersucherabhängigkeit und die Tatsache, dass durch eine ösophageale Dopplersonde methodenimmanent nur das Schlagvolumen in der Aorta descendens ermittelt und das HZV aufgrund einer empirischen Annahme hinsichtlich der regionalen Blutflussverteilung abgeschätzt wird [5]. Studien haben dementsprechend unterschiedlich gute Übereinstimmungen mit Referenzmethoden ergeben [69,79].

Auch liegt die Vermutung nah, dass die transösophageale Dopplersonographie doch nicht so leicht durchzuführen ist, wie zunächst angenommen. Diese Annahme wird durch die Studie von Lefrant unterstützt, in der nachgewiesen werden konnte, dass die Qualität des Dopplersignals mit der Erfahrung des Anwenders korreliert [80].

Wegen dieser Einschränkungen, der Messungenauigkeit und Störanfälligkeit (Bewegungsartefakte, Diathermie) hat das Verfahren in Deutschland bisher keine große Akzeptanz erfahren.

Echokardiographie: Die intraoperative transösophageale Echokardiographie (TEE) gehört spätestens seit der Definition der Anwendungsgebiete und der Ausbildungs-richtlinien sowie der Schaffung eines Zertifikats durch die DGAI zum Kreis der aner-kannten intraoperativen Überwachungsverfahren [73,81].

Als einzige Methode des erweiterten hämodynamischen Monitorings ermöglicht die Echokardiographie eine visuelle Darstellung kardialer Strukturen und ihrer Funktion in Echtzeit. Sie ist damit ein über die reine Erfassung von Messparametern weit hinausgehendes diagnostisches Instrument, das die Ursachen einer hämodynamischen Instabilität auf einen Blick erkennen lässt. Therapierelevante Entscheidungen können so in sehr kurzer Zeit getroffen werden [82,83]. Allerdings erfordert die Echokardiographie einen erfahrenen und gut ausgebildeten Untersucher, der die erhobenen Befunde entsprechend interpretieren kann, sowie eine aufwendige und teure Gerätetechnik [82]. Zudem ist ein wichtiges Merkmal des konventionellen Monitorings, die Überwachung von Messparametern über Grenzwert- und Alarmfunktionen, nicht gegeben [73]. Somit ist mit diesem Verfahren keine Optimierung von Messparametern über Normwerte – wie beispielsweise im Rahmen einer GDT – möglich. Schon auf Grund begrenzter personeller Ressourcen wäre eine zielorientierte Optimierung echokardiographischer Parameter in den meisten Kliniken nicht umsetzbar, da die Echokardiographie in der Regel einen zweiten Anästhesisten erfordert.

Trotz dieser Einschränkungen spielen Ultraschallverfahren beim erweiterten hämodynamischen Monitoring in der perioperativen Medizin inzwischen eine wesentliche Rolle. Mit fokussierten Untersuchungsgängen, wie sie inzwischen sowohl für die transthorakale Echokardiographie (TTE) als auch für die TEE entwickelt wurden, kann man in kurzer Zeit die wichtigsten Ursachen einer hämodynamischen Instabilität erfassen und gezielt therapieren. Die Echokardiographie ist daher die Methode der Wahl beim hämodynamisch instabilen Patienten im nicht-kardiochirurgischen Setting. Wegen der geringeren Invasivität sollte dabei primär die TTE eingesetzt werden, in bestimmten Situationen (z. B. kein Zugang zum Thorax) ist die TEE jedoch deutlich überlegen [82]. Wesentliche Ursachen einer hämodynamischen Instabilität, die sich echokardiographisch gut erfassen lassen, sind:

- Volumenmangel,
- Einschränkung der globalen linksventrikulären Funktion,
- Rechtsherzdekompensation,
- Lungenembolie,

- regionale Wandbewegungsstörungen,
- schwere Klappenfehler,
- hämodynamisch wirksamer Perikarderguss / Tamponade, oder eine
- Aortendissektion [82].

Die Messung des HZV gehört zwar definitionsgemäß zu den echokardiographischen Standarduntersuchungen [84], stellt aber nicht die Domäne des Verfahrens dar. Dabei erfolgt die Bestimmung des Schlagvolumens (SV) bei guter Darstellung der linksventrikulären Kontur mittels 2D-Volumenmessung aus der Differenz von enddiastolischem (LVEDV) und endsystolischem Volumen (LVESV), oder anhand des Produktes der Fläche des linksventrikulären Ausflusstrakts (LVOT) und dem Geschwindigkeitszeitintegral (*velocity time integral*, VTI) im LVOT mittels pw- oder cw-Doppler [84,85]. Voraussetzung für eine valide Bestimmung des HZV ist dabei ein konstanter Sinusrhythmus.

$$HZV = \text{Fläche (LVOT)} \times VTI \times HF \text{ (l/min)}$$

$$\text{Fläche (LVOT)} = \pi(d/2)^2; \ d = \text{maximaler Durchmesser der Aortenklappe [86]}$$

Während die TEE zum Standardmonitoring bei kardiochirurgischen Operationen zählt und vereinzelt auch zum Monitoring des Luftembolierisikos bei neurochirurgischen Operationen in halbsitzender Position eingesetzt wird, ist die Hauptindikation einer intraoperativen Echokardiographie in der Differentialdiagnose der hämodynamischen Instabilität zu sehen.

Volume-Clamp-Technologie. Für Risikopatienten, bei denen ein arterieller Katheter normalerweise nicht gelegt würde, bietet die *Fingercuff*- bzw. *Volume-Clamp*-Technologie eine einfache Methode zur Überwachung von Parametern des erweiterten hämodynamischen Monitorings, einschließlich kontinuierlich gemessenem nichtinvasivem Blutdruck, Schlagvolumen (SV), Schlagvolumen-Variation (SVV) und Herzzeitvolumen (HZV).

Diese komplett nicht-invasive Technologie wird gegenwärtig von zwei Herstellern angeboten, und zwar als „*Continuous Noninvasive Arterial Pressure*" (CNAP®; CNSystems) sowie als *Clear-Sight™-Monitor* (ehemals Nexfin®; Edwards Lifesciences). Bei der *Volume-Clamp*-Technologie handelt es sich ursprünglich um ein Verfahren zum kontinuierlichen Monitoring des arteriellen Fingerblutdrucks. Hierbei wird eine Luftmanschette (*Cuff*) um den Finger gelegt und in dieser ein Druck aufgebaut, der photoplethysmographisch so gesteuert wird, dass das pulsatile arterielle Signal maximal ist und sich das arterielle Gefäßvolumen des Fingers im Rahmen blutdrucksynchroner Schwankungen nicht ändert. Dadurch entspricht der Druck im Fingercuff dem arteriellen Druck und kann als solcher „*beat-to-beat*" registriert werden [87]. Zur Adjustierung an eine individuell oft unterschiedliche Volumendehnbarkeit der Unterarm- und Handgefäße kann das Signal beim CNAP®-Monitor zusätzlich mittels einer oszillometrischen Blutdruckmessung am Oberarm kalibriert werden.

Beim *Clear-Sight™*-System wird das HZV nach der so genannten *Modelflow*-Methode, einem modifizierten 3-Element-Windkesselmodell, errechnet [88–90], während der CNAP®-Monitor einen eigenen herstellerspezifischen Berechnungsalgorithmus nutzt, der sowohl den systolischen als auch den diastolischen Anteil der Pulskurve berücksichtigt [72,91].

In den bislang vorliegenden Validierungsstudien wird der Absolutwert des HZV mit dem *Clear-Sight™*-System im Vergleich zur Thermodilutionstechnik nicht hinreichend genau bestimmt, allerdings zeigt die Trendanalyse bei Änderungen des HZV eine gute Übereinstimmung im Vergleich zur Referenzmethode [92,93]. Limitationen beim Einsatz der Technologie ergeben sich aus der zeitlich begrenzten Anwendung des Finger-Cuffs sowie bei Patienten mit pAVK, Fingerödemen sowie beim Vorliegen einer Aortenklappeninsuffizienz oder eines proximalen Aortenaneurysmas. Infolgedessen sollten diese Systeme auf einer Intensivstation nicht zum Einsatz kommen [94].

Weitere Verfahren: Mit der **Impedanzkardiographie** (Task Force® Monitor; CNSystems) steht eine Methode zur Verfügung, die eine kontinuierliche und nicht-invasive Messung des HZV durch eine Analyse der zyklischen Schwankungen des Widerstandes über dem Thorax ermöglichen soll, die durch die höhere elektrische Leitfähigkeit des Blutes im Verhältnis zum übrigen Gewebe entstehen. Dazu werden Elektroden am oberen und unteren Thorax angebracht, welche die Veränderungen der thorakalen Impedanz messen [95].

Elektrische **Bioreaktanz**-Systeme (NICOM™-Monitor; Cheetah Medical) stellen eine Weiterentwicklung der Bioimpedanz-Systeme dar. Diese Methodik beruht auf Änderungen des elektrischen Frequenzspektrums als Signal, welches fast ausschließlich vom aortalen Blutfluss abhängig und damit weniger störanfällig als die Bioimpedanzmessung gegenüber Thoraxexkursionen, Lungenödem oder Pleuraergüssen sein soll. Aufgrund der derzeitigen Evidenzlage kann jedoch ein routinemäßiger Einsatz beider Verfahren außerhalb von klinischen Studien nicht empfohlen werden [96].

Alternativ zur transpulmonalen Thermodilution kann das HZV auch mittels transpulmonaler **Lithiumindikatordilution** bestimmt werden (LiDCO™plus-System) [97]. Bei der Lithiumindikatordilution wird die Verdünnungskurve des Indikators Lithiumchlorid, der sowohl peripher als auch zentralvenös appliziert werden kann, in der arteriellen Strombahn mit Hilfe eines lithiumselektiven Sensors gemessen und das HZV nach einer entsprechend modifizierten Stewart-Hamilton-Gleichung errechnet [25,69,73,78]. Dabei ist die Berücksichtigung des Hämoglobinwerts erforderlich, weil Lithium sich ausschließlich im Plasma verteilt [78]. Die mit dem LiDCO™plus-System gemessenen HZV-Werte dienen zur Kalibration der „*pulse power*"-Analyse (PulseCO), die ähnlich dem PiCCO™-System ein *beat-to-beat* SV misst. Allerdings wird beim LiDCO™plus-System nicht nur die Fläche unter dem systolischen Anteil der Pulskurve, sondern die gesamte Pulskurve während eines Herzschlags analysiert [73,98]. Während die für die klinische Anwendung hinreichende Genauigkeit der HZV-Messung [25,97] und die geringe Invasivität der Methode als Vorteile zu sehen sind, wirken sich die hohen Kosten für die Lithiumelektrode sowie potenziell toxische Effekte insbesondere bei Patienten mit Nierenversagen durch die Verwendung von Lithium als Indikator nachteilig aus [69].

Analog zum FloTrac™/Vigileo™-System wird beim LiDCO™rapid-System das HZV mittels alleiniger *„pulse power"*-Analyse ohne externe Kalibrierung bestimmt. Auch bei dieser Technologie nutzt der vom Hersteller nicht in allen Einzelheiten beschriebene Algorithmus ein Nomogramm, in das die biometrischen Daten des Patienten eingehen [73]. Das LiDCO™rapid-System, für das sich in Validierungsstudien bislang keine zufriedenstellende Übereinstimmung mit dem Referenzverfahren gezeigt hat [99–101], spielt in Deutschland kaum eine Rolle.

Eine innovative und komplett nicht-invasive Methode zur Abschätzung des HZV hat Nihon Kohden in ihrem esCCO™-Monitor (*estimated continuous cardiac output*) umgesetzt. Dabei wird aus dem EKG-Signal und der pulsoximetrischen Kurve die sog. **Pulswellenlaufzeit** (*Pulse Wave Transit Time, PWTT*) bestimmt und über folgende Formel das HZV errechnet:

$$HZV = SV \times HR = K \times (\alpha \times PWTT + \beta) \times HR = esCCO^{TM}$$

HR = Herzfrequenz; K: konstanter Wert; α, β: experimentelle Konstanten

Die PWTT ist definiert als die zeitliche Verzögerung vom Peak der R-Zacke im EKG und dem unteren Umschlagspunkt der pulsoximetrischen Kurve und soll dabei besser mit dem SV korrelieren als der Pulsdruck (PP). Aufgrund der derzeitigen Datenlage kann jedoch ein routinemäßiger Einsatz dieses Verfahrens im klinischen Setting nicht empfohlen werden [102,103].

9.2 Neuromonitoring

Auch das Zentrale Nervensystem (ZNS) ist einem Alterungsprozess unterworfen. So konnte in mehreren großen Studien gezeigt werden, dass das Gehirn mit dem Alter schrumpft (s.a. Kap. 2). Eine Abnahme des Gehirngewichts beim gesunden Älteren im Vergleich zum Jüngeren von etwa 10–15 % im Mittel scheint dabei realistisch zu sein. Hierbei kommt es zu einer Abnahme des Gehirnvolumens um ca. 14 %, des Hippocampus um ca. 35 % und der weißen Gehirnsubstanz um ca. 26 %, die bei dementen und anderweitig neurologisch Erkrankten auch deutlich ausgeprägter sein kann [104].

Die Volumenreduktion des Kortex, der für Lernprozesse, Gedächtnis und Erinnerung zuständig ist, führt zu einer Einschränkung der geistigen Fähigkeit im Alter, die als *„age-related cognitive decline"* (ARCD) bezeichnet wird [6]. Auch pathologische

Prozesse treten im Alter häufiger auf, so beträgt die Prävalenz demenzieller Erkrankungen bei 65-Jährigen ca. 10–15 % und steigt bei 85-Jährigen auf fast 50 % an [105].

Ältere Patienten sind besonders gefährdet, ein postoperatives Delir (POD) bzw. eine postoperative kognitive Dysfunktion („*postoperative cognitive dysfunction*", POCD) zu entwickeln (s. a. Kap. 16) [6,106,107]. Dabei ist das POD, das ein akutes Geschehen mit variablem Ablauf darstellt und durch eine Bewusstseinsänderung bei primärer Störung der Aufmerksamkeit charakterisiert ist [106], von einem POCD abzugrenzen, über dessen exakte Definition kein Konsens besteht. Ausschlaggebend bei der Diagnose eines POCD sind Abweichungen zu den präoperativen Werten, die über Wochen, Monate oder noch länger anhalten können [106]. Trotz aller wissenschaftlichen Bemühungen ist die Ätiologie des Delirs und des POCD in letzter Konsequenz ungeklärt. Neben einer möglichen Neuroinflammation im Rahmen einer perioperativen Stressantwort auf das chirurgische Trauma, könnten auch Ungleichgewichte spezifischer Neurotransmitter eine Rolle spielen, die durch patienten- und erkrankungsspezifische Faktoren bestimmt und durch metabolische Entgleisungen, Umfeld- und iatrogene Faktoren verstärkt werden können [6,106].

Das postoperative Delir hat seinen Häufigkeitsgipfel um den zweiten bis dritten postoperativen Tag und kann bettseitig diagnostiziert werden. Dabei ist die Erkennung und frühzeitige Behandlung eines POD extrem wichtig, da dieses in eine POCD übergehen kann [108]. Bei kritisch kranken Patienten wird von einer POD-Inzidenz von 30 % ausgegangen (s. a. Kap. 16) [107].

Die Inzidenz der POCD ist vom Alter der Patienten, von der Art des Eingriffs und vom postoperativen Untersuchungszeitpunkt abhängig. Dabei beträgt sie bei älteren Patienten 25,8 % eine Woche und 9,9 % 3 Monate nach einem nichtkardiochirurgischen Eingriff, während nach 1 bis 2 Jahren kein erhöhtes Auftreten kognitiver Defizite mehr nachweisbar ist [108].

Bislang fehlten prospektive, randomisierte Studien, die eine Verbesserung des kognitiven Outcomes durch ein Neuromonitoring belegen konnten [108], so dass lange Zeit der routinemäßige Einsatz nicht empfohlen, in Hochrisikopatienten aber durchaus erwogen werden konnte. Inzwischen legen jedoch die Ergebnisse neuerer Studien nahe, dass Narkosetiefemonitore bei geriatrischen Patienten durchaus Verwendung finden sollten, da die Messung der Narkosetiefe die Möglichkeit eröffnet, den stark differierenden interindividuellen Anästhetikaverbrauch vor allem älterer Patienten besser zu steuern. So konnte gezeigt werden, dass ein „*triple low*" von niedrigen Bispektralen-Index(BIS)- Werten und niedrigem Blutdruck trotz niedriger Inhalationsgaskonzentration mit einer erhöhten Letalität und einer verlängerten Krankenhausverweildauer assoziiert ist [109,110]. In einer Studie an älteren Patienten (> 60 Jahre) konnte durch das Vermeiden von extrem tiefen BIS-Werten < 20 unter Verwendung von Narkosetiefemonitoren die Häufigkeit eines POD reduziert werden, allerdings änderte sich die Inzidenz eines POCD mit diesem Regime nicht [111]. Auch in einer großen Beobachtungsstudie war eine intraoperative EEG-Suppression im BIS-Monitoring mit einer erhöhten POD-Rate assoziiert [112]. Somit scheint eine zu tiefe Narkose

(BIS < 20, oder EEG-Suppression) mit einem schlechteren neurologischen Outcome verbunden zu sein und sollte insbesondere bei älteren Patienten vermieden werden.

Das Gehirn ist der Wirkort unserer Anästhetika und somit das eigentliches Zielorgan der Narkose. Grundsätzlich kann ein Neuromonitoring in der Anästhesie zur Erfassung von medikamenteninduzierten Effekten auf das Zentralnervensystem im Rahmen der Hypnosetiefenbestimmung sowie zur Überwachung der funktionellen Organintegrität im Sinne einer Ischämiedetektion, wie beispielsweise in der Karotischirurgie (EEG, Evozierte Potenziale, Nahinfrarotspektroskopie), oder zur Identifikation von Nerven während Schilddrüsenoperationen genutzt werden [113]. Während sowohl die Ischämiedetektion als auch die Identifikation von Nerven eingriffsspezifisch ist und somit unabhängig vom Alter der Patienten als essentielles Monitoring betrachtet werden sollte, könnte ein Monitoring der Narkosetiefe potenziell die Möglichkeit bieten, insbesondere beim älteren Patienten einen optimalen Anästhesielevel individuell und situationsgerecht anzusteuern, da es erstmals einen Wechsel von einer gewichts- zu einer effektadaptierten Dosierung der Anästhetika erlaubt [113].

Vor diesem Hintergrund wird seit Jahren versucht, dosisabhängige Anästhetikaeffekte auf den Funktionszustand des Gehirns mit dem Elektroenzephalogramm (EEG) abzubilden. Heute ermöglichen kommerziell erhältliche EEG-Systeme eine computergestützte Analyse komplexer Hirnstromsignale und bieten über eine automatische Indexkalkulation die Vorteile einer individuellen Abschätzung der Narkosetiefe [114]. Die Kalkulation der Indizes beruht dabei meist auf wenigen Frontalableitungen des Elektroenzephalogramms, die nach Digitalisierung automatisch durch einen Computer im Sinne eines prozessierten EEG (pEEG) verarbeitet werden. Die Quantifizierung des EEG erfolgt hierbei in erster Linie auf Basis der Fast-Fourier-Transformation (FFT). Bei der Berechnung der Indizes spielen neben der FFT jedoch auch andere komplexe Algorithmen und Komponenten eine Rolle, wie beispielsweise die Erkennung von *Burst-Suppression*-Mustern oder die Erfassung elektromyografischer Parameter. Die exakten Algorithmen der einzelnen Indizes sind jedoch für den Anwender eine „*black box*" und zumeist nur den jeweiligen Herstellern bekannt [115]. Klinisch finden vor allem der Bispektrale Index (BIS™-Monitorsystem) und der Narcotrend-Index (Narcotrend®) zur Beurteilung der Narkosetiefe Verwendung.

Der Bispektrale Index (BIS) wurde 1996 als erstes EEG-basiertes Monitoringverfahren von der FDA zur Überwachung der Anästhesiewirkung zugelassen [113]. Bei der Berechnung des BIS-Index werden eine ganze Reihe von Messungen aus verschiedenen EEG-Signalverarbeitungstechniken abgeleitet, zu denen die namensgebende bispektrale Analyse, die Power-Spektralanalyse und die Zeitdomänenanalyse gehören [116]. Der BIS-Algorithmus kombiniert dabei die Einflüsse der wichtigsten EEG-Merkmale, die in hohem Maße mit der Sedierung bzw. Hypnose in den EEGs von mehr als 5.000 erwachsenen Probanden korrelierten, um den skalierten BIS-Index zu generieren. Letztlich wird ein dimensionsloser numerischer Wert zwischen 0 und 100 prozessiert, dem klinische Korrelate zugeordnet sind, wobei als Grenzwert für eine ausreichende Anästhesietiefe BIS-Werte zwischen 40–60 angesehen werden

[113,116]. Der BIS ist der derzeit am häufigsten eingesetzte und am besten untersuchte EEG-Index zur Beurteilung der Hypnosetiefe, dessen Nutzbarkeit aufgrund der guten Datenlage als klinisch bewiesen gilt [113].

Im Jahr 2004 erhielt der Narcotrend-Index (NI) als zweites Neuromonitoring-Verfahren die FDA-Zulassung zur Überwachung der Anästhesiewirkung bei Patienten jedes Lebensalters [113]. Dabei beruht der NI ursprünglich auf einer Einteilung der physiologischen Veränderungen des EEG vom wachen bis zum tief schlafenden Patienten in fünf Stadien (A–E) und zusätzlichen Unterstadien (B0, B1, B2 usw.) [117,118]. Diese Stadieneinteilung wird durch einen zusätzlichen numerischen Wert (100 = wach, 0 = sehr tiefe Narkose), dem eigentlichen Narcotrend-Index, ergänzt. Basierend auf einer Vielzahl aus dem EEG abgeleiteter Parameter werden mittels multivariater Klassifikationsfunktion bestimmte EEG-Abschnitte nach dem Maß ihrer Übereinstimmung mit typischen EEG-Abschnitten eines historischen Kontrollkollektives einem Stadium und Unterstadium zugeordnet [113,116]. Zusätzlich werden bei der automatischen Klassifikation Informationen aus dem Roh-EEG – wie relative Leistungen in den vier Frequenzbändern, SMF, SEF, spektrale Entropie und autoregressive Parameter – berücksichtigt [113]. Ein spezieller Algorithmus erkennt auch niedrigamplitudige bzw. Abschnitte mit Nulllinien-EEG während tiefer Anästhesie mit *Burst-Suppression*-Muster. Zur Beurteilung der Narkosetiefe bei älteren Patienten ist es wichtig zu wissen, dass im Narcotrend, neben umfangreiche Algorithmen zur Erkennung von Artefakten, zusätzlich altersspezifische Grenzwerte für die EEG-Signalleistung verwendet werden. Dabei werden in definierten Zeitabständen Impedanzen und Elektrodenpotenziale überprüft, um eine gleichbleibend hohe Signalqualität während der laufenden Messung zu gewährleisten.

Während die Reduktion von intraoperativer Wachheit [119–123] sowie eine geringere Inzidenz postoperativer Übelkeit und Erbrechen (PONV) [124,125] beim Einsatz von Hypnosetiefenmonitoren als gesichert gelten, gibt es bislang nur wenig belastbare Daten, die auch eine Outcome-Verbesserung hinsichtlich Mortalität [126] oder dem Auftreten einer POCD [127] erwarten lassen. Kritisch beim Einsatz von Hypnosetiefenmonitoren ist jedoch anzumerken, dass ein EEG-Index – wie jeder andere Messwert auch – immer im Kontext mit den verbleibenden klinischen Zeichen der Narkosetiefe wie Blutdruckverhalten, Puls, Schweißsekretion oder Bewegung zu interpretieren ist [114]. Die ermittelten Indizes bilden zumeist keine physiologischen Größen ab, sondern stellen nur einen statistischen Wahrscheinlichkeitsparameter dar, der ausschließlich für bestimmte Fragestellungen eine valide Aussage erlaubt [115].

9.3 Neuromuskuläres Monitoring

Aufgrund der altersbedingten Organveränderungen sind verlässliche Vorhersagen zu Anschlagszeit, Wirkdauer und Elimination von Muskelrelaxanzien beim alten Patienten nur schwer möglich.

So kann sich, allein schon als Folge eines im Alter reduzierten Herzzeitvolumens mit entsprechend langen Kreislaufzeiten, der Wirkungseintritt von Muskelrelaxanzien durch eine langsamere Verteilung signifikant verzögern [128]. Durch die altersbedingte Verminderung des Gesamtkörperwassers ist auch das Verteilungsvolumen für einige Muskelrelaxanzien verringert, so dass deren Dosis entsprechend angepasst werden sollte. So reduziert sich beispielsweise das Verteilungsvolumen von Rocuronium von 550 ml/kgKG bei jüngeren Patienten auf ca. 400 ml/kgKG bei älteren Patienten [129], während das Verteilungsvolumen von Atracurium im Alter unverändert bleibt [130].

Auch die Wirkdauer der meisten Muskelrelaxanzien ist verlängert, wobei hier – neben der geringeren Muskelmasse – die im Alter veränderten Abbau- und Ausscheidungswege über die Leber und Niere eine entscheidende Rolle spielen. Mit zunehmendem Alter nimmt die Lebermasse und der hepatische Blutfluss ab [131], so dass die hepatische Clearance von Steroidderivaten (Pancuronium, Vecuronium, Rocuronium) vermindert sein kann. Trotz einer im Alter leicht eingeschränkten Syntheseleistung der Leber bleibt der Albuminspiegel meist normal und hat somit kaum einen Einfluss auf die Proteinbindung von Medikamenten.

Der renale Blutfluss und die glomeruläre Filtrationsrate nehmen ab dem 50. Lebensjahr kontinuierlich ab [132]. Da die meisten Muskelrelaxanzien zumindest teilweise renal eliminiert werden, kann auch eine eingeschränkte glomeruläre Filtrationsrate bei alten Patienten zu einer Kumulation der Wirksubstanz oder ihrer aktiven Metabolite und damit zu einer schwer kalkulierbaren Verlängerung der neuromuskulären Blockade führen [133]. Bei einer im Alter manifesten Niereninsuffizienz ist die Auswahl des geeigneten Muskelrelaxanz somit von entscheidender Bedeutung, da die einzelnen Substanzen in unterschiedlichem Ausmaß renal eliminiert werden.

Während Pancuronium und Vecuronium überwiegend renal eliminiert und daher nicht zum Einsatz kommen sollten, wird Rocuronium zu einem erheblich Teil biliär eliminiert. Da Succinylcholin bei eingeschränkter Nierenfunktion zu kritischen Hyperkaliämien führen kann und daher auch bei der Ileuseinleitung zurückhaltend verwendet werden sollte, kann Rocuronium zum Einsatz kommen, wenn eine schnelle Anschlagzeit erforderlich ist.

Auch Mivacurium (Abbau durch Plasma-Cholinesterasen) sowie Atracurium und Cis-Atracurium, die organunabhängig durch die Hofmann-Elimination abgebaut werden, sind geeignete Muskelrelaxanzien für ältere Patienten mit eingeschränkter Nierenfunktion [133].

Offensichtlich zeigen Muskelrelaxanzien bei geriatrischen Patienten eine längere Wirkdauer als bei jungen Patienten und verlässliche Vorhersagen zum Wirkungseintritt, zur Wirkdauer und zum Abklingen einer Relaxation [134] sind auch aufgrund von Begleiterkrankungen und synergistischen Arzneimitteleffekten, die sich auf die neuromuskuläre Blockade auswirken können, kaum möglich. Der „Erholungsindex" (Zeit von einer 75- zu einer 25%igen neuromuskulären Blockade) kann im Alter bei den einzelnen Muskelrelaxantien erheblich verändert sein [131,134,135]. So verlängert sich die Zeit bis zu einer 75 %igen Erholung nach Vollrelaxierung zwischen jungen und alten Patienten für Pancuronium von 39 auf 62 min, für Rocuronium von 13 auf 22 min und für Mivacurium von 6 auf 8 min [134]. Da gezeigt werden konnte, dass postoperative Restblockaden zu einem deutlichen Anstieg der Morbidität und Mortalität führen, die zu einem großen Teil auf hypoxische Komplikationen zurückzuführen sind [136–138], ist bei alten Patienten mit eingeschränkten Kompensationsmöglichkeiten bei der Verwendung von Muskelrelaxanzien ein quantitatives neuromuskuläres Monitoring zwingend erforderlich [135,139].

Die Relaxometrie soll nach den Empfehlungen der DGAI zur Ausstattung des anästhesiologischen Arbeitsplatzes zwar im OP-Bereich verfügbar sein, ist aber nicht zwingend am Arbeitsplatz vorgeschrieben [8].

Die Relaxometrie beurteilt die muskuläre Antwort auf die elektrische Stimulation des entsprechenden motorischen Nervs, wobei aufgeklebte Stimulationselektroden den Strom gegen den Hautwiderstand an die darunterliegenden Gewebestrukturen weiterleiten. Der N. ulnaris und der M. adductor pollicis bilden die am häufigsten zum neuromuskulären Monitoring verwendete Nerv-Muskel-Einheit, was u. a. daran liegt, dass diese Nerv-Muskel-Einheit intraoperativ bei ausgelagertem Arm gut erreichbar ist [140]. Neben dem M. adductor pollicis können auch der M. flexor hallucis brevis (über den N. tibialis posterior) sowie der M. orbicularis oculi bzw. M. corrugator supercilii (über den N. facialis) zur Relaxometrie verwendet werden [140].

Die Einführung des *Train of four* (TOF) in den frühen 1970er Jahren ermöglichte erstmals eine aussagekräftige klinische Beurteilung der neuromuskulären Blockade. Beim TOF werden 4 Einzelreize im Abstand von 0,5 sek (= 2 Hz) abgegeben. Dabei kommt es aufgrund der hohen Frequenz bei nicht depolarisierenden Muskelrelaxanzien zu einem sog. *Fading*, bei dem die nachfolgenden Reize nicht mehr die gleiche Muskelantwort auslösen wie die vorherigen Reize. Dieser Effekt wird zur Bestimmung des TOF-Wertes (Anzahl der wahrnehmbaren Muskelkontraktionen bei 4 Einzelreizen) oder der TOF-Ratio (T_4/T_1, Quotient aus 4. und 1. Reizantwort) genutzt [141], die als Grundlage zur Beurteilung der neuromuskulären Erholung dient. Auch wenn der TOF als Universalstimulationsmuster gilt [140], ist seine Aussagekraft bei subjektiver Beurteilung der neuromuskulären Erholung deutlich reduziert. Auch der erfahrene Kliniker ist nicht imstande, eine TOF-Ratio jenseits von 0,5 verlässlich zu erkennen, was regelhaft zu einer Überschätzung der neuromuskulären Erholung führt. Da man von postoperativer residualer Relaxierung (PORC, *postoperative residual curarization*) spricht, wenn die TOF-Ratio bei Extubation ≤ 0,9 ist, lässt sich eine ausreichende neuromuskuläre Erholung ausschließlich mittels quantitativem neuromuskulären Monitoring (TOF-Ratio) beurteilen.

Bei der Double-Burst-Stimulation (DBS) werden 2 Salven à 50 Hz im Abstand von 0,75 sek abgegeben, die aufgrund der hohen Frequenz als jeweils eine Muskelkontraktion wahrgenommen werden. Mit der DBS können Restblockaden, die einer TOF-Ratio von 0,6–0,7 entsprechen, noch erkannt werden, allerdings erübrigt sich das Verfahren beim Einsatz eines quantitativen TOF-Monitorings.

Der *Post-Tetanic-Count* (PTC), bei dem ein 50-Hz-Tetanus über 5 sek, gefolgt von 10–20 Einzelreizen mit 1 Hz, gegeben wird, dient der Unterscheidung zwischen tiefen und sehr tiefen neuromuskulären Blockaden bei Oberbaucheingriffen, wenn noch keine TOF-Antwort registriert werden kann.

Klassische qualitative Messverfahren ermöglichen lediglich eine visuelle oder taktile Beurteilung der Reizantwort des entsprechenden Muskels, was auch nach heutigen Maßstäben für das intraoperative Management der neuromuskulären Blockade als vollkommen ausreichend angesehen wird [141]. Bei der Beurteilung der neuromuskulären Erholung stoßen qualitative Messverfahren jedoch an ihre Grenzen.

Im Gegensatz zu qualitativen Messverfahren erlauben quantitative Verfahren eine objektive Messung der neuromuskulären Erholung, wobei momentan 2 Techniken speziell für den klinischen Einsatz zur Verfügung stehen:
- Akzeleromyografie (AMG)
- Kinemyografie (KMG)

Das aufgrund seiner einfachen klinischen Anwendbarkeit am häufigsten verwendete Verfahren ist die Akzeleromyografie (AMG), die auf dem Piezoeffekt basiert. Dabei wird die elektrische Spannung mithilfe der Beschleunigung gemessen. Nach dem 2. Newtonschen Gesetz (Kraft = Masse × Beschleunigung) kann bei konstanter, frei beweglicher Masse aus der gemessenen Beschleunigung und der dadurch aufgebauten Spannung auf die Kraft des stimulierten Muskels geschlossen werden [140]. Das erste batteriebetriebene Relaxometer mit Akzeleromyografie war der 1994 eingeführte TOF-Guard®, der 1997 vom TOF-Watch® mit verbesserter Messtechnik abgelöst wurde.

Auch die Messtechnik der Kinemyografie beruht auf dem Piezoeffekt, die elektrische Spannung wird jedoch nicht durch Beschleunigung, sondern über die mechanische Verformung eines Sensors gemessen, der zwischen Daumen und Zeigefinger befestigt wird. Als großer Vorteil dieser Technik wird die Möglichkeit gesehen, die Relaxometrie als Modul in das Patienten-Monitoring zu integrieren (wie beispielsweise das NMT-Modul von GE-Healthcare®).

Literatur

[1] Hudson LD. Monitoring of critically ill patients: conference summary. Respir Care. 1985;30:628–636.

[2] Janssens U. Hämodynamisches Monitoring. Internist. 2000;41:995–1018.

[3] Rundshagen I. Anaesthesiological strategies for old patients. Anästh Intensivmed. 2015;56:534–445.

[4] Pultrum BB, Bosch DJ, Nijsten MW, et al. Extended esophagectomy in elderly patients with esophageal cancer: minor effect of age alone in determining the postoperative course and survival. Ann Surg Oncol. 2010;17:1572–1580.

[5] Weyland A, Scheeren T. Verbessertes Outcome durch erweitertes perioperatives hämodynamisches Monitoring. Anästhesiol Intensivmed Notfallmed Schmerzther. 2012;47:92–99.

[6]   Herminghaus A, Loser S, Wilhelm W. Anästhesie bei geriatrischen Patienten. Teil 1: Alter, Organfunktion und typische Erkrankungen. Anaesthesist. 2012;61:163–174.

[7]   Mielck F. Monitoring. In: Graf BM, Sinner B, Zink W, ed. Anästhesie bei alten Menschen. Stuttgart, New York, Thieme Verlag, 2009, 149–152.

[8]   Beck G, Becke K, Biermann E. Empfehlung der Deutschen Gesellschaft für Anästhesiologie und Intensivmedizin e. V. und des Berufsverbandes Deutscher Anästhesisten e. V. Mindestanforderungen an den anästhesiologischen Arbeitsplatz. Anästh Intensivmed. 2013;54:39–42.

[9]   Schroder T. Hämodynamisches Monitoring – Basismonitoring. Anästhesiol Intensivmed Notfallmed Schmerzther. 2016;51:610–615.

[10] Leung JM, Voskanian A, Bellows WH, Pastor D. Automated electrocardiograph ST segment trending monitors: accuracy in detecting myocardial ischemia. Anesth Analg. 1998;87:4–10.

[11] Landesberg G, Mosseri M, Wolf Y, Vesselov Y, Weissman C. Perioperative myocardial ischemia and infarction: identification by continuous 12-lead electrocardiogram with online ST-segment monitoring. Anesthesiology. 2002:96:264–270.

[12] Landesberg G, Luria MH, Cotev S, et al. Importance of long-duration postoperative ST-segment depression in cardiac morbidity after vascular surgery. Lancet. 1993;341:715–719.

[13] Bijker JB, Persoon S, Peelen LM, et al. Intraoperative hypotension and perioperative ischemic stroke after general surgery: a nested case-control study. Anesthesiology. 2012;116:658–664.

[14] Monk TG, Bronsert MR, Henderson WG, et al. Association between Intraoperative Hypotension and Hypertension and 30-day Postoperative Mortality in Noncardiac Surgery. Anesthesiology. 2015;123:307–319.

[15] Sun LY, Wijeysundera DN, Tait GA, Beattie WS. Association of intraoperative hypotension with acute kidney injury after elective noncardiac surgery. Anesthesiology. 2015;123:515–523.

[16] van Waes JA, van Klei WA, Wijeysundera DN, et al. Association between Intraoperative Hypotension and Myocardial Injury after Vascular Surgery. Anesthesiology. 2016;124:35–44.

[17] Walsh M, Devereaux PJ, Garg AX, et al. Relationship between intraoperative mean arterial pressure and clinical outcomes after noncardiac surgery: toward an empirical definition of hypotension. Anesthesiology. 2013;119:507–515.

[18] Wax DB, Lin HM, Leibowitz AB. Invasive and concomitant noninvasive intraoperative blood pressure monitoring: observed differences in measurements and associated therapeutic interventions. Anesthesiology. 2011;115:973–978.

[19] Mersich A, Jobbagy A. Identification of the cuff transfer function increases indirect blood pressure measurement accuracy. Physiol Meas. 2009;30:323–333.

[20] Russell AE, Wing LM, Smith SA, et al. Optimal size of cuff bladder for indirect measurement of arterial pressure in adults. J Hypertens. 1989;7:607–613.

[21] Chan ED, Chan MM, Chan MM. Pulse oximetry: understanding its basic principles facilitates appreciation of its limitations. Respir Med. 2013;107:789–799.

[22] Wukitsch MW, Petterson MT, Tobler DR, Pologe JA. Pulse oximetry: analysis of theory, technology, and practice. J Clin Monit. 1988;4:290–301.

[23] Moller JT, Johannessen NW, Espersen K, et al. Randomized Evaluation of Pulse Oximetry in 20,802 Patients; II Perioperative Events and Postoperative Complications. Anesthesiology. 1993;78:445–453.

[24] Van Aken H, Biermann E, Martin J. Entschließung zur Analgosedierung für diagnostische und therapeutische Verfahren bei Erwachsenen. Anästh Intensivmed. 2010;51:598–602.

[25] Hansen M. Hämodynamisches Monitoring – Erweitertes Monitoring. Anasthesiol Intensivmed Notfallmed Schmerzther. 2016;51:616–625.

[26] Frank P, Ilies C, Schmidt R, Bein B. Intraoperative Hypotonie: Bedeutung und Monitoring in der klinischen Praxis. Anasthesiol Intensivmed Notfallmed Schmerzther. 2017;52:29–44.

[27] Book M, Jelschen F, Weyland A. Intraoperative Hypotonie: Pathophysiologie und klinische Relevanz. Anasthesiol Intensivmed Notfallmed Schmerzther. 2017;52:16–27.

[28] Warner MA, Monk TG. The impact of lack of standardized definitions on the specialty. Anesthesiology. 2007;107:198–199.

[29] Wickham A, Highton D, Martin D. Care of elderly patients: a prospective audit of the prevalence of hypotension and the use of BIS intraoperatively in 25 hospitals in London. Perioper Med. 2016;5:12.

[30] London MJ. Intraoperative Mean Blood Pressure and Outcome: Is 80 (mmHg) the „New" 60? Anesthesiology. 2016;124:4–6.

[31] Marik PE, Cavallazzi R. Does the central venous pressure predict fluid responsiveness? An updated meta-analysis and a plea for some common sense. Crit Care Med. 2013;41:1774–1781.

[32] Marx G, Albers J, Bauer M. S3-Leitlinie Intravasale Volumentherapie beim Erwachsenen. Deutsche Gesellschaft für Anästhesiologie und Intensivmedizin AWMF-Register 2014.

[33] Lang H. Zentralvenöse Zugänge – So bringen Sie den Katheter zum Herzen. Lege artis – Das Magazin zur ärztlichen Weiterbildung. 2012;2:182–187.

[34] Siegler B, Bernhard M, Brenner T, et al. ZVD – ein Sicherheitsparameter. Anaesthesist. 2015;64:977–980.

[35] Wiesenack C. Welcher Patient profitiert im Operationssaal vom erweiterten hämodynamischen Monitoring? Intensivmed. 2010;47:362–369.

[36] Carl M, Alms A, Braun J, et al. S3-Leitlinie zur intensivmedizinischen Versorgung herzchirurgischer Patienten. Herz- Thorax- Gefäßchir. 2010;24:294–310.

[37] Boyd JH, Forbes J, Nakada TA, Walley KR, Russell JA. Fluid resuscitation in septic shock: a positive fluid balance and elevated central venous pressure are associated with increased mortality. Crit Care Med. 2011;39:259–265.

[38] Reinhart K, Kuhn H-J, Hartog C, Bredle DL. Continuous central venous and pulmonary artery oxygen saturation monitoring in the critically ill. Intensive Care Med. 2004;30:1572–1578.

[39] Dueck MH, Klimek M, Appenrodt S, Weigand C, Boerner U. Trends but not individual values of central venous oxygen saturation agree with mixed venous oxygen saturation during varying hemodynamic conditions. Anesthesiology. 2005;103:249–257.

[40] Ho KM, Harding R, Chamberlain J, Bulsara M. A comparison of central and mixed venous oxygen saturation in circulatory failure. J Cardiothorac Vasc Anesth. 2010;24:434–439.

[41] Yazigi A, El Khoury C, Jebara S, et al. Comparison of central venous to mixed venous oxygen saturation in patients with low cardiac index and filling pressures after coronary artery surgery. J Cardiothorac Vasc Anesth. 2008;22:77–83.

[42] Wiesenack C, Keyl C. Welches Monitoring für welchen Patienten? PAK, PiCCO, FloTrac. In: Eckart, Jaeger, Möllhoff, ed. Anästhesiologie. Landsberg, ecomed, 2009, 15. Ergänzungslieferung 12/09.

[43] von Spiegel T. Monitoring der globalen Hämodynamik. In: Eckart, Forst, Buchardi, ed. Intensivmedizin. Landsberg, ecomed, 2006, 19. Ergänzungslieferung 8/06.

[44] de Waal EE, Wappler F, Buhre WF. Cardiac output monitoring. Curr Opin Anaesthesiol. 2009;22:71–77.

[45] Swan H, Ganz W, Forrester J, et al. Catheterization of the heart in man with use of a flow-directed balloon-tipped catheter. NEJM. 1970;283:447–451.

[46] Connors AF, Speroff T, Dawson NV, et al. The effectiveness of right heart catheterization in the initial care of critically Ill patients. JAMA. 1996;276:889–897.

[47] Pulmonary Artery Catheter Consensus Conference: Consensus Statement. Crit Care Med. 1997;25:910–925.

[48] De Waal E, De Rossi L, Buhre W. Pulmonalarterienkatheter. Anaesthesist. 2006;55:713–730.

[49] Zink W, Graf B. Der Pulmonalarterienkatheter. Anaesthesist. 2001;50:623–645.

[50] Binanay C, Califf R, Hasselblad V, et al. Evaluation study of congestive heart failure and pulmonary artery catheterization effectiveness: the ESCAPE trial. JAMA. 2005;294:1625–1633.

[51] Harvey S, Harrison DA, Singer M, et al. Assessment of the clinical effectiveness of pulmonary artery catheters in management of patients in intensive care (PAC-Man): a randomised controlled trial. Lancet. 2005;366:472–477.

[52] Richard C, Warszawski J, Anguel N, et al. Early use of the pulmonary artery catheter and outcomes in patients with shock and acute respiratory distress syndrome: a randomized controlled trial. JAMA. 2003;290:2713–2720.

[53] Sandham JD, Hull RD, Brant RF, et al. A randomized, controlled trial of the use of pulmonary-artery catheters in high-risk surgical patients. NEJM. 2003;348:5–14.

[54] Stubbe H, Schmidt C, Hinder F. Invasives Kreislaufmonitoring-Vier Methoden im Vergleich. Anasthesiol Intensivmed Notfallmed Schmerzther. 2006;41:550–555.

[55] Reuter DA, Felbinger TW, Moerstedt K, et al. Intrathoracic blood volume index measured by thermodilution for preload monitoring after cardiac surgery. J Cardiothorac Vasc Anesth. 2002;16:191–195.

[56] Wiesenack C, Prasser C, Keyl C, Rödig G. Assessment of intrathoracic blood volume as an indicator of cardiac preload: single transpulmonary thermodilution technique versus assessment of pressure preload parameters derived from a pulmonary artery catheter. J Cardiothorac Vasc Anesth. 2001;15:584–588.

[57] Catheterization PA. Practice guidelines for pulmonary artery catheterization. Anesthesiology. 2003;99:988–1014.

[58] Sakka SG, Reinhart K, Meier-Hellmann A. Comparison of pulmonary artery and arterial thermodilution cardiac output in critically ill patients. Intensive Care Med. 1999;25:843–846.

[59] Wiesenack C, Fiegl C, Keyser A, Prasser C, Keyl C. Assessment of fluid responsiveness in mechanically ventilated cardiac surgical patients. Eur J Anaesthesiol. 2005;22:658–665.

[60] Reuter DA, Felbinger TW, Moerstedt K, et al. Intrathoracic blood volume index measured by thermodilution for preload monitoring after cardiac surgery. J Cardiothorac Vasc Anesth. 2002;16:191–195.

[61] Wiesenack C, Prasser C, Keyl C, Rodig G. Assessment of intrathoracic blood volume as an indicator of cardiac preload: single transpulmonary thermodilution technique versus assessment of pressure preload parameters derived from a pulmonary artery catheter. J Cardiothorac Vasc Anesth. 2001;15:584–588.

[62] Michard F. Bedside assessment of extravascular lung water by dilution methods: temptations and pitfalls. Crit Care Med. 2007;35:1186–1192.

[63] Sakka SG, Klein M, Reinhart K, Meier-Hellmann A. Prognostic value of extravascular lung water in critically ill patients. Chest. 2002;122:2080–2086.

[64] Michard F, Boussat S, Chemla D, et al. Relation between respiratory changes in arterial pulse pressure and fluid responsiveness in septic patients with acute circulatory failure. AJRCCM. 2000;162:134–138.

[65] Reuter DA, Kirchner A, Felbinger TW, et al. Usefulness of left ventricular stroke volume variation to assess fluid responsiveness in patients with reduced cardiac function. Crit Care Med. 2003;31:1399–1404.

[66] Della Rocca G, Costa MG, Chiarandini P, et al. Arterial pulse cardiac output agreement with thermodilution in patients in hyperdynamic conditions. J Cardiothorac Vasc Anesth. 2008;22:681–687.

[67] Prasser C, Trabold B, Schwab A, et al. Evaluation of an improved algorithm for arterial pressure-based cardiac output assessment without external calibration. Intensive Care Med. 2007;33:2223–2225.

[68] Monnet X, Vaquer S, Anguel N, et al. Comparison of pulse contour analysis by Pulsioflex and Vigileo to measure and track changes of cardiac output in critically ill patients. Br J Anaesth. 2015;114:235–243.

[69] Peeters Y, Bernards J, Mekeirele M, et al. Hemodynamic monitoring: To calibrate or not to calibrate? Part 1—Calibrated techniques. Anaesthesiol Intensive Ther. 2015;5:487–500.

[70] Salzwedel C, Puig J, Carstens A, et al. Perioperative goal-directed hemodynamic therapy based on radial arterial pulse pressure variation and continuous cardiac index trending reduces postoperative complications after major abdominal surgery: a multi-center, prospective, randomized study. Crit Care. 2013;17:R191.

[71] Smetkin A, Hussain A, Kuzkov V, Bjertnæs L, Kirov M. Validation of cardiac output monitoring based on uncalibrated pulse contour analysis vs transpulmonary thermodilution during off-pump coronary artery bypass grafting. Br J Anaesth. 2014;112:1024–1031.

[72] Compton F. Hämodynamische Monitoringverfahren auf der Intensivstation unter besonderer Berücksichtigung von Patienten mit Nierenersatztherapie: Freie Universität Berlin; 2016.

[73] Wittkowski U, Spies C, Sander M, et al. Hämodynamisches Monitoring in der perioperativen Phase. Anaesthesist. 2009;58:764–786.

[74] McKendry M, McGloin H, Saberi D, et al. Randomised controlled trial assessing the impact of a nurse delivered, flow monitored protocol for optimisation of circulatory status after cardiac surgery. BMJ. 2004,329:258.

[75] Sinclair S, James S, Singer M. Intraoperative intravascular volume optimisation and length of hospital stay after repair of proximal femoral fracture: randomised controlled trial. BMJ. 1997;315:909–912.

[76] Venn R, Steele A, Richardson P, et al. Randomized controlled trial to investigate influence of the fluid challenge on duration of hospital stay and perioperative morbidity in patients with hip fractures. Br J Anaesth. 2002;88:65–71.

[77] Walsh S, Tang T, Bass S, Gaunt M. Doppler-guided intra-operative fluid management during major abdominal surgery: systematic review and meta-analysis. Int J Clin Pract. 2008;62:466–470.

[78] Geerts BF, Aarts LP, Jansen JR. Methods in pharmacology: measurement of cardiac output. BJCP. 2011;71:316–330.

[79] Dark PM, Singer M. The validity of trans-esophageal Doppler ultrasonography as a measure of cardiac output in critically ill adults. Intensive Care Med. 2004;30:2060–2066.

[80] Lefrant J, Bruelle P, Aya A, et al. Training is required to improve the reliability of esophageal Doppler to measure cardiac output in critically ill patients. Intensive Care Med. 1998;24:347–352.

[81] Loick H, Greim C, Roewer N, Van Aken H. Richtlinien zur Weiterbildung in der transösophagealen Echokardiographie. Anasthesiol Intensivmed. 1999;40:67–71.

[82] Batz G, Dinkel M. Hämodynamisches Monitoring – Bildgebende bzw. Ultraschallverfahren. Anästhesiol Intensivmed Notfallmed Schmerzther. 2016;51:626–634.

[83] Vincent J-L, Pelosi P, Pearse R, et al. Perioperative cardiovascular monitoring of high-risk patients: a consensus of 12. Crit Care. 2015;19:224.

[84] Buck T, Breithardt OA, Faber L, et al. Manual zur Indikation und Durchführung der Echokardiographie. Clin Res Cardiol Suppl. 2009;4:3–51.

[85] Cheitlin MD, Armstrong WF, Aurigemma GP, et al. ACC/AHA/ASE 2003 guideline update for the clinical application of echocardiography: summary article: a report of the American College of Cardiology/American Heart Association Task Force on Practice Guidelines (ACC/AHA/ASE Committee to Update the 1997 Guidelines for the Clinical Application of Echocardiography). J Am Coll Cardiol. 2003;42:954–970.

[86] Wilkenshoff U, Kruck I. Handbuch der Echokardiografie. Stuttgart, New York, Thieme Verlag, 2011.

[87] Paarmann, H, Heinze H. Das invasive und nicht-invasive erweiterte hämodynamische Monitoring. In: Eckart, Forst, Briegel, ed. Intensivmedizin. Landsberg, ecomed, 2015, 69. Ergänzungslieferung 10/15.

[88] Ameloot K, Palmers PJ, Malbrain ML. The accuracy of noninvasive cardiac output and pressure measurements with finger cuff: a concise review. Curr Opin Crit Care. 2015;21:232–239.

[89] Bogert LW, van Lieshout JJ. Non-invasive pulsatile arterial pressure and stroke volume changes from the human finger. Exp Physiol. 2005;90:437–446.

[90] Wesseling K, Jansen J, Settels J, Schreuder J. Computation of aortic flow from pressure in humans using a nonlinear, three-element model. J Appl Physiol. 1993;74:2566–2573.

[91] Wagner JY, Negulescu I, Schöfthaler M, et al. Continuous noninvasive arterial pressure measurement using the volume clamp method: an evaluation of the CNAP device in intensive care unit patients. J Clin Monit Comput. 2015;29:807–813.

[92] Bubenek-Turconi SI, Craciun M, Miclea I, Perel A. Noninvasive continuous cardiac output by the Nexfin before and after preload-modifying maneuvers: a comparison with intermittent thermodilution cardiac output. Anesth Analg. 2013;117:366–372.

[93] Hofhuizen C, Lansdorp B, van der Hoeven JG, Scheffer G-J, Lemson J. Validation of noninvasive pulse contour cardiac output using finger arterial pressure in cardiac surgery patients requiring fluid therapy. J Crit Care. 2014;29:161–165.

[94] Sangkum L, Liu GL, Yu L, et al. Minimally invasive or noninvasive cardiac output measurement: an update. J Anesth. 2016;30:461–480.

[95] Stalberg K. Methodenvergleich der Impendanzkardiographie (Task Force Monitor®) mit der Thermodilutionsmethode (Pulmonalarterienkatheter) für die Messung des Herzzeitvolumens. Universität Regensburg, 2012.

[96] Kupersztych-Hagege E, Teboul J-L, Artigas A, et al. Bioreactance is not reliable for estimating cardiac output and the effects of passive leg raising in critically ill patients. Br J Anaesth. 2013;111:961–966.

[97] Linton R, Band D, O'brien T, Jonas M, Leach R. Lithium dilution cardiac output measurement: a comparison with thermodilution. Crit Care Med. 1997;25:1796–1800.

[98] Pearse RM, Ikram K, Barry J. Equipment review: An appraisal of the LiDCO™ plus method of measuring cardiac output. Crit Care. 2004;8:190–195.

[99] Broch O, Renner J, Höcker J, et al. Uncalibrated pulse power analysis fails to reliably measure cardiac output in patients undergoing coronary artery bypass surgery. Crit Care. 2011;15:R76.

[100] Costa MG, Chiarandini P, Scudeller L, et al. Uncalibrated continuous cardiac output measurement in liver transplant patients: LiDCOrapid™ system versus pulmonary artery catheter. J Cardiothorac Vasc Anesth. 2014;28:540–546.

[101] Phan T, Kluger R, Wan C, Wong D, Padayachee A. A comparison of three minimally invasive cardiac output devices with thermodilution in elective cardiac surgery. Anaesth Intensive Care. 2011;39:1014–1021.

[102] Ball TR, Tricinella AP, Kimbrough BA, et al. Accuracy of noninvasive estimated continuous cardiac output (esCCO) compared to thermodilution cardiac output: a pilot study in cardiac patients. J Cardiothorac Vasc Anesth. 2013;27:1128–1132.

[103] Sinha AC, Singh PM, Grewal N, Aman M, Dubowitz G. Comparison between continuous non-invasive estimated cardiac output by pulse wave transit time and thermodilution method. Ann Card Anaesth. 2014;17:273.

[104] Geldner G, Wilhelm W. Erratum zu: Gewichtsveränderung des Gehirns im Alter. Anaesthesist. 2016;65:75–76.

[105] Keefover RW. Aging and cognition. Neurologic clinics. 1998;16:635–648.

[106] Coburn M, Fahlenkamp A, Zoremba N, Schaelte G. Postoperative kognitive Dysfunktion. Anaesthesist. 2010;59:177–185.

[107] Ihrig A, von Haken R, Mieth M, et al. Langzeitfolgen eines postoperativen Delirs. Anaesthesist. 2011;60:735–739.

[108] Haseneder R, Kochs E, Jungwirth B. Postoperative kognitive Dysfunktion. Anaesthesist. 2012;61:437–443.

[109] Coburn M, Röhl A, Knobe M, et al. Anesthesiological management of elderly trauma patients. Anaesthesist. 2016;65:98–106.

[110] Sessler DI, Sigl JC, Kelley SD, et al. Hospital stay and mortality are increased in patients having a "triple low" of low blood pressure, low bispectral index, and low minimum alveolar concentration of volatile anesthesia. Anesthesiology. 2012;116:1195–1203.

[111] Radtke F, Franck M, Lendner J, et al. Monitoring depth of anaesthesia in a randomized trial decreases the rate of postoperative delirium but not postoperative cognitive dysfunction. Br J Anaesth. 2013;110 Suppl 1:i98–i105.

[112] Fritz BA, Kalarickal PL, Maybrier HR, et al. Intraoperative electroencephalogram suppression predicts postoperative delirium. Anesth Analg. 2016;122:234–242.

[113] Wallenborn J, Potenziale–Bispectral E. Neurophysiological monitoring in clinical anaesthesia. Anästhesiol Intensivmed. 2012;53:151–167.

[114] Bischoff P, Rundshagen I. Unerwünschte Wachheit während der Narkose. Dtsch Ärztebl Int. 2011;108:1–7.

[115] Posch MJ, Baars JH. Awareness–Stellenwert des Neuromonitorings von Analgesie und Hypnose. Anästhesiol Intensivmed Notfallmed Schmerzther. 2013;48:40–46.

[116] Aniset L, Knitschke R, Frietsch T. Narkosetiefenmessung in der Anästhesie–Neue Möglichkeiten und Ziele der Narkoseüberwachung. Anästhesiol Intensivmed Notfallmed Schmerzther. 2010;45:230–237.

[117] Kugler J. Elektroenzephalographie in Klinik und Praxis: eine Einführung; mit einem Beitrag über Aktivationsmethoden des Elektroenzephalogramms. Stuttgart, New York, Thieme Verlag, 1981.

[118] Loomis AL, Harvey EN, Hobart G. Cerebral states during sleep, as studied by human brain potentials. J Exp Psychol. 1937;21:127–144.

[119] Avidan MS, Jacobsohn E, Glick D, et al. Prevention of intraoperative awareness in a high-risk surgical population. NEJM. 2011;365:591–600.

[120] Avidan MS, Zhang L, Burnside BA, et al. Anesthesia awareness and the bispectral index. NEJM. 2008;358:1097–1108.

[121] Ekman A, Lindholm ML, Lennmarken C, Sandin R. Reduction in the incidence of awareness using BIS monitoring. Acta Anaesthesiol Scand. 2004;48:20–26.

[122] Kerssens C, Klein J, Bonke B. Awareness: monitoring versus remembering what happened. Anesthesiology. 2003;99:570–575.

[123] Myles P, Leslie K, McNeil J, Forbes A, Chan M, Group B-AT. Bispectral index monitoring to prevent awareness during anaesthesia: the B-Aware randomised controlled trial. Lancet. 2004;363:1757–1763.

[124] Luginbühl M, Wüthrich S, Petersen-Felix S, Zbinden A, Schnider T. Different benefit of bispectal index (BIS™) in desflurane and propofol anesthesia. Acta Anaesthesiol Scand. 2003;47:165–173.

[125] Nelskylä KA, Yli-Hankala AM, Puro PH, Korttila KT. Sevoflurane titration using bispectral index decreases postoperative vomiting in phase II recovery after ambulatory surgery. Anesth Analg. 2001;93:1165–1169.

[126] Monk TG, Saini V, Weldon BC, Sigl JC. Anesthetic management and one-year mortality after noncardiac surgery. Anesth Analg. 2005;100:4–10.

[127] Farag E, Chelune GJ, Schubert A, Mascha EJ. Is depth of anesthesia, as assessed by the Bispectral Index, related to postoperative cognitive dysfunction and recovery? Anesth Analg. 2006;103:633–640.

[128] Cope TM, Hunter JM. Selecting neuromuscular-blocking drugs for elderly patients. Drugs & aging. 2003;20:125–140.

[129] Matteo RS, Ornstein E, Schwartz AE, Ostapkovich N, Stone JG. Pharmacokinetics and pharmacodynamics of rocuronium (Org 9426) in elderly surgical patients. Anesth Analg. 1993;77:1193–1197.

[130] Parker C, Hunter J, Snowdon S. Effect of age, sex and anaesthetic technique on the pharmacokinetics of atracurium. Br J Anaesth. 1992;69:439–443.

[131] Rivera R, Antognini JF. Perioperative drug therapy in elderly patients. Anesthesiology. 2009;110:1176–1181.

[132] Mühlberg W, Platt D. Age-dependent changes of the kidneys: pharmacological implications. Gerontology. 1999;45:243–253.

[133] Heise D. Nierenerkrankungen. A In: Graf BM, Sinner B, Zink W, ed. Anästhesie bei alten Menschen. Stuttgart, New York, Thieme Verlag, 2009,225–228.

[134] Diefenbach C. Muskelrelaxation und ihre Überwachung. Anästh Intensivmed. 2005;46:233–246.

[135] Herminghaus A, Loser S, Wilhelm W. Anästhesie bei geriatrischen Patienten. Teil 2: Anästhetika, Patientenalter und Anästhesieführung. Anaesthesist. 2012;61:363–374.

[136] Eikermann M, Blobner M, Groeben H, et al. Postoperative upper airway obstruction after recovery of the train of four ratio of the adductor pollicis muscle from neuromuscular blockade. Anesth Analg. 2006;102:937–942.

[137] Eriksson LI, Sundman E, Olsson R, et al. Functional Assessment of the Pharynx at Rest and during Swallowing in Partially Paralyzed Humans Simultaneous Videomanometry and Mechanomyography of Awake Human Volunteers. Anesthesiology. 1997;87:1035–1043.

[138] Fuchs-Buder T, Eikermann M. Neuromuskuläre Restblockaden: Klinische Konsequenzen, Häufigkeit und Vermeidungsstrategien. Anaesthesist. 2006;55:7–16.

[139] Naguib M, Kopman A, Ensor J. Neuromuscular monitoring and postoperative residual curarisation: a meta-analysis. Br J Anaesth. 2007;98:302–316.

[140] Mencke T, Schmartz D, Fuchs-Buder T. Neuromuskuläres Monitoring. Anaesthesist. 2013;62:847–861.

[141] Döcker D, Walther A. Muskelrelaxanzien und neuromuskuläres Monitoring – Einführung für eine sichere klinische Anwendung. Anästhesiol Intensivmed Notfallmed Schmerzther. 2012;47:296–306.

10 Beatmungsmanagement bei geriatrischen Patienten

Martin Scharffenberg, Jakob Wittenstein, Marcelo Gama de Abreu

10.1 Einleitung

Bei einer zunehmend älter werdenden Bevölkerung und weltweit jährlich ca. 234 Millionen durchgeführten Operationen [1] wird auch der Anteil geriatrischer Patienten, die im Rahmen einer Operation invasiv oder nicht-invasiv maschinell beatmet werden müssen, zunehmen [2]. Während der präoperative Gesundheitszustand und die Operation das Outcome der Patienten beeinflussen, kommt auch der maschinellen Beatmung als essentiellem Bestandteil des anästhesiologischen Managements eine entscheidende Rolle zu. Eine altersbedingt veränderte Physiologie, typische Komorbiditäten und Veränderungen der mechanischen Eigenschaften des respiratorischen Systems können pulmonale und extrapulmonale Nebenwirkungen der Beatmung verstärken und *vice versa*. In diesem Kapitel werden die Physiologie und Pathophysiologie näher betrachtet und der gegenwärtige Kenntnisstand vor dem Kontext aktueller wissenschaftlicher Diskussionen präsentiert.

10.2 Besonderheiten des respiratorischen Systems geriatrischer Patienten

10.2.1 Vorbetrachtungen

An anderer Stelle wurden die mit dem höheren Lebensalter einhergehenden, pathophysiologischen Veränderungen bereits ausführlich diskutiert (s. a. Kap. 2). Da jedoch gerade die Besonderheiten geriatrischer Patienten, welche das respiratorische System betreffen, für die perioperative maschinelle Beatmung eine nicht zu unterschätzende Rolle spielen, werden einzelne Charakteristika im Folgenden noch einmal aufgegriffen. Alle nachfolgenden Faktoren führen dazu, dass das erhöhte Alter > 65 Jahre insbesondere bei nicht-elektiven Eingriffen einen Risikofaktor für eine verlängerte Beatmung darstellt [3].

10.2.2 Relevante Degenerationen des muskuloskelettalen Systems

Im höheren Alter kommt es zu einer Abnahme der Muskelmasse mit konsekutiver relativer Kraftminderung [4]. Zusätzlich hierzu kann der Hustenreflex vermindert sein. Daraus resultiert neben einer erhöhten Infektanfälligkeit auch ein erhöhtes Risiko

https://doi.org/10.1515/9783110497816-010

für das Auftreten postoperativer Atelektasen mit dem Risiko eine Pneumonie zu entwickeln. Das Risiko wird durch eine verminderte muköziliäre Clearance zusätzlich verstärkt. Weiterhin ist häufig ein im Alter verminderter Schluckreflex zu beachten, welcher durch neurologische Komorbiditäten zusätzlich herabgesetzt sein kann. Damit verbunden ist ein erhöhtes Auftreten von okkulten Mikroaspirationen. Die Atrophie der hypopharyngealen und genioglossalen Muskulatur bedingt eine erhöhte Neigung zur Obstruktion und Schlafapnoesyndrom [2,5], die eine nicht-invasive Beatmung notwendig werden lassen kann. Darüber hinaus können degenerative Veränderungen der interkostalen Muskulatur und der interkostalen Gelenke die Thoraxwandelastizität einschränken und die Compliance reduzieren [2,6]. Aufgrund eines degenerativen Verlustes an Muskelmasse des Zwerchfells mit konsekutiver Abnahme des maximalen transdiaphragmatischen Drucks besteht eine erhöhte Prädisposition für eine schnelle Erschöpfung des Zwerchfells [6]. Dies verstärkt das Risiko für eine erschwerte Entwöhnung von der Beatmung zusätzlich zu dem immanenten Risiko einer beatmungsinduzierten Zwerchfelldysfunktion [7].

10.2.3 Relevante Degenerationen des respiratorischen Systems

Bereits ab dem 20. bzw. 27. Lebensjahr reduziert sich bei Frauen und Männern jährlich das forcierte exspiratorische Volumen in 1 Sekunde (FEV1), die forcierte Vitalkapazität (FVC) sowie die Vitalkapazität, während die totale Lungenkapazität (TLC) annähernd unverändert bleibt. Hingegen steigen das Residualvolumen bzw. die funktionelle Residualkapazität und der Atemwegswiederstand im Alter an [6,8]. Darüber hinaus reduzieren sich die Elastizität des Lungenparenchyms und die Kaliber der kleinen Atemwege. Dies führt zu einem Atemgasflussmuster, das dem einer obstruktiven Ventilationsstörung entspricht [6]. Auch auf alveolärer Ebene werden altersbedingte Veränderungen wirksam. Die funktionell zur Verfügung stehende Gasaustauschfläche verringert sich und die alveolo-kapilläre Diffusionsbarriere wird größer. Damit kommt es zu einer Erhöhung der venösen Beimischung (Shunt-Fraktion). Dies reduziert den arteriellen Sauerstoffpartialdruck, während der Partialdruck von Kohlenstoffdioxid hierdurch wenig beeinflusst wird. Ein altersadaptierter Normwert des arteriellen Sauerstoffpartialdrucks (paO_2) kann mit folgender Gleichung (Gl. 1) abgeschätzt werden [9]:

$$paO_2 = 103 - (\text{Alter}/3) \tag{1}$$

Darüber hinaus kann der Atemantrieb bei geriatrischen Patienten reduziert sein, da sich die Sensitivität der Chemorezeptoren mit dem Alter verringert [10].

10.3 Pulmonale Effekte und Risiken der maschinellen Beatmung

10.3.1 Pulmonale Effekte der Beatmung

Die maschinelle Beatmung kann die Funktion des respiratorischen Systems zwar temporär effektiv unterstützen, dabei aber selbst auch zu Komplikationen führen. Die Ursachen werden in der sogenannten beatmungsassoziierten Lungenschädigung gesehen. Während der maschinellen Beatmung werden die Lungen gedehnt, Widerstände überwunden, Gas bewegt und dabei Energie auf das respiratorische System übertragen. Übersteigen die Kräfte die elastischen Eigenschaften des Parenchyms, kann es zur Schädigung kommen. Die Mechanismen sind Volu-/Barotrauma aufgrund hoher Tidalvolumina und Beatmungsdrücke einerseits und Atelektrauma aufgrund zyklischen Öffnens kollabierter Atemwege andererseits. Diese Mechanismen führen weiterhin zu einer Freisetzung inflammatorischer Zytokine und zur weiteren Aggravation der Schädigung, dem sogenannten Biotrauma [1]. Mit zunehmendem Alter steigt auch das Risiko für eine beatmungsassoziierte Lungenschädigung [11].

Die maschinelle Beatmung kann über die Operation hinausreichende Auswirkungen haben. Zu den häufigsten und wichtigsten postoperativen pulmonalen Komplikationen (PPC) zählen u. a. Hypoxie, Atelektasen, Bronchospasmus, Pleuraerguss, Pneumothorax, pulmonale Infektion, akutes respiratorisches Versagen, Exazerbation einer chronischen Lungenerkrankung sowie die postoperative ungeplante prolongierte oder erneute Beatmung [12–14]. Aufgrund dieser Effekte bzw. ihrer Vermeidung beeinflusst die maschinelle Beatmung das postoperative Outcome der Patienten [2,12,15–18]. Dabei wird die langfristige Letalität vor allem bei Patienten höheren Alters sogar stärker durch pulmonale als durch kardiale Komplikationen beeinflusst [16].

Neben einigen anderen Faktoren wurde das erhöhte Lebensalter als unabhängiger Risikofaktor für PPC und für eine verlängerte Beatmungsdauer identifiziert [17,19–21]. Im Vergleich zu Patienten unter 60 Jahren haben Patienten im Alter von 60–69 Jahren ein doppeltes und Patienten mit 70–79 Jahren ein dreifaches durchschnittliches Risiko für die Entwicklung von PPC [20]. Neben einem eingeschränkten kardiopulmonalen Status ist ein Alter > 65 Jahren außerdem ein Risikofaktor für eine erhöhte perioperative Letalität [16,22–24]. Weiterhin stellt eine Operationsdauer von 3–4 h einen unabhängigen Risikofaktor von PPC dar [6,20]. Die bei geriatrischen Patienten häufige funktionelle Abhängigkeit, höhere ASA-Klassifizierung sowie ein eingeschränktes Sensorium stellen ebenfalls bedeutende Risikofaktoren für die Entwicklung pulmonaler Komplikationen dar [20].

10.3.2 Risikoabschätzung postoperativer pulmonaler Komplikationen

In den letzten Jahren wurden verschiedene Scores zur präoperativen Risikobewertung entwickelt und klinisch getestet (s. a. Kap. 3). Der sogenannte STOP-BANG Score [25] wurde primär zur Diagnostik des obstruktiven Schlafapnoesyndroms (OSAS) entwickelt. Zu den insgesamt acht Kriterien zählen auch das Bestehen einer Hypertonie sowie ein Alter > 50 Jahren [26]. Bei ≥ drei positiven Kriterien besteht ein hohes Risiko für PPC. Neben der effektiven Identifikation von OSAS-Patienten konnte auch ein prädiktiver Stellenwert für die Abschätzung postoperativer respiratorischer Komplikationen sowie eine Assoziation mit einem verlängerten Krankenhausaufenthalt bei dringlichen Eingriffen nachgewiesen werden [27]. Einer der weiteren wichtigen Scores zur Einschätzung des PPC-Risikos ist der sogenannte „*Assess Respiratory Risk in Surgical Patients in Catalonia*" (ARISCAT)-Score.

10.3.3 Der ARISCAT-Score

Der ARISCAT-Score stellt eine einfache und sichere Möglichkeit der präoperativen Risikostratifizierung von PPC dar [28,29]. Es werden vier patientenseitige (niedrige präoperative periphere Sauerstoffsättigung, kürzlich stattgehabte Infektion des Respirationstrakts, Alter und eine niedrige Hämoglobinkonzentration) und drei prozedurbezogene Risikofaktoren (intrathorakale und Oberbauchchirurgie, Dauer des Eingriffs und Notfalloperation) evaluiert. Entsprechend des errechneten Scores kann eine Einteilung in ein niedriges, mittleres und hohes PPC-Risiko vorgenommen werden. Wenn auch das Ergebnis großer randomisierter Studien [30] abzuwarten bleibt, sollten insbesondere in der Hochrisikogruppe Maßnahmen zur Risikominimierung ergriffen werden. Dazu zählen eine Nikotinkarenz ab 8 Wochen vor Operationstermin, Husten- und Atemtraining sowie eine präoperative Therapieoptimierung bei Patienten mit chronisch obstruktiver Lungenerkrankung (COPD).

10.4 Extrapulmonale Effekte und Risiken der maschinellen Beatmung

10.4.1 Vorbetrachtungen

Die maschinelle Beatmung hat Effekte auf verschiedene extrapulmonale Organsysteme. Die Auswirkungen sind in der Regel reversibel und bei kurzen Eingriffen vernachlässigbar. Allerdings ergeben sich wichtige Implikationen bei prolongierter Beatmung, vorbestehenden Komorbiditäten und/oder eingeschränkter Kompensationsfähigkeit geriatrischer Patienten.

10.4.2 Kardiovaskuläres System

Aufgrund häufiger kardiovaskulärer Komorbiditäten, wie beispielsweise Bluthoch-druck, koronarer Herzkrankheit und Herzinsuffizienz, besteht bei geriatrischen Patienten häufig eine reduzierte kardiovaskuläre Reserve [6] und damit eine ein-geschränkte Fähigkeit zur Kompensation der Nebenwirkungen der maschinellen Beatmung. Die im höheren Alter ohnehin gesteigerte Herzarbeit, die erhöhte links-ventrikuläre Nachlast sowie ein reduziertes Herzzeitvolumen können durch die Po-sitivdruckbeatmung amplifiziert werden, woraus ein erhöhtes Risiko der hämodyna-mischen Instabilität durch die unphysiologischen intrathorakalen Druckverhältnisse aufgrund maschineller Beatmung resultiert. Dabei stellt das Vorbestehen einer Herz-insuffizienz einen signifikanten Risikofaktor für postoperative pulmonale Komplika-tionen dar [20].

Die Effekte der Positivdruckbeatmung sind vor allem auf nicht physiologische Änderungen des intrathorakalen Drucks und seine Auswirkungen auf die Füllung der Vorhöfe bzw. Vorlast und Nachtlast zurückzuführen [31]. Durch den beatmungs-assoziiert erhöhten intrathorakalen Druck wird der im Normalzustand bestehende Druckgradient zwischen Abdomen und Thorax reduziert. Dies beeinträchtigt sowohl den venösen Rückstrom zum rechten Herzen als auch die Füllung des rechten Vor-hofs. Während der Inspirationsphase eines maschinellen Beatmungszyklus, bzw. dauerhaft bei Anwendung von positivem end-exspiratorischem Druck (PEEP), wer-den intrapulmonale Gefäße komprimiert. Der konsekutiv erhöhte Widerstand im pulmonalen Kreislauf erhöht die rechtsventrikuläre Nachlast und das endsystolische rechtsventrikuläre Volumen. Diese Veränderungen übertragen sich auch auf das linke Herz (ventrikuläre Interdependenz), dessen enddiastolische Füllung ebenfalls abnimmt. Eine Folge dieser Mechanismen ist ein unter maschineller Beatmung re-duziertes Herzzeitvolumen. Der Effekt ist bei geriatrischen Patienten mit einer auf-grund von kardialen Komorbiditäten eingeschränkten Kompensationsfähigkeit umso ausgeprägter. Negative hämodynamische Effekte können neben weniger aggressiven Beatmungseinstellungen mittels Volumengabe, Katecholaminen, Vasopressoren und ggf. Inotropika verhindert bzw. ausgeglichen werden.

Neben den druckvermittelten Effekten hat die Beatmung über den Partialdruck von Kohlenstoffdioxid weitere kardiovaskuläre Auswirkungen. Beispielsweise stei-gert eine akute Hyperkapnie zunächst die Kontraktilität des Myokardiums [18]. Bei weitreichenden Nebenwirkungen und Begrenztheit des Effektes leitet sich hieraus allerdings kein direkter Nutzen ab. Darüber hinaus werden Organperfusion und -oxy-genierung beeinflusst.

10.4.3 Splanchnikusgebiet und Leber

Maschinelle Beatmung kann verschiedene Einflüsse auf die intraabdominellen Organe haben. Der unter Positivdruckbeatmung gesteigerte intrathorakale Druck kann zu einem Rückstau in der Vena cava inferior führen, der sich in die Mesenterial- und Lebervenen fortsetzen und Perfusionsstörungen der entsprechenden Organe bedingen kann. Dabei üben niedrige Tidalvolumina sowie moderate Atemwegs- und endexspiratorische Drücke nur geringe, aber oft dosisabhängige Effekte auf die Perfusion von abdominellen Organen aus [32]. Ein PEEP von < 10 cmH$_2$O hat in der Regel nur begrenzte Auswirkungen. PEEP-Werte von 15–20 cmH$_2$O können allerdings zu einer ausgeprägten Einschränkung der Splanchnikusperfusion sowie zu einer ödematösen und inflammatorischen Reaktion von Darm und Leber führen [18,33]. Dabei muss auch ein eventuell unentdeckter intrinsischer PEEP beachtet werden. Maximale Lungenrekrutierungsmanöver, die den Atemwegs- und intrathorakalen Druck oftmals über ca. zwei Minuten stark erhöhen, haben in Abhängigkeit vom erreichten Druck temporäre und reversible Einschränkungen zur Folge. Kommt es unter maschineller Beatmung zur Hyperkapnie, kann die Perfusion von Splanchnikusgebiet und Leber zunächst über eine Sympathikusaktivierung reduziert werden. Andererseits kann eine CO$_2$-vermittelte direkte Vasodilatation das Gegenteil bewirken [18].

Unter dem Einfluss der Positivdruckbeatmung werden auch physiologische Kompensationsmechanismen aktiviert, die durch eine iatrogene Steigerung des Herzzeitvolumens (Volumenausgleich, Vasopressoren, Inotropika) unterstützt werden können [18]. Die beschriebenen Effekte von Beatmung und Lungenrekrutierungsmanövern können vor allem bei eingeschränkter kardiovaskulärer Reserve negative Konsequenzen haben [32] und sollten bei Patienten mit vorbestehenden abdominellen Perfusionsstörungen mit Vorsicht angewendet werden. Es muss beachtet werden, dass die abdominelle Organperfusion klinisch nur eingeschränkt bestimmt werden kann und sich die Auswirkungen der direkten Diagnostik weitestgehend entziehen [32].

10.4.4 Nieren

Aufgrund struktureller und funktioneller Ähnlichkeiten zwischen Lungen und Nieren besteht eine enge Verbindung, weshalb sich diese Organsysteme gegenseitig beeinflussen können. Während das akute Nierenversagen eine Komplikation des akuten Lungenversagens darstellen kann, kann ein Nierenversagen zur Ausbildung pulmonaler Ödeme mit respiratorischem Versagen führen [34]. Einerseits reagieren die Nieren sehr sensibel auf Hypoxie, andererseits können aufgrund aggressiver maschineller Beatmung freigesetzte inflammatorische Zytokine die Nieren direkt schädigen. Auch eine durch Positivdruckbeatmung verursache Hypotonie kann die Nierenfunktion einschränken. Neben dem höheren Alter wurden unter anderem ein hoher Atemwegsdruck und ein hohes Tidalvolumen als Risikofaktoren für ein akutes Nierenversagen identifiziert [35]. Die genannten Pathomechanismen sind bei kritisch Kranken besonders ausgeprägt, spielen aber auch bei der Beatmung geriatrischer Patienten, bei denen die Nierenfunktion häufig bereits präoperativ reduziert ist [36], eine Rolle. Nach bereits 30–60 min maschineller Beatmung kann es zur renalen Beeinträchtigung kommen [37,38], wobei die Effekte in der Regel mit Beendigung der Beatmung reversibel sind.

10.4.5 Zentrales Nervensystem

Die maschinelle Beatmung kann über verschiedene Mechanismen Einfluss auf das zentrale Nervensystem haben. Einerseits kann Positivdruckbeatmung, vor allem bei Anwendung eines erhöhten PEEP, über die damit verbundene intrathorakale Druckerhöhung den venösen Rückstrom aus dem Kopf behindern und zu einem Anstieg des zerebralen Venendrucks führen. Hierdurch ist eine Erhöhung des intrakraniellen Drucks möglich. Andererseits haben beatmungsbedingte Änderungen des arteriellen Kohlenstoffdioxidpartialdrucks ($paCO_2$) Einfluss auf die periphere Organperfusion. Eine durch Hyperventilation verursachte Hypokapnie kann den zerebralen Blutfluss und die periphere Gewebeperfusion und -oxygenierung reduzieren, während umgekehrt eine durch Hypoventilation bedingte, milde Hyperkapnie zur Verbesserung der Gewebeperfusion führt [39–42]. Damit verbunden sind auch entsprechende Veränderungen des intrakraniellen Drucks, der durch einen verstärkten Blutfluss gesteigert wird.

Dabei weist das Gehirn geriatrischer Patienten zusätzlich zu diesen Effekten eine höhere Vulnerabilität gegenüber inneren und äußeren Einflüssen auf, wodurch die Beeinträchtigungen durch Operation und Allgemeinanästhesie mit Beatmung im Vergleich zu jüngeren Patienten stärker ausgeprägt sein können und das Risiko einer postoperativen kognitiven Einschränkung erhöht ist [43]. Während die Dauer der Anästhesie als Risikofaktor identifiziert wurde bleibt unklar, ob die Anästhesie oder die Beatmung ausschlaggebend ist [44]. Während bereits das höhere Alter einen prädisponierenden Faktor für die Entwicklung einer postoperativen kognitiven Einschränkung darstellt [43], gibt es Hinweise, dass ein verminderter zerebraler Blutfluss bei Hypokapnie zur postoperativen kognitiven Dysfunktion beitragen kann [2]. Andererseits wurde publiziert, dass bei Patienten > 70 Jahren die Allgemeinanästhesie mit maschineller Beatmung gegenüber alternativen Verfahren sowie eine intraoperative Hyperkapnie ein postoperatives Delir begünstigen [45]. Potentielle Mechanismen für postoperative neurologische Beeinträchtigungen sind eine intraoperative Hypotonie, Ischämie bzw. Hypoxie, Hypo- aber auch Hyperkapnie [2,43,45]. Die Studienlage ist diesbezüglich widersprüchlich [44].

10.5 Implikationen für die perioperative Beatmung geriatrischer Patienten

Aus den allgemeinen pathophysiologischen Besonderheiten und diversen Risiken geriatrischer Patienten ergeben sich einige relevante Implikationen für die maschinelle Beatmung dieser Patienten. Das perioperative Beatmungskonzept wird im Folgenden detailliert besprochen und in Abb. 10.1 zusammengefasst.

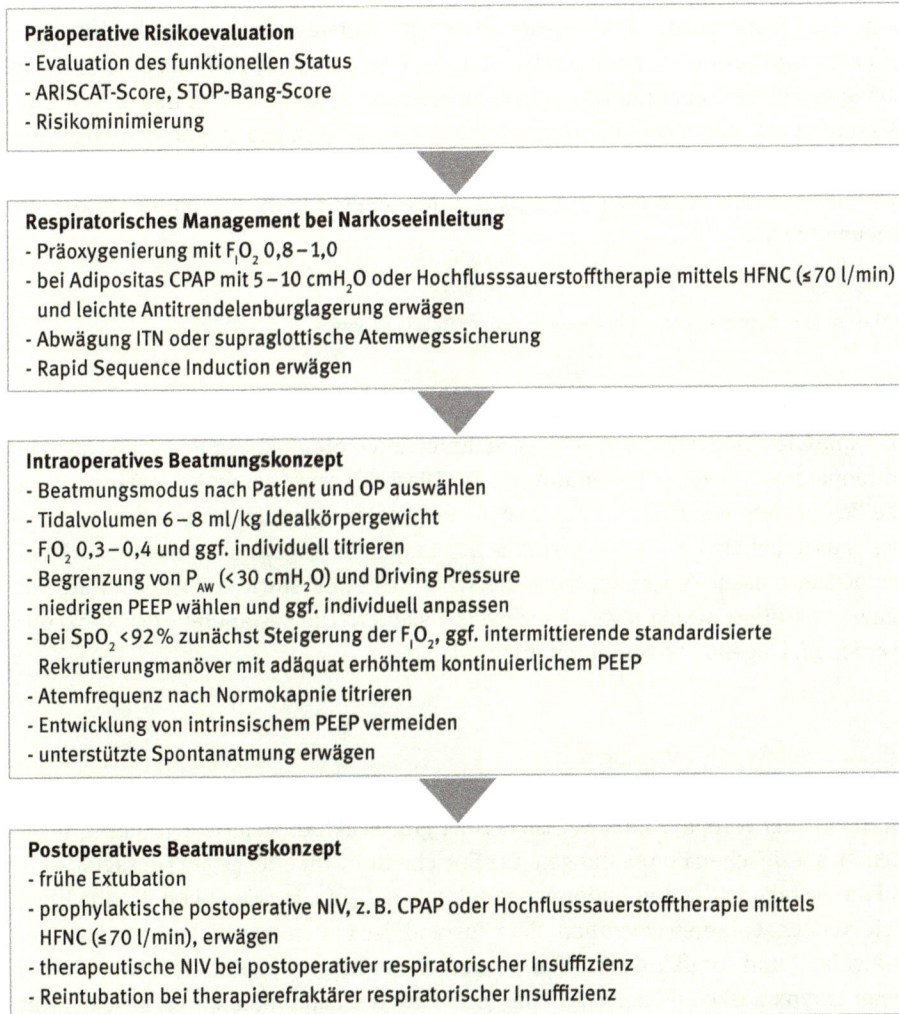

Präoperative Risikoevaluation
- Evaluation des funktionellen Status
- ARISCAT-Score, STOP-Bang-Score
- Risikominimierung

Respiratorisches Management bei Narkoseeinleitung
- Präoxygenierung mit F_IO_2 0,8 – 1,0
- bei Adipositas CPAP mit 5 – 10 cmH$_2$O oder Hochflusssauerstofftherapie mittels HFNC ($\leq$ 70 l/min) und leichte Antitrendelenburglagerung erwägen
- Abwägung ITN oder supraglottische Atemwegssicherung
- Rapid Sequence Induction erwägen

Intraoperatives Beatmungskonzept
- Beatmungsmodus nach Patient und OP auswählen
- Tidalvolumen 6 – 8 ml/kg Idealkörpergewicht
- F_IO_2 0,3 – 0,4 und ggf. individuell titrieren
- Begrenzung von P_{AW} (< 30 cmH$_2$O) und Driving Pressure
- niedrigen PEEP wählen und ggf. individuell anpassen
- bei SpO$_2$ < 92 % zunächst Steigerung der F_IO_2, ggf. intermittierende standardisierte Rekrutierungmanöver mit adäquat erhöhtem kontinuierlichem PEEP
- Atemfrequenz nach Normokapnie titrieren
- Entwicklung von intrinsischem PEEP vermeiden
- unterstützte Spontanatmung erwägen

Postoperatives Beatmungskonzept
- frühe Extubation
- prophylaktische postoperative NIV, z. B. CPAP oder Hochflusssauerstofftherapie mittels HFNC ($\leq$ 70 l/min), erwägen
- therapeutische NIV bei postoperativer respiratorischer Insuffizienz
- Reintubation bei therapierefraktärer respiratorischer Insuffizienz

Abb. 10.1: Perioperatives Konzept zur Beatmung geriatrischer Patienten. F_IO_2: Inspiratorische Sauerstofffraktion; CPAP: Kontinuierlicher positiver Atemwegsdruck; HFNC: *High-Flow Nasal Cannula*; ITN: Intubationsnarkose; P_{AW}: Atemwegsdruck; *Driving Pressure*: Differenz aus Plateaudruck und positivem endexspiratorischen Druck (PEEP); SpO$_2$: Periphere Sauerstoffsättigung; NIV: Nicht-invasive Beatmung.

10.5.1 Allgemeine Aspekte

Gerade bei älteren und/oder multimorbiden Patienten mit eingeschränkter Kompensationsfähigkeit muss alles unternommen werden, um eine intraoperative Stabilität zu gewährleisten und das postoperative Outcome positiv zu beeinflussen. Unumstritten ist, dass die maschinelle Beatmung die altersbedingten physiologischen Besonderheiten und Komorbiditäten, darunter vor allem akute und chronische pulmonale Erkrankungen, berücksichtigen muss [2]. Dabei kommt es auf eine sehr genaue Erfassung des präoperativen funktionellen Status des Patienten an, da das absolute Alter nur eine untergeordnete Rolle spielt [46]. Es sollte ein individualisierter anstelle eines stereotypisierten Behandlungsansatzes gewählt werden [6]. Darüber hinaus sollte die Beatmung, vor allem bei geriatrischen Patienten, so kurz wie möglich durchgeführt und eine frühe postoperative Extubation angestrebt werden, da die Beatmung zusätzlich einen Risikofaktor für nosokomiale Infektionen wie die beatmungsassoziierte Pneumonie darstellt [24,47].

> Maschinelle Beatmung beeinflusst das postoperative Outcome.

In den letzten Jahren fand das ursprünglich für die intensivmedizinische Beatmungstherapie entwickelte Konzept der so genannten lungenprotektiven Beatmung auch im intraoperativen Bereich Anwendung [13,17]. Dieses Konzept beinhaltet unter anderem die Begrenzung des Tidalvolumens sowie der Beatmungsdrücke und sollte auch bei der maschinellen Beatmung geriatrischer Patienten angewendet werden. Aktuell werden in diesem Zusammenhang die Wahl des PEEP sowie die Anwendung von Lungenrekrutierungsmanövern kontrovers diskutiert. Die Bestandteile des Konzeptes werden im Folgenden detaillierter erläutert.

10.5.2 Atemwegsmanagement

Bezüglich der Wahl der Atemwegssicherung gibt es aktuell keine für geriatrische Patienten spezifischen Empfehlungen. Die Entscheidung für oder gegen supraglottische Atemwegshilfen oder den Endotrachealtubus muss primär, wie üblich, in Abhängigkeit von der geplanten Operation, dem Zustand des Patienten und anderen Faktoren individuell und sorgfältig getroffen werden. Wenn möglich, sollten die Verwendung einer Larynxmaske und der Erhalt der (unterstützten) Spontanatmung erwogen werden. So können Atemwegsreizungen reduziert, der venöse Rückstrom zum Herzen aufrechterhalten und eine Reduktion der Vorlast verhindert werden. Allerdings kann der Nutzen der Larynxmaske aufgrund von Aspirationsrisiko, einer eventuellen Notwendigkeit eines höheren end-exspiratorischen Druckes oder bei geplanter postoperativ prolongierter Beatmung eingeschränkt sein.

10.5.3 Respiratorisches Management bei der Narkoseeinleitung

Bei der Einleitung einer Allgemeinanästhesie entstehen bei nahezu allen Patienten Atelektasen, unabhängig vom Alter [17,48,49]. Einen entscheidenden Anteil können daran Resorptionsatelektasen haben. Diese entstehen, wenn das Inspirationsgas hauptsächlich Sauerstoff enthält, der Stickstoff aus den Alveolen gewaschen wird und das alveoläre Ventilations-Perfusionsverhältnis stark zugunsten der Perfusion verschoben ist. Kommt es zur vollständigen Resorption des alveolären Sauerstoffs, kollabiert die Alveole. Während die Elimination von Stickstoff bei der Präoxygenierung mit 100 % Sauerstoff erwünscht ist, wird dieser alveoläre Kollaps provoziert. Resorptionsatelektasen werden von gesunden Patienten in der Regel toleriert [48], können aber bei geriatrischen Patienten mit vorbestehenden Komorbiditäten und/oder Adipositas einen größeren Einfluss auf das respiratorische System ausüben.

> Die Präoxygenierung kann zur Vermeidung von Resorptionsatelektasen mit einer leicht reduzierten F_iO_2 von 80 % durchgeführt werden.

Dies verringert signifikant die Entstehung von Atelektasen, verkürzt aber nicht maßgeblich die Apnoetoleranzzeit [50]. Insbesondere bei adipösen Patienten kann darüber hinaus eine Präoxygenierung in leichter Antitrendelenburglagerung und mit kontinuierlichem positivem Atemwegsdruck (CPAP) von bis zu 10 cmH$_2$O empfohlen werden. Damit können Atelektasen und eine Desaturierung im Rahmen der Intubation effektiv verhindert werden [51].

Alternativ zum CPAP kann die sogenannte Hochflusssauerstofftherapie (*High-Flow Oxygen Therapy* mittels *High-Flow Nasal Cannula*, HFNC) erwogen werden. Mit diesem offenen, nicht-invasiven Atemunterstützungsverfahren kann angewärmtes und befeuchtetes Atemgas (F_iO_2 0,21–1,0) mit einem Fluss von bis zu 70 l/min nasal appliziert und damit ein flussabhängiger, kontinuierlicher positiver Atemwegsdruck erzeugt werden [52–54] Die Vorteile dieses Verfahrens ergeben sich aus einer präzisen F_iO_2, einer reduzierten Atemarbeit und einem verbesserten Patientenkomfort [55] (s. a. Kap. 10.5.9). Ein großer Vorteil der HFNC ist, dass diese zur orotrachealen Intubation nicht entfernt werden muss. Hierdurch kann auch während der apnoeischen Phase der Atemwegssicherung eine effektive Oxygenierung aufrechterhalten und Desaturationen verhindert werden [56], was besonders bei geriatrischen Patienten von Vorteil sein kann.

Aufgrund altersbedingt verminderter oropharyngealer Reflexe mit konsekutiv erhöhtem Aspirationsrisiko kann eine *Rapid Sequence Induction* mit orotrachealer Intubation sinnvoll erscheinen [6].

10.5.4 Beatmungsmodus

Im Rahmen der kontrollierten maschinellen Beatmung gibt es bei der Inspiration unterschiedliche Möglichkeiten der zeitlichen Steuerung von Druck, Gasfluss und Atemzugvolumen. Die Exspiration erfolgt jeweils passiv. Generell kann in druck- und volumenkontrollierte Beatmungsmodi unterschieden werden.

Volumenkontrollierte Modi erlauben eine sichere Kontrolle von Tidalvolumen und eine garantierte Minutenventilation. Es besteht aber die Gefahr hoher Beatmungsdrücke, wenn die Druckgrenzen nicht adäquat eingestellt sind. Als potentielle Nachteile sind zu nennen, dass es bei einer Änderung der Atemmechanik zu einem Anstieg der Beatmungsdrücke und damit auch zur verstärkten hämodynamischen Belastung kommen kann. Insbesondere bei obstruktiven Beatmungsstörungen kann es zum sogenannten *Air-Trapping* und der Entwicklung eines zunehmenden intrinsischen PEEP mit entsprechenden hämodynamischen Auswirkungen kommen. Druckkontrollierte Modi hingegen erlauben eine sichere Druckbegrenzung und aufgrund eines dezelerierenden Atemgasflusses eine homogene Atemgasverteilung in den Lungen. Eine unbemerkte Änderung der respiratorischen Mechanik kann allerdings zu einer Hyper- oder Hypoventilation führen. Eine Beatmungsform, welche die Vorteile von volumen- und druckkontrollierter Beatmung verbinden soll, stellt die volumenkonstante druckregulierte Beatmung dar. Allerdings müssen Änderungen der Beatmungsdrücke wachsam verfolgt werden, damit Änderungen der respiratorischen Mechanik schnell erkannt und ggf. behoben werden können.

Hinsichtlich der Wahl des Beatmungsmodus gibt es aktuell keine eindeutigen Hinweise, die für die Verwendung des einen oder anderen Modus sprechen, da die Studienlage diesbezüglich nicht eindeutig ist. Bei bestimmten Eingriffen und Prozeduren, beispielsweise der Einlungenbeatmung, wurden Vorteile für die druckkontrollierte Beatmung bezüglich des Auftretens postoperativer Komplikationen erzielt [57,58]. Allerdings gibt es auch Hinweise, dass ein volumenkontrollierter Modus postoperative pulmonale Komplikationen reduzieren kann [59].

Intraoperativ beeinflussen u. a. Lagewechsel, Pneumoperitoneum und Änderungen des Volumenstatus des Patienten die respiratorische Mechanik des Patienten. Deshalb ist unabhängig vom Beatmungsmodus eine patientenorientierte Einstellung der Alarmgrenzen unabdingbar, um hohe Tidalvolumina und Beatmungsdrücke (Spitzendruck und *Driving-Pressure*, Differenz aus Plateaudruck und PEEP) zu vermeiden.

Die Wahl des Beatmungsmodus soll sich am Patienten, dem durchgeführten Eingriff und dem Kenntnisstand des Anästhesisten orientieren.

Der Stellenwert einer erhaltenen Spontanatmung während Allgemeinanästhesie mit einer Larynxmaske ist im Allgemeinen nicht geklärt. Es liegen somit auch keine Daten zum geriatrischen Patientenkollektiv vor. Im Rahmen von Thorax-fernen Operationen ohne Muskelrelaxation unter Allgemeinanästhesie in Kombination mit Regionalanästhesie kann ein Erhalt der Spontanatmung erwogen werden. Einerseits reduziert Spontanatmung die beatmungsassoziierten hämodynamischen Beeinträchtigungen, verbessert die Durchblutung von Splanchnikusgebiet und Leber und kann einer Verschiebung des Ventilationszentrums nach ventral entgegenwirken [18,60]. Andererseits kann es unter Spontanatmung gegenüber einer druckunterstützten bzw. druckkontrollierten Beatmung zu einer Hypoventilation kommen [61,62]. Der Einsatz von druckunterstützten Spontanatmungsformen (*Pressure Support*) mit oder ohne intermittierender mandatorischen Atemhüben kann bei Abwesenheit von Kontraindikationen durchaus erwogen werden. Das Ergebnis größerer klinischer Studien bleibt jedoch abzuwarten, um klare Empfehlungen geben zu können.

10.5.5 Inspiratorische Sauerstofffraktion

Eine inspiratorische Fraktion von Sauerstoff (F_iO_2), die über dem atmosphärischen Anteil von ca. 21 % liegt, ist ein essentieller Bestandteil der perioperativen Beatmung. Auch wenn aufgrund präziser Messtechnik und Monitoringverfahren eine zielgenaue Titration der intraoperativen F_iO_2 technisch möglich ist, sollte diese aus Sicherheitsgründen gerade bei älteren und gesundheitlich eingeschränkten Patienten nicht unter 30 % betragen, da unter anderem ein unter Allgemeinanästhesie eingeschränktes Ventilations-Perfusionsverhältnis sowie eine verstärkte venöse Beimischung (Shunt) kompensiert werden müssen [49].

Über die Erhöhung des alveolären Sauerstoffpartialdrucks hat die Höhe der F_iO_2 noch weitere, teilweise kontrovers diskutierte Effekte. In einer Empfehlung der Weltgesundheitsorganisation (WHO) zur Reduktion chirurgischer Wundinfektionen wurde eine intraoperative F_iO_2 von 80 % für alle intubierten, erwachsenen Patienten unter Allgemeinanästhesie sowie, wenn möglich, für die direkte postoperative Phase empfohlen [63]. Die Qualität der Evidenz zu dieser Empfehlung wird allerdings als moderat eingestuft und kontrovers diskutiert, sodass die *World Federation of Societies of Anaesthesiologists* (WFSA) weiterhin die niedrigste F_iO_2, mit der noch eine adäquate periphere Sauerstoffsättigung ($SpO_2 > 93$ %) erreicht werden kann, empfiehlt [64]. Ein direkter Nutzen einer SpO_2 über 96 % konnte bisher nicht gezeigt werden.

Orientierend kann eine intraoperative F_iO_2 von 30–40 % eingestellt und ggf. bedarfsgerecht erhöht werden

Kann eine adäquate Sättigung mit einer schrittweisen Erhöhung der F_iO_2 alleine nicht aufrechterhalten werden, müssen weitere Maßnahmen in Betracht gezogen werden (s. a. Kap. 10.5.8).

10.5.6 Tidalvolumen

Auch bei der intraoperativen Beatmung hat die Höhe des eingestellten Tidalvolumens Einfluss auf die Inzidenz postoperativer Komplikationen bzw. das Outcome der Patienten [13,17,65]. Für die perioperative Beatmung haben sich 6–8 ml/kg etabliert. Häufig wird das Tidalvolumen dabei grob am gemessenen Körpergewicht des Patienten abgeschätzt. Dieses kann allerdings aufgrund von einerseits Adipositas oder andererseits Untergewicht für den individuellen Patienten inadäquat sein. Daher empfiehlt sich die Berechnung des Tidalvolumens anhand des idealen Körpergewichtes, welches sich vor allem an der Körpergröße orientiert und mithilfe der folgenden Formeln (Gl. 2 und 3) berechnet werden kann [66]:

$$\text{Idealkörpergewicht (männl.)} = 50 + 0{,}91 \times (\text{Höhe in cm} - 152{,}4) \tag{2}$$

$$\text{Idealkörpergewicht (weibl.)} = 45{,}5 + 0{,}91 \times (\text{Höhe in cm} - 152{,}4) \tag{3}$$

Damit ergeben sich für eine Frau mit einem Körpergewicht von 70 kg und einer Größe von 170 cm ein ideales Körpergewicht von 61,5 kg und ein Tidalvolumen von 430 ml.

10.5.7 Atemfrequenz

Bei der Anwendung niedriger Tidalvolumina (s. a. Kap. 10.4.6) muss ein adäquates Atemminutenvolumen über eine entsprechende Atemfrequenz sichergestellt werden. Spezifische Empfehlungen für geriatrische Patienten gibt es nicht, orientierend gelten die empfohlenen Einstellungen für Erwachsene. Allerdings ergeben sich aufgrund der Pathophysiologie des höheren Alters Besonderheiten. Beachtet werden müssen die Effekte der Atemfrequenz auf den Kohlenstoffdioxidpartialdruck im Blut und die damit verbundenen Auswirkungen auf den Säure-Base-Haushalt, das kardiovaskuläre System und die zerebrale Perfusion bzw. den intrakraniellen Druck (s. a. Kap. 10.4).

– Atemfrequenz beim Erwachsenen ≈ 8–16/min. bzw.
– Atemfrequenz titriert nach endtidalem pCO_2

Eine intraoperative Normokapnie, z. B. endtidales CO_2 30–40 mmHg in der Kapnographie, wäre anzustreben. In besonderen Fällen können Werte außerhalb dieses Bereiches sinnvoll sein (Hirndruck, COPD). Hohe Atemfrequenzen können die Exspirationszeit reduzieren. Aufgrund einer unvollständigen Ausatmung kann es dabei zur Entstehung eines intrinsischen PEEP kommen, der sich unter anderem negativ auf die hämodynamische Stabilität auswirken kann.

10.5.8 Beatmungsdrücke, positiver end-exspiratorischer Druck (PEEP) und Lungenrekrutierungsmanöver

Geriatrische Patienten habe eine eingeschränkte Kompensationsfähigkeit für hämodynamische Instabilitäten (s. a. Kap. 10.4.1). Die maschinelle Beatmung sollte daher so gewählt werden, dass die hämodynamischen Auswirkungen durch Spitzen- bzw. Plateaudruck und PEEP begrenzt oder zumindest medikamentös behandelt werden.

Hohe PEEP-Werte, die zu einer Senkung der Vorlast und dosisabhängig zu einer reduzierten abdominellen Perfusion führen [18], bedürfen einer besonders strengen und kritischen Indikationsstellung. In einer internationalen, multizentrischen Studie konnte bezüglich des postoperativen Outcomes und des Risikos postoperativer pulmonaler Komplikationen kein Vorteil für die Anwendung eines höheren PEEP in Kombination mit Lungenrekrutierungsmanövern (RM) gezeigt werden. Vielmehr kam es hierdurch vermehrt zu hämodynamischen Beeinträchtigungen [14]. Dies muss vor allem bei geriatrischen Patienten mit reduzierter kardiovaskulärer Reserve beachtet werden. Eine Hypoxie aufgrund von Atelektasen ist bei geriatrischen Patienten häufig nur dann ein Problem, wenn diese zusätzlich adipös sind [49,67]. In diesem Fall kann ein Rekrutierungsmanöver, gefolgt von einem adäquat hohen PEEP, erwogen werden [68]. Ein höherer PEEP ohne RM hat in der Regel keinen bzw. bei adipösen Patienten allenfalls einen geringen Effekt [69,70].

Insbesondere bei niedrigem Lungenvolumen und zunehmendem Alter kann es zu einer Limitierung des exspiratorischen Atemvolumens (EFL, *expiratory flow limitation*) kommen [71]. Dies stellt einen weiteren Risikofaktor für PPC dar [72]. EFL kann mittels eines einfachen Tests, dem sogenannten PEEP-Test, intraoperativ detektiert werden [73]. Dazu wird der PEEP vor Beginn der Exspiration um 3 cmH$_2$O abgesenkt. Kommt es dabei zu keinem größeren exspiratorischen Fluss, liegt eine EFL vor. Es gibt Hinweise, dass bereits ein PEEP von 5 cmH$_2$O eine Limitierung des exspiratorischen Atemvolumens begrenzen kann [73], sodass hier neben der Applikation bronchodilatatorischer Medikamente auch ein adäquater PEEP sinnvoll erscheint [74].

Während intraoperativ häufig willkürlich ein PEEP von beispielsweise 4–5 cmH$_2$O angewendet wird, existieren verschiedene Konzepte zur Einstellung des PEEP. Dieser kann unter anderem nach dem Oxygenierungseffekt, der besten Compliance und berechneter Totraumventilation eingestellt werden [17]. Auch bettseitige bildgebende Verfahren wie die elektrische Impedanztomographie, die allerdings routinemäßig nicht intraoperativ verfügbar ist, bieten Möglichkeiten zur PEEP-Einstellung. Die optimale Methode ist aktuell unklar [75].

Positiver end-exspiratorischer Druck muss vor dem Hintergrund hämodynamischer Auswirkungen kritisch indiziert werden. In der Routine kann mit niedrigen Werten von 0–2 cmH$_2$O begonnen und diese bei Bedarf individuell angepasst werden.

Lungenrekrutierungsmanöver (RM), die eine Vergrößerung der Gasaustauschfläche und Verbesserung der Oxygenierung zum Ziel haben, werden aktuell kontrovers diskutiert. Generell existieren verschiedene Arten [13,65]. Das sogenannte „Bag Squeezing" mit dem Handbeatmungsbeutel und dem Druckbegrenzungsventil (APL-Ventil) gilt als unsicher und ineffektiv, da in der Regel nur ein niedriger, kurzfristiger Druck erreicht wird und es beim Zurückschalten auf die maschinelle Beatmung zu einem kurzen Abfall des Atemwegsdruckes und damit zum Derecruitment kommen kann [13]. Ein ineffektives RM kann abgesehen vom Ausbleiben des gewünschten Effektes auch negative Auswirkungen haben. Wird die Lunge im RM nicht effektiv rekrutiert, kommt es unter Umständen lediglich zu einer Überblähung und Dehnung bereits eröffneter Alveolen und zur Steigerung des Totraumes. Ein einfach durchzuführendes, standardisiertes maximales RM besteht in einer schrittweisen Erhöhung des Tidalvolumens im volumenkontrollierten Beatmungsmodus. Hierbei wird unter einem PEEP von 12 cmH$_2$O und einer Atemfrequenz von 6–8/min das Tidalvolumen in Schritten von 4 ml/kg Idealkörpergewicht erhöht, bis ein Zielplateaudruck von 30–40 cmH$_2$O erreicht und für 3–5 Atemzüge beibehalten wird. Bei adipösen Patienten ist ein Plateaudruck von über 40 cmH$_2$O für mindestens 8–10 s notwendig [13,17]. Anschließend wird der PEEP beibehalten, das Tidalvolumen wieder auf 6–8 ml/kg reduziert und die Atemfrequenz entsprechend Normokapnie eingestellt.

– Wenn indiziert, sollten standardisierte, maximale Lungenrekrutierungsmanöver durchgeführt werden.
– Vor Beginn eines RM sollten unbedingt stabile hämodynamische Bedingungen vorliegen oder geschaffen werden, da mit Hypotonien und/oder Bradykardien während des RM zu rechnen ist

Auch wenn das Konzept der beatmungsassoziierten Lungenschädigung aus dem Bereich der differenzierten Intensivbeatmung übernommen wurde, sollte bei gesunden Lungen im Rahmen einer protektiven Beatmung ein Atemwegsplateaudruck unter 30 cmH$_2$O angestrebt werden. Noch wichtiger scheint allerdings die Begrenzung des Driving Pressures, der aus der Differenz von Plateaudruck und PEEP berechnet wird und einer viel beachteten Metaanalyse zufolge stärker mit der Entwicklung von PPC assoziiert ist als andere Beatmungsvariablen [76]. Noch fehlen prospektive randomisierte Untersuchungen zur Rolle des Driving Pressure, dennoch sollte aktuell ein möglichst kleiner Driving Pressure verwendet werden.

10.5.9 Respiratorisches Management in der unmittelbar postoperativen Phase

Die mit der Allgemeinanästhesie und maschinellen Beatmung einhergehenden Veränderungen der Lungenfunktion können noch Tage nach der Operation bestehen bleiben [77–79]. Neben Maßnahmen der intraoperativen Beatmung zur Beschränkung der pulmonalen Komplikationen spielt auch das respiratorische Management in der direkten postoperativen Phase eine wichtige Rolle. So gibt es z. B. Hinweise, dass eine Hypoxie während der postoperativen Phase mit EKG-Veränderungen und Tachykardien assoziiert ist [80]. Gegenüber der intraoperativen Phase besteht bei älteren Patienten während der Zeit im Aufwachraum ein höheres Risiko einer Desaturation [81]. Deshalb ist insbesondere ein gutes und engmaschiges Monitoring in der postoperativen Phase unerlässlich.

Viele Patienten profitieren von einer frühen postoperativen Extubation [2], da eine prolongierte postoperative invasive Beatmung das Risiko nosokomialer Infektionen und pulmonaler postoperativer Komplikationen einschließlich *Weaning*-Schwierigkeiten erhöht [16,82]. Vorteile ergaben sich hingegen für die postoperative nichtinvasive Beatmung (NIV), von der insbesondere Hochrisikopatienten zu profitiert scheinen [83]. Die positiven Effekte waren ausgeprägter, wenn die nichtinvasive Beatmung unmittelbar postoperativ und kontinuierlich angewendet wurde. Zur Umsetzung der NIV stehen aktuell verschiedene Beatmungsgeräte und Interfaces, beispielsweise Nasenmasken, Nasenmundmasken, Ganzgesichtsmasken, Mundmasken und Beatmungshelme, zur Verfügung. Dabei wird zwischen präventiver und therapeutischer Verwendung von NIV unterschieden. Die postoperative Verwendung eines kontinuierlichen positiven Atemwegsdrucks (CPAP) kann nicht nur die Entwicklung von Atelektasen und damit das Risiko für PPC [17,84–86], sondern auch die Rate der Reintubationen reduzieren [87].

Insbesondere bei Risikoeingriffen bzw. bei Patienten mit erhöhtem PPC-Risiko kann eine postoperative CPAP-Anwendung erwogen werden [83].

Als Alternative zum postoperativen CPAP kann die Hochflusssauerstofftherapie mittels *High-Flow Nasal Cannula* (HFNC) in der postoperativen Phase indiziert sein. Dieses offene System erlaubt die kontinuierliche Abgabe von Atemgas mit einer Flussrate von bis zu 70 l/min über die Nase des Patienten (s. a. Kap. 10.5.3). Die HFNC erlaubt eine der eingestellten sehr nahe F_iO_2 und erzeugt einen flussabhängigen PEEP, wobei beide Parameter aufgrund des offenen Systems nicht routinemäßig gemessen werden können. Mit der HFNC können Oxygenierung und Ventilation verbessert, die Atemarbeit sowie Eskalationen des respiratorischen Managements reduziert und der Patientenkomfort erhöht werden [55,56]. Darüber hinaus wird Kohlenstoffdioxid aus dem anatomischen Totraum eliminiert [56,88] und der funktionelle Totraum gegenüber herkömmlichen NIV-Interfaces reduziert. Trotz teilweise widersprüchlichen Ergebnissen erscheint der Einsatz der HFNC nach der Extubation möglich [89] bzw. sinnvoll [90], sofern hierdurch ein Versagen der nicht-invasiven Beatmung nicht kaschiert wird. Welche Patienten von dieser Methode profitieren ist aktuell unklar, sodass die Entscheidung zwischen konventioneller NIV und HFNC individuell getroffen und deren Effekte innerhalb der ersten Stunde genau beobachtet werden müssen [55,56].

Die Hochflusssauerstofftherapie kann in der Postextubationsphase in den meisten Fällen effektiv eingesetzt werden.

Besondere Aufmerksamkeit muss Patienten mit chronisch obstruktiver Lungenerkrankung während der postoperativen Phase geschenkt werden. Die Prävalenz der COPD ist mit ca. 14,2 % innerhalb der Gruppe älterer Patienten hoch. COPD-Patienten weisen ein erhöhtes Risiko für PPC auf [6] und haben ein erhöhtes Risiko einer prolongierten Beatmung mit nachfolgender schwieriger Entwöhnung von der Beatmung. Gleichzeitig ist die Wahrscheinlichkeit eines NIV-Versagens bei diesen Patienten erhöht [91]. In jedem Fall sollte ein vorhandenes Heimbeatmungsgerät zum stationären Aufenthalt mitgebracht werden und in der perioperativen Phase direkt verfügbar sein. Neben NIV können Physiotherapie, frühe Mobilisation und effektive Schmerztherapie helfen, das Auftreten von Atelektasen und pulmonalen Komplikationen zu verhindern und sollten deshalb unbedingt Teil der multiprofessionellen Patientenversorgung sein.

10.6 Einlungenbeatmung

Lungenkrebs ist eine der hauptsächlichen krebsbedingten Todesursachen in Europa, wobei das mediane Alter dieser Patienten bei 71 Jahren liegt. Bei Überachtzigjährigen ist Lungenkrebs die häufigste krebsbedingte Todesursache [92]. Dies führt zu einem hohen Anteil geriatrischer Patienten in der Thoraxchirurgie [2]. Abgesehen von den Besonderheiten der damit häufig verbundenen Einlungenbeatmung, müssen spezielle Anforderungen aufgrund der veränderten Physiologie des älteren Menschen beachtet werden. Die bei vielen thorakalen Eingriffen notwendige einseitige Beatmung halbiert die ohnehin im höheren Alter eingeschränkte Gasaustauschfläche. Die Ausbildung von Atelektasen und eine erhöhte venöse Beimischung (Shunt) sind üblich. Eine häufig gefürchtete Komplikation ist daher die intraoperative Hypoxie [2]. Wird dieser Effekt mit aggressiver maschineller Beatmung therapiert, kann es allerdings aufgrund der hohen mechanischen Beanspruchung zur Ausbildung einer beatmungsassoziierten Lungenschädigung kommen [13]. Das Beatmungsmanagement besteht daher in einer Gradwanderung zwischen lungenprotektiver Beatmung und adäquatem Gasaustausch. Auch im Rahmen der Einlungenbeatmung scheint der Beatmungsmodus keinen Einfluss auf das Outcome zu haben [93].

Unter Einlungenbeatmung hat sich ein Tidalvolumen von ca. 4 ml/kg Idealkörpergewicht etabliert, 6 ml/kg sollten nicht überschritten werden.

Die Wahl des richtigen PEEP ist auch bei thoraxchirurgischen Eingriffen Gegenstand aktueller Diskussionen und abhängig von Komorbiditäten, Oxygenierung und hämodynamischer Stabilität. PEEP kann die Entstehung von Atelektasen verhindern, einer Hypoxie entgegenwirken und Atelektrauma reduzieren, aber auch Auslöser hypotoner und bradykarder Episoden sein. Bisher konnten keine über den unmittelbaren intraoperativen Effekt hinausgehenden Auswirkungen der PEEP-Einstellung auf das Outcome der Patienten gezeigt werden. Lungenrekrutierungsmanöver können den Gasaustausch verbessern. Deren Anwendung wird allerdings ebenfalls diskutiert und eine Routineanwendung kann vor dem Hintergrund der aktuellen Studienlage nicht empfohlen werden. Kommt es unter Einlungenbeatmung zu Oxygenierungsstörungen und sind F_iO_2, PEEP und Rekrutierungsmanöver ausgeschöpft, kann die Sauerstoffinsufflation der kollabierten Lunge mittels CPAP, eine temporäre Ligatur der entsprechenden Pulmonalarterie bzw. eine Unterbrechung der Einlungenbeatmung erwogen werden.

Eine milde Hyperkapnie ($paCO_2$ 40–50 mmHg) kann, wenn nicht aus anderen medizinischen Gründen kontraindiziert, bei adäquater Oxygenierung toleriert und so hohe intrathorakale Drücke zugunsten einer besseren hämodynamischen Stabilität vermieden werden.

Literatur

[1]   Weiser TG, Regenbogen SE, Thompson KD, et al. An estimation of the global volume of surgery: a modelling strategy based on available data. Lancet. 2008;372:139–144.

[2]   Kozian A, Kretzschmar MA, Schilling T. Thoracic anesthesia in the elderly. Curr Opin Anaesthesiol. 2015;28:2–9.

[3]   Lidsky ME, Thacker JKM, Lagoo-Deenadayalan SA, Scarborough JE. Advanced age is an independent predictor for increased morbidity and mortality after emergent surgery for diverticulitis. Surgery. 2012;152:465–472.

[4]   Young A, Skelton DA. Applied physiology of strength and power in old age. Int J Sports Med. 1994;15:149–151.

[5]   Hoch CC, Reynolds CF, Monk TH, et al. Comparison of sleep-disordered breathing among healthy elderly in the seventh, eighth, and ninth decades of life. Sleep. 1990;13:502–511.

[6]   Corcoran TB, Hillyard S. Cardiopulmonary aspects of anaesthesia for the elderly. Best Pract Res Clin Anaesthesiol. 2011;25:329–354.

[7]   Bruells CS, Marx G. Diaphragmale Dysfunktion – Fakten für den Kliniker. Med Klin Intensivmed Notfallmed. 2016, doi:10.1007/s00063-016-0226-0.

[8]   Janssens JP, Pache JC, Nicod LP. Physiological changes in respiratory function associated with ageing. Eur Respir J. 1999;13:197–205.

[9]   Raine JM, Bishop JM. A-a difference in O_2 tension and physiological dead space in normal man. J Appl Physiol. 1963;18:284–288.

[10] García-Río F, Villamor A, Gómez-Mendieta A, et al. The progressive effects of ageing on chemosensitivity in healthy subjects. Respir Med. 2007;101:2192–2198.

[11] Behrendt CE. Acute respiratory failure in the United States: incidence and 31-day survival. Chest. 2000;118:1100–1105.

[12] Lawrence VA, Cornell JE, Smetana GW, American College of Physicians. Strategies to reduce postoperative pulmonary complications after noncardiothoracic surgery: systematic review for the American College of Physicians. Ann Intern Med. 2006;144:596–608.

[13] Güldner A, Kiss T, Serpa Neto A, et al. Intraoperative protective mechanical ventilation for prevention of postoperative pulmonary complications: a comprehensive review of the role of tidal volume, positive end-expiratory pressure, and lung recruitment maneuvers. Anesthesiology. 2015;123:692–713.

[14] PROVE Network Investigators for the Clinical Trial Network of the European Society of Anaesthesiology, Hemmes SNT, Gama de Abreu M, Pelosi P, Schultz MJ. High versus low positive end-expiratory pressure during general anaesthesia for open abdominal surgery (PROVHILO trial): a multicentre randomised controlled trial. Lancet. 2014;384:495–503.

[15] Kiss T, Bluth T, Gama de Abreu M. [Does intraoperative lung-protective ventilation reduce postoperative pulmonary complications?]. Anaesthesist. 2016;65:573–579.

[16] Manku K, Bacchetti P, Leung JM. Prognostic significance of postoperative in-hospital complications in elderly patients. I. Long-term survival. Anesth Analg. 2003;96:583–589.

[17] Tusman G, Böhm SH, Warner DO, Sprung J. Atelectasis and perioperative pulmonary complications in high-risk patients. Curr Opin Anaesthesiol. 2012;25:1–10.

[18] Putensen C, Wrigge H, Hering R. The effects of mechanical ventilation on the gut and abdomen. Curr Opin Crit Care. 2006;12:160–165.

[19] Cislaghi F, Condemi AM, Corona A. Predictors of prolonged mechanical ventilation in a cohort of 5123 cardiac surgical patients. Eur J Anaesthesiol. 2009;26:396–403.

[20] Qaseem A, Snow V, Fitterman N et al. Risk assessment for and strategies to reduce perioperative pulmonary complications for patients undergoing noncardiothoracic surgery: a guideline from the American College of Physicians. Ann Intern Med. 2006;144:575–580.

[21] Kim J, Heise RL, Reynolds AM, Pidaparti RM. Quantification of Age-Related Lung Tissue Mechanics under Mechanical Ventilation. Med Sci Basel Switz. 2017;5(4):pii E21. doi: 10.3390/medsci5040021

[22] Shapiro M, Swanson SJ, Wright CD, et al. Predictors of major morbidity and mortality after pneumonectomy utilizing the Society for Thoracic Surgeons General Thoracic Surgery Database. Ann Thorac Surg. 2010;90:927–934.

[23] Powell ES, Cook D, Pearce AC, et al. A prospective, multicentre, observational cohort study of analgesia and outcome after pneumonectomy. Br J Anaesth. 2011;106:364–370.

[24] Rodríguez-Acelas AL, de Abreu Almeida M, Engelman B, Cañon-Montañez W. Risk factors for health care-associated infection in hospitalized adults: Systematic review and meta-analysis. Am J Infect Control. 2017;45:e149–156.

[25] Corso RM, Petrini F, Buccioli M, et al. Clinical utility of preoperative screening with STOP-Bang questionnaire in elective surgery. Minerva Anestesiol. 2014;80:877–884.

[26] Chung F, Yegneswaran B, Liao P, et al. STOP questionnaire: a tool to screen patients for obstructive sleep apnea. Anesthesiology. 2008;108:812–821.

[27] Chudeau N, Raveau T, Carlier L, et al. The STOP-BANG questionnaire and the risk of perioperative respiratory complications in urgent surgery patients: A prospective, observational study. Anaesth Crit Care Pain Med. 2016;35:347–353.

[28] Canet J, Gallart L, Gomar C, et al. Prediction of postoperative pulmonary complications in a population-based surgical cohort. Anesthesiology. 2010;113:1338–1350.

[29] Mazo V, Sabaté S, Canet J, et al. Prospective external validation of a predictive score for postoperative pulmonary complications. Anesthesiology. 2014;121:219–231.

[30] Bluth T, Teichmann R, Kiss T, et al. Protective intraoperative ventilation with higher versus lower levels of positive end-expiratory pressure in obese patients (PROBESE): study protocol for a randomized controlled trial. Trials. 2017;18:202.

[31] Shekerdemian L, Bohn D. Cardiovascular effects of mechanical ventilation. Arch Dis Child. 1999;80:475–480.

[32] Jakob SM. The effects of mechanical ventilation on hepato-splanchnic perfusion. Curr Opin Crit Care. 2010;16:165–168.

[33] Lattuada M, Bergquist M, Maripuu E, Hedenstierna G. Mechanical ventilation worsens abdominal edema and inflammation in porcine endotoxemia. Crit Care. 2013;17:R126.

[34] Domenech P, Perez T, Saldarini A, Uad P, Musso CG. Kidney-lung pathophysiological crosstalk: its characteristics and importance. Int Urol Nephrol. 2017;49:1211–1215.

[35] Lombardi R, Nin N, Peñuelas O, et al. Acute Kidney Injury in Mechanically Ventilated Patients: The Risk Factor Profile Depends on the Timing of Aki Onset. Shock. 2017;48:411–417.

[36] Herminghaus A, Löser S, Wilhelm W. Anästhesie beim alten Menschen Teil 1: Alter, Organfunktion und typische Begleiterkrankungen. Anaesthesist. 2012;61:163–174.

[37] Kobr J, Fremuth J, Sasek L, et al. Reduction of renal function during mechanical ventilation of healthy lungs in an animal biomodel. Bratisl Lek Listy. 2015;116:25–29.

[38] Pannu N, Mehta RL. Mechanical ventilation and renal function: an area for concern? Am J Kidney Dis Off J Natl Kidney Found. 2002;39:616–624.

[39] Herminghaus A, Löser S, Wilhelm W. [Anesthesia for geriatric patients : Part 2: anesthetics, patient age and anesthesia management]. Anaesthesist. 2012;61:363–374.

[40] Laffey JG, Kavanagh BP. Hypocapnia. N Engl J Med. 2002;347:43–53.

[41] Hager H, Reddy D, Mandadi G, et al. Hypercapnia improves tissue oxygenation in morbidly obese surgical patients. Anesth Analg. 2006;103:677–681.

[42] Akça O. Optimizing the intraoperative management of carbon dioxide concentration. Curr Opin Anaesthesiol. 2006;19:19–25.

[43] Strøm C, Rasmussen LS, Sieber FE. Should general anaesthesia be avoided in the elderly? Anaesthesia. 2014;69(1):35–44.

[44] Moller JT, Cluitmans P, Rasmussen LS, et al. Long-term postoperative cognitive dysfunction in the elderly ISPOCD1 study. ISPOCD investigators. International Study of Post-Operative Cognitive Dysfunction. Lancet. 1998;351:857–861.

[45] Wang J, Li Z, Yu Y, et al. Risk factors contributing to postoperative delirium in geriatric patients postorthopedic surgery. Asia Pac Psychiatry. 2015;7:375–382.

[46] Saufl NM. Preparing the older adult for surgery and anesthesia. J Perianesth Nurs. 2004;19:372–378.

[47] Hortal J, Giannella M, Pérez MJ, et al. Incidence and risk factors for ventilator-associated pneumonia after major heart surgery. Intensive Care Med. 2009;35:1518–1525.

[48] O'Brien J. Absorption atelectasis: incidence and clinical implications. AANA J. 2013;81:205–208.

[49] Gunnarsson L, Tokics L, Gustavsson H, Hedenstierna G. Influence of age on atelectasis formation and gas exchange impairment during general anaesthesia. Br J Anaesth. 1991;66:423–432.

[50] Hedenstierna G, Edmark L, Aherdan KK. Time to reconsider the pre-oxygenation during induction of anaesthesia. Minerva Anestesiol. 2000;66:293–296.

[51] Coussa M, Proietti S, Schnyder P, et al. Prevention of atelectasis formation during the induction of general anesthesia in morbidly obese patients. Anesth Analg. 2004;98:1491–1495.

[52] Parke RL, Eccleston ML, McGuinness SP. The effects of flow on airway pressure during nasal high-flow oxygen therapy. Respir Care. 2011;56:1151–1155.

[53] Parke RL, McGuinness SP. Pressures delivered by nasal high flow oxygen during all phases of the respiratory cycle. Respir Care. 2013;58:1621–1624.

[54] Parke RL, Bloch A, McGuinness SP. Effect of Very-High-Flow Nasal Therapy on Airway Pressure and End-Expiratory Lung Impedance in Healthy Volunteers. Respir Care. 2015;60:1397–1403.

[55] Spoletini G, Alotaibi M, Blasi F, Hill NS. Heated Humidified High-Flow Nasal Oxygen in Adults: Mechanisms of Action and Clinical Implications. Chest. 2015;148:253–261.

[56] Nishimura M. High-Flow Nasal Cannula Oxygen Therapy in Adults: Physiological Benefits, Indication, Clinical Benefits, and Adverse Effects. Respir Care. 2016;61:529–541.

[57] Zhang BJ, Tian HT, Li HO, Meng J. The effects of one-lung ventilation mode on lung function in elderly patients undergoing esophageal cancer surgery. Medicine. 2018;97:e9500.

[58] Kang WS, Oh C-S, Kwon WK, et al. Effect of Mechanical Ventilation Mode Type on Intra- and Postoperative Blood Loss in Patients Undergoing Posterior Lumbar Interbody Fusion Surgery: A Randomized Controlled Trial. Anesthesiology. 2016;125:115–123.

[59] Bagchi A, Rudolph MI, Ng PY, et al. The association of postoperative pulmonary complications in 109,360 patients with pressure-controlled or volume-controlled ventilation. Anaesthesia. 2017;72:1334–1343.

[60] Radke OC, Schneider T, Heller AR, Koch T. Spontaneous breathing during general anesthesia prevents the ventral redistribution of ventilation as detected by electrical impedance tomography: a randomized trial. Anesthesiology. 2012;116:1227–1234.

[61] Brimacombe J, Keller C, Hörmann C. Pressure support ventilation versus continuous positive airway pressure with the laryngeal mask airway: a randomized crossover study of anesthetized adult patients. Anesthesiology. 2000;92:1621–1623.

[62] Keller C, Sparr HJ, Luger TJ, Brimacombe J. Patient outcomes with positive pressure versus spontaneous ventilation in non-paralysed adults with the laryngeal mask. Can J Anaesth. 1998;45:564–567.

[63] Allegranzi B, Zayed B, Bischoff P, et al. New WHO recommendations on intraoperative and postoperative measures for surgical site infection prevention: an evidence-based global perspective. Lancet Infect Dis. 2016;16:e288–e303.

[64] Mellin-Olsen J, McDougall RJ, Cheng D. WHO Guidelines to prevent surgical site infections. Lancet Infect Dis. 2017;17:260–261.

[65] Severgnini P, Selmo G, Lanza C, et al. Protective mechanical ventilation during general anesthesia for open abdominal surgery improves postoperative pulmonary function. Anesthesiology. 2013;118:1307–1321.

[66] Acute Respiratory Distress Syndrome Network, Brower RG, Matthay MA, Morris A, Schoenfeld D, Thompson BT, Wheeler A. Ventilation with lower tidal volumes as compared with traditional tidal volumes for acute lung injury and the acute respiratory distress syndrome. N Engl J Med. 2000;342:1301–1308.

[67] Eichenberger AS, Proietti S, Wicky S, et al. Morbid obesity and postoperative pulmonary atelectasis: an underestimated problem. Anesth Analg. 2002;95:1788–1792.

[68] Rothen HU, Sporre B, Engberg G, Wegenius G, Hedenstierna G. Re-expansion of atelectasis during general anaesthesia: a computed tomography study. Br J Anaesth. 1993;71:788–795.

[69] Pelosi P, Ravagnan I, Giurati G, et al. Positive end-expiratory pressure improves respiratory function in obese but not in normal subjects during anesthesia and paralysis. Anesthesiology. 1999;91:1221–1231.

[70] Tusman G, Böhm SH, Vazquez de Anda GF, do Campo JL, Lachmann B. "Alveolar recruitment strategy" improves arterial oxygenation during general anaesthesia. Br J Anaesth. 1999;82:8–13.

[71] Knudson RJ, Clark DF, Kennedy TC, Knudson DE. Effect of aging alone on mechanical properties of the normal adult human lung. J Appl Physiol. 1977;43:1054–1062.

[72] Spadaro S, Caramori G, Rizzuto C, et al. Exspiratory Flow Limitation as a Risk Factor for Pulmonary Complications After Major Abdominal Surgery. Anesth Analg. 2017;124:524–530.

[73] Marangoni E, Alvisi V, Ragazzi R, et al. Respiratory mechanics at different PEEP level during general anesthesia in the elderly: a pilot study. Minerva Anestesiol. 2012;78:1205–1214.

[74] Junhasavasdikul D, Telias I, Grieco DL, et al., Expiratory Flow Limitation During Mechanical Ventilation. Chest. 2018;154:948–962.

[75] Nieman GF, Satalin J, Andrews P, et al. Personalizing mechanical ventilation according to physiologic parameters to stabilize alveoli and minimize ventilator induced lung injury (VILI). Intensive Care Med Exp. 2017;5:8.

[76] Neto AS, Hemmes SNT, Barbas CSV, et al. Association between driving pressure and development of postoperative pulmonary complications in patients undergoing mechanical ventilation for general anaesthesia: a meta-analysis of individual patient data. Lancet Respir Med. 2016;4:272–280.

[77] Warner DO. Preventing postoperative pulmonary complications: the role of the anesthesiologist. Anesthesiology. 2000;92:1467–1472.

[78] Lindberg P, Gunnarsson L, Tokics L, et al. Atelectasis and lung function in the postoperative period. Acta Anaesthesiol Scand. 1992;36:546–553.

[79] Duggan M, Kavanagh BP. Pulmonary atelectasis: a pathogenic perioperative entity. Anesthesiology. 2005;102:838–854.

[80] Rosenberg-Adamsen S, Lie C, Bernhard A, Kehlet H, Rosenberg J. Effect of oxygen treatment on heart rate after abdominal surgery. Anesthesiology. 1999;90:380–384.

[81] Uakritdathikarn T, Chongsuvivatwong V, Geater AF, et al. Perioperative desaturation and risk factors in general anesthesia. J Med Assoc Thai. 2008;91:1020–1029.

[82] Dermot Frengley J, Sansone GR, Shakya K, Kaner RJ. Prolonged mechanical ventilation in 540 seriously ill older adults: effects of increasing age on clinical outcomes and survival. J Am Geriatr Soc. 2014;62:1–9.

[83] Cereda M, Neligan PJ, Reed AJ. Noninvasive respiratory support in the perioperative period. Curr Opin Anaesthesiol. 2013;26:134–140.

[84] Chiumello D, Chevallard G, Gregoretti C. Non-invasive ventilation in postoperative patients: a systematic review. Intensive Care Med. 2011;37:918–929.

[85] Stock MC, Downs JB, Gauer PK, Alster JM, Imrey PB. Prevention of postoperative pulmonary complications with CPAP, incentive spirometry, and conservative therapy. Chest. 1985;87:151–157.

[86] Ferreyra GP, Baussano I, Squadrone V, et al. Continuous positive airway pressure for treatment of respiratory complications after abdominal surgery: a systematic review and meta-analysis. Ann Surg. 2008;247:617–626.

[87] Squadrone V, Coha M, Cerutti E, et al. Continuous positive airway pressure for treatment of postoperative hypoxemia: a randomized controlled trial. JAMA. 2005;293:589–595.

[88] Möller W, Celik G, Feng S, et al. Nasal high flow clears anatomical dead space in upper airway models. J Appl Physiol. 2015;118:1525–1532.

[89] Futier E, Paugam-Burtz C, Godet T, et al. Effect of early postextubation high-flow nasal cannula vs conventional oxygen therapy on hypoxaemia in patients after major abdominal surgery: a French multicentre randomised controlled trial (OPERA). Intensive Care Med. 2016;42:1888–1898.

[90] Song HZ, Gu JX, Xiu HQ, Cui W, Zhang GS. The value of high-flow nasal cannula oxygen therapy after extubation in patients with acute respiratory failure. Clin Sao Paulo Braz. 2017;72:562–567.

[91] Stefan MS, Shieh M-S, Pekow PS, et al. Trends in mechanical ventilation among patients hospitalized with acute exacerbations of COPD in the United States, 2001 to 2011. Chest. 2015;147:959–568.

[92] Siegel RL, Miller KD, Jemal A. Cancer statistics, 2016. CA Cancer J Clin. 2016;66:7–30.

[93] Pardos PC, Garutti I, Piñeiro P, Olmedilla L, de la Gala F. Effects of ventilatory mode during one-lung ventilation on intraoperative and postoperative arterial oxygenation in thoracic surgery. J Cardiothorac Vasc Anesth. 2009;23:770–774.

11 Intraoperatives Kreislaufmanagement

York Zausig, Felix Stoll

11.1 Einführung

Die charakteristischen physiologischen Altersveränderungen des Herz-Kreislauf-Systems sind ausführlich in den vorangegangenen Kapiteln dargestellt und werden nochmals in Tab. 11.1 zusammengefasst [1–10]. Vor diesem Hintergrund verfolgt intraoperative Kreislaufmanagement bei alten Menschen als Hauptziel, die bestmögliche Perfusion und damit eine optimale Sauerstoff- und Substratversorgung der einzelnen Organsysteme und Gewebe bedarfsgerecht sicherzustellen. Makro- und mikrozirkulatorisch von zentraler Bedeutung ist – neben einem ausreichend hohen Perfusionsdruck – ein adäquates Sauerstoffangebot (DO_2) und eine Optimierung des Verhältnisses zwischen DO_2 und Sauerstoffverbrauch (VO_2) zum Erhalt der zellulären Integrität und dem notwendigen Struktur- und Funktionsstoffwechsels [11].

Tab. 11.1: Physiologische Veränderungen des gealterten Herz-Kreislauf-Systems, resultierende klinische Folgen und therapeutische Konsequenzen.

Pathophysiologische Veränderungen	Klinische Folge	Therapeutische Konsequenz
Abnahme der arteriellen Compliance	arterielle Hypertonie, hohe Pulsdruckamplitude	Verschiebung der Autoregulation zu höheren Werten, RR-Werte im Bereich der Autoregulation halten
erhöhter SVR bei arterieller Hypertonie	zunehmende Druckbelastung des linken Ventrikels, kompensatorische linksventrikuläre Hypertrophie	antihypertensive Therapie ggf. fortführen,
linksventrikuläre Hypertrophie und gestörte intrazelluläre Calciumhomöostase	diastolische Funktionsstörung mit reduzierter ventrikulärer Füllung	Ökonomisierung der Herzarbeit durch ß-Blockade
	verkürzte Diastolendauer mit schlechterer koronarer Perfusion	ggf. frühzeitig PDE-3-Hemmer zur Besserung der Calciumhomöostase und Besserung der Relaxation
Verlust von Schrittmacher- und Reizleitungszellen	häufigeres Auftreten von Herzrhythmusstörungen	Optimierung der Elektrolyte und Fortführen einer antiarrhythmischen Medikation

https://doi.org/10.1515/9783110497816-011

Tab. 11.1: (Fortsetzung) Physiologische Veränderungen des gealterten Herz-Kreislauf-Systems, resultierende klinische Folgen und therapeutische Konsequenzen.

Pathophysiologische Veränderungen	Klinische Folge	Therapeutische Konsequenz
Verlust einer koordinierten Herzaktion (z. B. durch Vorhofflimmern)	Verlust von bis zu 15 % des HZV	insbesondere bei bereits reduzierter Pumpleistung wo immer möglich Sinusrhythmus erhalten
Abnahme der venösen Compliance	schlechterer Ausgleich einer schwankenden kardialen Vorlast (z. B. bei Hypovolämie), labile Kreislaufverhältnisse	Volumenverluste immer zeitnah korrigieren bei eingeschränkter Kompensationsmöglichkeit
reduzierte Anzahl muskarinerger Rezeptoren im rechten Vorhof	zunehmender Verlust des kardialen Vagotonus	Bradykardien häufig nur schlecht mit Vagolytika therapierbar: ggf. β_1-Stimulation notwendig
gestörtes *Second-Messenger* System des β_1-Rezeptors	Wirkverlust einer adrenergen β_1-Stimulation	therapeutische Effekte einer β_1-Stimulation (Chronotropie, Inotropie) häufig nur begrenzt nutzbar

Das Sauerstoffangebot errechnet sich hierbei aus dem Herzzeitvolumen (HZV), also dem kardialen „Blutumsatz" pro Minute multipliziert mit dem Sauerstoffgehalt des arteriellen Blutes. Der Sauerstoffgehalt (C_aO_2) wiederum errechnet sich aus dem Hämoglobingehalt (Hb) multipliziert mit der Hüfner-Zahl für die Sauerstoffbindungskapazität des Hämoglobins und der arteriellen Sauerstoffsättigung (S_aO_2). Unter Atmosphärendruck kann der physikalisch gelöste Sauerstoff im Blut vernachlässigt werden. So ergibt sich also für das Sauerstoffangebot (DO_2) folgende vereinfachte Formel:

$$DO_2 \, [ml/min] = HZV \, [l/min] \times C_aO_2 \, [ml/dl]$$

$$DO_2 \, [ml/min] = HZV \, [l/min] \times (Hb \, [g/dl] \times 1{,}34 \times S_aO_2) + (0{,}0031 \times P_aO_2)$$

Mikrozirkulatorisch steht ein entsprechendes Monitoring zur Organ- bzw. Zellüberwachung und Optimierung der Gewebeoxygenierung nur begrenzt klinisch zur Verfügung.

Neben dem Blutfluss ist immer auch ein adäquater Blutdruck für eine ausreichende Organperfusion notwendig (s. a. Kap. 7). Der mittlere arterielle Blutdruck dient dabei als Surrogatparameter. Wie wichtig ein adäquater Blutdruck ist, zeigt sich daran, dass viele Organe (z. B. Niere, Gehirn) eine lokale Steuerung des Blutkreislaufs (Au-

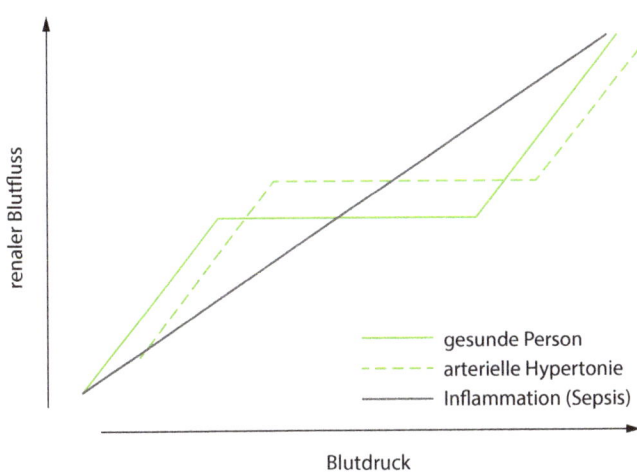

Abb. 11.1: Autoregulation der renalen Perfusion bei Gesunden, bei chronischer arterieller Hypertonie und bei Sepsis. Die gestrichelt dargestellte lineare Beziehung zwischen Blutdruck und Perfusion bei Sepsis beruht auf theoretischen Überlegungen (modifiziert nach [38]).

renaler Blutfluss

—— gesunde Person
– – – arterielle Hypertonie
—— Inflammation (Sepsis)

Blutdruck

toregulation) zur konstanten Aufrechterhaltung der Durchblutung des Organs bzw. Gewebes besitzen. So kann trotz schwankendem Blutdruck eine konstante Durchblutung z. B. des Gehirns (MAP 50–150 mmHg) und der Nieren (MAP 70–100 mmHg) aufrechterhalten werden (Abb. 11.1).

Interventionsmöglichkeiten zur Optimierung des MAP ergeben sich auf Grundlage des Ohm´schen Gesetzes. So gilt für den Körperkreislauf:

$$\text{MAP [mmHg]} = \text{SVR [dyn} \times \text{sec} \times \text{cm}^{-5}\text{]} \times \text{HZV [l/min]}$$

Es wird also klar, dass der MAP (und damit auch das DO_2) direkt sowohl vom systemvaskulären Widerstand (SVR) als auch vom HZV abhängt. Bekanntermaßen kommt es mit voranschreitendem Lebensalter zu charakteristischen Veränderungen und evtl. sogar Erkrankungen des kardiovaskulären Systems (s. a. Kap. 2), was wiederum dazu führt, dass dem alten Patienten lediglich eine geringe funktionelle Reserve zur Verfügung steht (Abb. 11.2). Somit muss in „Stresssituationen" (z. B. im Rahmen eines operativen Eingriffs bzw. nach einem Trauma) frühzeitig und zielgerichtet gehandelt werden, um eine kardiovaskuläre Dekompensation zu vermeiden.

Um ein unzureichendes DO_2 schnell zu diagnostizieren, sollte insbesondere bei multimorbiden älteren Patienten, die sich einem ausgedehnten Eingriff unterziehen müssen, ein erweitertes, invasives Herz-Kreislauf-Monitoring ggf. mit HZV-Messung etabliert werden (s. a. Kap. 9).

Veränderungen des HZV können orientierend durch visuelle Beurteilung der „Area under the curve" der arteriellen Druckkurve (unter Berücksichtigung der Herzfrequenz) abgeschätzt werden, jedoch ist die Validität dieser orientierenden Vorgehensweise insbesondere beim alten Menschen vollkommen unklar. Zur Abschätzung eines inadäquaten Verhältnisses von Sauerstoffangebot und -verbrauch dagegen kann die zentralvenöse Sauerstoffsättigung ($S_{cv}O_2$) herangezogen werden, die norma-

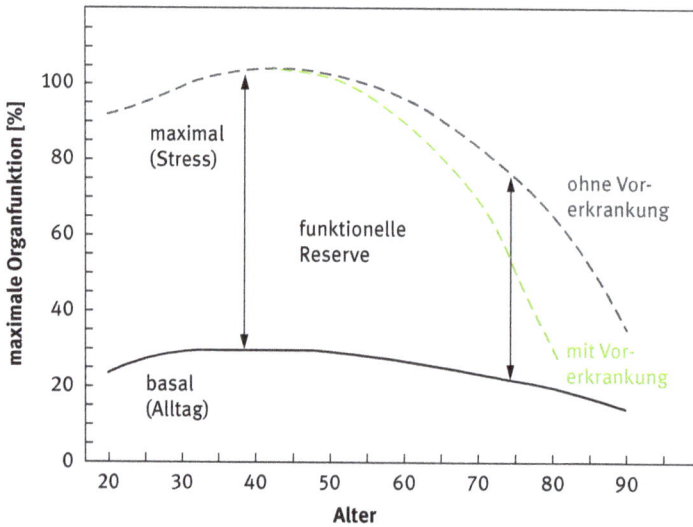

Abb. 11.2: Veränderung der „Organreserve" in Abhängigkeit vom Alter und dem Vorhandensein von Vorerkrankungen (modifiziert nach [39]).

lerweise ≥ 70 % betragen sollte. Es muss hier jedoch beachtet werden, dass die die $S_{cv}O_2$ nicht nur durch das HZV und den Hämoglobinwert, sondern auch noch durch andere Faktoren (z. B. gesteigerter Sauerstoffverbrauch) beeinflusst wird [12]. Darüber hinaus können ein erniedrigter *Base Excess* bzw. ein erhöhtes Serumlaktat auf eine systemische Minderperfusion hinweisen. Hierbei muss jedoch auch immer an andere Ursachen für eine Azidose bzw. Laktatämie gedacht werden. Da der *Base Excess* und das Serumlaktat globale Parameter sind, sind diese bei einer unzureichenden DO_2 zwar erhöht, für diese jedoch nicht spezifisch. Auch lokale Minderperfusionen (z. B. die Ischämie einer Extremität) oder eine reduzierte Laktat-Clearance z. B. bei Einschränkung der Leberfunktion können hierfür ursächlich sein. Nichtsdestotrotz deutet die Kombination aus erniedrigter $S_{cv}O_2$, erniedrigten *Base Excess* sowie erhöhtem Serumlaktat sehr häufig auf eine instabile Kreislaufsituation mit anaerober Stoffwechsellage hin [24].

11.2 Perioperatives Vorgehen

11.2.1 Vorbetrachtungen

Bedingt durch die genannten physiologischen Altersveränderungen ist das Herzkreislaufsystem des geriatrischen Patienten häufig bereits unter Ruhebedingungen in einem metastabilen Zustand. Bereits kleine Belastungen (z. B. die Induktion einer Narkose oder aber die Durchführung eines kleinen operativen Eingriffs) können das kardiovaskuläre System in einen Zustand der Instabilität überführen (Abb. 11.2).

Um eine intraoperative kardiovaskuläre Dekompensation zu vermeiden, muss der kardiopulmonale Status (inklusive der Belastbarkeit) bereits präoperativ erfasst werden (s. a. Kap. 3). Vor allem vor elektiven Eingriffen müssen chronische Erkrankungen erkannt, therapieoptimiert und evtl. sogar rekompensiert werden (z. B. chronische Herzinsuffizienz mit Dekompensationszeichen, KHK mit instabiler Angina pectoris). Bei dringlichen Eingriffen empfiehlt sich dagegen eine kurze, präoperative Evaluation des kardiopulmonalen Systems (z. B. mittels orientierender transthorakaler Echokardiographie), um bereits präoperativ mögliche Probleme zu antizipieren und Interventionsmöglichkeiten zu identifizieren.

Das erklärte Ziel des intraoperativen Kreislaufmanagements ist stets die Aufrechterhaltung eines ausreichenden Sauerstoffangebotes und eines ausreichenden mittleren arteriellen Perfusionsdrucks. Um dieses Ziel zu erreichen und um stabile Herz-Kreislaufverhältnisse sicherzustellen, sollte bereits präoperativ ein individueller, patienten- und eingriffsspezifischer „kardiovaskulärer Korridor" festgelegt werden. Dieser definiert einen Bereich für alle mit dem Basismonitoring (EKG, nichtinvasive Blutdruckmessung, SpO_2) oder einem erweiterten kardiovaskulären Monitoring (z. B. invasive Blutdruckmessung, HZV-Messung) überwachten Werte, innerhalb dem die Vitalparameter zielgerichtet im Sinne einer *„Goal Directed Therapy"* gehalten werden sollen. Dieser Bereich ist so zu wählen, dass bei Einhaltung der Grenzen der Patient stets über eine ausreichende DO_2 sowie einen adäquaten Perfusionsdruck aufweist.

11.2.2 Optimierung des MAP

Es ist ein bekanntes Phänomen, dass sich bei vorbestehendem und schlecht eingestellten arteriellen Hypertonus die Grenzwerte der Autoregulation nach rechts verschieben. Dies bedeutet konkret, dass die Autoregulation der Organdurchblutung zwar in ihrer Spanne erhalten bleibt, jedoch die oberen und unteren Blutdruckgrenzen in Richtung höherer Werte verschoben sind (Abb. 11.2). Andererseits kann im Rahmen kritischer Erkrankungen wie beispielsweise der Sepsis die Autoregulation gänzlich aufgehoben sein, so dass in dieser Situation die Organperfusion direkt und linear vom arteriellen Mitteldruck abhängt. In wieder anderen Situationen (z. B. im Rahmen einer Carotis-OP) kann es ggf. kurzfristig notwendig sein, bewusst supranormale MAP-Werte anzustreben, um einen ausreichenden zerebralen Blutfluss zu gewährleisten.

Grundsätzlich erscheint es sinnvoll, den MAP perioperativ in einem individuell festgelegten Korridor zu halten. So zeigten Walsh et al. in einer retrospektiven Analyse von 33.000 Patienten, dass die intraoperative Zeitdauer mit einem MAP ≤ 55 mmHg ein unabhängiger Prädiktor für die postoperative kardiale Morbidität und Mortalität darstellt [13]. Bijker et al. konnten nachweisen, dass ein Absinken des MAP um > 30 % im Vergleich zum Ausgangswert die postoperative Schlaganfallinzidenz steigert. Hierbei erhöhte sich das Risiko um 1,3 % pro Minute, die unterhalb dieses Schwellenwertes verbracht wurde [14]. Andere Untersuchungen konnten darüber hinaus nachweisen, dass die 30-Tage-Mortalität mit der Inzidenz und der Ausprägung einer intraoperativen Hypotonie korreliert [15].

Ein supra-normaler Blutdruckkorridor erscheint nicht erforderlich. So zeigt sich beispielsweise, dass eine intraoperative Hypertonie keinen Einfluss auf die 30-Tage-Mortalität hat [15]. Zu alledem scheint eine Blutdrucksteigerung auf einen Ziel-MAP von 80–85 mmHg gegenüber einem „normalen" MAP von 65–70 mmHg bei Patienten im septischen Schock mit keinem Überlebensvorteil verbunden zu sein. Die Patienten in der Gruppe mit dem höheren MAP benötigten zwar seltener eine Nierenersatztherapie, wiesen unter der gesteigerten Katecholamingabe jedoch häufiger eine Erstmanifestation von Vorhofflimmern auf [16].

Auch die Häufigkeit des Auftretens eines postoperativen Delirs scheint durch den intraoperativen Blutdruckverlauf beeinflusst zu werden. So konnten Wang et al. nachweisen, dass die Wahrscheinlichkeit für das Auftreten eines Delirs bis zum 2. postoperativen Tag bei denjenigen Patienten am niedrigsten lag, die intraoperativ im Rahmen eines Hüftgelenksersatz einen durchschnittlichen MAP von 80 mmHg aufwiesen. Sowohl bei Patienten mit einem niedrigeren als auch vor allem Patenten mit einem deutlich höheren durchschnittlichen MAP während des Eingriffs zeigten sich ein deutlich höheres Risiko für ein postoperatives Delir [17]. Hieraus lässt sich wiederum die Notwendigkeit eines kardiovaskulären Korridors ableiten, welcher vermutlich deutlich schmaler gewählt werden sollte als bisher häufig klinisch praktiziert. Ein Expertenkonsens empfiehlt als Richtwert für den MAP – unter Berücksichtigung des individuellen Ausgangswertes – ≥ 65 mmHg bis ≤ 110 mmHg (S2k-LL „Perioperatives hämodynamisches Monitoring und Behandlungskonzepte" der DGAI; AWMF-Register 001/027).

Wie dargestellt kann eine perioperativ neu auftretende Hypotonie sowohl Ausdruck eines erniedrigten SVR (z. B. septischer oder distributiver Schock) als auch Folge eines verminderten HZV sein. Folglich erscheint im Zweifelsfall eine Ausweitung des perioperativen Kreislaufmonitorings indiziert, um eine Vasoplegie von einer akuten kardialen Dekompensation unterscheiden zu können und um spezifische therapeutische Maßnahmen (Gabe von Volumen, Vasopressoren bzw. Inotropika) bedarfs- und situationsgerecht einzuleiten [20,21].

Das Vorliegen einer Normovolämie und eines adäquaten HZV vorausgesetzt, ist bei unzureichendem MAP (i. d. R. < 55 mmHg) der Einsatz von Vasopressoren indiziert. Welcher Vasopressor jedoch für geriatrische Patienten in solchen Situationen am besten geeignet ist, bleibt nach gegenwärtiger Studienlage unklar [22]:

Noradrenalin

Noradrenalin hat eine starke Wirkung am α_1-, eine moderate Wirkung am β_1- und eine sehr schwache Wirkung am β_2-Rezeptor [18]. Auf Grund dieses Wirkprofils stellt es einen sehr potenten Vasopressor mit einer geringen chronotopen Komponente dar.

Dieser wirkt klinisch im vielen Fällen eine Reflexbradykardie nach Blutdruckanstieg entgegen. Beim jungen Menschen resultiert dies häufig in einer weitgehend unveränderten Herzfrequenz, während sich beim altem Menschen aufgrund einer reduzierten Empfindlichkeit von β_1-Rezeptoren oftmals eine deutliche Bradykardisierung als Netto-Effekt ergibt. In hohen Dosierungen kann Noradrenalin wie alle Vasopressoren zu einer Ischämie der Endorgane mit Funktionseinschränkungen (z. B. Nieren- oder Leberinsuffizienz) bis hin zu nekrotischem Zelluntergang im Rahmen der Ischämie (z. B. Darmgangrän) führen.

Phenylephrin

Phenylephrin stellt einen synthetischen Abkömmling des Adrenalins dar, ist jedoch im Gegensatz zum Adrenalin ein reiner α_1-Agonist. Es kommt zu einer starken arteriellen und venösen Vasokonstriktion mit einer erhöhten Vorlast durch Konstriktion der venösen Kapazitätsgefäße, einer Erhöhung des systemischen vaskulären Widerstands (SVR) mit daraus resultierendem Anstieg des MAP und einer gelegentlich auftretenden Barorezeptor-vermittelten Reflexbradykardie [19].

Vasopressin

Vasopressin (antidiuretisches Hormon ADH) ist ein durch die Hypophyse freigesetztes Neuropeptid, welches in physiologischen Konzentrationen zu einer gesteigerten Resoption freien Wassers aus den Sammelrohren der Niere führt und somit zur Aufrechterhaltung eines ausreichenden zirkulierenden Blutvolumens dient. Bei intravenöser Gabe in höheren Konzentrationen kommt es zu einer ausgeprägten Vasokonstriktion im systemischen Kreislauf. Eine *in vitro*-Studie unterstützt die klinische Beobachtung, dass Vasopressin hierbei lediglich eine nur minimale Widerstanderhöhung der pulmonalen Strombahn auslöst [23]. Durch seinen nicht adrenergern, alternativen Wirkmechanismus am Vasopressin$_1$-Rezeptor (V_1) verbessert es das Ansprechen adrenerger Substanzen und kann so zu einer Dosisreduktion derselben führen [24,25]. Desweiteren bleiben die vasokonstriktiven Effekte von Vasopressin – im Gegensatz zu Noradrenalin – auch unter Hypoxämie und Azidose relativ gut erhalten. Ein weiterer Vorteil des Vasopressins ist die im Gegensatz zum Noradrenalin deutlich längere Wirkdauer nach Bolusgabe. Trotz alledem ist die Evidenz zum intraoperativen Einsatz von Vasopressin bislang sehr gering, so dass diese Substanz bislang nur in Ausnahmefällen zur Therapie einer intraoperativen Hypotonie zum Einsatz kommt.

11.2.3 Optimierung von DO_2, HZV und C_aO_2

Neben dem Erhalt eines adäquaten MAP besteht die zweite Säule der Kreislauftherapie in der Aufrechterhaltung eines ausreichenden Sauerstoffangebotes. Abgeleitet aus der Formel

$$DO_2 = C_aO_2 \times HZV$$

bestehen grundsätzlich zwei therapeutische Ansatzpunkte:
1. $C_aO_2 = Hb \times 1,34 \times S_aO_2$
2. $HZV =$ Herzfrequenz $\times$ Schlagvolumen (SV)

Zu (1): Ein adäquater Hämoglobinwert ist vor allem für Patienten essentiell, die nicht mehr in der Lage sind, ihr HZV bei Anämie zum Aufrechterhalten eines ausreichenden Sauerstoffangebots zu steigern [32]. Bezüglich der Indikation zur Gabe von Erythrozytenkonzentraten gilt bei Patienten ohne kardiovaskuläre Vorerkrankungen eine untere Hb-Grenze von 7–8 g/dl als ausreichend [33]. Bei Patienten mit schweren kardiovaskulären Vorerkrankungen dagegen sollte eher ein höherer Hb-Wert (z. B. 9 g/dl) als untere Grenze herangezogen werden. Hovaguimian et al. konnten in diesem Zusammenhang zeigen, dass kardiovaskulär stark vorerkrankte Patienten unter einem restriktiven Transfusionsregime eine schlechtere Prognose aufweisen [34]. So traten bei dieser Patientengruppe im Rahmen von Herz- oder Gefäßoperationen vermehrt Episoden mit inadäquatem DO_2 auf, und es zeigte sich eine höhere Mortalitätsrate. Im selben Kollektiv kam es bei restriktivem Regime und großen orthopädischen Eingriffen zu einem 40 % Anstieg von ischämischen Ereignissen und akutem Nierenversagen.

Zu (2): Eine Optimierung des HZV kann durch eine Optimierung des Schlagvolumens und durch das Einstellen der Herzfrequenz in einen für die kardiale Situation des Patienten idealen Frequenzbereich erreicht werden. Sowohl ausgeprägte Bradykardien als auch ausgeprägte Tachykardien mit verminderter diastolischer Füllung und Überschreiten der koronaren Reserve müssen in jedem Falle verhindert bzw. umgehend therapiert werden. Ein Frequenzoptimum kann durch ein erweitertes hämodynamisches Monitoring bestimmt werden.

Um das SV zu optimieren, stehen 3 Interventionsmöglichkeiten zur Verfügung:
1. Optimierung der kardialen Vorlast
2. Optimierung des SVR und damit der kardialen Nachlast
3. Steigerung der myokardialen Kontraktilität

Optimierung der kardialen Vorlast

Die kardiale Vorlast ist auf Grund des Frank-Starling-Mechanismus eine der wichtigsten Determinanten des Schlagvolumens und damit auch des HZV. Obwohl die Effektivität des Frank-Starling-Mechanismus im Alter leicht eingeschränkt ist, stellt dieser nach wie vor einen entscheidenden Ansatzpunkt zur Optimierung des HZV dar. Da bei geriatrischen Patienten präoperativ oftmals ein veränderter Wasser-Elektrolyt-Status als Folge von Vorerkrankungen und konsekutiver Dauermedikation (z. B. Diuretika, ACE-Hemmer) besteht, sollte frühzeitig eine Optimierung desselben angestrebt werden.

Zur Abschätzung der Volumenreagibilität wird in der klinischen Praxis oftmals der so genannte *„passive leg raising test"* (kurzfristige Volumenbelastung durch Anheben der Beine) oder die rasche Infusion eines Flüssigkeitsbolus (z. B. 250 ml Kristalloide) im Sinne eines *„volume challenge"* durchgeführt. Dieses Vorgehen ist jedoch für den älteren Menschen nicht ausreichend validiert und birgt zumindest theoretisch die Gefahr einer akuten kardialen Dekompensation in sich. Deswegen sollte insbesondere bei älteren, schwer vorerkrankten Patienten die Indikation für ein erweitertes hämodynamisches Monitoring sehr großzügig gestellt werden (s. a. Kap. 9) [26–28]. Dieses Vorgehen erleichtert die Optimierung des HZV, da der zu erwartende Effekt einer Volumentherapie unter anderem über dynamische Parameter (z. B. Schlagvolumenvariation) abgeschätzt und der Therapieerfolg durch das gemessene HZV umgehend validiert werden kann. Des Weiteren kann über die Überwachung des SVR die Vasopressortherapie gesteuert und die linkskardiale Nachlast optimiert werden. Dies ist gerade bei Patienten mit hochgradig eingeschränkter Pumpfunktion von zentraler Bedeutung, da hier ein überschießender SVR im Rahmen der Vasopressortherapie perakut zu einer kardialen Dekompensation führen kann.

Bezüglich des Volumenersatzes gelten auch bei geriatrischen Patienten die allgemeinen Empfehlungen der aktuellen S3-Leitlinie „Intravasale Volumentherapie beim Erwachsenen" [29]. Der basale Flüssigkeitsbedarf sollte demnach durch die Infusion kristalloider Lösungen ersetzt werden; dies gilt auch für den Ausgleich geringer bis moderater intraoperativer Volumenverluste. Bei größeren Blutungen und Flüssigkeitsverlusten kann es sinnvoll sein, zusätzlich zur Verabreichung von Kristalloiden auch die Gabe von kolloiden Lösungen zu erwägen.

Optimierung des SVR und der kardialen Nachlast
Die Optimierung des MAP bei erniedrigtem SVR wurde bereits im Rahmen der Vasopressortherapie besprochen (s. o.).

Steigerung der myokardialen Kontraktilität
Bei eingeschränkter myokardialer Kontraktilität kann es zumindest vorübergehend notwendig sein, die Pumpfunktion des Herzens durch den Einsatz von Inotropika zu unterstützen bzw. zu erhöhen. Aus klinisch praktischen Überlegungen kann hier ein schrittweises Vorgehen mit zunehmender „Substanz-Eskalation" (in vielen Fällen beginnend mit Dobutamin als Inotropikum der 1. Wahl) als sinnvoll erachtet werden:

Dobutamin: ist ein synthisches Katecholamin und wirkt über eine direkte Stimulation der adrenergen β_1- und β_2-Rezeptoren. Hieraus resultierend hat es positiv inotrope und chronotrope Effekte und es kommt zu einer Dilatation des systemischen und pulmonalarteriellen Gefäßsystems. Klinisch entspricht dies einer gesteigerten myokardialen Kontraktilität und einer erhöhten Herzfrequenz mit daraus resultierendem gesteigertem Herzzeitvolumen und einem erniedrigem sytemischen vaskulären Widerstand. Durch die β_1-vermittelte Erhöhung des intrazellulären Ca^{++}-Spiegels kann es jedoch zu einem vermehrten Auftreten von supraventrikulären und ventrikukären Herzrhythmusstörungen kommen, welche unter Umständen ihrerseits wieder negative Effekte auf das HZV haben können.

Auf Grund seines Wirkmechanismus kann der Effekt von Dobutamin bei einer vorbestehenden Behandlung mit Betablockern deutlich reduziert sein. Außerdem kann im Senium die Effektivität einer β_1-Stimulation durch die bereits beschriebene reduzierte Funktion der Second-Messenger-Kaskade deutlich eingeschränkt sein. Hier kann es aus pathophysiologischen Erwägungen durchaus sinnvoll sein den β-Rezeptor und die Second-Messenger durch Verwendung PDE-3-Hemmers zu umgehen.

Adrenalin: wirkt als Inokonstriktor über die Aktivierung adrenerger α- und β-Rezeptoren am Myokard und den arteriellen Gefäßen. Der Netto-Effekt ist im Niedrigdosisbereoch ist eine Steigerung des HZV und der Herzfrequenz durch β_1-mimetische Effekte. Die minimale α_1-vermittelte Vasokonstriktion wird ducrh die β_2-vermittelte Vasodilatation wieder aufgehoben [35]. In hohen Dosierungen dominiert die α_1-vermittelte Vasokonstriktion mit daraus entstehendem erhöhten SVR, MAP und weiterhin β_1-vermittelten inotropen Effekten [36]. In kritischen Kreislaufsituationen kann Adrenalin bei der schnellen Stabilisierung helfen, da es gut in der Lage ist Volumen aus dem Splachnikusgebiet (ca. 800 ml beim Erwachsenen) zu mobilisieren und somit die Vorlast und das HZV wieder herzustellen [37].

Milrinon und Enoximon: sind sogenannte Phosphodiesterase-3-Hemmer und wirken durch Hemmung der kardialen und vaskulären PDE-3. Dadurch kommt es zu einer Steigerung des intrazellulären cAMP bzw. cGMP in den Myozyten und Gefäßzellen. Folge ist eine Steigerung der myokardialen Kontraktilität und eine periphere bzw. pulmonalvaskuläre Vasodilatation [30]. Neben der Steigerung der Inotropie haben PDE-3-Hemmer am Myokard auch lusitrope Eigenschaften, welche insbesondere z. B. im Rahmen einer ausgeprägten Relaxationsstörung z. B. bei ausgeprägter linksventrikulärer Hypertrophie vorteilhaft sein können. Auf Grund des Wirkmechanismus im Second Messenger-System des Kardiomyozyten unter Umgehung des β-Rezeptors stellen PDE-3-Hemmer eine gute Therapieoption bei β-Blocker vorbehandelten Patienten und unzureichender Inotropiesteigerung unter Dobutamin dar. Im Gegensatz zu derrezeptorvermittelten Wirkung eines β_1-Mimetikums kommt es unter PDE-3-Hemmern zu keiner Toleranzentwicklung mit damit einhergehendem Wirkverlust. Die Verbesserung der rechtsventrikulären Funktion unter PDE-3-Hemmern resultiert in erster Linie aus einer Senkung der rechtsventrikulären Nachlast, da nur ein geringer positiv inotroper Effekt am rechten Ventrikel besteht [31].

Levosimendan: ist ein nicht adrenerges Inotropikum, welches über die Sensibilisierung der kontraktilen kardialen Strukturen gegenüber dem zur Kontraktion notwendigen Calcium durch Bindung an das kardiale Troponin C, wirkt. Hierbei kommt es im Gegensatz zu adrenergen Inotropika oder PDE-3-Hemmern zu keiner Erhöhung intrazellulärer Ca^{++}-Spiegel und der myokardiale Sauerstoffverbrauch wird nicht erhöht. Im systemischen und pulmonalen Gefäßbett wird der vaskuläre Widerstand durch eine Aktivierung ATP-sensitiver Kaliumkanäle gesenkt. Klinisch zeigen sich somit ähnliche Effekte wie die der PDE-3-Hemmer. Auf Grund seiner langen Wirkdauer von ca. 80 Stunden ist es jedoch nur sehr schlecht steuerbar.

Literatur

[1]   Najjar SS, Scuteri A, Lakatta EG. Arterial aging: is it an immutable cardiovascular risk factor? Hypertension. 2005;46:454–462.

[2]   Sutton-Tyrell K, Najjar SS, Boudreau RM, et al. for the Health ABC Study. Elevated aortic pulse wave velocity, a marker of arterial stiffness, predicts cardiovascular events in well-functioning older adults. Circulation. 2006;113:85–151.

[3]   Kass DA, Bronzwaer JG, Paulus WJ. What mechanisms underlie diastolic dysfunction in heart failure? Circ Res. 2004;94:1533–1542.

[4]   Lakatta EG, Levy D. Arterial an cardiac aging: major shareholders in cardiovascular disease enterprisis: Part II: the aging heart in health: links to heart disease. Circulation. 2003;107:346–354.

[5]   Ebert TJ, Morgan BJ, Barney JA, et al. Effects of aging on baroflex regulation of sympathetic activity in humans. Am J Physiol. 1992;263:H798–803.

[6]   Brodde OE, Konschak U, Becker K, et al. Cardiac muscarinic receptors decrease with age. In vitro and in vivo studies. J Clin Invest. 1998;101:471–478.

[7]   Brodde OE, Leinweber K. Autonomic receptor systems in the failing and aging human heart: similarities and diffrences. Eur J Pharmacol. 2004;500:167–176.

[8]   Allison SP, Lobo DN. Fluid an electrolytes in the elderly. Curr Opin Clin Nutr Metab Care. 2004;7:27–33.

[9]   Lobo DN, Bostock KA, Neal KR, et al. Effect of salt and water balancde on recovery of gastrointestinal function after elective colonic resection: a randomised controlled trial. Lancet. 2002;359:1812–1818.

[10] Zausig YA, Weigand MA, Graf BM. Perioperatives Flüssigkeitsmanagemen: eine Analyse der aktuellen Studienlage. Anaesthesist. 2006;55:371–390.

[11] Pinsky MR. Hemodynamic Evaluation and Monitoring in the ICU. Chest. 2007;132:2012–2019.

[12] Tibby SM, Murdoch IA. Montoring cardiac function in intensive care. Arch Dis Child. 2003;88:46–52.

[13] Walsh M, Devereaux PJ, Garg AX, et al. Relationship between intraoperative mean arterial pressure and clinical outcomes after noncardiac surgery: toward an empirical definition of hypotension. Anesthesiology. 2013;119:507–515.

[14] Bijker JB, Persoon S, Peelen LM, et al. Intraoperative hypotension and perioperative ischemic stroke after general surgery: a nested case-control study. Anaesthesiology. 2012;116:658–664.

[15] Monk TG, Bronsert MR, Henderson WG, et al. Association between intraoperative Hypotension and Hypertension and postoperative 30-day Postoperative Mortality in Noncardiac Surgery. Anesthesiology. 2015;123:307–319.

[16] Asfar P, MezianiF, Hamel JF, et al. High versusu low blood-pressure target in patients with septic shock. NEJM. 2014;370:1583–1593.

[17] Wang NY, Hirao A, Sieber F. Association between intraoperative blood pressure and postoperative delirium in elderly hip fracture patients. PLoS One. 2015;10:e0123892.

[18] Overgaard CB, Dzavik V. Inotropesan vasopressors: Review of physiology and clinical use in cardiovascular disease. Circulation. 2008;118:1047–1056.

[19] Fachinformation Phenylephrin Sintetica Injektionslösung (abgerufen 26.6.2017) https://www. fachinfo.de/suche/fi/021020

[20] Myburgh J. Norepinephrine: More of a neurohormone than a vasopressor. Crit Care. 2010;14:196.

[21] Dellinger RP, Levy MM, Rhodes A, et al. Survivig sepsis campaign: International guidelines for management of severe sepsis and septic shock. Crit Care. 2013;41:580–637.

[22] Gamber G, Havel C, Arrich J, et al. Vasopresors for hypotensive shock. Cochrane Database Sysr Rev. 2016;15:2.

[23] Currigan DA, Hughes RJ, Wright CE, Angus JA, Soeding PF. Vasoconstrictor responses to vasopressor agents in human pulmonary and radial arteries: an in vitro study. Anesthesiology. 2014;121:930–936.

[24] Landry DW, Levin HR, Gallant EM, et al. Vasopressin pressor hypersensitivity in vasodilatory septic shock. Crit Care Med. 1997;25:1279–1282.

[25] Patel BM, Chittock DR, Russell JA, Walley KR. Beneficial effects of short-term vasopressin infusion during severe septic shock. Anesthesiology. 2002;96:576–582.

[26] Lichtwarck-Achoff M, Beale R, Pfeiffer UJ. Central venous pressure, pulmonary artery occlusion pressure, intrathoracic blood volume and right ventricular end-diastolic volume as indicators of cardiac preload. Journal of Critical Care. 1996;11:180–188.

[27] Buhre W, Buhre K, Kazmaier S, Sonntag H, Weyland A. Assessment of cardiac preload by indicator dilution and transoesophageal echocardiography. European Journal of Anaesthesiology. 2001;18:662–667.

[28] Renner J, Gruenewald M, Brand P, et al. Global end-diastolic volume as an variable of fluid responsiveness during acute changing loading conditions. J Cardiothorac Vasc Anesth. 2007;21:650–654.

[29] S3-Leitlinie Intraoperative Volumentherapie beim Erwachsenen. http://www.awmf.org/leit-linien/detail/ll/001-020.html

[30] Francis GS, Bartos JA, Adatya S. Inotropes. J Am Coll Card 2014;63.2009–2078.

[31] Rettig GF, Schioffer HJ. Acute effects of intravenous milrinone in heart failure. Eur Heart J. 1989;10(C):39–43.

[32] Yalavatti GS, DeBacker D, Vincent JL. Assessment of cardiac index in anemic patients. Chest. 2000;118:782–787.

[33] Querschnittleitlinie Hämotherapie der BÄK, Auflage 2014. http://www.bundesaerztekammer. de/fileadmin/user_upload/downloads/QLL_Haemotherapie_2014.pdf

[34] Hovaguimian F, Myles PS. Restrictive vs liberal transfusion strategy in the perioperative and acute care settings: a context-specific systematic teview and mata-analysis of randomizes controlled trials. Anesthesiology. 2016;125:46–61.

[35] Allwood MJ, Cobbold AF, Ginsburg J. Peripheral vascular effects of noradrenaline, isopropylno-radrenaline and dopamine. Br Med Bull. 1963:19:132–136.

[36] Overgaard CB, Dzavik V. Inotropes and vasopressors: Review of physiology and clinical use in cardiovascular disease. Circulation. 2008;118:1047–1056.

[37] Gelman S, Mushlin PS. Catecholamine-induced changes in the splanchnic circulation affecting systemic hemodynamics. Anesthesiology. 2004;100:434–439.

[38] Leone M, Asfar P, Radermacher P, Vincent JL, Martin C. Optimizing mean arterial pressure in septic shock: a critical reappraisal of the literature. Crit Care. 2015;19:101.

[39] Graf BM, Sinner B, Zink W (Hrsg). Anästhesie bei alten Menschen. Georg Thieme Verlag Stuttgart, 2010.

12 Wärmemanagement

Anselm Bräuer

12.1 Definition

Als perioperatives Wärmemanagement bezeichnet man die Gesamtheit aller Maßnahmen, die dazu dienen während der perioperativen Phase das Auftreten von Hypothermie zu verhindern und die Normothermie des Patienten aufrecht zu erhalten.

Dabei ist perioperative Hypothermie definiert als ein Absinken der Körperkerntemperatur unter 36,0° C [1,2].

12.2 Warum ist perioperatives Wärmemanagement beim geriatrischen Patienten wichtig?

Die Aufrechterhaltung der perioperativen Normothermie ist prinzipiell bei allen operativen Patienten von erheblicher Bedeutung, da perioperative Hypothermie eine der häufigsten Nebenwirkungen einer Allgemeinanästhesie darstellt. Die Inzidenz liegt nach neueren Untersuchungen bei großen operativen Eingriffen noch immer zwischen 35 und 66 % [3–7]. Die zahlreichen Nebenwirkungen der perioperativen Hypothermie sind in einer Vielzahl von großen Studien nachgewiesen worden.

- Perioperative Hypothermie führt intraoperativ zu einer deutlich verlängerten Wirkung von Muskelrelaxantien [8–11].
- Die Störung der Thrombozytenfunktion und der plasmatischen Gerinnung durch Hypothermie führt zu einem vermehrten intraoperativen Blutverlust und erhöhtem Transfusionsbedarf [12–15].
- Postoperativ treten bei Patienten, die hypotherm geworden sind vermehrt Wundheilungsstörungen und Wundinfektionen auf [16,17].
- Ebenso ist der postoperative Muskelabbau bei Patienten die hypotherm geworden sind, verstärkt [18–20].
- Andere infektiöse Komplikationen wie Pneumonie und Sepsis können ebenfalls häufiger bei Patienten beobachtet werden, wenn diese intraoperativ auskühlen [21,22].
- Bei kardialen Risikopatienten treten im postoperativen Verlauf kardiale Ereignisse wie instabile Angina pectoris, Myokardinfarkt, Herzstillstand, Myokardischämien und ventrikuläre Tachykardien vermehrt auf [23,24], wenn die Patienten intraoperativ ausgekühlt sind. Aber auch andere ischämische kardiovaskuläre Ereignisse wie zerebrale Durchblutungsstörungen können häufiger beobachtet werden [21,22].

https://doi.org/10.1515/9783110497816-012

- Hypotherme Patienten haben eine verlängerte Aufenthaltsdauer im Aufwachraum [25,26] und müssen häufiger ungeplant auf die Intensivstation aufgenommen werden [27].
- Die Behandlungskosten werden durch die Folgen der perioperativen Hypothermie dramatisch erhöht [1,22].
- Nicht zuletzt ist perioperative Hypothermie in mehreren Untersuchungen mit einer erhöhten Mortalität assoziiert [21,22].

Die Wichtigkeit des perioperativen Wärmemanagements beim geriatrischen Patienten wird durch zwei Tatsachen besonders deutlich:
1. Geriatrische Patienten haben ein höheres Risiko für das Auftreten von perioperativer Hypothermie.
2. Geriatrische Patienten haben ein höheres Risiko für das Auftreten hypothermiebedingter Komplikationen, da sie häufig altersbedingt Einschränkungen ihrer Organfunktion haben und häufig relevante Vorerkrankungen aufweisen.

12.3 Normale Thermoregulation

Die Körperkerntemperatur des Menschen wird trotz wechselnder Umgebungstemperatur auf einem konstanten Niveau von etwa 36,5 bis 37° C gehalten. Als Körperkern werden dabei die inneren Gewebe des Körpers bezeichnet, deren Temperaturverhältnis untereinander nicht durch Anpassungen von Kreislauf oder durch Wärmeverlust zur Umwelt beeinflusst wird [28]. Dabei verändert sich die Körperkerntemperatur tagesrhythmisch. Die niedrigsten Körperkerntemperaturen werden in der Nacht gefunden, die höchsten am frühen Nachmittag.

Die wichtigste Regulation des Wärmehaushalts des Menschen erfolgt durch die Anpassung des Verhaltens an die Umgebungsbedingungen. Dabei wird insbesondere die Isolation des Körpers durch Bekleidung bewusst gewählt und die körperliche Aktivität angepasst. Die verhaltensgesteuerte Thermoregulation kann schon vor Eintreffen einer Kälteexposition für eine angemessene Planung und Reaktion sorgen.

Im Gegensatz dazu kann die autonome Thermoregulation nur auf schon eingetretene Wärme- oder Kälteexposition reagieren. Das Steuerzentrum der autonomen Thermoregulation liegt im Hypothalamus. Dort laufen die afferenten Impulse von wärme- und kälteempfindlichen Neuronen ein. Diese stammen von thermoresponsiven Neuronen des Hypothalamus, aus anderen Teilen des Gehirns, aus dem Rückenmark, aus dem Abdomen und aus der Haut [29].

12.4 Reaktion auf Kälteexposition

Bei Abkühlung werden zuerst das Verhalten und die Bekleidung angepasst, sofern das möglich ist. Das liegt daran, dass es enge Verschaltungen von zwischen temperaturempfindlichen Neuronen und dem limbischen System gibt, in dem die eintreffende Information emotional bewertet wird [30].

Zusätzlich zur Verhaltensänderung setzen autonome Regelprozesse ein, die zunächst eine thermoregulatorische Vasokonstriktion auslösen [29]. Durch Freisetzung von Noradrenalin aus sympathischen Nervenfasern werden an den in den Akren lokalisierten arteriovenösen Shunts α_1-Rezeptoren stimuliert und führen dort zur Vasokonstriktion. Durch die Abnahme der peripheren Hautdurchblutung kommt es zu einer Abnahme der Hauttemperatur. Dadurch verringert sich der Temperaturgradient zwischen der Haut und der Umgebung und damit auch die Wärmeabgabe über die Haut. Des Weiteren kommt es zu einer Umverteilung des venösen Rückstroms. Das venöse Blut der Extremitäten fließt nun vermehrt durch die tiefen Venen zum Körperkern zurück. Dort tauscht es Wärme mit der direkt danebenliegenden Arterie im Gegenstromprinzip aus. Über diesen Mechanismus führt die thermoregulatorische Vasokonstriktion zu einer funktionellen Trennung von Körperkern und Körperschale. Dies ist der entscheidende Wirkmechanismus der thermoregulatorischen Vasokonstriktion [31]. Sinkt die Körperkerntemperatur deutlich ab, so wird die Wärmebildung zusätzlich durch unwillkürliches Kältezittern gesteigert [29]. Dieses beginnt typischerweise an der Kiefermuskulatur und Brustmuskulatur, bevor die Extremitätenmuskulatur mit einbezogen wird.

12.5 Veränderungen der Thermoregulation beim alten Menschen

Die Körperkerntemperatur von gesunden älteren Menschen unterscheidet sich nicht von der Körperkerntemperatur jüngerer Menschen. Allerdings können zusätzliche Faktoren, wie z. B. Untergewicht, Mangelernährung, Diabetes mellitus, neurologische Erkrankungen oder der Einfluss verschiedener Medikamente wie z. B. von Neuroleptika [32] dazu führen, dass die Körperkerntemperatur bei manchen älteren Menschen niedriger ist [33].

Auch bei gesunden älteren Menschen sind die autonomen Abwehrmechanismen gegen Abkühlung wie Vasokonstriktion und Steigerung der Wärmeproduktion abgeschwächt [33–36]. Dies führt in Verbindung mit einer reduzierten Muskelmasse, einem geringeren Grundumsatzumsatz [37] und dem reduzierten subkutanen Fettgewebe [38] dazu, dass ältere Menschen unter Kältestress schneller hypotherm werden (Abb. 12.1) [33].

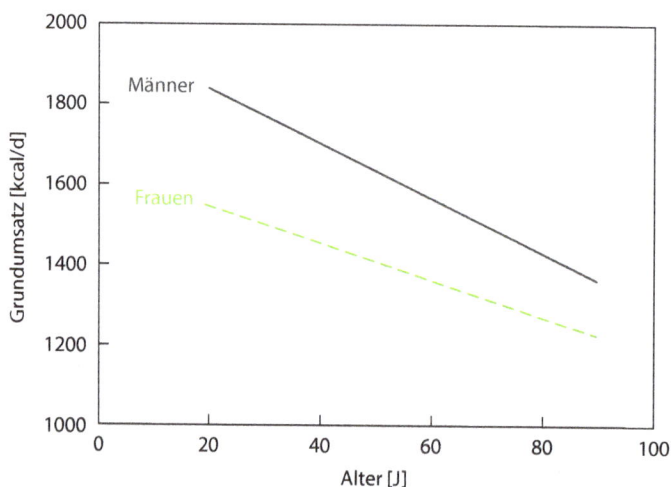

Abb. 12.1: Änderung des Grundumsatzes in Abhängigkeit vom Alter berechnet für 175 cm große und 70 kg schwere Menschen (nach [37]).

12.6 Entstehung von perioperativer Hypothermie

Ein großer Anteil von Patienten, die ohne wärmeprotektive Maßnahmen unter Allgemeinanästhesie oder rückenmarksnaher Regionalanästhesie operiert werden, werden intraoperativ hypotherm [39,40]. Die Entwicklung der perioperativen Hypothermie folgt dabei einem charakteristischen Muster.

In der ersten Stunde nach Einleitung einer Allgemeinanästhesie fällt die Körperkerntemperatur relativ rasch ab. Dies ist dadurch bedingt, dass es durch den Einsatz von Hypnotika, Opioiden und Inhalationsanästhetika zu einer Verschiebung des Schwellenwertes für die thermoregulatorische Vasokonstriktion deutlich unter die aktuelle Körperkerntemperatur kommt. Dadurch wird die vor Narkoseeinleitung aktivierte thermoregulatorische Vasokonstriktion aufgehoben und es kommt es zu einer Umverteilung von Wärme aus dem Körperkern in die Körperperipherie. Dieser Abfall der Körperkerntemperatur dauert ungefähr eine Stunde. Das Ausmaß der Wärmeumverteilung wird hauptsächlich durch den Wärmegehalt der Körperperipherie vor Narkoseeinleitung bestimmt. Ist die Körperperipherie kalt, so ist die Wärmeumverteilung ausgeprägter, als wenn die Körperperipherie warm ist wie z. B. nach Vorwärmung des Patienten. Dies liegt daran, dass der Temperaturgradient zwischen Körperkern und Körperperipherie die treibende Kraft für die Wärmeumverteilung ist.

Danach kommt eine Phase von 2 bis 3 Stunden, in der die Körperkerntemperatur etwas langsamer abfällt. In dieser Phase wird die Auskühlung hauptsächlich durch die negative Wärmebilanz des Patienten bestimmt. In Narkose sind bei üblichen OP-Saaltemperaturen die Wärmeverluste der Patienten deutlich höher, als die körpereigene Wärmeproduktion. Die größten Wärmeverluste entstehen durch die Abstrahlung von Wärme und die direkte Wärmeabgabe von der Haut an die umgebende Luft.

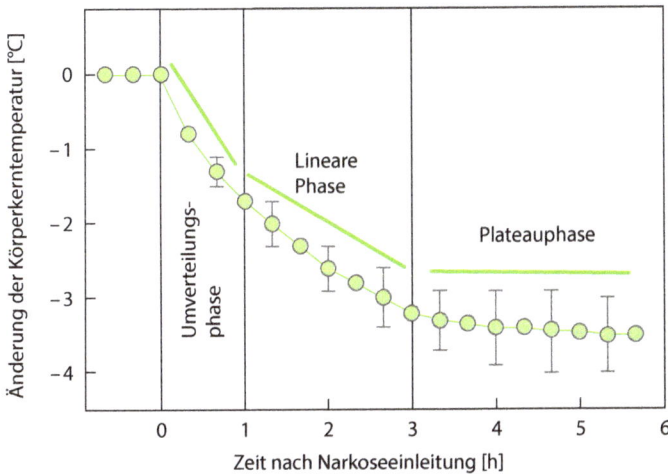

Abb. 12.2: Entwicklung der perioperativen Hypothermie mit den typischen Phasen der Wärmeumverteilung, des linearen Abfalls der Körperkerntemperatur und der Plateauphase (nach [42]).

Dauert der Eingriff noch länger, so bildet sich meist ein Plateau der Körperkerntemperatur aus, während die Temperatur der Körperperipherie kontinuierlich weiter sinkt. Diese Plateauphase ist dadurch bedingt, dass nun wieder die autonome thermoregulatorische Vasokonstriktion einsetzt und den Körperkern vor weiteren Wärmeverlusten schützt. Bei hohem Flüssigkeitsumsatz mit unzureichend erwärmten Infusionen und Blutprodukten kann die Plateauphase jedoch ausbleiben (Abb. 12.2) [41,42].

12.7 Besonderheiten beim alten Menschen

Häufig sind ältere Patienten, die sich einem größeren operativen Eingriff unterziehen müssen, nicht gesund. Viele dieser Patienten haben kardiovaskuläre, pulmonale, renale, neurologische und psychiatrische Vorerkrankungen, die zusammen mit der damit verbundenen Medikation die Patienten schon vor jeglicher anästhesiologischen Maßnahme gefährden, hypotherm zu werden.

Aber auch wenn dies nicht der Fall ist, so sind der Grundumsatz und damit die körpereigene Wärmeproduktion älterer Patienten niedriger, als der Grundumsatz und die körpereigene Wärmeproduktion jüngerer Patienten [37]. Das bedeutet, dass bei ähnlicher Körperkerntemperatur die autonome thermoregulatorische Vasokonstriktion stärker aktiviert sein muss, um den Wärmeverlust auf das Niveau der körpereigenen Wärmeproduktion zu reduzieren. Dadurch bedingt ist der Wärmegehalt der Körperperipherie erniedrigt und die initiale Wärmeumverteilung eher ausgeprägter, als beim jungen Menschen. Die Geschwindigkeit des initialen Abfalls der Körperkerntemperatur ist jedoch vergleichbar wie bei jüngeren Patienten [43].

In Narkose setzt die autonome Thermoregulation bei älteren Patienten erst bei einer deutlich niedrigeren Körperkerntemperatur ein, so dass sich erst bei nied-

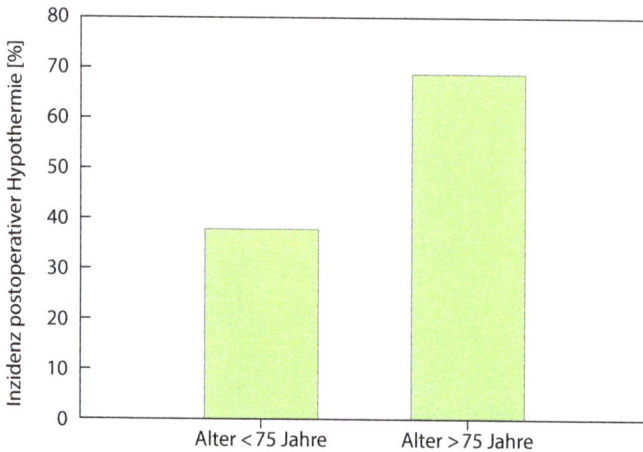

Abb. 12.3: Häufigkeit von postoperativer Hypothermie nach großen operativen Eingriffen mit intraoperativem Einsatz von aktiver Wärmetherapie.

rigeren Körperkerntemperaturen eine Plateauphase der Körperkerntemperatur ausbilden kann [43]. Während Spinalanästhesien kommt es bei älteren Patienten erst bei deutlich niedrigeren Körperkerntemperaturen zum Kältezittern, verglichen zu jungen Patienten [44].

Diese Faktoren führen nachweisbar zu einer höheren Inzidenz an perioperativer Hypothermie bei älteren Patienten. Dies war schon in den frühen 80iger Jahren des letzten Jahrhunderts nachweisbar [39,40,45] als es noch keine potenten Wärmeprotektionsmaßnahmen gab und ist auch noch heute bei Allgemeinanästhesien [3–5,7,46,47] und Spinalanästhesien [48] nachweisbar (Abb. 12.3).

12.8 Erhöhte Häufigkeit von hypothermiebedingten Komplikationen bei alten Menschen

Viele Komplikationen in der operativen Medizin steigen in ihrer Häufigkeit mit zunehmendem Alter der Patienten an. Dies ist auch bei Komplikationen der Fall, die Hypothermie assoziiert sind.

Die Wirkdauer von Muskelrelaxantien ist bei älteren Menschen teilweise deutlich verlängert [49]. Die Tatsache, dass perioperative Hypothermie zusätzlich zu einer weiteren Verlängerung der Wirkung von Muskelrelaxantien führt [9], kann ein Grund dafür sein, dass ältere Patienten im Aufwachraum noch eine Restrelaxierung aufweisen können (s. a. Kap. 13). Diese ist wiederum mit einem erhöhten Risiko für (Mikro-) Aspiration, oberer Atemwegsobstruktion, postoperativer Hypoxämie, Muskelschwäche und verlängerter Aufwachraumzeit assoziiert Murphy [50].

Postoperative Wundinfektionen sind trotz vieler präventiver Maßnahmen sehr häufig. Nach den Angaben der zweiten nationalen Prävalenzstudie zu nosokomialen Infektionen und Antibiotika-Anwendung sind sie mit 24,3 % in Deutschland inzwischen die häufigste nosokomiale Infektion überhaupt [51]. Diese Wundinfektionen sind eine sehr ernstzunehmende Komplikation, da sie die postoperative Morbidität beträchtlich erhöhen können [52] und mit enormen Kosten verbunden sind [1,53]. Postoperative Wundinfektionen treten bei älteren Patienten häufiger auf, als bei jüngeren Patienten [54–56].

Postoperative kardiale Ereignisse wie instabile Angina pectoris, Myokardinfarkt, Herzstillstand, Myokardischämien und relevante Herzrhythmusstörungen treten bei jungen kardial gesunden Patienten sehr selten auf. Im Gegensatz dazu findet man postoperative Herzrhythmusstörungen wie z. B. Vorhofflimmern bei älteren Patienten vermehrt [57]. Ebenso ist ein erhöhtes Alter ein Risikofaktor für das Auftreten eines perioperativen Myokardinfarktes [58,59]. Auch hier ist eine zusätzliche Erhöhung der Risiken durch perioperative Hypothermie gegeben [24] und gefährdet diese Patientengruppe zusätzlich.

12.9 Wärmemanagement beim alten Menschen

Die Grundzüge des perioperativen Wärmemanagements beim alten Menschen unterscheiden sich nicht wesentlich vom Vorgehen bei jüngeren Menschen. Eine sinnvolle Wärmeprotektion besteht aus vier wesentlichen Maßnahmen:
1. Messung der Körperkerntemperatur im perioperativen Zeitraum.
2. Vorwärmung vor Narkoseeinleitung.
3. Aktive Wärmetherapie während der Narkose und
4. Infusionswärmung, wenn größere Mengen an Flüssigkeit verabreicht werden [1,2].

Zusätzlich ist es sinnvoll größere Mengen an Spüllösungen anzuwärmen, den Patienten zu isolieren, sowie für eine angemessene OP-Saaltemperatur zu sorgen.

12.9.1 Messung der Körperkerntemperatur

Um eine perioperative Hypothermie erfassen zu können wird die Messung der Körperkerntemperatur empfohlen. Diese sollte einmal circa 1–2 Stunden vor Beginn der Anästhesie durch die vorbereitende Organisationseinheit gemessen werden und während der Narkose kontinuierlich oder zumindest alle 15 Minuten erfolgen [2].

Der Sinn dieser Empfehlungen liegt darin, diejenigen Patienten schon frühzeitig zu identifizieren, die schon vor Beginn der Narkose eine niedrige Körperkerntemperatur haben. Bemerkenswerterweise haben einige Patienten schon vor Narkoseeinleitung eine Körperkerntemperatur unter 36° C und sind damit definitionsgemäß schon hypotherm [60–62]. Diese Patienten sollten vor Narkoseeinleitung – sofern es sich nicht um vitale Notfälle handelt – erst auf eine Körperkerntemperatur von mindestens 36° C gewärmt werden [1], da die Patienten sonst schon hypotherm in den Eingriff gehen und dann lange Zeit intraoperativ hypotherm bleiben. Aber auch Patienten, die eine Körperkerntemperatur knapp über 36° C haben, haben ein hohes Risiko für die Entwicklung einer langandauernden perioperativen Hypothermie [63], da durch die Wärmeumverteilung nach Narkoseeinleitung die Körperkerntemperatur regelhaft absinkt. Erst durch die frühzeitige Erkennung dieser Risikopatienten ist eine adäquat lange Vorwärmung und damit sinnvolle Hypothermieprävention möglich.

Idealerweise sollte die Körperkerntemperatur während des gesamten perioperativen Zeitraums möglichst am gleichen Ort und mit der gleichen Methode gemessen werden [2]. Prinzipiell stehen zur Körperkerntemperaturmessung verschiedene Methoden zur Verfügung, die sich in ihrer Invasivität, Eignung zum Einsatz bei wachen Patienten und in ihrer Genauigkeit zum Teil deutlich unterscheiden (Tab. 12.1, Abb. 12.4, 12.5, 12.6).

Tab. 12.1: Vergleich der verschiedenen Verfahren zur Messung der Körperkerntemperatur (nach [1,2]).

Methode	Invasivität	Einsatz beim wachen Patienten sinnvoll möglich	Genauigkeit	Bemerkung
pulmonalarterielle oder arterielle Temperaturmessung	sehr invasiv	In aller Regel: nein	Referenzverfahren	Nur bei invasivem hämodynamischem Monitoring mit Pulmonalarterienkatheter oder transpulmonaler Herzzeitvolumenmessung sinnvoll.
Tympanonkontakttemperaturmessung direkt am Trommelfell	wenig invasiv	ja	Referenzverfahren	Umständlich und unüblich. Kann bei unachtsamer Handhabung zu Trommelfellperforation führen [64].
Zero-Heat-Flux Temperaturmessung an der Stirn oder Temperaturmessung mit einem Doppelsensor an der Stirn	nicht invasiv	ja	sehr genau oder genau	Noch relativ wenig evaluiert, aber inzwischen in manchen Leitlinien empfohlen [1].
nasopharyngeale Temperaturmessung	wenig invasiv	nein	sehr genau	Kann in bis zu 3 % der Patienten zu Nasenbluten führen [65]. Nicht geeignet bei Eingriffen im Mund/Rachenbereich.
sublinguale Temperaturmessung	wenig invasiv	ja	sehr genau	Sonde schwierig unter der Zunge zu fixieren, Sondenfixierung im Mund mittels Guedetubus führt zu falsch niedrigen Messwerten (Abb. 4 und 5).

Tab. 12.1: (Fortsetzung) Vergleich der verschiedenen Verfahren zur Messung der Körperkerntemperatur (nach [1,2]).

Methode	Invasivität	Einsatz beim wachen Patienten sinnvoll möglich	Genauigkeit	Bemerkung
ösophageale Temperaturmessung	invasiv	nein	Referenzverfahren	Umständlich, nicht geeignet bei Eingriffen im Mund/Rachenbereich, Thorax und Oberbauch.
vesikale Temperaturmessung	invasiv	nein	genau	Nur wenn ein Blasenkatheter erforderlich ist. Nicht geeignet bei Eingriffen im Unterbauch und kleinen Becken [66].
rektale Temperaturmessung	wenig invasiv	nein	ungenau	nicht empfohlen
axilläre Temperaturmessung	nicht invasiv	ja		
Temperaturmessung im Gehörgang mit Infrarotthermometer	nicht invasiv	ja		

Leider ist eine kontinuierliche perioperative Messung der Körperkerntemperatur am selben Messort wie prä- und postoperativ zurzeit nur mit sehr wenigen Methoden möglich. Es ist zwar bei kooperativen Erwachsenen fast immer möglich, sublingual die Körperkerntemperatur präoperativ und intraoperativ zu messen – bei unkooperativen Erwachsenen ist dies jedoch nicht möglich. Hier eröffnen gerade neue nicht invasive Verfahren wie die Zero-Heat-Flux-Temperaturmessung oder die Messung der Körperkerntemperatur mit einem Doppelsensor neue interessante Optionen [67–71]. Die Temperatursonden müssen bei beiden Verfahren auf die Stirn der Patienten geklebt werden und zeigen nach wenigen Minuten genaue bis sehr genaue Messwerte der Körperkerntemperatur an (Abb. 12.6).

Alle anderen Messverfahren wie z. B. die Messung der Bluttemperatur in der Art. pulmonalis, die ösophageale oder nasopharyngeale Temperaturmessung etc. bieten nicht die Möglichkeit über den gesamten perioperativen Verlauf die Körperkerntemperatur zu messen. Im klinischen Alltag ist die nasopharyngeale Messung die am weitesten verbreitete Methode [72] und die neueren Daten zeigen auch zunehmend, dass das Verfahren ausreichend genau ist [65,73].

Die in der Klinik sehr beliebte und schnelle Infrarot-Temperaturmessung im Gehörgang wird wegen zu großer Messungenauigkeit explizit nicht empfohlen, obwohl sie weit verbreitet ist [2]. Gerade beim alten Menschen ist die Wahrscheinlichkeit genaue Messungen zu erhalten noch niedriger, da der Gehörgang im Alter stärker gewunden ist [74] und damit eine direkte Erfassung des Trommelfells schwieriger zu erlangen ist.

Wichtig: Bei der Wahl des Messortes zur Erfassung der Körperkerntemperatur sollte immer OP-Feld-fern gemessen werden, da sonst relevanten Verfälschungen der Messung vorkommen. Daher ist zum Beispiel bei Unterbaucheingriffen die Messung der Blasentemperatur nicht sinnvoll.

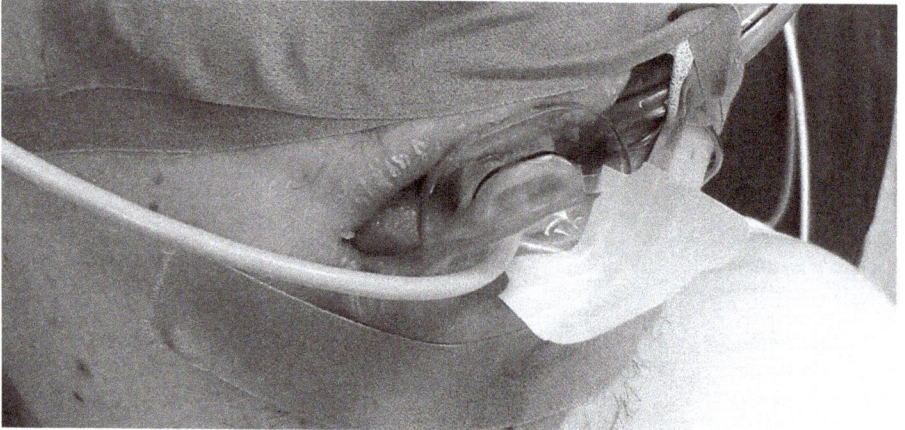

Abb. 12.4: „Orale" Messung der Körperkerntemperatur mit Fixierung der Sonde im Guedeltubus.

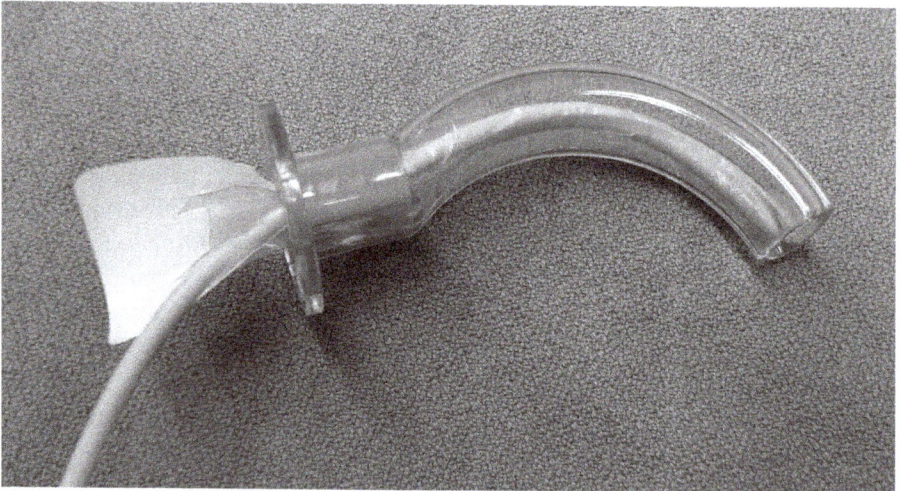

Abb. 12.5: Die Abbildung zeigt, dass die Temperatursonde im Guedeltubus liegt und nicht die orale oder sublinguale Temperatur messen kann.

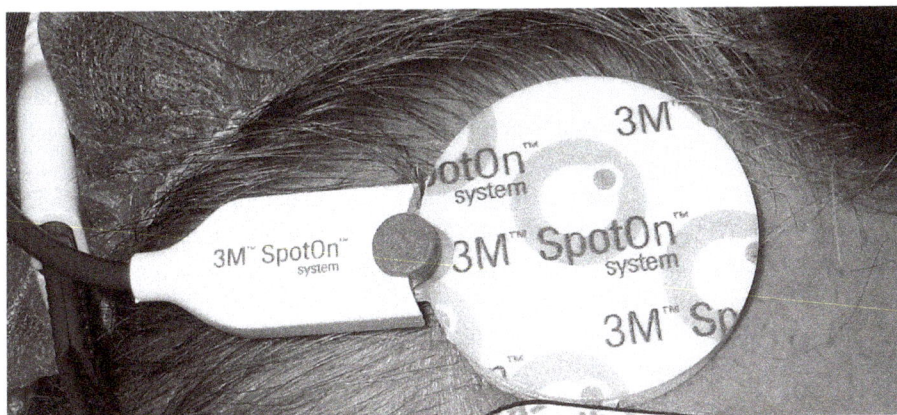

Abb. 12.6: Messung der Körperkerntemperatur mittels Zero-Heat-Flux Temperaturmessung an der Stirn.

12.9.2 Vorwärmung vor Narkoseeinleitung

Durch die kalte Umgebung auf dem Transport in den OP und die niedrige Temperatur im OP haben nahezu alle Patienten vor Narkoseeinleitung eine aktivierte thermoregulatorische Vasokonstriktion. Die autonome thermoregulatorische Vasokonstriktion sorgt zwar dafür, dass der Körperkern noch normotherm bleibt, erlaubt jedoch ein Auskühlen der Körperperipherie. Während der Narkoseeinleitung oder Anlage einer rückenmarksnahen Regionalanästhesie kommt es dann zu einer Aufhebung dieser thermoregulatorischen Vasokonstriktion und zur Wärmeumverteilung aus dem Körperkern in die Körperperipherie. Dadurch wird die Körperperipherie zwar wieder wärmer, aber die Körperkerntemperatur sinkt deutlich ab. Bei der Anlage einer rückenmarksnahen Regionalanästhesie kommt es nur zu einer Aufhebung der thermoregulatorischen Vasokonstriktion in den betäubten Arealen und die Wärme aus dem Körperkern wird in die Beine hin umverteilt. Da die Beine jedoch viel mehr Masse aufweisen als die Arme, ist der Effekt fast genauso groß [29].

Die einzige pathophysiologisch sinnvolle Maßnahme, um die Wärmeumverteilung zu begrenzen, ist eine ausreichend lange aktive Wärmung der Körperperipherie vor Narkosebeginn. Durch diese Maßnahme wird der Temperaturunterschied zwischen Körperkern und Körperperipherie reduziert und damit auch das Ausmaß der Wärmeumverteilung nach Narkoseeinleitung. Die Maßnahme ist hocheffektiv [75] und wird deshalb klar empfohlen [1,2].

12.9.3 Praktische Durchführung

Vorwärmung kann prinzipiell auf der Normalstation mittels spezieller Wärmehemden begonnen werden [76] oder in der präoperativen Wartezone oder dem Narkoseeinleitungsraum durchgeführt werden. In Deutschland ist die Vorwärmung auf Normalstation nicht üblich [72], da sie relativ aufwändig zu implementieren ist. Im Gegensatz dazu ist die aktive Vorwärmung in der präoperativen Wartezone und insbesondere im Narkoseeinleitungsraum verbreitet [72,77,78]. Diese beiden Orte haben den Vorteil, dass sie räumlich nahe am OP sind.

Die Vorwärmung des Patienten kann prinzipiell mit konduktiven Verfahren oder konvektiver Luftwärmung durchgeführt werden [79]. Als optimale Dauer der Vorwärmung gelten 20–30 min [1,2], wobei bei älteren Patienten aufgrund des höheren Risikos für die Entwicklung einer perioperativen Hypothermie eine längere Vorwärmzeit sinnvoll ist. Allerdings ist es im klinischen Alltag nur möglich, diese Vorwärmzeiten zu realisieren, wenn man den Patienten früh genug bestellt und sofort nach Ankunft des Patienten mit der Vorwärmung anfängt. Ein Herauszögern der Narkoseeinleitung wegen zu kurzer Vorwärmdauer ist aus ökonomischen Gründen wahrscheinlich nur in den allerwenigsten Kliniken möglich.

Wenn Wärmehemden oder konvektive Luftwärmedecken schon in der Wartezone benutzt werden, können diese auch im OP weiter genutzt werden. Dazu müssen die Wärmehemden oder konvektiven Luftwärmedecken im OP selbst keimarm abgedeckt werden, genauso wie von der Station mitgebrachte Antithrombosestrümpfe [80].

Im Narkoseeinleitungsraum können die Patienten entweder auf einer passenden Unterlegdecke gewärmt werden oder mit einer längs über den Körper gelegten Oberkörperdecke. Nach Ankunft des Patienten im Narkoseeinleitungsraum sollte dann die Wärmedecke möglichst schnell in Betrieb genommen werden. Die danach erforderlichen Maßnahmen wie die Identitätsprüfung des Patienten, die Überprüfung der Nüchternheit und der Vollständigkeit der Patientenunterlagen samt den erforderlichen Einwilligungen können dann unter schon laufender Vorwärmung vorgenommen werden. Wenn danach die Vorbereitungen zur Narkoseeinleitung (Anschließen von Elektrokardiogramm [EKG], Pulsoxymetrie und nichtinvasiver Blutdruckmessung, Anlage eines i.v.-Zugangs) ebenfalls unter Vorwärmung vorgenommen werden, dann erreicht man in aller Regel eine Vorwärmdauer von mindestens 10 min. Das Verfahren hat den Vorteil, dass fast alle Maßnahmen während der Narkoseeinleitung unter laufender Wärmetherapie stattfinden können. Einzig bei der Anlage eines Blasenkatheters muss der Patient für einen gewissen Zeitraum teilweise entblößt werden. Damit dies möglich ist, muss jeder Narkoseeinleitungsraum mit einem konvektiven Luftwärmer ausgestattet sein [79].

12.9.4 Wärmetherapie während der Narkose

Im Gegensatz zur Vorwärmung vor Narkoseeinleitung ist die Wärmetherapie während Narkose weit verbreitet [72]. Anders als die Vorwärmung der Patienten, die ja das Wärmeumverteilungsphänomen reduzieren soll, zielt die Wärmetherapie während Narkose hauptsächlich auf die Wiederherstellung einer ausgeglichenen intraoperativen Wärmebilanz. Dadurch soll der zweiten, linearen Phase der Hypothermieentwicklung entgegengewirkt werden.

Allerdings wird in vielen Kliniken sehr häufig erst nach Lagerung, Hautdesinfektion und Abdecken der Patienten mit der konvektiven Luftwärmung begonnen. Dies entspricht jedoch nicht den aktuellen Leitlinienempfehlungen [1,2]. In den Leitlinien des NICE Instituts und den deutschsprachigen Leitlinien lautet die Empfehlung, dass die Patienten zusätzlich zur Vorwärmung von Beginn der Narkoseeinleitung an bis zum Ende der Narkose aktiv gewärmt werden sollen.

Bedenken, dass dies aus krankenhaushygienischer Sicht bedenklich sei, sind nicht wissenschaftlich begründet [80]. Durch die Nutzung von konvektiven Luftwärmern steigt in leeren und unbenutzten OP-Sälen die Partikelzahl oder die Luftkeimzahl nur minimal an, ohne dass dieser Unterschied jedoch signifikant wäre [81]. Im Gegensatz dazu führt die Anwesenheit von Patient und OP-Personal zu einem starken Anstieg der Luftkeimzahl [81], da die Anzahl an Keimen in der OP-Luft hauptsächlich von der Anzahl an Personen, die sich im OP bewegen, abhängig ist [82].

Wenn zwischen Vorwärmung und der Wärmetherapie im OP-Saal eine große Pause entsteht, so geht ein Teil der Effektivität der Vorwärmung wieder verloren. Im klinischen Alltag werden die Zeitintervalle zwischen Beginn der Narkoseeinleitung und dem OP-Beginn häufig unterschätzt, da in dieser Zeit viel geschieht. Insbesondere bei älteren Patienten, die eine höhere Hypothermiegefährdung aufweisen, kann dies nachteilig sein.

Um die größtmögliche Effektivität von konvektiver Luftwärmung zu erreichen sollte diejenige konvektive Luftwärmerdecke gewählt werden, die die größte Körperoberfläche bedeckt, ohne den operativen Eingriff zu behindern. Je größer die gewärmte Körperoberfläche ist, desto größer ist der Einfluss auf die Wärmebilanz (Abb. 12.7) [83].

Dabei haben die klinisch am gebräuchlichsten Oberkörperdecken leider die kleinste Fläche. Unterkörperdecken, Ganzkörperdecken, *Surgical Access* Decken oder Unterlegdecken sind in der Lage eine größere Körperoberfläche zu wärmen. Dasselbe trifft bei der Verwendung von konduktiven Wärmesystemen zu, die als Alternative in den deutschsprachigen Leitlinien genannt werden [2]. Auch hier steigt die Effektivität mit der Größe der aktiv gewärmten Körperoberfläche an.

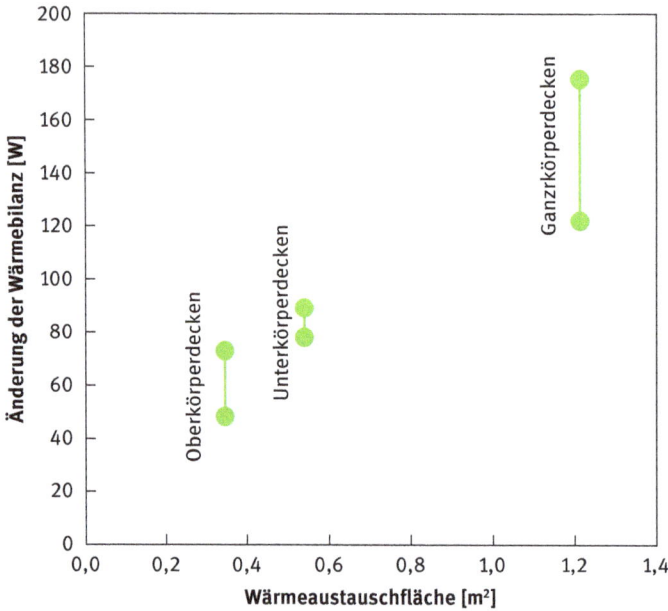

Abb. 12.7: Einfluss der Deckengröße auf die errechnete Wärmebilanz unter perioperativen Bedingungen [84–86].

12.9.5 Infusionswärmung

Zusätzlich zur aktiven Wärmetherapie über die Körperoberfläche wird in den Leitlinien die Infusionswärmung empfohlen, wenn größere Flüssigkeitsmengen verabreicht werden müssen. Die NICE Leitlinie empfiehlt ab einer Gesamtinfusionsmenge von mehr als 500 ml die Infusionswärmung [1], während die deutschsprachigen Leitlinien [2] etwas zurückhaltender sind. Hier wird eine Infusionswärmung erst bei einem Infusionsbedarf von > 500 ml/h empfohlen.

12.9.6 Anwärmung von Spüllösungen

Werden intraoperativ größere Mengen an Spüllösungen verwendet, wie z. B. bei der transurethralen Resektion der Prostata, ist es sinnvoll diese auf 38–40° C anzuwärmen [2].

12.9.7 Isolation

Als eine weitere zusätzliche Maßnahme ist es sinnvoll, die Körperoberfläche zu isolieren, die nicht Teil des OP-Gebietes ist und die nicht aktiv gewärmt werden kann. Durch die Isolation der Körperoberfläche mit im OP Saal üblichen Materialien können die dort auftretenden Wärmeverluste um ca. 30 % reduziert werden [87–89]. Die Anwendung mehrerer Lagen von Isolationsmaterial erhöht dabei die Effektivität.

12.9.8 Angemessene Raumtemperatur

Als zusätzliche Maßnahme empfiehlt die deutschsprachige Leitlinie für erwachsene Patienten eine Raumtemperatur von 21° C [2]. Diese Temperatur liegt im unteren Bereich dessen was in der DIN 1946–4 als Zulufttemperatur für Operationssäle festgelegt wurde (19–26° C). Bedenken, dass eine so hohe OP-Saaltemperatur ein hygienisches Risiko darstellen würde, sind nicht begründet [80]. Es ist jedoch sicherlich richtig, dass hohe Raumtemperaturen – insbesondere, wenn Röntgenschürzen getragen werden müssen – eine Belastung für die Mitarbeiter im OP darstellen können. Wenn die Vorwärmung vor Narkoseeinleitung und die anderen intraoperativen Wärmemaßnahmen voll ausgeschöpft werden, kann in der Regel die OP-Saaltemperatur auch niedriger liegen, ohne dass das Hypothermierisiko für die Patienten steigt.

12.9.9 Wärmeprotektion durch Atemgasklimatisierung

Atemgasklimatisierung mit passiven Atemgasbefeuchtern (HME = *Heat and Moisture Exchanger*) reduziert die pulmonal bedingten Wärmeverluste weitgehend. Dennoch ist diese Maßnahme unter dem Aspekt des Wärmemanagements von untergeordneter Bedeutung, da die Wärmeverluste über die Atemwege gering sind [90].

12.9.10 Wärmeprotektion durch Heizmatten unter dem Rücken

Obwohl der Wärmeaustausch über Konduktion am Rücken bei gutem Kontakt der Heizmatte hocheffektiv ist [91–93], ist die Effektivität von Heizmatten unter dem Rücken insgesamt gering. Dies liegt an der kleinen Kontaktfläche und der Tatsache, dass über den Rücken perioperativ nur sehr wenig Wärme verloren geht. Daher hat eine Heizmatte unter dem Rücken nur einen geringen Einfluss auf die Wärmebilanz des Menschen. Als Zusatzmaßnahme zusätzlich zur konvektiven Luftwärmung kann ein geringer Zusatznutzen erwartet werden.

12.9.11 Empfehlungen für die postoperative Phase

In der deutschsprachigen Leitlinie wird empfohlen, dass die Ausleitung einer Allgemeinanästhesie erst in Normothermie erfolgen soll [2]. Diese Empfehlung ist eine Expertenempfehlung und kann leider bisher nicht gut durch Daten belegt werden.

Man kann sich jedoch davon erhoffen, dass die Anzahl der Patienten, die postoperativ über Kältegefühl und Kältezittern klagt, reduziert wird (s. a. Kap. 13).

Ob dies Einfluss auf relevantere Nebenwirkungen hat, wie z. B. die kardialen Komplikationen oder die Anzahl an Wundinfektionen, ist nicht klar, da die Risiken für die Entwicklung dieser Nebenwirkungen auch schon während dem Eingriff beginnen.

Ältere Patienten weisen im Gegensatz zu jüngeren Patienten in der Regel nicht so intensives Kältezittern auf. Auch der Anstieg der Sauerstoffaufnahme während dem Kältezittern ist erheblich geringer als bei jüngeren Menschen [94]. Im Gegensatz zu früheren Vermutungen sind auch die Phasen der postoperativen Myokardischämie nicht mit dem Kältezittern assoziiert. Dennoch sollte das unangenehme postoperative Kältezittern behandelt werden. In erster Linie kommt hierzu die aktive Wärmetherapie zum Einsatz [2]. Diese bewirkt häufig schon relativ schnell, dass das Zittern unterdrückt wird. Wenn dies nicht der Fall ist, so sind Substanzen wie Clonidin oder Pethidin fast immer erfolgreich, obwohl keine dieser Substanzen dafür zugelassen ist.

Literatur

[1]   NICE. Addendum to Clinical Guideline 65, Inadvertant Perioperative Hypothermia. www.nice. org.uk/guidance/cg65?unlid=389982603201651720359, 2016.

[2]   Torossian A, Bräuer A, Höcker J, et al. Preventing inadvertent perioperative hypothermia. Dtsch Arztebl Int. 2015;112:166–172.

[3]   Karalapillai D, Story D, Hart GK, et al. Postoperative hypothermia and patient outcomes after major elective non-cardiac surgery. Anaesthesia. 2013;68:605–611.

[4]   Karalapillai D, Story D, Hart GK, et al. Postoperative hypothermia and patient outcomes after elective cardiac surgery. Anaesthesia. 2011;66:780–784.

[5]   Karalapillai D, Story DA, Calzavacca P, et al. Inadvertent hypothermia and mortality in postoperative intensive care patients: retrospective audit of 5050 patients. Anaesthesia. 2009;64:968–972.

[6]   Abelha FJ, Castro MA, Neves AM, Landeiro NM, Santos CC. Hypothermia in a surgical intensive care unit. BMC Anesthesiology. 2005;5:7–17.

[7]   Kongsayreepong S, Chaibundit C, Chadpaibool J, et al. Predictor of core hypothermia and the surgical intensive care unit. Anesth Analg. 2003;96:826–833.

[8]   Heier T, Caldwell JE. Impact of hypothermia on the response to neuromuscular blocking drugs. Anesthesiology. 2006;104:1070–1080.

[9]   Caldwell JE, Heier T, Wright PMC, et al. Temperature-dependent Pharmakokinetics and Pharmakodynamics of Vecuronium. Anesthesiology. 2000;92:84–93.

[10] Heier T, Caldwell JE, Sharma ML, Gruenke LD, Miller RD. Mild intraoperative hypothermia does not change the pharmacodynamics (concentration-effect relationship) of vecuronium in humans. Anesth Analg. 1994;78:973–977.

[11] Beaufort AM, Wierda JM, Belopavlovic M, et al. The influence of hypothermia (surface cooling) on the time- course of action and on the pharmacokinetics of rocuronium in humans. Eur J Anaesthesiol Suppl. 1995;11:95–106.

[12] Rajagopalan S, Mascha E, Sessler DI. The effects of mild perioperative hypothermia on blood loss and transfusion requirement. Anesthesiology. 2008;108:71–77.

[13] Schmied H, Schiferer A, Sessler DI, Meznik C. The effects of red-cell scavenging, hemodilution, and active warming on allogenic blood requirements in patients undergoing hip or knee arthro-plasty. Anesth Analg. 1998;86:387–391.

[14] Schmied H, Kurz A, Sessler DI, Kozek S, Reiter A. Mild hypothermia increases blood loss and transfusion requirements during total hip arthroplasty. Lancet. 1996;347:289–292.

[15] Rohrer MJ, Natale AM. Effect of hypothermia on the coagulation cascade. Crit Care Med. 1992;20:1402–1405.

[16] Kurz A, Sessler DI, Lenhardt R. Perioperative normothermia to reduce the incidence of surgical-wound infection and shorten hospitalization. Study of Wound Infection and Temperature Group. N Engl J Med. 1996;334:1209–1215.

[17] Melling AC, Ali B, Scott EM, Leaper DJ. Effects of preoperative warming on the incidence of wound infection after clean surgery: a randomised controlled trial. Lancet. 2001;358:876–880.

[18] Carli F, Clark MM, Woollen JW. Investigation of the relationship between heat loss and nitrogen excretion in elderly patients undergoing major abdominal surgery under general anaesthetic. Br J Anaesth. 1982;54:1023–1029.

[19] Carli F, Emery PW, Freemantle CA. Effect of peroperative normothermia on postope-rative protein metabolism in elderly patients undergoing hip arthroplasty. Br J Anaesth. 1989;63:276–282.

[20] Carli F, Itiaba K. Effect of heat conservation during and after major abdominal surgery on muscle protein breakdown in elderly patients. Br J Anaesth. 1986;58:502–507.

[21] Scott AV, Stonemetz JL, Wasey JO, et al. Compliance with Surgical Care Improvement Project for Body Temperature Management (SCIP Inf-10) Is Associated with Improved Clinical Outcomes. Anesthesiology. 2015;123:116–125.

[22] Billeter AT, Hohmann SF, Druen D, Cannon R, Polk HC Jr. Unintentional perioperative hypo-thermia is associated with severe complications and high mortality in elective operations. Surgery. 2014;156:1245–1252.

[23] Frank SM, Beattie C, Christopherson R, et al. Unintentional hypothermia is associated with postoperative myocardial ischemia. The Perioperative Ischemia Randomized Anesthesia Trial Study Group. Anesthesiology. 1993;78:468–476.

[24] Frank SM, Fleisher LA, Breslow MJ, et al. Perioperative maintenance of normothermia reduces the incidence of morbid cardiac events. A randomized clinical trial. JAMA. 1997;277:1127–1134.

[25] Kurz A, Sessler DI, Narzt E, et al. Postoperative hemodynamic and thermoregulatory conse-quences of intraoperative core hypothermia. J Clin Anesth. 1995;7:359–366.

[26] Lenhardt R, Marker E, Goll V, et al. Intraoperative hypothermia prolongs duration of postope-rative recovery. Anesthesiology. 1997;87:1318–1323.

[27] Bauer M, Bock M, Martin J, et al. Ungeplante postoperative Aufnahme elektiver Patienten auf Intensivstation: Eine prospektive Multi-Center-Analyse von Inzidenz, Kausalität und Vermeid-barkeit. Anästh Intensivmed. 2007;48:542–550.

[28] The Commission for Thermal Physiology of the International Union of Physiological Sciences. Glossary of terms for thermal physiology. Third edition. Jpn J Physiol. 2001;51:245–280.

[29] Sessler DI. Perioperative thermoregulation and heat balance. Lancet. 2016;387:2655–2664.

[30] Craig AD. How do you feel? Interoception: the sense of the physiological condition of the body. Nat Rev Neurosci. 2002;3:655–666.

[31] Bräuer A, Perl T, Quintel M. Perioperatives Wärmemanagement. Anaesthesist. 2006;55:1321–1340.

[32] Kudoh A, Takase H, Takazawa T. Chronic treatment with antipsychotics enhances intraoperative core hypothermia. Anesth Analg. 2004;98:111–115.

[33] Kenney WL, Munce TA. Invited Review: Aging and human temperature regulation. J Appl Physiol. 2003;95:2598–2603.

[34] DeGroot DW, Kenney WL. Impaired defense of core temperature in aged humans during mild cold stress. Am J Physiol Reg Integr Comp Physiol. 2007;292:R103–108.

[35] Frank SM, Raja SN, Bulcao C, Goldstein DS. Age-related thermoregulatory differences during core cooling in humans. Am J Physiol Regul Integr Comp Physiol. 2000;279:R349–354.

[36] Wagner JA, Robinson S, Marino RP. Age and temperature regulation of humans in neutral and cold environments. J Appl Physiol. 1974;37:562–565.

[37] Harris JA, Benedict FG. A biometric study of basal metabolism in man. Washington DC, Lippicott Company, 1919.

[38] Priebe HJ. The aged cardiovascular risk patient. Br J Anaesth. 2000;85:763–678.

[39] Vaughan MS, Vaughan RW and Cork RC. Postoperative hypothermia in adults: relationship of age, anesthesia, and shivering to rewarming. Anesth Analg. 1981;60:746–751.

[40] Slotman GJ, Jed EH, Burchard KW. Adverse effects of hypothermia in postoperative patients. Am J Surg. 1985;149:495–501.

[41] Kurz A, Sessler DI, Christensen R, Dechert M. Heat balance and distribution during the core-temperature plateau in anesthetized humans. Anesthesiology. 1995;83:491–499.

[42] Sessler DI. Perioperative heat balance. Anesthesiology. 2000;92:578–596.

[43] Kurz A, Plattner O, Sessler DI, et al. The threshold for thermoregulatory vasoconstriction during nitrous oxide/isoflurane anesthesia is lower in elderly than in young patients. Anesthesiology. 1993;79:465–469.

[44] Vassilieff N, Rosencher N, Sessler DI, Conseiller C. Shivering threshold during spinal anesthesia is reduced in elderly patients. Anesthesiology. 1995;83:1162–1166.

[45] Stjernström H, Henneberg S, Eklund A, et al. Thermal balance during transurethral resection of the prostate. A comparison of general anaesthesia and epidural analgesia. Acta Anaesthesiol Scand. 1985;29:743–749.

[46] Agrawal N, Sewell DA, Griswold ME, et al. Hypothermia during head and neck surgery. Laryngoscope. 2003;113:1278–1282.

[47] El-Gamal N, El-Kassabany N, Frank SM, et al. Age-Related Thermoregulatory Differences in a Warm operating Room Environment (Approximately 26° C). Anesth Analg. 2000;90:694–698.

[48] Frank SM, El-Rahmany HK, Cattaneo CG, Barnes RA. Predictors of hypothermia during spinal anesthesia. Anesthesiology. 2000;92:1330–1334.

[49] Yamamoto H, Uchida T, Yamamoto Y, Ito Y, Makita K. Retrospective analysis of spontaneous recovery from neuromuscular blockade produced by empirical use of rocuronium. J Anesth. 2011;25:845–849.

[50] Murphy GS. Residual neuromuscular blockade: incidence,assessment, and relevance in the postoperative period. Minerva Anestesiol. 2006;72:97–109.

[51] Behnke M, Hansen S, Leistner R, et al. Nosocomial infection and antibiotic use: a second national prevalence study in Germany. Dtsch Arztebl Int. 2013;110:627–633.

[52] Kommission für Krankenhaushygiene und Infektionsprävention am Robert-Koch-Insititut. Prävention postoperativer Infektionen im Operationsgebiet. Empfehlungen der Kommission für Krankenhaushygiene und Infektionsprävention am Robert-Koch-Insititut. Bundesgesundheitsblatt – Gesundheitsforschung – Gesundheitsschutz. 2007;50:377–393.

[53] Lemmen S, Lewalter K. Postoperative Wundinfektionen. Mythen und Fakten im OP. Anasthesiol Intensivmed Notfallmed Schmerzther. 2013;48:518–523.

[54] Ridgeway S, Wilson J, Charlet A, et al. Infection of the surgical site after arthroplasty of the hip. J Bone Joint Surg Br. 2005;87:844–850.

[55] Korol E, Johnston K, Waser N, et al. A systematic review of risk factors associated with surgical site infections among surgical patients. PLoS One. 2013;8:e83743.

[56] Triantafyllopoulos G, Stundner O, Memtsoudis S, Poultsides LA. Patient, Surgery, and Hospital Related Risk Factors for Surgical Site Infections following Total Hip Arthroplasty. ScientificWorldJournal. 2015:979560.

[57] Bessissow A, Khan J, Devereaux PJ, Alvarez-Garcia J, Alonso-Coello P. Postoperative atrial fibrillation in non-cardiac and cardiac surgery: an overview. J Thromb Haemost 2015,13 Suppl 1,S304-12.

[58] Kuperman EF, Schweizer M, Joy P, Gu X, Fang MM. The effects of advanced age on primary total knee arthroplasty: a meta-analysis and systematic review. BMC Geriatr. 2016;16:41.

[59] Oscarsson A, Eintrei C, Anskar S, et al. Troponin T-values provide long-term prognosis in elderly patients undergoing non-cardiac surgery. Acta Anaesthesiol Scand. 2004;48:1071–1079.

[60] Wetz AJ, Perl T, Brandes IF, Harden M, Bauer M, Bräuer A. Unexpectedly high incidence of hypothermia before induction of anesthesia in elective surgical patients. J Clin Anesth. 2016;34:282–289.

[61] Frank SM, Kluger MJ, Kunkel SL. Elevated thermostatic setpoint in postoperative patients. Anesthesiology. 2000;93:1426–1431.

[62] Mehta OH, Barclay KL. Perioperative hypothermia in patients undergoing major colorectal surgery. ANZ J Surg. 2014;84:550–555.

[63] Sun Z, Honar H, Sessler DI, et al. Intraoperative core temperature patterns, transfusion requirement, and hospital duration in patients warmed with forced air. Anesthesiology. 2015;122:276–285.

[64] Wallace CT, Marks WE, Adskins WY, Mahaffey JE. Perforation of the tympanic membrane, a complication of tympanic thermometry during anesthesia. Anesthesiology. 1974;41:290–291.

[65] Lee J, Lim H, Son KG, Ko S. Optimal nasopharyngeal temperature probe placement. Anesth Analg. 2014;119:875–879.

[66] Bräuer A, Martin JD, Schuhmann MU, Braun U, Weyland W. Genauigkeit der Blasentemperaturmessung bei intraabdominellen Eingriffen. Anaesthesiol Intensivmed Notfallmed Schmerzther. 2000;35:435–439.

[67] Kimberger O, Thell R, Schuh M, et al. Accuracy and precision of a novel non-invasive core thermometer. Br J Anaesth. 2009;103:226–231.

[68] Kimberger O, Saager L, Egan C, et al. The accuracy of a disposable noninvasive core thermometer. Can J Anaesth. 2013;60:1190–1196.

[69] Iden T, Horn EP, Bein B, et al. Intraoperative temperature monitoring with zero heat flux technology (3 M SpotOn sensor) in comparison with sublingual and nasopharyngeal temperature: An observational study. Eur J Anaesthesiol. 2015;32:387–391.

[70] Eshraghi Y, Nasr V, Parra-Sanchez I, et al. An evaluation of a zero-heat-flux cutaneous thermometer in cardiac surgical patients. Anesth Analg. 2014;119:543–549.

[71] Brandes IF, Perl T, Bauer M, Bräuer A. Evaluation of a novel noninvasive continuous core temperature measurement system with a zero heat flux sensor using a manikin of the human body. Biomed Tech (Berl). 2015;60:1–9.

[72] Bräuer A, Russo M, Nickel EA, Bauer M, Russo SG. Anwendungsrealität des perioperativen Wärmemanagements in Deutschland. Ergebnisse einer Online-Umfrage. Anästh Intensivmed. 2015;56:287–297.

[73] Wang M, Singh A, Qureshi H, et al. Optimal Depth for Nasopharyngeal Temperature Probe Positioning. Anesth Analg. 2016;122:1434–1438.

[74] Alvord LS, Farmer BL. Anatomy and orientation of the human external ear. J Am Acad Audiol. 1997;8:383–390.

[75] de Brito Poveda V, Clark AM, Galvao CM. A systematic review on the effectiveness of prewarming to prevent perioperative hypothermia. J Clin Nurs. 2013;22:906–918.

[76] Andrzejowski J, Hoyle J, Eapen G, Turnbull D. Effect of prewarming on post-induction core temperature and the incidence of inadvertent perioperative hypothermia in patients undergoing general anaesthesia. Br J Anaesth. 2008;101:627–631.

[77] Horn EP, Bein B, Böhm R, Steinfath M, Sahili N, Höcker J. The effect of short time periods of pre-operative warming in the prevention of peri-operative hypothermia. Anaesthesia. 2012;67:612–617.

[78] Perl T, Peichl LH, Reyntjens K, et al. Efficacy of a novel prewarming system in the prevention of perioperative hypothermia. A prospective, randomized, multicenter study. Minerva Anestesiol. 2014;80:436–443.

[79] Bräuer A, Brandes IF, Perl T, Wetz AJ, Bauer M. Vorwärmung. Von der Kür zur Pflicht. Anaesthesist. 2014;63:406–414.

[80] Bräuer A, Scheithauer S. Prävention der unbeabsichtigten perioperativen Hypothermie. Krankenhaushygiene Up2date. 2016;11:291–303.

[81] Tumia N, Ashcroft GP. Convection warmers--a possible source of contamination in laminar airflow operating theatres? J Hosp Infect. 2002;52:171–174.

[82] Lipsett PA. Do we really need laminar flow ventilation in the operating room to prevent surgical site infections? Ann Surg. 2008;248:701–703.

[83] Bräuer A, Quintel M. Forced-air warming: technology, physical background and practical aspects. Curr Opin Anaesthesiol. 2009;22:769–774.

[84] Bräuer A, English MJM, Steinmetz N, et al. Comparison of forced-air warming systems with upper body blankets using a copper manikin of the human body. Acta Anaesthesiol Scand. 2002;46:965–972.

[85] Bräuer A, English MJM, Steinmetz N, et al. Efficacy of forced-air warming systems with full body blankets. Can J Anaesth. 2007;54:34–41.

[86] Bräuer A, English MJ, Lorenz N, et al. Comparison of forced-air warming systems with lower body blankets using a copper manikin of the human body. Acta Anaesthesiol Scand. 2003;47:58–64.

[87] Maglinger PE, Sessler DI, Lenhardt R. Cutaneous Heat Loss with Three Surgical Drapes, One Impervious to Moisture. Anesth Analg. 2005;100:738–742.

[88] Sessler DI, McGuire J, Sessler AM. Perioperative thermal insulation. Anesthesiology. 1991;74:875–879.

[89] Bräuer A, Perl T, Uyanik Z, et al. Perioperative thermal insulation: Only little clinically important differences? Br J Anaesth. 2004;92:836–840.

[90] Rathgeber J, Weyland W, Bettka T, Züchner K, Kettler D. Reduktion intraoperativer Wärmeverluste und Behandlung hypothermer Patienten durch atemgasklimatische Maßnahmen? Wärme- und Feuchtigkeitsaustauscher vs. aktive Befeuchter im beatmeten Lungenmodell. Anaesthesist. 1996;45:807–813.

[91] English MJ, Farmer C, Scott WA. Heat loss in exposed volunteers. J Trauma. 1990;30:422–425.

[92] English MJ, Hemmerling TM. Heat transfer coefficient: Medivance Arctic Sun Temperature Management System vs. water immersion. Eur J Anaesthesiol. 2008;25:531–537.

[93] Bräuer A, Pacholik L, Perl T, et al. Conductive heat exchange with a gel-coated circulating water mattress. Anesth Analg. 2004;99:1742–1746.

[94] Frank SM, Fleisher LA, Olson KF, et al. Multivariate determinants of early postoperative oxygen consumption in elderly patients. Effects of shivering, body temperature, and gender. Anesthesiology. 1995;83:241–249.

Teil IV: **Postoperative Phase**

13 Postoperative Versorgung im Aufwachraum

Wolfgang Zink

13.1 Vorbetrachtungen

Die postoperative Phase direkt im Aufwachraum stellt in vielerlei Hinsicht eine besonders kritische Phase bei der Versorgung geriatrischer Patienten dar [1–6]. Selbst kleine operative Eingriffe können bei dieser Patientengruppe sowohl die Integrität der Vitalfunktionen als auch die physiologische Homöostase nachhaltig beeinträchtigen, was die Kompensationsfähigkeit des alternden Organismus gelegentlich übersteigen kann [2]. Zu alledem führen eine altersbedingte Verminderung des Albuminspiegels, eine Reduktion des Körperwassers sowie die physiologische Zunahme des Fettgewebes zu erhöhten Plasmaspiegeln und einer verlängerten Wirkdauer vieler perioperativ applizierter Medikamente (s. a. Kap. 2) [2,5]. Dieser potentiell risikoreiche Wirküberhang wird durch einen verlangsamten Metabolismus und eine eingeschränkte Elimination noch weiter verstärkt. So wundert es kaum, dass vor allem in der frühen postoperativen Phase die Inzidenz teils schwerwiegender kardiovaskulärer, pulmonaler und neurologischer Komplikationen erhöht ist [4–6].

Aktuelle Untersuchungen konnten zeigen, dass bis zu 25 % der alten Patienten innerhalb der ersten 5 postoperativen Tage, beginnend im Aufwachraum, mindestens eine schwerwiegende kardiorespiratorische bzw. neurologische Komplikation erleiden. Dabei erwiesen sich ein fortgeschrittenes Lebensalter, eine höhere ASA-Risikoklasse, ein präoperativer Plasmaalbuminspiegel von < 30 g/l sowie Notfalleingriffe als die maßgeblichsten Risikofaktoren für das Auftreten postoperativer Zwischenfälle (so genannte „4 präoperative A's": **A**lter, **A**SA-Klasse, **A**lbumin, **A***ccident and Emergency*) [4].

Folglich ist es notwendig, alten Menschen nach einem operativen Eingriff besonders sorgfältig und im Zweifelsfall auch für einen längeren Zeitraum im Aufwachraum zu überwachen, um bei drohenden Komplikationen möglichst frühzeitig intervenieren zu können [4–6]. In den folgenden Abschnitten soll daher beschrieben werden, wie dieses Vorgehen konkret in der klinischen Praxis umgesetzt werden kann.

13.2 Strukturelle und organisatorische Voraussetzungen und Versorgungsprinzipien

13.2.1 Strukturelle Voraussetzungen im Aufwachraum

In Anlehnung an die Empfehlungen der Deutschen Gesellschaft für Anästhesiologie und Intensivmedizin (DGAI) sind für die postoperative Überwachung und Versorgung gerade alter Patienten eine Reihe struktureller Gegebenheiten unverzichtbar [9–13].

https://doi.org/10.1515/9783110497816-013

So muss an jedem Überwachungsplatz innerhalb des Aufwachraums Sauerstoff und eine Absaugmöglichkeit verfügbar sein und die Möglichkeit bestehen, akut gestörte Vitalfunktionen jederzeit aufrecht zu erhalten bzw. wiederherzustellen. Aus diesem Grund ist auch die Vorhaltung aller notwendigen Materialien und Medikamente zur Durchführung einer kardiopulmonalen Reanimation, Intubation und Beatmung obligat [4,13].

13.2.2 Postoperatives Monitoring

Zur Überwachung der Herz-Kreislauf-Funktion sowie der Atmung ist primär ein Standardmonitoring ausreichend (Tab. 13.1). In Abhängigkeit vom Zustand des Patienten, der Art und Ausprägung seiner Vorerkrankungen sowie vom Ausmaß des durchgeführten Eingriffs selbst kann es jedoch notwendig werden, das Monitoring individuell zu erweitern (Tab. 13.1). Eine zentrale Rolle spielt in diesem Zusammenhang die (gegebenenfalls wiederholte) Messung der Körpertemperatur [4–6,9–13]. Wie in Kap. 12 ausführlich dargestellt, neigt der Organismus im Senium zum Wärmeverlust und ist physiologischerweise oftmals nicht in der Lage, diesem durch adäquate Wärmeproduktion entgegenzuwirken. Aus diesem Grunde muss das intraoperativ etablierte Wärmemanagement unbedingt im Aufwachraum weitergeführt werden, um hypotherme Zustände mit bekannten deletären Folgen zu vermeiden. In gleichen Maße muss eine intraoperativ begonnene, zielgrößenorientierte und protokollbasierte Kreislauftherapie auf der Grundlage eines erweiterten hämodynamischen Monitorings eventuell fortgesetzt werden, vor allem dann, wenn es sich um kardiale Risikopatienten und Eingriffe mit hohen Volumenumsätzen handelt. Da dies aufgrund der personellen Ausstattung im Aufwachraum oftmals nicht möglich ist, sollte die Indikation zur Verlegung solcher Patienten in Bereiche mit einer höheren Überwachungsstufe (*Intermediate Care*- bzw. Intensivstation) großzügig gestellt werden.

Tab. 13.1: Monitoring und Überwachung im Aufwachraum.

Basismonitoring	Erweitertes Monitoring
– arterielle Sauerstoffsättigung (S_pO_2)	– invasive arterielle Blutdruckmessung
– 3-Kanal-EKG	– 5-Kanal-EKG (inkl. ST-Strecken-analyse)
– nichtinvasive Blutdruckmessung	– kontinuierliche Messung des Herzzeitvolu-
– Körpertemperatur	mens, z. B. mittels Pulskonturanalyse
	– Urinausscheidung
	– neuromuskuläres Monitoring
	– ggf. Messung des zentralen Venendrucks
	– ggf. Messung des intrakraniellen Drucks

13.2.3 Strukturierte Patientenübergabe und Dokumentation

Die umfassende und detaillierte Übergabe von zum Teil multimorbiden alten Patienten mit komplexer Vorgeschichte vom narkoseführenden Anästhesisten auf das Aufwachraumteam ist ein Schlüsselelement der adäquaten postoperativen Versorgung [14]. Es ist allerdings eine bekannte Tatsache, dass vor allem Patientenübergaben im Aufwachraum wegen hoher Belastungsspitzen, zeitgleichen Aufnahmen mehrerer Patienten bzw. gleichzeitiger Behandlung von Notfällen etc. für Kommunikationsdefizite besonders anfällig sind und somit wichtige Informationen den Patienten betreffend verloren gehen können. Meist finden mündliche Übergaben und der Anschluss des Patienten an das Monitoring gleichzeitig statt, so dass sich die Mitglieder des übernehmenden Aufwachraumteams nur unzureichend auf die vermittelten Informationen konzentrieren können. Ein möglicher Lösungsansatz für eine verbesserte Kommunikation in diesen speziellen Situationen liegt in der Verwendung eines strukturierten Übergabeprotokolls, welches erwiesenermaßen die Häufigkeit von Behandlungsfehlern zu senken vermag. In diesem Zusammenhang empfiehlt die DGAI das so genannte „SBAR-Konzept", das eine definierte und thematisch geordnete Reihenfolge für die Übermittlung von Informationen festgelegt [14]:

- **S** *„Situation"* (z. B. Name, durchgeführter Eingriff, Anästhesieverfahren)
- **B** *„Background"* (z. B. Allergien, präoperative Medikamente, Komorbiditäten)
- **A** *„Assessment"* (z. B. Monitoring, Lagerung, Wärmemanagement, Zugänge)
- **R** *„Recommendation"* (z. B. Anordnungen des Operateurs, Schmerztherapie)

Ziel dieses mittlerweile auch von der WHO empfohlenen Konzepts ist es, zu jedem Zeitpunkt eine kurze, effektive und konsistente Übergabe von Informationen zu gewährleisten. Um dies zu erreichen, muss es allerdings in der klinischen Routine einstudiert und regelmäßig so geübt werden, dass es auch in Stresssituationen anwendbar ist. Grundsätzlich ist das SBAR-Konzept sehr flexibel an unterschiedliche Rahmenbedingungen anpassbar und inhaltlich frei gestaltbar. Sind die Inhalte allerdings definiert, so gelten sie als verpflichtend für alle Beteiligten, was ein hohes Maß an Akzeptanz und Disziplin erfordert. Folgende Übersicht fasst eine Reihe von Strategien zusammen, die eine effektive Übergabe komplexer Patienten bei Aufnahme im Aufwachraum bzw. bei der Weiterverlegung maßgeblich positiv beeinflussen können.

Grundregeln und -voraussetzungen für eine strukturierte Patientenübergabe im Aufwachraum nach dem SBAR-Konzept:

- Vorbereitung des Monitorings, der Alarmgrenzen sowie der Ausstattung (Beatmung, Perfusoren etc.) *vor Eintreffen des Patienten*
- Anwesenheit *aller verantwortlichen Personen* (Anästhesist, Aufwachraumteam) bei der Übergabe
- Verwendung eines „sterilen Cockpits": nur patientenspezifische professionelle Kommunikation. *Keine* Privatgespräche, *keine* Unterbrechungen (nur Notfälle)

- Während der Übergabe spricht nur *eine* Person! Für anschließende Fragen sollte allen Beteiligten Zeit gewährt werden.
- Regelmäßiges Team- und Übergabetraining mit Supervision

Neben der strukturierten Übergabe ist die umfassende Dokumentation des postoperativen Verlaufs im Aufwachraum von zentraler Bedeutung, um einem Verlust wichtiger Informationen entgegenzuwirken [4]. Demnach wird empfohlen, folgende Parameter sowohl nach Aufnahme als auch zur Verlegung standardisiert zu erfassen:
- hämodynamische und respiratorische Parameter
- neurologischer Status
- Temperatur
- Schmerzniveau (differenziert z. B. nach einer visuellen Analogskala)
- Status peripherer und zentraler Zugänge
- Status des Operationsgebiets sowie damit verbundener Katheter und Drainagen
- Bilanzierung der zu- und abgeführten Volumina
- intra- und postoperativ aufgetretene Komplikationen
- ärztliche und pflegerische Therapiemaßnahmen
- weiterführende Empfehlungen für die Normalstation
- Dauer der Überwachung, Aufnahme- und Entlassungszeitpunkt

13.2.4 Allgemeine postoperative Versorgungsprinzipien und -konzepte

Wie bereits einleitend erwähnt, ist es oftmals notwendig, alte Patienten postoperativ über einen längeren Zeitraum im Aufwachraum zu überwachen. Die klinische Erfahrung zeigt, dass diese Phase von den Betroffenen häufig als sehr belastend empfunden wird. Alte Menschen fühlen sich in solch einer Situation oftmals hilflos und ausgeliefert, ihnen fehlt die örtliche und zeitliche Orientierung und sie entwickeln Angst [5,6,8]. Darüber hinaus leiden sie nicht selten unter postoperativer Übelkeit und Erbrechen (PONV) sowie unter postoperativen Schmerzen, die nur unzureichend verbalisiert und kommuniziert werden können und demzufolge inadäquat behandelt sind [5]. Dies wiederum führt bei älteren Patienten zu einer endogenen Stresssituation und kann konsekutiv eine kritische Belastung des Herz-Kreislauf-Systems nach sich ziehen. Präoperative Nüchternheitsgebote, eine vorbestehende antihypertensive Therapie sowie ein restriktives intraoperatives Volumenmanagement können darüber hinaus noch zu quälenden Durstzuständen führen.

Die Maßnahmen, die in dieser Phase sowohl präventiv als auch in therapeutischer Absicht ergriffen werden können, sind ebenso einfach wie effektiv [8–12]. So kann versucht werden, alte und älteste Patienten in einem speziellen, evtl. sogar abgetrennten Bereich im Aufwachraum zu betreuen, der mit Orientierungshilfen wie beispielsweise einer großen, leicht abzulesenden Uhr mit Tages- und Datumsanzeige ausgestattet ist und dazu passende Lichtverhältnisse aufweist. Im Aufwachraum sollte eine ruhige und angenehme Atmosphäre herrschen, weshalb Lärmbelastungen, z. B. durch laute Gespräche und Telefonate sowie „Scheppern" von Metallbehältnissen, auf jeden Fall zu vermeiden sind. Darüber hinaus ist es sicherlich sinnvoll, gerade bei Patienten mit vor bestehendem neurokognitiven Defizit Bezugspersonen aus dem persönlichen Umfeld so schnell wie möglich in die postoperative Betreuung mit einzubinden. Was bei pädiatrischen Patienten in der direkten postoperativen Phase seit Jahren gelebte Praxis ist, muss organisatorisch auch bei geriatrischen Patienten möglich sein, und enge Bezugspersonen sollten im Aufwachraum so früh wie möglich dazu gerufen werden können [6,10–12].

Kommunikation und Orientierung ist für geriatrische Patienten offenkundig aber nur dann möglich, wenn ihnen die entsprechenden alltäglich genutzten Hilfsmittel zur Verfügung stehen. Es muss also sichergestellt sein, dass die individuellen Sehhilfen und Hörgeräte sowie Ober- bzw. Unterkiefer-Zahnprothesen („Gebisse") in den Aufwachraum gebracht und postoperativ genutzt werden können [8]. Dies ist zwar mit einem zusätzlichen logistischen Aufwand verbunden, lässt sich aber erfahrungsgemäß in Form von am Bett befestigten „Brillenboxen" bzw. von farblich gekennzeichneten Plastikbeuteln recht rasch und effektiv in die Praxis umsetzen. Bezüglich der Schmerzerfassung bei alten Patienten und der postoperativen Akutschmerztherapie wird auf Kap. 15 verwiesen. In Kürze sei an dieser Stelle jedoch auf die besondere Bedeutung von so genannten „Schmerzpumpen" hingewiesen, die es sowohl dem Patienten als auch den betreuenden Pflegekräften erlauben, Analgetika sowohl intravenös als auch im Rahmen von Regionalverfahren bedarfs- und zeitgerecht zu applizieren (Konzept der *„patient/nurse controlled analgesia"*).

Die Behandlung von Übelkeit und Erbrechen in dieser Phase erfolgt zeitgerecht mittels Serotoninantagonisten („Setrone"). Butyrophenone und Antihistaminika sollten bei geriatrischen Patienten aufgrund ihrer antidopaminergen (CAVE: M. Parkinson!) bzw. sedierenden Eigenschaften nur zurückhaltend zum Einsatz kommen (Tab. 13.2).

Da postoperativ nicht jeder Eingriff strikte Nüchternheit erfordert, sollte es Patienten, die unter einem starken Durstgefühl leiden, bereits im Aufwachraum erlaubt sein, in Maßen klare, kohlensäurefreie Flüssigkeiten (z. B. Wasser oder Tee) zu sich zu nehmen [9–12]. Die Erfahrung zeigt, dass sich das subjektive Wohlbefinden durch diese simple Maßnahme erheblich steigert, ohne dabei das Risiko für postoperative Übelkeit und Erbrechen zu erhöhen. Selbstverständlich ist dieses Konzept nur in enger Absprache mit den behandelnden Operateuren umsetzbar, kann dann aber auch im Einzelfall auf die frühpostoperative Aufnahme leichter, fester Nahrung (z. B. in Form von Keksen) ausgedehnt werden. Sowohl chirurgische *Fast-track*-Konzepte als auch Erfahrungen aus der Patientenversorgung in einem ambulanten Umfeld belegen eindrucksvoll die generelle Umsetzbarkeit dieses Konzepts.

Abschließend sei noch darauf hingewiesen, dass intraoperativ platzierte Venenzugänge, Sonden und Katheter bei geriatrischen Patienten auf ein Minimum be-

Tab. 13.2: Substanzen zur Therapie postoperativer Übelkeit und Erbrechen (PONV) bei geriatrischen Patienten.

Präparat	Eigenschaften
Ondansetron	– Serotoninantagonist – Dosis: 4–8 mg i. v. – relativ kurze Halbwertszeit (3–4 h) – optimaler Applikationszeitpunkt vor Operationsende
Tropisetron	– Serotoninantagonist – Dosis: 2 mg i. v. – lange Halbwertszeit (7–9 h)
Granisetron	– Serotoninantagonist – Dosis: 1 mg i. v. – lange Halbwertszeit (5–8 h), – optimaler Applikationszeitpunkt vor Operationsende
Dimenhydrinat	– Antihistaminikum – Dosis: 62 mg i. v. – Cave: sedierende Eigenschaften!
Droperidol	– Butyrophenon – Dosis 0,625–1,25 mg i. v. – Cave: antidopaminerge Effekte!
Haloperidol	– Butyrophenon – Dosis: 1–2 mg i. v. – Cave. antidopaminerge Effekte!

schränkt werden sollten, was sich ebenfalls positiv auf dem postoperativen Patientenkomfort auswirken kann [6].

13.3 Postoperative Komplikationen

Die Inzidenz interventionspflichtiger, postoperativer Komplikationen beträgt bei alten Patienten etwa 20–25 %. Als hauptsächliche Risikofaktoren konnten vorbestehende Herz-Kreislauf- und Lungenerkrankungen, ein fortgeschrittenes Lebensalter sowie Art, Umfang und Dringlichkeit der Operation identifiziert werden [4,5,7]. Man weiß heute ebenfalls, dass das Auftreten intraoperativer kardiorespiratorischer Komplikationen das Risiko für postoperative Zwischenfälle verdoppelt. In den folgenden Abschnitten soll schwerpunktmäßig auf kardiozirkulatorische, respiratorische und neurologische Komplikationen eingegangen werden, weil es sich dabei um Ereignisse handelt, die allesamt die Prognose alter und ältester Patienten nachhaltig beeinträchtigen können.

13.3.1 Kardiozirkulatorische Komplikationen

Wie in Kap. 2 ausführlich dargestellt, kommt es im Alter physiologischerweise zu einer Reihe von Veränderungen am Herz-Kreislauf-System, was die Kompensationsfähigkeit und Toleranz für außergewöhnliche physische Belastungen erheblich einschränken kann [2]. Durch die gleichzeitig bestehende hohe Prävalenz kardiovaskulärer Risikofaktoren und Vorerkrankungen ist postoperativ das Risiko für kardiovaskuläre Komplikationen signifikant erhöht [4,15–18]. Bei etwa der Hälfte dieser Zwischenfälle handelt es sich um hypotone Episoden, gefolgt von neu aufgetretenen Arrhythmien (25 %) und hypertonen Krisen (20 %).

Hypotensive Episoden

Es mehren sich die Hinweise, dass persistierende hypotone Phasen perioperativ zu einer Reihe von schwerwiegenden Organkomplikationen führen können, vor allem bei Patienten mit vorbestehender arterieller Hypertonie (zu den Hauptursachen siehe Tab. 13.3):

- myokardial: Myokardischämie, Myokardinfarkt, Herzinsuffizienz,
- zerebral: transitorisch ischämische Attacke, prolongiertes neurologisches Defizit oder Hirninfarkt,
- renal: akute Niereninsuffizienz

Tab. 13.3: Ursachen und Begleitsymptome einer postoperativen arteriellen Hypotonie.

	Ursache	Begleitsymptome
Hypovolämie	Blut-, Flüssigkeits- und Drainagen-verluste, inadäquate Volumentherapie, Flüssigkeitsverschiebung	Tachykardie
Herzrhythmusstörungen	Schmerzen, Stress, Elektrolytverschiebungen, myokardiale Dysfunktion bzw. Ischämie	Arrhythmie
Kardiale Dysfunktion	Myokardischämie, -infarkt, -insuffizienz	Tachykardie, Stauungszeichen
Vasodilatanzien	iatrogen	evtl. Tachykardie (reflektorisch); evtl. Bradykardie (Betablocker!)
hohe zentrale Regional-anästhesie	iatrogen	evtl. Bradykardie (bei Blockade über Th 4)
Perikardtamponade	iatrogen	Tachykardie, obere Einfluss-stauung

Dabei kann es sowohl akut als auch mit einer Latenz von mehreren Tagen zum Auftreten dieser teils schwerwiegenden Funktionsstörungen kommen [5,6]. Problematisch in diesem Zusammenhang ist jedoch die Tatsache, dass kritische hypotensive Episoden bislang weder in Ausmaß noch in Dauer einheitlich definiert sind [34]. So betrachten einige Autoren einen Abfall des präoperativ bestehenden mittleren Blutdrucks um > 20 % bzw. auf < 55 mmHg als therapiebedürftig, während andere wiederum einen Abfall des systolischen Werts um 30–40 % als relevant betrachten. In gleicher Weise schwankt die Angabe der relevanten Hypotoniedauer zwischen 5 und 30 Minuten.

Aus Gründen der Sicherheit wird vor dem Hintergrund dieser uneinheitlichen Evidenzlage empfohlen, Hypotensionen gerade bei geriatrischen Patienten mit vorbestehender arterieller Hypertonie und weiteren kardiovaskulären Erkrankungen früher und aggressiver zu behandeln als bei jüngeren Herz-Kreislauf-Gesunden.

Hypertensive Episoden

Ebenso wie Hypotensionen können bei entsprechenden kardiovaskulären Vorerkrankungen auch persistierende hypertensive Episoden zu Komplikationen führen:
- myokardial: Myokardischämie, Myokardinfarkt, Herzinsuffizienz, kardiales Lungenödem
- zerebral: Hirnblutung
- Erhöhung des postoperativen Blutverlusts.

Bezeichnenderweise fehlt auch hier bis zum heutigen Tage eine einheitliche Definition des kritischen Ausmaßes und der kritischen Dauer der Blutdruckerhöhung.

Die Hauptursachen sind neben einer vorbestehenden Hypertonie selbst vor allem inadäquat behandelte Schmerzen bzw. eine unerkannte Harnretention, aber auch Hypothermie, Hypoxie und Hyperkapnie. Im Aufwachraum muss stets versucht werden, die Auslöser – falls möglich – zu beseitigen; erst danach erfolgt die symptomatische Therapie. Die zu diesem Zweck einsetzbaren Substanzen sind in Tab. 13.4 zusammengefasst.

Perioperativer Myokardinfarkt

Patienten über 70 Jahre sind perioperativ in besonderem Maße durch das Auftreten von myokardialen Ischämien bis hin zum Myokardinfarkt gefährdet, was sowohl die Kurz- als auch Langzeitmortalität in erheblichem Umfang beeinträchtigen kann [4,5,17]. Dabei hängt das Risiko eines derartigen Zwischenfalls vom präoperativen klinischen Zustand des Patienten, dem Vorliegen von Begleiterkrankungen sowie der Größe und Dauer des chirurgischen Eingriffs selbst ab.

Als Risikofaktoren konnten in diesem Zusammenhang vorbestehender Diabetes mellitus, Niereninsuffizienz, präexistente koronare Herzkrankheit, arterieller Hypertonus, Herzklappenerkrankungen sowie eine eingeschränkte linksventrikuläre Funk-

Tab. 13.4: Substanzen zur Behandlung einer postoperativen arteriellen Hypertonie.

Substanz	Dosis	Nebenwirkung	Bemerkungen
Urapidil	5–10 mg i. v. (Bolus); 2–10 µg/kgKG/min kontinuierlich i. v.	Sedierung, Arrhythmien, Schwindel, Kopfschmerzen	
Nifedipin	10–20 mg s. l./i. v. (Bolus); 5–20 µg/min kontinuierlich i. v.	Schwindel, *Flush*, Kopfschmerzen	CAVE: proischämische und proarrhythmogene Effekte → potentielle Erhöhung der perioperativen Morbidität und Letalität bei kardialen Risikopatienten
Esmolol	0,5 mg/kgKG i. v. (Bolus); 50–200 µg/kgKG/min kontinuierlich i. v.	Bronchokonstriktion, neuromuskulärer Block ↑, bradykarde HRS	Wirkdauer ca. 8 min
Metoprolol	5–10 mg i. v. (Bolus)	Bronchokonstriktion, neuromuskulärer Block ↑, bradykarde HRS	Wirkdauer ca. 45 min
Clonidin	0,075–0,150 mg i. v. (Bolus); 0,01–0,03 µg/kgKG/min kontinuierlich i. v.	Sedierung, Bradykardie	auch bei: postop. *Shivering* Alkoholentzugsdelir

tion identifiziert werden [17]. Daneben scheinen aber chirurgische Eingriffe mit lang andauernder hämodynamischer und/oder kardialer Belastung als Auslöser eine zentrale Rolle zu spielen (Tab. 13.5).

Etwa die Hälfte der perioperativen Myokardinfarkte beruht auf einer Plaqueruptur im Bereich der Koronargefäße mit konsekutiver Entstehung intraluminaler Thromben, was wiederum zu einer Flussverzögerung bzw. einem Gefäßverschluss und damit zur Myokardnekrose führt. Dabei wird die initiale Plaqueruptur bei vorbestehender koronarer Herzerkrankung durch eine Reihe perioperativer Faktoren wie Inflammation, Hyperkoagulabilität und Stress begünstigt. In der anderen Hälfte der Fälle lassen sich dagegen weder eine Plaqueruptur noch ein intrakoronarer Thrombus nachweisen. Hier beruht die Myokardschädigung auf einer Dysbalance zwischen myokardialer Sauerstoffversorgung und -bedarf, was nicht zwingend das Vorhandensein einer koronaren Herzerkrankung voraussetzt. Man geht davon aus, dass die Minderversorgung vielmehr auf einer Endotheldysfunktion, Koronarspasmen, Koronarembolien, Arrhythmien, Anämie, Hypoxie oder aber hypo- bzw. hypertonen Episoden beruht (Abb. 13.1).

Perioperative Myokardischämien und -infarkte sind klinisch in vielen Fällen überraschenderweise oligo- bis asymptomatisch [17]. Nur wenige Patienten klagen

Tab. 13.5: Risikofaktoren für das Auftreten eines perioperativen Myokardinfarkts.

Patientenfaktoren	Operative Faktoren
– koronare Herzkrankheit – Herzklappenerkrankungen – Herzinsuffizienz in der Anamnese – reduzierte linksventrikuläre Funktion – zerebrovaskuläre Erkrankungen – insulinabhängiger Diabetes mellitus – präoperatives Serumkreatinin > 2,0 mg/dl – arterieller Hypertonus – Alter > 70 Jahre	Hochrisikoeingriffe, z. B. – Aorten- und andere größere Gefäßoperationen – offene Revaskularisation oder Amputation der unteren Extremität oder Thrombembolektomie – Duodenal/Pankreas-OP – Leberresektion, Gallengangchirurgie – Ösophagektomie – OP eines Darmdurchbruchs – Nebennierenresektion – radikale Zystektomie – Pneumonektomie Notfalleingriffe – hohe intraoperative Blutverluste, niedrige prä- und postoperative Hämoglobinkonzentrationen, intraoperative Bluttransfusion – supraventrikuläre Tachykardien – intraoperative Hypotonie – Hypoxämie

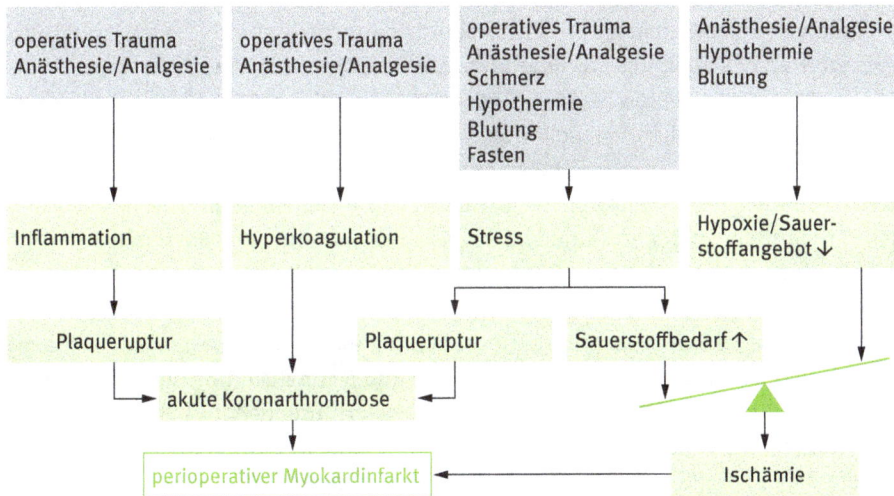

Abb. 13.1: Pathophysiologie des perioperativen Myokardinfarkts (nach [17]).

über ischämietypische thorakale Schmerzen, ST-Streckenhebungen treten äußerst selten auf, und ST-Senkungen sind oftmals lediglich von transienter Natur. Wesentliche Hinweise auf einen Myokardinfarkt ergeben sich vielmehr aus dem individuellen Risikoprofil und intra- und postoperativen Ereignissen [18]:

- hämodynamische Instabilität einschließlich hypo-/hypertonen Episoden
- perioperative Blutung mit Anämie
- hypoxische Episode
- Arrhythmien (hierzu zählt bereits ein Anstieg der Herzfrequenz um 10/min im Vergleich zur Ausgangsfrequenz)

Bei Verdacht auf perioperativen Myokardinfarkt erfolgt die Diagnostik entsprechend den aktuellen Empfehlungen der *European Society of Cardiology* (ESC) und des *American College of Cardiology* (ACC) interdisziplinär in enger Kooperation mit der kardiologischen Fachdisziplin [7]. Nach Symptombeginn sollte schnellstmöglich ein 12-Kanal-EKG abgeleitet werden. Eindeutige Zeichen eines ST-Hebungsinfarktes (STEMI) sowie klinisch instabile bzw. symptomatische Non-ST-Hebungsinfarkte (NSTEMI) stellen eine Indikation für eine weiterführende invasive Diagnostik und Antikoagulation dar [17,18].

Die herzspezifischen Serummarker Troponin I bzw. T sollten mindestens zweimal im Abstand von 4–6 Stunden bestimmt werden (Grenzwert: 99. Perzentile einer gesunden Referenzpopulation). Ein erhöhter Troponinwert kann mit einer myokardialen Schädigung einhergehen, ist jedoch nicht gleichbedeutend mit einer Nekrose des Herzmuskels [7,19]. Darüber hinaus ist zu beachten, dass auch andere Zustände und Krankheitsbilder zu einer Troponinfreisetzung führen können. Die Ergebnisse sind also immer im klinischen Gesamtkontext zu interpretieren. So sind bei kardiovaskulär gesunden Patienten erhöhte Troponinwerte im Serum z. B. nach einer Hüftoperation eher verdächtig auf eine Lungenembolie als auf einen Myokardinfarkt. Bedauerlicherweise fehlen bis dato eindeutige Empfehlungen und Leitlinien für das therapeutische Vorgehen bei isoliertem Nachweis erhöhter Herzmarker in der perioperativen Phase. Daher zielt eine symptomatische Therapie – nach Ausschluss anderer potentiell lebensbedrohlicher Ursachen – in erster Linie auf die Optimierung des Verhältnisses zwischen kardialem Sauerstoffbedarf und -angebot durch Kontrolle der endogenen sympathischen Stressantwort (z. B. durch adäquate Analgesie und Blutdruck- bzw. Frequenzkontrolle). Auch bei hämodynamisch stabilen und klinisch beschwerdefreien Patienten gilt die Überwachung auf einer *Intermediate Care*- bzw. Intensivstation bis zur Abklärung der Ätiologie und Normalisierung der kardialen Serummarker als obligat [4,17]. Der Nutzen einer weiterführenden invasiven Diagnostik sowie einer antikoagulatorischen Therapie ist bei isolierter Troponinerhöhung ohne weitere diagnostische Kriterien für einen Myokardinfarkt nicht belegt und muss im Einzelfall diskutiert werden [5,17].

Ursachen und Differentialdiagnosen für postoperative Troponinerhöhungen:
- akute Perikarditis
- akute Lungenembolie
- akute Herzinsuffizienz
- chronische Herzinsuffizienz
- Sympathomimetika (z. B. Kokain)

- Myokarditis
- Sepsis/septischer Schock
- Nierenversagen
- Herzkontusion
- Polytrauma
- Schädel-Hirn-Trauma
- Amyloidose
- Chemotherapie
- schwere körperliche Belastung
- Rheumafaktoren, zirkulierende Antikörper

Herzrhythmusstörungen

Postoperative Herzrhythmusstörungen sind meist benigner Natur, können jedoch erste Anzeichen einer drohenden, kardiovaskulären Dekompensation sein [5,15,16]. Dabei sollten folgende „Warnarrhythmien" als Vorzeichen einer drohenden Kreislaufinstabilität gedeutet werden:

- neu aufgetretene, multifokale ventrikuläre Extrasystolen
- ventrikuläre Salven
- ventrikuläre Tachykardien
- R-auf-T-Phänomen
- Bradykardien (Herzfrequenz < 40/min)

Die häufigste Form der Herzrhythmusstörungen in der perioperativen Phase ist bei geriatrischen Patienten das paroxysmales Vorhofflimmern [16,18]. Dieses beeinträchtigt die hämodynamische Situation in vielen Fällen nur wenig und ist für gewöhnlich mit einer Spontankonversionsrate von 80 % innerhalb der ersten 48 Stunden selbst limitierend. Betroffene Patienten sind oftmals weitgehend beschwerdefrei.

Im Rahmen einer kausalen Therapie von perioperativen Herzrhythmusstörungen sollten zunächst folgende Hauptursachen ausgeschlossen werden [15,16]:

- Hypothermie
- Hypoxie
- Hyperkapnie
- Hypovolämie
- Schmerzen
- Elektrolytstörungen
- Störungen des Säure-Basen-Haushalts
- Harnretention
- endokrine Störungen
- mechanische Irritation, z. B. durch einen zentralen Venenkatheter
- primäre Herzrhythmusstörungen

Führt die kausale Therapie nicht zum Erfolg und verschlechtert sich die hämodynamische Situation, ist eine symptomatische Therapie indiziert.

Bei hämodynamisch stabilen Patienten lässt sich tachykardes Vorhofflimmern – nach Optimierung der Elektrolyte und des Volumenstatus – in den meisten Fällen suffizient mit frequenzkontrollierenden Medikamenten behandeln (β-Blocker, Calciumantagonisten vom Verapamil-/Diltiazemtyp, bei Herzinsuffizienz ggf. auch Digoxin). Ein medikamentöser bzw. elektrischer Rhythmisierungsversuch bietet bei diesen Patienten offenkundig keinen Vorteil gegenüber der Frequenzkontrolle, geht aber mit einer Reihe potentieller Nebenwirkungen einher und sollte demnach nicht erzwungen werden. Folglich ist ein Konversionsversuch nur Patienten mit subjektiven Beschwerden und/oder hämodynamischer Instabilität vorbehalten. Da das Risiko thromboembolischer Komplikationen bei paroxysmalem Vorhofflimmern mit dem bei chronischem Vorhofflimmern vergleichbar ist, ist eine therapeutische Antikoagulation grundsätzlich indiziert, sollte jedoch nur in enger Absprache mit den Operateuren und unter Berücksichtigung der vorangegangenen Operation im Verlauf erwogen werden [15,16].

Akute Herzinsuffizienz

Aufgrund mannigfaltiger kardiovaskulärer Vorerkrankungen haben Patienten im Senium ein besonders hohes Risiko für ein perioperatives kardiales Pumpversagen [18]. Als weitere Faktoren konnten in diesem Zusammenhang ausgedehnte Operationen mit hohen Volumenverschiebungen, postoperative Schmerzen und Stress mit konsekutiver Sympathikusaktivierung, Tachykardie und Blutdruckspitzen identifiziert werden. Therapeutisch muss primär versucht werden, die Ursache des akuten kardialen Versagens zu identifizieren und – wenn möglich – zu behandeln. Symptomatisch sind in der Akutsituation die Applikation von Sauerstoff, Schleifendiuretika, Nitraten, Morphin in Kombination mit einer vorsichtigen Blutdrucksenkung bei hypertensiver Entgleisung hilfreich. Darüber hinaus lassen sich mit nicht-invasiven Beatmungsstrategien (CPAP, ASB) gute Erfolge bei der Therapie eines kardialen Lungenödems erzielen und eine Intubation oftmals vermeiden. Besonders schwere Verläufe können allerdings eine invasive Beatmung sowie die Applikation von Inotropika zur Wiederherstellung und Aufrechterhaltung einer suffizienten Herzleistung erforderlich machen. Es versteht sich von selbst, dass in all diesen Fällen eine intensivmedizinische Überwachung bis zur vollständigen Stabilisierung und Rekompensation zwingend erforderlich ist.

13.3.2 Respiratorische Komplikationen

Neben kardiovaskulären Komplikationen treten im Alter auch vermehrt respiratorische Zwischenfälle nach Allgemeinanästhesien auf (Inzidenz etwa 10 %). Diese präsentieren sich im Aufwachraum mit Dys-, Tachy- oder Bradypnoe, Zyanose bzw. pathologischen Atemmustern [4,5,20,21].

Die Häufigkeit erklärt sich hauptsächlich durch die hohe Prävalenz von chronischen Lungenerkrankungen (COPD, Lungenemphysem, seltener restriktive Lungenerkrankungen) und der physiologischen Abnahme der Lungenfunktion [21]. Daneben spielen aber auch eine Reihe anästhesiologischer bzw. operativer Faktoren eine kausale Rolle: So trägt der Rückgang der Vitalkapazität und der funktionellen Residualkapazität (FRC) nach Narkoseeinleitung zur Entstehung postoperativer Atelektasen bei, die durch eine postoperative Hypoventilation (z. B. schmerzbedingt) zusätzlich noch aggraviert werden [20]. Dies wiederum führt über ein regionales Ventilations-Perfusions-Ungleichgewicht zu einer Zunahme des Rechts-Links-Shunts mit konsekutiver Verschlechterung der Oxygenierung. Interessanterweise erholt sich die FRC nur langsam nach Extubation und erreicht erst nach Tagen wieder ihren Ausgangswert [4].

Darüber hinaus findet sich bei älteren Menschen in der frühen postoperativen Phase nicht selten ein Anästhetika- und Muskelrelaxanzienüberhang als Ursache einer Hypoxämie. Patienten mit einem Überhang von Muskelrelaxanzien sind unruhig (soweit es die neuromuskuläre Blockade erlaubt), atmen flach und sind tachypnoeisch. Klinisch wird in dieser Situation geprüft, ob ein Anheben des Kopfes, ein Herausstrecken der Zunge oder ein Öffnen der Augen für mindestens 5 Sekunden möglich sind. Diese Zeichen sind zwar recht spezifisch, haben aber eine sehr schlechte Sensitivität, d. h. eine Restrelaxation besteht häufig trotz einer vermeintlich unauffälligen motorischen Antwort. Dies unterstreicht abermals die Sinnhaftigkeit einer obligaten Anwendung von neuromuskulärem Monitoring, wenn intraoperativ Muskelrelaxanzien verwendet werden (s. a. Kap. 8). Auch postoperativ im Aufwachraum kann die Relaxometrie den klinischen Verdacht eines Relaxanzienüberhangs bestätigen, und bei einer TOF-Ratio < 90 % muss die neuromuskuläre Blockade antagonisiert werden.

Zur Antagonisierung bei Relaxanzienüberhang kommt klassischerweise der reversible Acetylcholinesterase-Inhibitor Neostigmin zum Einsatz (initiale Dosierung 0,04 mg/kgKG i. v.; Maximaldosis 5 mg). Die Wirkung tritt je nach Kreislaufsituation nach 2–5 Minuten ein. Bei der Applikation sind eine Reihe von (muskarinergen) Nebenwirkungen zu beachten, die sich zum Teil durch die gleichzeitige Applikation von Anticholinergika wie Atropin (0,5–1,0 µg/kgKG i. v.) oder Glycopyrrolat (5–15 µg/kgKG i. v.) abschwächen lassen:

– Miosis
– Übelkeit, Erbrechen
– Bronchokonstriktion, Hypersalivation und bronchiale Hypersekretion
– Bradykardie
– Abdominelle Obstruktionen

Absolute Kontraindikationen für die Anwendung von Neostigmin gilt es in dieser Situation ebenso zu beachten:
- vorbestehende Muskeldystrophien
- Glaukom
- akutes Schädel-Hirn-Trauma
- chronisch-obstruktive Atemwegserkrankungen
- Bradykardie

Rocuronium und in eingeschränktem Umfang auch Vecuronium können zusätzlich noch mit dem kostspieligen Enkapsulator Sugammadex, einem Cyclodextrin, innerhalb kurzer Zeit und ohne die genannten Nebenwirkungen aus der Zirkulation entfernt werden.

In diesem Kontext ist es wichtig zu beachten, dass jeder Patient, dessen neuromuskuläre Blockade antagonisiert bzw. reversiert wurde, im Anschluss für mindestens 60 min überwacht werden muss.

Die primäre Therapie einer respiratorischen Insuffizienz im Aufwachraum besteht in der Applikation von Sauerstoff über Nasensonde bzw. Gesichtsmaske in Kombination mit Lagerungsmaßnahmen. Ergänzt wird dies durch eine suffiziente Schmerztherapie sowie physikalische, atemtherapeutische Maßnahmen (Aufsetzen, Abklopfen des Rückens etc.). Die zusätzliche Anwendung von Masken-CPAP (Spontanatmung mit „continous positive airway pressure") erleichtert die Inspiration und führt zu einer Wiedereröffnung atelektatischer Lungenbezirke und über Erhöhung der FRC und Reduktion des funktionellen Rechts-Links-Shunts zu einer verbesserten Oxygenierung [20].

13.3.3 Neurologische Komplikationen

Aus neurologischer Sicht lassen sich bei geriatrischen Patienten in der postoperativen Phase hauptsächlich das Delirium, kognitive Dysfunktionen sowie ein zentrales anticholinerges Syndrom beobachten [8,22]. All diese Zwischenfälle verlängern nicht nur die Liegedauer im Überwachungsbereich und im Krankenhaus, sondern können auch mit weiteren schwerwiegenden Komplikationen wie Pneumonien, kardiozirkulatorischen Ereignissen Problemen und einer erhöhten Mortalität vergesellschaftet sein.

Postoperatives Delirium
Das frühe postoperative Delirium kann bereits im Aufwachraum auftreten und wird mit einer Inzidenz von bis zu 50 % beobachtet [8]. Es ist durch einen akuten Beginn sowie durch formale und inhaltliche Denkstörungen charakterisiert und geht oftmals mit einer wechselnden Bewusstseinslage einher. Dabei hat das Anästhesieverfahren

offenkundig keinen wesentlichen Einfluss auf die Häufigkeit des Auftretens. Eine ausführliche Darstellung zu dieser Thematik findet sich in Kap. 16.

Postoperative kognitive Dysfunktion (POCD)

Trotz eines vollkommen unauffälligen Verlaufs kommt es bei älteren Patienten gelegentlich zu einer spürbaren Verschlechterung der kognitiven Leistungsfähigkeit [22]. Meistens handelt es sich nur um eine vorübergehende Störung, die innerhalb weniger Tage spontan abklingt, jedoch werden auch länger anhaltende Verläufe mit persistierenden Einschränkungen beobachtet. Besonders häufig betroffen zu sein scheinen Patienten nach kardiochirurgischen Eingriffen, nach langer Anästhesiedauer sowie mit vorbestehenden Infektionen und respiratorischen Komplikationen. Man geht mittlerweile davon aus, dass an der Entstehung derartiger Störungen der kognitiven Leistungsfähigkeit inflammatorische Prozesse maßgeblich beteiligt sind. Auch dieser Themenkomplex ist in Kap. 16 ausführlich dargestellt.

Zentrales anticholinerges Syndrom (ZAS)

Die Häufigkeit des Auftretens eines ZAS liegt bei etwa 4–10 % nach Allgemeinanästhesien und bei etwa 1–4 % nach Regionalanästhesien. Pathophysiologisch wird vermutet, dass Substanzen mit direkter bzw. indirekter anticholinerger Wirkung das zentrale Acetylcholinangebot vermindern und somit eine Übertragungsstörung innerhalb cholinerger Neuronenverbände verursachen können [4,5,11].

Folgende Substanzen können erwiesenermaßen ein ZAS auslösen:
- Atropin, Scopolamin
- Barbiturate, Benzodiazepine, Neuroleptika
- Inhalationsanästhetika, Opioide, Lokalanästhetika

Charakteristischerweise unterscheidet man beim ZAS die delirante von der somnolenten Verlaufsform, die beide durch das Auftreten zentraler sowie peripherer Symptome gekennzeichnet sind (Tab. 13.6). Ein ZAS gilt dann als gesichert, wenn mindestens 1 zentrales und 2 periphere Symptome nachgewiesen werden können. Die klinische Praxis zeigt jedoch, dass oftmals erst die erfolgreiche Therapie die Diagnose bestätigt.

Das ZAS in seiner somnolenten Verlaufsform wird differentialdiagnostisch bei verzögerter postoperativer Aufwachreaktion in Erwägung gezogen. Vor Diagnosestellung ist es jedoch wichtig, eine Reihe anderweitiger Ursachen auszuschließen:
- respiratorische Störungen (Hypoxie, Hyperkapnie)
- metabolische Störungen (Hypo- bzw. Hyperglykämie)
- Störungen des Wasser- und Elektrolythaushalts
- akute neurologische Erkrankungen (zerebrale Ischämie, Krampfanfall etc.)
- Überhang an Relaxanzien oder Anästhetika

Tab. 13.6: Verlaufsformen und Symptomatik des zentralen anticholinergen Syndroms (ZAS).

Zentrale Symptome	Periphere Symptome
delirante Form mit:	– Mydriasis
– Angst, Unruhe	– Hyperthermie
– Verwirrtheit, Desorientiertheit	– trockene, heiße, gerötete Haut
– visuelle oder auditive Halluzinationen	– verminderte Schweißproduktion
– Bewegungsstörungen (Myoklonien, Dys-	– Fieber
arthrie)	– Glaukomanfall
– Krampfanfälle	– Akkommodationsstörungen
	– Mundtrockenheit, Durst
somnolente Form mit:	– verminderte Speichelproduktion
– verzögertem Erwachen nach der Narkose	– verminderte tracheobronchiale Sekretion
– Schläfrigkeit (Somnolenz) bis hin zum Koma	– Schluckstörungen
– ggf. Atemstillstand	– Herzrhythmusstörungen
	– Tachykardie, supraventrikuläre Extrasysto-
	len, AV- Blockierungen
	– Magen-Darm-Atonie
	– Harnretention

Zur Therapie wird der ZNS-gängige Cholinesterasehemmer Physostigmin in einer initialen Dosierung von 0,04–0,08 mg/kgKG i. v. appliziert, der sowohl zentral als auch peripher die Acetycholinkonzentration erhöht. Oftmals stellt sich der Therapieerfolg innerhalb von wenigen Minuten ein; der Patient erwacht, wird kontaktfähig und kooperativ. Allerdings kann die initiale Symptomatik nach Abklingen der Wirkung von Physostigmin nach ca. 20–25 min erneut auftreten, was eventuell eine erneute Applikation (Hälfte der Initialdosis!) erforderlich macht.

Die Anwendung von Physostigmin ist nicht frei von Nebenwirkungen, die allesamt auf gesteigerte Acetylcholineffekte zurückgeführt werden können:
–   Miosis
–   überschießende Bronchialsekretion
–   Bronchokonstriktion
–   Bradykardie
–   Übelkeit und Erbrechen
–   zerebrale Krampfanfälle

Daher sollten geriatrische Patienten nach erfolgreicher Therapie für längere Zeit (> 2 Stunden) im Aufwachraum überwacht werden, bevor sie auf periphere Stationen entlassen werden.

Als Kontraindikationen für die Anwendung von Physostigmin sind vorbestehende Muskeldystrophien, ein Glaukom, Intoxikationen mit organischen Cholinesterasehemmern bzw. ein akutes Schädel-Hirn-Trauma sowie präexistente bradykarde Herzrhythmusstörungen und chronisch-obstruktive Atemwegserkrankungen zu beachten.

Sonstige postoperative neurologische Aspekte

Eine sich im Aufwachraum entwickelnde Alkoholentzugssymptomatik kann mit Neuroleptika (z. B. Haloperidol) und/oder α_2-Agonistenα (z. B. Clonidin) attenuiert werden. Ob Thiamin zur Prophylaxe einer Wernicke-Enzephalopathie bereits im Aufwachraum appliziert werden sollte, wird kontrovers diskutiert [31].

Besondere Aufmerksamkeit bedürfen Patienten, die an M. Parkinson erkrankt sind [32]. Diese sollten ihre vorbestehende orale Parkinsontherapie postoperativ so früh wie möglich fortsetzen können, um eine krisenhafte Verschlechterung der Symptomatik zu vermeiden (vgl. Kap. 5). Aus demselben Grund gilt auch der Einsatz von Medikamenten mit antidopaminerger Wirkung (z. B. Metoclopramid, Butyrophenone) als kontraindiziert. Zu alledem muss bei dieser Patientengruppe mit einem erhöhten Risiko für Aspirationen und respiratorischen Komplikationen aufgrund von Schluckstörungen bzw. einer gestörten Willkürmotorik der Schlund- und Thoraxmuskulatur gerechnet werden. Ob und inwieweit die Anti-Parkinson-Medikation bei besonders schweren Krankheitsverläufen perioperativ angepasst werden muss, sollte bereits im Vorfeld mit den behandelnden Neurologen abgeklärt werden [33].

13.4 Verlegungskriterien aus den Überwachungsbereich und weiterführende Konzepte

Bezeichnenderweise sind bis zum heutigen Tage die Kriterien nur wenig untersucht, die erfüllt sein müssen, um eine sichere Entlassung eines geriatrischen Patienten aus dem Überwachungsbereich zu gewährleisten [5]. Demnach obliegt es der verantwortlichen Person im Aufwachraum, individuelle Verlegungskriterien unter Berücksichtigung des präoperativen Zustands sowie der jeweiligen Begleiterkrankungen zu definieren. Scoring-Systeme wie beispielsweise der (modifizierte) Aldrete-Score nach Allgemeinanästhesie bzw. der Bromage-Score nach Regionalanästhesie (der unteren Extremität) können in dieser Situation orientierend herangezogen werden (Tab. 13.7) [4–6]. Zu alledem wird in aktuellen Leitlinien empfohlen, bei geriatrischen Patienten bereits im Aufwachraum ein Delirscreening durchzuführen (s. a. Kap. 16), um noch vor der Entlassung und ohne Zeitverlust eine Therapie zu initiieren bzw. eine weiterführende Überwachung auf einer spezialisierten Station (z. B. *Intermediate Care*-Station) zu veranlassen.

Der Stellenwert spezieller organisatorischer Strukturen und interdisziplinärer Konzepte innerhalb einer Klinik zur adäquaten Versorgung dieser Patientengruppe wird vor allem an der Schnittstelle zwischen Aufwachraum und weiterversorgender Einheit deutlich [23–29]. Es gilt mittlerweile als gesichert, dass das postoperative Outcome in hohem Maße von Umfang und Qualität der Versorgung abhängt, die alten und ältesten Patienten perioperativ zuteil wird. In diesem Zusammenhang haben sich klar definierte, multimodale Betreuungs- und Behandlungskonzepte, die bereits vor der Operation beginnen und sich z. T. bis zur Rückverlegung ins häusliche Um-

Tab. 13.7: Modifizierter Aldrete-Score. Ein Punktwert > 12 ist Voraussetzung für die Verlegung eines Patienten aus dem Aufwachraum auf die Normalstation.

	0 Punkte	1 Punkt	2 Punkte
Vigilanz	nur durch Rütteln erweckbar	durch leichte Stimulation erweckbar	wach und orientiert
körperliche Aktivität	kann Extremitäten nicht bewegen	kann Extremitäten eingeschränkt bewegen	kann Extremitäten uneingeschränkt bewegen
hämodynamische Stabilität	RR > 30 % unter Normal- bzw. Ausgangswert	RR 15–30 % unter Normal- bzw. Ausgangswert	RR < 15 % unter Normal- bzw. Ausgangswert
respiratorische Stabilität	Dyspnoe mit schwachem Hustenstoß	Tachypnoe mit ausreichendem Hustenstoß	kann problemlos tief durchatmen
arterielle O_2-Sättigung	SaO_2 < 90 % unter O_2	benötigt O_2	SaO_2 > 90 % unter Raumluft
postoperative Schmerzen	anhaltend starke Schmerzen	Schmerzen, die mit i.v.-Analgetika kontrollierbar sind	keine/leichte Schmerzen
Übelkeit/Erbrechen	anhaltend Übelkeit/ Erbrechen	vorübergehende Übelkeit/Erbrechen	keine/leichte Übelkeit, kein Erbrechen

feld erstrecken, als besonders wirkungsvoll erwiesen. Mittlerweile werden derartige interdisziplinäre Behandlungspfade, an denen die jeweilige chirurgische Disziplin, die Geriatrie sowie die Anästhesiologie beteiligt sind, sowohl in den Leitlinien der *American Geriatric Association* als auch in den *American College of Surgeons/National Surgical Quality Improvement Program Guidelines* explizit genannt [6,8,26,30]. Exemplarisch seien an dieser Stelle so genannte „*Geriatric Consultation Services*" [8], das „*Acute Care for Elders (ACE)*"-Konzept [23] sowie die das „*Hospital Elder Life Program*" (HELP; www.hospitalelderlifeprogram.org) [27,28] und das „*Nurses Improving Care for Healthsystem Elderly*"-Programm (NICHE; www.nicheprogram.org) genannt – allesamt Konzepte, die mit dem Ziel entwickelt wurden, sowohl Komplikationsrate als auch Mortalität alter Menschen nach operativen Eingriffen zu reduzieren. Ebenfalls sinnvoll scheint in diesem Zusammenhang die postoperative Weiterversorgung dieser Patienten auf spezialisierten operativ-geriatrischen Stationen [8,29,30]. Allerdings scheitert die Umsetzung dieses Ansatzes bislang vielerorts an (infra-)strukturellen, personellen und finanziellen Limitationen – trotz vielversprechender Ergebnisse.

Zusammenfassend kann also festgestellt werden, dass geriatrische Patienten so lange wie nötig und so kurz wie möglich postoperativ im Aufwachraum verweilen sollten, um danach lückenlos im Rahmen eines interdisziplinär erstellten, perioperativen Versorgungskonzepts auf einer (möglichst spezialisierten) Normalstation weiter betreut zu werden.

Literatur

[1] Story DA. Postoperative mortality and complications. Best Pract Research Clin Anaesthesiol. 2001;25:319–327.
[2] Tonner PH, Kampen J, Scholz J. Pathophysiological changes in the elderly. Best Pract Clin Anaesth. 2003;17:163–177.
[3] Turrentine FE, Wang H Simpson VB, et al. Surgical risk factors, morbidity, and mortality in elderly patients. J Am Coll Surg. 2006;203:865–877.
[4] Eberhard L, Anders M, Reyle-Hahn M, et al. Postoperative Phase. In: Rossaint R, et al. (Hrsg.). Die Anästhesiologie. Springer Verlag Berlin Heidelberg 2012.
[5] Roggenbach J, Weigand MA, Hofer S. Aufwachraumphase. In: Graf BM, Sinner B, Zink W (Hrsg). Anästhesie bei alten Menschen. Georg Thieme Verlag Stuttgart New York 2010.
[6] Mohanty S, Rosenthal RA, Russell MM. Optimal perioperative Management of the geriatric surgical patient. ACS NSQIP/AGS Best Practices Guideline 2016.
[7] The Joint Task Force on non-cardiac surgery: cardiovascular assessment and management of the European Society of Cardiology (ESC) and the European Society of Anaesthesiology (ESA). 2014 ESC/ESA Guidelines on non-cardiac surgery: cardiovascular assessment and management. Eur Heart J. 2014;35:2383–2431.
[8] Aldecoa C, Bettelli G, Bilotta F, et al. European Society of Anaesthesiology evidence-based and consensus-based guideline on postoperative delirium. Eur J Anaesthesiol. 2017;34:192–214.
[9] Capezuti E, Boltz M, Kim H. Geriatric Models of Care. In: Rosenthal R, Zenilman M, Katlic M (Hrsg). Principles and Practice of Geriatric Surgery. Springer-Verlag Berlin Heidelberg New York 2011.
[10] Association of Anaesthetists of Great Britain and Ireland. Peri-operative care of the elderly. Anaesthesia. 2014;69:81–98.
[11] Dodds C, Kumar C, Servin F. Postoperative care and analgesia. In: Dodds C, Kumar C, Servin F. Anaesthesia for the Elderly Patient. Oxford University Press 2016.
[12] Royal College of Anaesthetists. Anaesthesia Services for Post-operative Care. In: Guidelines for the Provision of Anaesthesia Services (GPAS) 2016.
[13] Deutsche Gesellschaft für Anaesthesiologie und Intensivmedizin (DGAI) und Berufsverband Deutscher Anästhesisten (BDA). Apparative Ausstattung für Aufwachraum, Intensivüberwachung und Intensivtherapie. Anästh Intensivmed. 1997;38:470–474.
[14] Deutsche Gesellschaft für Anaesthesiologie und Intensivmedizin (DGAI) und Berufsverband Deutscher Anästhesisten (BDA). Strukturierte Patientenübergabe in der perioperativen Phase – Das SBAR-Konzept. Anästh Intensivmed. 2016;57:88–90.
[15] Nattel S, Opie LH. Controversies in Cardiology 3. Controversies in atrial fibrillation. Lancet. 2006;367:262–272.
[16] Thompson A, Balser JR. Perioperative cardiac arrhythmias. Br J Anaesth. 2004;93:86–94.
[17] Spelten O, Rudolph V. Perioperativer Myokardinfarkt. Intensivmedizin up2date. 2014;10:61–71.
[18] Sear JW, Higham H. Issues in the perioperative management of the elderly patient with cardiovascular disease. Drugs Aging. 2002;19:429–451.
[19] Oscarsson A, Eintrei C, Anskär S, et al. Troponin-T values provide long-term prognosis in elderly patients undergoing non-cardiac surgery. Acta Anaesthesiol Scand. 2004;48:1071–1079.

[20] Hofer S, Plachky J, Fantl R, et al. Postoperative pulmonale Komplikationen. Anaesthesist. 2006;55:473–484.

[21] Qaseem A, Snow V, Fitterman N, et al. Risk assessment for and strategies to reduce periope-rative pulmonary complications for patients undergoing noncardiothoracic surgery: a guideline from the american college of physicians. Ann Intern Med. 2006;144:575–580.

[22] Monk TG, Weldon BC, Garvan CW, et al. Predictors of cognitive dysfunction after major noncar-diac surgery. Anaesthesiology. 2008;108:18–30.

[23] Counsell SR, Holder CM, Liebenauer LL, et al. Effects of a multicomponent intervention on functional outcomes and process of care in hospitalized older patients: a randomized controlled trial of Acute Care for Elders (ACE) in a community hospital. J Am Geriatr Soc. 2000;48:1572–1581.

[24] Inouye SK, Bogardus ST, Charpentier PA, et al. A Multicomponent Intervention to Prevent Delirium in Hospitalized Older Patients. N Engl J Med. 1999;340:669–676.

[25] Barnes DE, Palmer RM, Kresevic DM, et al. Acute care for elders units produced shorter hospital stays at lower cost while maintaining patients' functional status. Health Aff (Millwood). 2012;31:1227–1236.

[26] Jin F, Chung F. Minimizing perioperative adverse events in the elderly. Br J Anesth. 2011;87:608–624.

[27] Inouye SK, Bogardus ST, Baker DI, et al. The Hospital Elder Life Program: a model of care to prevent cognitive and functional decline in older hospitalized patients. J Am Geriatr Soc. 2000;48:1697–1706.

[28] Rubin FH, Williams JT, Lescisin DA, et al. Replicating the Hospital Elder Life Program in a community hospital and demonstrating effectiveness using quality improvement methodology. J Am Geriatr Soc. 2006;54:969–974.

[29] Dodds C, Foo I, Jones K, et al. Peri-operative care of elderly patients – an urgent need for change: a consensus statement to provide guidance for specialist and nonspecialist anaes-thetists. Perioper Med (Lond). 2013;2:6–10.

[30] American Geriatrics Society Expert Panel on Postoperative Delirium in Older Adults. American geriatrics society abstracted clinical practice guideline for postoperative delirium in older adults. J Am Geriatr Soc. 2015;63:142–150.

[31] Sander M, Neumann T, von Dossow V, et al. Alkoholabusus. Risikofaktoren für die Anästhesie und Intensivmedizin. Internist. 2006;47:332–341.

[32] Kalenka A, Hinkelbein J: Anästhesie bei Patienten mit Parkinson-Erkrankung. Anaesthesist. 2005;54:401–411.

[33] Walsh M, Devereaux PJ, Garg AX. Relationship between Intraoperative Mean Arterial Pressure and Clinical Outcomes after Noncardiac Surgery – Toward an Empirical Definition of Hypo-tension. Anesthesiology. 2013;119:507–515.

14 Geriatrische Betreuung und Begleitung

Simone Gurlit, Mona Brune

14.1 Einleitung

Der demographische Wandel hat im Laufe der letzten Jahre dazu geführt, dass mehr und mehr hochaltrige, multimorbide Patienten auch operativ versorgt werden müssen (s. a. Kap. 1). Insbesondere vor dem Hintergrund verbesserter Narkoseführung, alternativer Narkoseverfahren und schonenderer Operationstechniken sowie ggf. der anschließenden intensivmedizinischen Versorgung ist dies überhaupt erst möglich geworden und zunächst als Erfolg einer modernen perioperativen Medizin zu verstehen.

In der Folge sind damit aber nicht nur darauf spezialisierte Fachgebiete wie die Geriatrie oder die Gerontopsychiatrie in die stationäre Versorgung dieser vulnerablen Patienten eingebunden. Vielmehr sind alle am perioperativen Prozess beteiligten Berufsgruppen gefordert, die besonderen Bedürfnisse dieser Patientengruppe wahrzunehmen und im Behandlungsprozess adäquat abzubilden. Dies bedeutet häufig, dass auch ursprünglich eher geriatriefremde Disziplinen entsprechende Konzepte entwickeln und mittragen müssen, um hier eine erfolgreiche Versorgung gewährleisten zu können.

Dem betagten Patienten soll ermöglicht werden, nach der Behandlung in das gewohnte Umfeld zurückzukehren – ein durchaus ehrgeiziges Ziel, wie der perioperative Alltag trotz vermeintlich erfolgreicher operativer Versorgung und zufriedenstellendem Operationsergebnis insbesondere vor dem Hintergrund häufig zu findender kognitiver Verschlechterungen zeigt [1].

Gerade die adäquate Versorgung bereits präoperativ kognitiv eingeschränkter oder gar demenziell vorerkrankter Patienten stellt viele Krankenhäuser zunehmend vor Probleme – weder die derzeitige Vergütungsstruktur noch die etablierten Behandlungsabläufe können die besonderen Bedürfnisse dieser ständig wachsenden Patientengruppe für alle befriedigend abdecken. Darüber hinaus sind insbesondere multimorbide ältere Patienten perioperativ besonders gefährdet ein Delir zu entwickeln, das sich dauerhaft nachteilig auf die Lebenssituation auswirken kann und mit einer erhöhten Mortalität einhergeht (s. a. Kap. 16) [2].

14.2 Schlechte Lebensqualität trotz erfolgreicher Operation?

Neben der aktuellen Einweisungsdiagnose und dem OP-bedürftigen Befund birgt die sog. „geriatrietypische Multimorbidität" die Gefahr diverser perioperativer Komplikationen. Oligosymptomatische und atypische Verläufe machen es insbesondere den nicht geriatrisch spezialisierten Kollegen mitunter schwer, rechtzeitig Infektionen

https://doi.org/10.1515/9783110497816-014

(auch ohne Fieber), Atemwegsinfekte (auch ohne Husten), Harnwegsinfekte (auch ohne Dysurie), etc. zu detektieren [3].

Die stattdessen gebotenen Symptome wie Verschlechterung des funktionellen Status, Verwirrtheit bis hin zum Delir, Nahrungsverweigerung sowie Sturz, Synkopen und allgemeine Schwäche führen insbesondere postoperativ auf der Normalstation dann leider häufig erst spät zum Ergreifen korrigierender Maßnahmen [4,5].

14.3 Geriatrische Betreuung und Begleitung – für wen?

Zunächst besteht das Problem in der Identifikation von Patienten, die zur Vermeidung von konfliktbehafteten Verläufen und letztlich schlechtem Outcome eine geriatrische Betreuung und Begleitung benötigen. Die Vielfältigkeit in der Patientengruppe der Hochaltrigen wird allein durch das chronologische Alter nicht abgebildet – so stehen sich die sog. „*best agers*" und die „*worst agers*" gegenüber, womit sich im perioperativen Alltag das Geburtsdatum als klassisches Einschlusskriterium leider zu oft als nicht hilfreich erweist (s. a. Kap. 3 und 4) [6]. Konzepte wie „*Frailty*" versuchen, leicht erfassbare Alternativkriterien wie Immobilität, unfreiwilligen Gewichtsverlust, Muskelschwäche, subjektive Erschöpfung und allgemein herabgesetzte körperliche Aktivität einzubringen. Dies erscheint auch sinnvoll vor dem mit „*Frailty*" einhergehenden erhöhten Risiko für das Erleiden eines Delirs (s. a. Kap. 4).

Oftmals kann darüber hinaus bereits zum Zeitpunkt der Krankenhausaufnahme eine Verwirrtheit als Begleitsymptom vieler somatischer Erkrankungen beobachtet werden. Solche Delirien treten aber auch häufig postoperativ auf – zunächst prinzipiell in allen Altersgruppen. Im Gegensatz zu Verläufen bei Kindern und jungen Erwachsenen, deren Plastizität des Gehirns hoch ist und die sich im Allgemeinen nach einem Delir auch kognitiv gut erholen, sind geriatrische Patienten besonders gefährdet: Insbesondere die Prognose für die in der klinischen Routine unerkannt demenziell vorerkrankten Patienten gilt auch bei adäquater Therapie als ungewiss [7].

Ziel innovativer Konzepte sollte es daher sein, die perioperative Versorgung frühestmöglich, d. h. bevorzugt nach entsprechendem Assessment zeitnah zur (Not-) Aufnahme in das Krankenhaus, auf das individuelle Risikoprofil des Patienten abzustimmen und damit die Entstehungsrate typischer Komplikationen zu senken [8]. Insbesondere die soziale Betreuung geriatrischer Patienten stellt hohe Anforderungen an alle Beteiligten, die mit den konventionellen Versorgungsstrukturen nur schwer erfüllt werden können.

Unabhängig vom konkreten Lebensalter könnten zusammenfassend daher besonders jene Patienten von einer geriatrischen Betreuung profitieren, die bereits bei Aufnahme kognitive Defizite aufweisen, multimorbid vorerkrankt sind und insgesamt die „*Frailty*"-Kriterien erfüllen.

14.4 Geriatrische Betreuung und Begleitung – ab wann?

Der frühestmöglichen Detektion von Risikofaktoren für das Erleiden perioperativer Komplikationen kommt beim geriatrischen Patienten besonders hohe Bedeutung zu. Insbesondere in der Elektivchirurgie ist häufig durchaus die Möglichkeit gegeben, diejenigen Patienten zu identifizieren, bei denen ein ungünstiger Verlauf zu befürchten und das rechtzeitige Ergreifen prophylaktischer Maßnahmen durchaus noch erfolgsversprechend ist (s. a. Kap. 3 und 4).

Potenziell modifizierbare Faktoren könnten dann ggf. noch präoperativ beeinflusst werden. Einen besonderen Stellenwert hat in diesem Zusammenhang die Kompetenz des Pflegepersonals – neben der präoperativen Risikoevaluation durch den Anästhesisten kommt besonders denjenigen Faktoren Bedeutung zu, die am ehesten im Rahmen der pflegerischen Aufnahme und Versorgung (insbesondere bei gelebten Konzepten wie „Bezugspflege" oder „individualisierte Pflege") erhoben werden. Als klassische Risikofaktoren für den multimorbiden geriatrischen Patienten im perioperativen Setting gelten neben einer bereits vorliegenden kognitiven Einschränkung, Immobilität, Polypharmazie sowie sensorische Defizite.

Beispiel präoperative Eisenmangelanämie

Beispielhaft für einen potenziell beeinflussbaren Risikofaktor sei der präoperative Hb-Wert genannt. Für geriatrische Patienten gilt als gut belegt, dass eine präoperative Anämie mit einem schlechteren Outcome einhergeht [9,10].

Dennoch werden für Elektiveingriffe immer wieder Patienten präoperativ in der Anästhesieambulanz vorgestellt, bei denen bisher keinerlei Maßnahmen zur Diagnostik und Therapie der Anämie im Sinne eines *„Patient Blood Managements"* durchgeführt wurden.

Das optimale Zeitfenster schon Wochen vor der geplanten Operation bleibt also derzeit noch zu häufig ungenutzt – hier zeigt sich, dass gerade multimorbide geriatrische Patienten in besonderem Maße unter der sektoralen Trennung im deutschen Gesundheitswesen leiden. Diese traditionelle Trennung zwischen ambulanter und stationärer Behandlung bestimmt ganz wesentlich die Behandlungsabläufe, so dass der Anästhesist derzeit für die Durchführung zeitintensiver Maßnahmen (hier: präoperatives Auffüllen der Eisenspeicher bei der häufigen Eisenmangelanämie) den Patienten tendenziell zu spät erfasst.

Hier wird deutlich, dass tatsächlich alle involvierten Berufsgruppen ausreichend sensibilisiert werden müssen für die besonderen Bedürfnisse geriatrischer Patienten – so sollte bereits der Chirurg bei der Indikationsstellung zum elektiven Eingriff Kontakt mit dem Zu-/Einweiser bzw. dem behandelnden Hausarzt aufnehmen, das besondere Risikoprofil des Patienten erläutern und entsprechende Maßnahmen (hier: Auffüllen der Eisenspeicher) anregen.

14.5 Geriatrische Betreuung und Begleitung – durch wen?

14.5.1 Allgemeines

Zur erfolgreichen perioperativen Versorgung geriatrischer Risikopatienten gehört das Verständnis *aller am Prozess beteiligten Akteure* für die besondere Herausforderung, die eine adäquate Versorgung dieser vulnerablen Patienten mit sich bringt.

Neben der frühestmöglichen Identifikation von Risikopatienten und entsprechend zeitnahen Korrekturversuchen modifizierbarer Befunde und Risikokonstellationen existieren unterschiedlichste Konzepte von der Sitzwache durch Freiwillige bis hin zu multi-interventionellen Programmen mit speziell geschultem Personal. Allgemeine Regeln für „richtige" und erfolgreiche Programme fehlen, was vor dem Hintergrund der komplexen Vielfalt unterschiedlichster Strukturen in den jeweiligen Kliniken durchaus nachvollziehbar erscheint.

Zunächst sollten sich daher die Partner im perioperativen Setting darauf verständigen, was genau die geriatrische Betreuung und Begleitung für den Patienten leisten kann und soll sowie in welchem Maße die konsequente Einbindung in die perioperativen Abläufe vielversprechend erscheint und von den Akteuren auch aktiv mitgetragen werden kann.

14.5.2 Ehrenamt

Derzeit sind in vielen Krankenhäusern Ehrenamtliche in die Versorgung geriatrischer Patienten eingebunden. Unterschiedliche Konzepte wie „Christliche Krankenhaushilfe" oder „Grüne Damen" sind häufig über Jahre als Institution am einzelnen Krankenhaus gewachsen und in der Regel auch gut etabliert und bekannt. Was im Einzelnen geleistet werden kann, ist nur höchst individuell zu beantworten. Mögliche Einsätze im Klinikalltag reichen vom reinen Besuchsdienst hin zur intensiven Betreuung von Patienten mit kognitiven Einschränkungen. Nach Rücksprache mit dem zuständigen Pflegepersonal kann der Patient bei der Nahrungsaufnahme unterstützt werden, es kann eine Begleitung zu Untersuchungen und Behandlungen und ggf. eine Abstimmung mit den Angehörigen stattfinden.

Nicht unerwähnt bleiben sollte in diesem Zusammenhang, dass der Einsatz von Ehrenamtlichen schwer planbar ist. Die gewünschte Betreuungskontinuität ist mit einem hohen zeitlichen Einsatz der einzelnen Person verbunden, der nicht immer für das Krankenhaus zuverlässig gewährleistet werden kann. Darüber hinaus ist insbesondere der Umgang mit kognitiv eingeschränkten Patienten mit einem entsprechenden Schulungsaufwand verbunden, der im Alltag häufig auf Seiten des professionellen Pflegepersonals zu Unsicherheiten führt: Welche ehrenamtliche Kraft steht konkret in dieser Situation zur Verfügung? Wie sieht der tatsächliche Schulungs- (und damit Kompetenz-)stand aus? Bei guter Anbindung der Ehrenamtlichen an die Station kann hier effektiv eine Einbindung in den Tagesablauf stattfinden sowie durchaus für den Patienten und seine Angehörigen transparent eine Unterstützung im Rahmen des stationären Aufenthaltes erfolgen. Es kann aber auch auf Seiten des Ehrenamtlichen zu einer Überforderungssituation kommen, die letztlich in häufigem Wechsel der Bezugspersonen für den Patienten resultiert – ein gerade nicht gewünschter Effekt.

Soll Ehrenamt im klinischen Alltag eine planbare Rolle in der Versorgung geriatrischer Patienten spielen, so muss insbesondere im perioperativen Setting zunächst von einem hohen Schulungsaufwand sowie langfristig von einer engen Anbindung an zu schaffende Strukturen für die Ehrenamtlichen ausgegangen werden (u. a. regelmäßige Treffen, Rückmeldung zur Arbeit sowie Versicherung einer hohen Anerkennung der Tätigkeit im Hause) [11,12].

14.5.3 Professionell geschultes Betreuungsteam

Bei der Integration eines professionell geschulten Betreuungsteams handelt es sich um einen größeren Eingriff in die aktuelle Struktur des Krankenhauses. Zunächst kann das Etablieren eines solchen Teams mit diversen Unsicherheiten aller am Prozess beteiligten Personen verbunden sein (eine neue Struktur wird geschaffen, deren Anbindung im Klinikalltag kritisch hinterfragt werden muss). Perspektivisch ergibt sich jedoch eine höhere Sicherheit im Alltag: Die zu erwartende Sachkompetenz ist nicht abhängig vom einzelnen Mitarbeiter, vielmehr wissen letztlich alle, welche Maßnahmen von einem solchen Betreuungsteam durchgeführt werden können und welcher professionelle Hintergrund besteht. Die damit einhergehende Verlässlichkeit erhöht die Wahrscheinlichkeit, bereits frühzeitig das Betreuungsteam in die Behandlung zu involvieren und damit bereits zur Vermeidung von Komplikationen beizutragen, bei deren Auftreten häufig erst an den Einbezug von Ehrenamtlichen gedacht würde [13].

Die frühestmögliche Identifikation von Patienten, die von einem solchen professionellen Betreuungskonzept profitieren könnten, stellt alle Akteure im Krankenhaus vor eine große Herausforderung. Im perioperativen Setting existiert derzeit kein allgemein empfohlenes Instrument – verständlich vor dem Hintergrund der großen Vielfalt unterschiedlichster Ausgangssituationen in den einzelnen Kliniken (z. B. die mögliche oder fehlende Einbindung einer Fachabteilung für Geriatrie).

Als eine der Hauptkomplikationen, die geriatrische Patienten im stationären Verlauf erleiden und die häufig zu einem entsprechend hohen Leidens- und Handlungsdruck auch auf Seiten der betreuenden Ärzte und Pflegekräfte führt, gilt das Delir (s. a. Kap. 16). Vor dem Hintergrund der enormen Auswirkung auf die weitere Lebensqualität des betroffenen Patienten nach dem Krankenhausaufenthalt gibt es im deutschsprachigen Raum einige innovative Versorgungsmodelle, die ursprünglich zur Delirprävention etabliert wurden, aber auch hinsichtlich der Vermeidung weiterer postoperativer Komplikationen entscheidend zu einem guten Gesamtergebnis des stationären Aufenthalts beitragen. Es handelt sich hierbei um sog. „Multikomponentenmodelle", in denen Ärzte verschiedener Disziplinen und speziell geschulte Pflegekräfte sowie ggf. Ehrenamtliche und Teilnehmende im Freiwilligen Sozialen Jahr eng zusammenarbeiten [14–16].

14.5.4 Betreuungskonzept „Geriatrie-Team"

Allgemeines

Beispielhaft soll an dieser Stelle ein Betreuungskonzept vorgestellt werden, das auch bei fehlender geriatrischer Fachabteilung mittels interdisziplinärer und berufsgruppenübergreifender Zusammenarbeit in einer Verbesserung des stationären Aufenthaltes und in weniger schwerwiegenden Einschnitten in die individuelle Lebenssituation der Patienten und ihrer Angehörigen nach Entlassung resultieren kann.

Ein Kernelement hierbei ist das Etablieren speziell geschulter Altenpflegekräfte in den Klinikalltag, die frühestmöglich in die Behandlung des Patienten mit einbezogen werden und die angestrebte Betreuungskontinuität ermöglichen.

Das Konzept wurde von der Abteilung für Anästhesie und operative Intensivmedizin des St. Franziskus-Hospitals Münster entwickelt und ist dort heute als Abteilung für Perioperative Altersmedizin etablierter Bestandteil der perioperativen Versorgung [17].

Notfall-Patienten

In der Gruppe der hochaltrigen Patienten, die notfallmäßig in die Klinik eingewiesen werden, finden sich besonders häufig alterstraumatologische Krankheitsbilder. Trotz verbesserter Operationstechniken und klarer Vorgaben in den entsprechenden Leitlinien (z. B. hinsichtlich Zeitfenster Trauma-Operation) findet sich keine wesentlich veränderte Mortalität. Noch immer versterben viele Patienten innerhalb der ersten zwölf Monate, benötigen anhaltende Hilfe und institutionelle Pflege und werden innerhalb der folgenden Monate erneut stationär behandelt. Auch zerebrale Funktionsstörungen finden sich in dieser Patientengruppe häufig, wobei kritisch zu hinterfragen wäre, ob diese wirklich immer neu aufgetreten und wirklich immer unvermeidbar sind [18].

Exemplarisch soll daher der Behandlungsverlauf einer Patientin mit hüftgelenksnaher Fraktur skizziert werden, um konkrete Möglichkeiten der Einflussnahme auf den perioperativen Verlauf über die reine Diskussion des adäquaten Narkoseverfahrens hinaus aufzuzeigen:

Aufnahme: Die Patientin wird notfallmäßig in die Ambulanz eingeliefert. Der diensthabende Unfallchirurg identifiziert die Patientin aufgrund ihres hohen Lebensalters, bestehender Komorbiditäten und einem Gesamteindruck von „Frailty" als Risikopatientin und informiert unverzüglich das „Geriatrie-Team". Bereits in der Ambulanz findet der erste Kontakt mit der Altenpflegekraft statt – diese erklärt unmittelbar, dass sie bis nach stattgehabter Operation an der Seite der Patientin bleiben und für ihre Fragen sowie die ihrer Angehörigen stets ansprechbar sein wird.

Zwecks Einschätzung der aktuellen kognitiven Leistungsfähigkeit wird von der Altenpflegekraft bereits hier ein kognitives Screening (*Mini Mental Status Test* – MMST – sowie *Clock Drawing-Test* – Uhrentest; s. a. Kap. 4) durchgeführt [19,20]. Ziel ist zu diesem Zeitpunkt nicht eine Demenzdiagnostik (wofür weder das Setting noch die durchgeführten Tests adäquat wären), sondern ein für alle geriatriefremden Akteure verständliches Abbild der aktuellen kognitiven Leistungsfähigkeit der Patientin in dieser für sie ängstigenden Krisensituation. Darüber hinaus werden Befunde zur präoperativen Mobilität und Ernährungssituation, zum emotionalen Hintergrund sowie zur aktuellen Wohnsituation und zum Hilfsmittelgebrauch erhoben.

Idee: Frühestmöglich sollten Patienten identifiziert werden, die eine besondere Hilfebedürftigkeit mitbringen und eine entsprechende Form der persönlichen Zuwendung benötigen, um sich in den sie erwartenden Strukturen und Prozessen zurechtfinden zu können.

Die Zuständigkeit für die Identifikation von Risikopatienten ist individuell abzustimmen.

Der geriatrische Risikopatient braucht mehr Zeit – dies kollidiert mit etablierten Abläufen in der perioperativen Routine und auf der Intensivstation. Nur die Sensibilisierung und konsekutive Akzeptanz aller beteiligten Berufsgruppen ermöglicht die Optimierung perioperativer Abläufe für geriatrische Risikopatienten.

Präoperative Voruntersuchungen: Die Altenpflegekraft begleitet die Patientin zu den noch durchzuführenden Voruntersuchungen wie EKG, Röntgen etc. und hilft, die ggf. anstehende Wartezeit zur Operation zu überbrücken. Diese Zeiten sind speziell für kognitiv eingeschränkte Patienten mit hohem Stress verbunden – insbesondere, wenn die in der Notaufnahme eingeleitete Schmerztherapie zu optimieren ist und Angehörigenkontakte hergestellt werden sollten. Diese Zeit wird genutzt, um eine möglichst intensive Bindung zwischen der Patientin und der Altenpflegekraft herzustellen. Zur Reorientierung werden benötigte Hilfsmittel (Brille, Hörgerät) organisiert und bereitgestellt.

Idee: Ist ein Screening erfolgt und der hochaltrige Patient als „Risikopatient" identifiziert, sollte dies auch für alle weiteren Akteure in einem darauf abgestimmten Verhalten resultieren. Hierzu zählt u. a. die angepasste Kommunikation (s. a. Kap. 14.6.6). Schulungsmaßnahmen sollten daher immer auch den medizinischen Funktionsdienst der entsprechenden Bereiche (EKG, Röntgenabteilung) mit einbeziehen. Wartezeiten in diesen Bereichen sind für Risikopatienten zu vermeiden.

Zeit bis zur Operation: Es gilt, lange Phasen der präoperativen Nahrungskarenz zu vermeiden. Hierin liegt eine wesentliche Aufgabe für die enge Abstimmung zwischen OP-Management, Operateur und Station. Hier kann die Altenpflegekraft als Mitglied im perioperativen Team durch konkrete Rücksprachen mit dem OP-Management die periphere Station unterstützen und sicherstellen, dass insbesondere die Flüssigkeitszufuhr bis mindestens zwei Stunden präoperativ aufrechterhalten wird. Gleichzeitig kann im Rahmen der „personalisierten Anxiolyse" auf eine medikamentöse Prämedikation verzichtet werden (s. a. Kap. 5 und Kap. 16).

Idee: Perioperative Wartezeiten sowie lange Phasen präoperativer Nahrungskarenz sollten vermieden werden. Dies gilt es bei der Planung der OP-Reihenfolge zu berücksichtigen.

Werden Hilfsmittel zur Orientierung benötigt, können diese entweder direkt am Patienten belassen oder mit in den OP gegeben werden, um eine frühestmögliche Rückgabe unmittelbar postoperativ zu gewährleisten.

Zusammenfassend gilt es Angst und perioperativen Stress zu vermeiden.

Operation: Die Altenpflegekraft begleitet die Patientin in die Einleitung und unterstützt anästhesiologische Maßnahmen durch Hilfe bei der Lagerung und beim Anlegen des Monitorings. Darüber hinaus erklärt sie der Patientin die Funktionsweise der Blutdruckmanschette und die Bedeutung von Signaltönen bzw. führt ablenkende Gespräche und hält Körperkontakt aufrecht. So betreut und vorbereitet kann die Patientin auch in einer für sie ängstigenden Situation anästhesiologische Maßnahmen (z. B. Anlage einer Spinalanästhesie) auch ohne pharmakologische Anxiolyse meist gut tolerieren.

Im Falle der Durchführung eines Regionalverfahrens bleibt die Altenpflegekraft während der gesamten Operation an der Seite der wachen, nicht sedierten Patientin. Situations- und bedarfsabhängig wird erklärt, zugehört, basal stimuliert – immer individuell auf die Bedürfnisse der Patientin zugeschnitten.

Idee: Vor dem Hintergrund ungünstiger Wirkprofile vieler Sedativa beim alten Menschen ist eine nicht-pharmakologische Angstlösung anzustreben (s. a. Kap. 5). Hier kommt der intraoperativen Patientenführung durch den Anästhesisten eine besonders hohe Bedeutung zu. Aber auch für Operateure und Pflegepersonal impliziert dies einen angepassten Kommunikationsstil während der Operation.

Postoperativ: Nach der Operation begleitet die Altenpflegekraft die Patientin in den Aufwachraum bzw. ggf. auf die Intensivstation. Hilfsmittel – sofern nicht ohnehin an der Patientin belassen – werden unmittelbar wieder zur Verfügung gestellt, um eine Reorientierung zu ermöglichen. Auch das frühestmögliche Herstellen von Angehörigenkontakt – sofern gewünscht – sollte gewährleistet sein (s. a. Kap. 13). Mehrfach werden für die Patientin verständliche Informationen gegeben bezüglich der aktuellen Situation, dem operativen Verlauf und dem weiter zu erwartenden zeitlichen Ablauf. Auch die Erklärung des apparativen Monitorings muss häufig mehrfach erfolgen, um Ängste abzubauen und Kooperation zu erreichen. Eine besondere Rolle spielt der ggf. liegende Blasenkatheter, an den mehrfach erinnert werden muss, wenn die Patientin immer wieder den Gang zur Toilette anstrebt.

Idee: Die Situation im Aufwachraum stellt hohe Anforderungen an die Orientierungsfähigkeit des Patienten – vor dem Hintergrund ängstigender Einflüsse und ggf. weiterer Einflussfaktoren wie Schmerz, Durst etc. sollte daher für alle Beteiligten der frühestmögliche Einsatz benötigter Hilfsmittel vordringliches Ziel sein. Zuständigkeiten diesbezüglich sind konkret abzustimmen. Wie bereits in Kap. 13 beschrieben, kann es vorteilhaft sein, routinemäßig für alle Patienten die Hilfsmittel von der peripheren Station mit in den OP-Bereich zu geben, damit unnötiger Zeitverlust bei Verlegung in den Aufwachraum vermieden wird. Auch Angehörige oder alternative vertraute Bezugspersonen sollten im Aufwachraum ausdrücklich willkommen sein.

Rückverlegung auf die Normalstation: Steht die Rückverlegung auf die Normalstation an und sind (noch) keine Angehörigen bei der Patientin, begleitet sie die Altenpflegekraft bis ins Zimmer und gewährleistet auch hier die Reorientierung. Eine ausführliche Übergabe an die zuständige Stationspflege mit besonderem Fokus auf eventuell durchlebte Verwirrtheitsphasen unmittelbar postoperativ ist von hoher Relevanz: Zeigt die Patientin im weiteren Verlauf ähnliche Symptome oder fehlende Einsicht in pflegerische oder therapeutische Maßnahmen, ist es für Stationspflegekräfte häufig nur schwer einzuschätzen, ob es sich um die Manifestation vorbestehender kognitiver Einschränkungen oder das Neuauftreten akuter Symptome handelt. Diese wären entsprechend zeitnah behandlungsbedürftig.

Idee: Neben den üblichen übergaberelevanten Faktoren wie Status der Vitalfunktionen und bisher benötigte Schmerztherapie ist bei Verlegung auf die Normalstation hinzuweisen auf vorbestehende kognitive und sensorische Einschränkungen der Patienten.

Elektiv-Patienten

Patienten, die sich einem größeren geplanten Eingriff unterziehen, können schon deutlich früher vom Geriatrie-Team als Risikopatienten identifiziert werden. Bereits die behandelnde operative Disziplin verweist bei der ersten Vorstellung auf das möglicherweise erhöhte perioperative Risiko und involviert optimalerweise unmittelbar das „Geriatrie-Team". So kann unter deutlich komfortableren Bedingungen eine ausführliche Evaluation der kognitiven Ausgangssituation, des Ernährungszustands, der Mobilität, der aktuellen Lebenssituation sowie der emotionalen Belastbarkeit etc. erfolgen und eine darauf beruhende Risikoeinschätzung durchgeführt werden. Des Weiteren können Verbesserungsmöglichkeiten angesprochen und ggf. direkt mit dem Hausarzt abgestimmt werden (s. a. Kap. 14.4). Auch kann hier frühzeitig die Begleitung zu weiterer präoperativer Diagnostik sowie zur Anästhesiesprechstunde einsetzen (s. a. Kap. 3 und 4), was die Entstehung einer vertrauensvollen Beziehung fördert, auf die dann bei späterer stationärer Aufnahme aufgebaut werden kann. Es wird also deutlich, dass nur in enger Kooperation zwischen operativer Disziplin, Anästhesiologie und „Geriatrie-Team" zum idealen Zeitpunkt die richtigen Maßnahmen initiiert werden können.

Bis zur präoperativen Aufnahme ergeben sich bei dieser Patientengruppe darüber hinaus häufig noch weitere organisatorische Fragen, die bei der ursprünglichen Vorstellung noch nicht im Fokus standen oder schlicht vergessen wurden. Auch hier erweist sich die Ansprechbarkeit eines informierten „Geriatrie-Teams" als vorteilhaft, um etwaige Unsicherheiten erst gar nicht entstehen zu lassen. So können beispielsweise im Krankenhaus benötigte Hilfsmittel vom Patienten selbst oder von unterstützenden Angehörigen bereits im Vorfeld optimiert und vorbereitet werden (Stichwort: Batterien der Hörgeräte).

14.5.5 Der kognitiv auffällige Patient im OP

Vorbetrachtungen

Patienten im höheren Lebensalter sind besonders häufig schon präoperativ von kognitiven Einschränkungen bis hin zur Demenz betroffen. Dies wiederum stellt perioperativ eine hohe Belastung für den Patienten selbst dar und erfordert besondere Aufmerksamkeit des ärztlichen und pflegerischen Personals sowie ein individuell angepasstes Vorgehen im OP [21].

Patientenspezifische Besonderheiten

Eine Krankenhausaufnahme stellt für kognitiv eingeschränkte Patienten eine besondere Herausforderung dar. Ist schon der Aufenthalt im Krankenhaus selbst mit diffusen Sorgen und Aufregungen verbunden, gilt dies in besonderem Maße für die Situation im Operationsbereich. So werden beispielsweise das Einschleusen (im Flügelhemd und Netzhöschen, umzingelt von vermeintlich „vermummten" unbekannten Gesichtern) bzw. invasive anästhesiologische Vorbereitungen vor größeren Eingriffen von den Patienten als belastend und ggf. besonders schmerzhaft empfunden, vor allem dann, wenn notfallmäßig operiert wird. Fehlen dann noch benötigte Hilfsmittel zur Orientierung wie Brille, Hörgerät etc., wird gerade für kognitiv eingeschränkte Patienten die Angst zum beherrschenden Gefühl im OP.

Häufig erfahren kognitiv auffällige Patienten unter diesen Bedingungen einen weiteren Verlust geistiger Fähigkeiten, der bei zeitnaher geriatrischer Betreuung und Begleitung ggf. vermeidbar gewesen wäre. Gerade diese neu aufgetretenen Einschränkungen – vom perioperativen Delir bis hin zur manifesten Demenz – finden sich bei geriatrischen Patienten häufig nach ungeplanten und zeitkritischen Operationen, die eine entsprechende Vorbereitung auf den Krankenhausaufenthalt nicht erlauben. Allerdings kann es auch nach elektiven Eingriffen mit zunächst unkompliziertem Verlauf zu Situationen kommen, die letztlich in dauerhafter institutioneller

Pflegebedürftigkeit oder gar dem Tod resultieren – hier sollten daher Betreuungskonzepte ansetzen [5].

Perioperative Anforderungen an das interprofessionelle Team

Wie bereits erwähnt stellt die (peri-)operative Versorgung kognitiv eingeschränkter Patienten für alle Beteiligten eine besondere Herausforderung dar. Für die Patienten selbst ist die Situation nur schwer zu durchschauen, was häufig zu vermeintlich unkooperativem Verhalten führt. Viele der an sie herangetragenen Aufforderungen werden weder inhaltlich noch akustisch verstanden und entsprechend verzögert, falsch oder gar nicht umgesetzt. Besonders das häufig als herausfordernd erlebte Verhalten von Patienten mit Demenz führt in der OP-Routine immer wieder zu Frustration auf Seiten des ärztlichen und pflegerischen Personals. Nicht selten resultiert hieraus ein großer Leidensdruck bei allen Beteiligten, weshalb die adäquate Versorgung dieser Patienten oftmals als schwer darstellbar empfunden wird.

Eine früh geplante und konsequent auf den individuellen Patienten zugeschnittene spezialisierte Versorgung kann somit sowohl Pflegekräfte als auch Anästhesisten und Operateure unterstützen und entlasten. In diesem Zusammenhang werden Maßnahmen empfohlen, deren konsequente Einhaltung dazu führt, die operative Versorgung kognitiv auffälliger Patienten zu verbessern. Eine entsprechende Zusammenfassung dieser Empfehlungen, die sich nicht nur an spezialisierte Betreuungsteams, sondern insbesondere an das beteiligte ärztliche und pflegerische Personal richten, findet sich in Tab. 14.1.

Alle perioperativ beteiligten Professionen sind in besonderem Maße gefordert, kognitiv eingeschränkte Patienten geriatrisch angemessen zu betreuen und zu begleiten. Dies wiederum erfordert selbst bei vermeintlich banalen Maßnahmen eine konsequente Schulung, aber auch eine Sensibilisierung für die besonderen Bedürfnisse dieser Patienten.

Zu alledem sollte bei der Erstellung des OP-Plans bzw. der OP-Reihenfolge die kognitive Ausgangssituation des Patienten berücksichtigt werden, was jedoch nur dann gelingen kann, wenn hierüber zuverlässige Informationen vorliegen. Bedauerlicherweise ist dies derzeit selbst bei Elektiveingriffen nur selten der Fall. Abermals wird deutlich, dass die frühestmögliche präoperative Erfassung und Dokumentation kognitiver Auffälligkeiten (durch den Anästhesisten im Rahmen der präoperativen Risikoevaluation, durch den Operateur oder durch ein spezielles Betreuungsteam) eine zentrale Rolle bei der Versorgung dieser Patientengruppe spielt (s.a. Kap. 3 und 4).

Tab. 14.1: Maßnahmen zur Reduktion von Angst und Stress im OP (modifiziert nach [22]).

Maßnahme	Beispiel
für Sicherheit und ruhige Atmosphäre sorgen	
Hektik vermeiden	
Wärme zuführen	warme Decke
unnötigen Lärm vermeiden	kein lautes Klappern, keine Gespräche quer durch den Raum
unvermeidbaren Lärm ankündigen und erklären	Säge, Bohrer, Alarmtöne
alle Handlungen am Patienten rechtzeitig an- kündigen, dabei direkte Ansprache mit Augen- kontakt und namentlicher Anrede	
Orientierung verbessern	Hilfsmittel (insbesondere Hörgeräte) möglichst am Patienten belassen
angepasste Kommunikation	klare, eindeutige Informationen (Was geschieht gerade? Wie lange wird es dauern?); Alle In- formationen ggf. auch mehrfach und in kurzen Abständen wiederholen
möglichst wenig Personen im direkten Kontakt	z. B. Anästhesist als feste Bezugsperson; al- ternativ Anästhesiepflege
Bei Patienten mit Demenz	
sich nicht auf Wortgefechte/Argumentation einlassen	ruhig, freundlich und gelassen bleiben
bei fortschreitender Demenz: nonverbale Kom- munikation	Berührung
Validation	
aufmerksame Beobachtung der Äußerungen, Mimik, Gestik, Körperhaltung	
basale Stimulation	

14.6 Betreuung auf der Normalstation

14.6.1 Vorbetrachtungen

Unabhängig von der Art des operativen Eingriffs gelten auch postoperativ auf einer nicht-geriatrischen Normalstation allgemeine Behandlungsprinzipien, die in der Altersmedizin generell zum Einsatz kommen und Maßnahmen beinhalten, die dem

Erhalt bzw. der Wiederherstellung der psychologischen und physiologischen Homöostase dienen. Besonderes Augenmerk gilt den sogenannten „geriatrischen Syndromen" wie z. B. Immobilität oder Malnutrition. Bei vielen dieser vulnerablen Patienten sind diese Syndrome bereits präoperativ vorbestehend und werden im Rahmen der weiteren perioperativen Versorgung zur Herausforderung [23,24].

Postoperativ sollten möglichst wenig wechselnde Personen in direktem Kontakt mit den Patienten stehen – dies gilt sowohl pflegerisch (Bezugspflegesystem) als auch ärztlich (möglichst kleine Visiten).

14.6.2 Aufnahmegespräch

Dem pflegerischen Aufnahmegespräch kommt beim geriatrischen Risikopatienten eine zentrale Bedeutung zu. Insbesondere das konkrete Erfragen der Aktivitäten des täglichen Lebens und die Erhebung von Lebenssituation, Gewohnheiten, Beschäftigungen, Vorlieben und Abneigungen beim Essen und Trinken ist häufig mit einem hohen Zeitaufwand verbunden [25]. Verlegungsbögen, z. B. aus Pflegeheimen, sollten sofern vorhanden berücksichtigt oder alternativ konkret erfragt werden. Ein persönlicher Kontakt mit der zuständigen Pflegekraft der institutionellen Einrichtung ist sinnvoll und führt häufig zu wesentlichen (Zusatz-)Informationen.

14.6.3 Umgebungsgestaltung

Die Umgebungsgestaltung kann wesentlich zur gelingenden Versorgung geriatrischer Patienten beitragen, allerdings entsprechen die baulichen Voraussetzungen operativer Stationen häufig nicht den Ansprüchen an eine altersgerechte Ausstattung. Hier kann mit durchaus vertretbarem Aufwand zur besseren (Re-)Orientierung beigetragen werden.

Maßnahmen zur Umgebungsgestaltung auf der Normalstation:
- Orientierungshilfen im Zimmer
  - Uhr mit Zahlen in Augenhöhe
  - Kalender in Augenhöhe
- Informationen zu Klinik, Station und Zimmernummer an der Innenseite der Zimmertür
- eindeutige Kennzeichnung von Bett/Nachttisch/Schrank des Patienten
- eindeutige Kennzeichnung des Badezimmers/der Toilette mit Symbol
- einfache Erreichbarkeit und Bedienung von Schelle, Radio, TV, Telefon
- persönliche Gegenstände (z. B. Fotos) in Sicht- und Reichweite
- ggf. ein gewohntes Kissen, eigene Bekleidung
- Gegenstände, die nicht mehr benötigt werden (z. B. Infusionsständer) aus dem Zimmer entfernen (können zu Verkennungen und Angst führen)

– Informationen mit Namen und Bild der aktuell zuständigen Pflegekraft im Zimmer

14.6.4 Tagesablauf

Vertraute Tagesabläufe des Patienten sollten frühzeitig gezielt erfragt und möglichst beibehalten werden. Unterschiedliche Tages- und Nachtkleidung sowie eine klare tageszeitorientierte Lichtregie kann eine grobe Orientierung bereits erleichtern, darüber hinaus ist für diese Patienten ein Tagesplan mit festen Terminen vorteilhaft (Überraschungen wie „ungewaschen zum Röntgen" sind ebenso zu vermeiden wie Blutentnahme beim Frühstück oder die Visite während der Morgenpflege).

Falls die räumlichen Gegebenheiten oder die aktuelle persönliche Situation des Patienten keine gemeinsamen Aktivitäten in einem Aufenthaltsraum zulassen, sollten Angebote wie attraktive Ziele im Haus und Rückzugsmöglichkeiten wie Cafeteria, Kapelle, besondere Aussichten und Aufenthaltsmöglichkeiten immer wieder kommuniziert werden. So kann der Patient motiviert werden, tagsüber das Bett und sein Zimmer zu verlassen. Bei fehlender kognitiver Ansprache ist mit übermäßigem Tagesschlaf zu rechnen, der sich wiederum ungünstig auf den angestrebten Tag-Nacht-Rhythmus auswirkt, insbesondere mit konsekutiv unerwünschter Aktivität während der Nacht.

In der klinischen Routine stehen die angeregten Aspekte insbesondere auf operativen Stationen häufig den etablierten Abläufen diametral entgegen [26]. Nur durch die Sensibilisierung und den Einsatz aller beteiligten Akteure kann es gelingen, hier bestehende Standards kritisch zu hinterfragen und ggf. für diese vulnerable Patientengruppe anzupassen sowie den Patienten und seine Angehörigen immer wieder auf attraktive Optionen zur Tagesaktivierung hinzuweisen, damit diese dann auch genutzt werden.

14.6.5 Nahrungsaufnahme

Die Sicherstellung einer adäquaten Nahrungs- und Flüssigkeitsaufnahme ist postoperativ auf der Normalstation oftmals nur mit einem erhöhten Personalaufwand möglich. Selbst wenn ärztlicherseits eine enterale Nahrungsaufnahme wieder freigegeben ist, bedeutet dies nicht zwingend, dass diese auch tatsächlich problemlos erfolgt. Wissend um die ungünstigen Auswirkungen einer längeren enteralen Nahrungskarenz und um die Problematik der Exsikkose sowie vor dem Hintergrund der häufig ohnehin vorliegenden schlechten Ernährungssituation, muss hier besonders konsequent pflegerisch unterstützt und ärztlich überwacht werden.

Bekannte Ernährungsgewohnheiten, Vorlieben und Abneigungen sollten – sofern möglich – in die alltäglichen Abläufe einbezogen werden. Auch das Anbieten von

Wunschgetränken (ggf. auch farbig, damit besser zu sehen ist, dass sich noch etwas im Glas befindet) kann hier bereits weiterhelfen. Dabei ermöglicht das Notieren des Anbruchdatums der Flasche auf dem Nachttisch eine einfache Abschätzung der oralen Volumenzufuhr z. B. im Rahmen der ärztlichen Visite. Steht kein Gemeinschaftsraum zur Verfügung, sollte insbesondere bei Patienten mit Demenz die Nahrungsaufnahme im Bett vermieden werden und vielmehr in sitzender Position am Tisch erfolgen. Hierfür ist häufig ein Mehraufwand nötig, dessen Sinnhaftigkeit sowohl von pflegerischem als auch ärztlichem Personal erkannt werden muss.

Eine farbige Unterlage (z. B. Serviette) erleichtert es vielen Patienten, den Teller besser zu sehen, und auch spezielle Hilfsmittel sollten ggf. zur Verfügung stehen (Besteck mit verdickten Griffen etc.). Nach Rücksprache mit der Krankenhausküche lässt sich auch passierte Kost durchaus appetitanregend anrichten.

Schließlich sollte dem Patienten ausreichend Zeit gegeben werden, seine Speisenauswahl angemessen zu überdenken und ggf. in Ruhe mit seinen Angehörigen zu besprechen. Häufig sieht dies das Zeitfenster bei der Erhebung der Speisewünsche nicht vor – hier kann der erneute Kontakt oder das Ausfüllen eines einfachen Ankreuzplans weiterhelfen. Nicht zuletzt sollte ein kaum angerührter Teller nicht nach entsprechender Zeit einfach wieder mitgenommen werden, sondern die Nahrung ggf. angereicht werden. Auch hierzu könnten insbesondere Angehörige und oben genanntes Betreuungspersonal eingesetzt werden, um das Pflegepersonal zu entlasten.

14.6.6 Kommunikation

Die angemessene Kommunikation mit geriatrischen Patienten stellt im Klinikalltag immer wieder eine Herausforderung dar. Erschwert wird dies noch weiter durch eingeschränkte auditive Fähigkeiten (fehlendes Hörgerät), Aufmerksamkeitsstörungen im Rahmen eines Delirs sowie der Notwendigkeit der Anwendung besonderer Kommunikationstechniken bei Patienten mit Demenz (z. B. Validation). Hier sind also unterschiedlichste Strategien gefordert, um mit den Patienten in Kontakt zu treten:
- Überprüfen: Hilfsmittel (Zahnprothese, Brille, Hörgerät) werden getragen und sind geputzt und funktionstüchtig (Batterie!)
- deutlich sprechen, Blickkontakt auf Augenhöhe und in normaler Lautstärke; ggf. Initialberührung
- nicht in den Raum sprechen – Patient fühlt sich angesprochen, obwohl er nicht gemeint ist
- klare, kurze Sätze
- Fragen, die mit „ja" oder „nein" beantwortet werden können oder Vorschläge
- Medikamente: dosiert zu den Mahlzeiten geben, an Einnahme erinnern, für ältere Menschen nicht im Blister, wiederholt Hinweise zur Darreichungsart geben (auch unaufgefordert) und Indikation erklären
- keine Fachsprache

- Zeit lassen und ggf. Frage/Vorschlag wiederholen
- Ärzte und Pflegende tragen gut zu lesende Namensschilder
- respektvoller, wertschätzender Umgang

Insbesondere bei Patienten mit Demenz:
- keine Auswahlfragen
- Aussagen ggf. wiederholen, nicht variieren
- „Ich"- statt „man"-Aussagen
- Validation (nicht widersprechen, das hinter der Aussage liegende Gefühl ansprechen)
- keine Ironie
- auf Mimik, Gestik, Körperhaltung achten

14.6.7 Mobilisation

Geriatrische Patienten sind in hohem Maße gefährdet, bereits nach kurzer Phase der Immobilisation Komplikationen zu erleiden, die den stationären Aufenthalt postoperativ weiter verlängern und das Outcome verschlechtern können (Lungenembolie, Dekubitalulzera, Stürze etc.). Darüber hinaus kommt es sehr rasch zu einem Abbau von Muskelfasern, was insbesondere für sarkopene Patienten in einer weiteren langfristigen Einschränkung ihrer Beweglichkeit resultieren kann. Längere Phasen der Immobilisation sollten daher unbedingt vermieden werden. Geschulte Physiotherapeuten müssen frühestmöglich in das Behandlungsteam integriert werden, um eine angemessene Förderung von Mobilität und Aktivität sicherzustellen. Steht kein professionell geschultes Betreuungsteam zur Verfügung, kann der Einbezug von gut informierten und angeleiteten Angehörigen in diesem Zusammenhang besonders hilfreich sein – die vertraute Bezugsperson kann häufig besser zum Verlassen des Bettes motivieren als fremde Pflegekräfte oder die ärztliche Anregung auf der Visite.

Insbesondere Patienten, die unter einem hyperaktiven Delir leiden, haben ohnehin häufig einen großen Bewegungsdrang und sind weniger verwirrt und agitiert, wenn sie mobilisiert werden und z. B. im Therapiestuhl das Zimmer verlassen und ggf. am Stationsleben teilhaben können [27].

14.7 Besonderheiten auf der Intensivstation

14.7.1 Allgemeines

Auch auf der Intensivstation werden postoperativ immer mehr hochaltrige, multimorbide Patienten betreut. Oftmals ist nach Evaluation der Patienten bereits präoperativ klar, dass postoperativ eine Weiterbehandlung und Überwachung auf der Intensivstation erfolgen muss.

Ein zentrales Problem für geriatrische Patienten auf der Intensivstation, insbesondere, wenn sie unter kognitiven oder sensorischen Einschränkungen leiden, ist die Angst vor eng getakteten, ritualisierten Abläufen und Vorgängen, die für sie nicht verständlich und voraussehbar sind. Viele Risikofaktoren für komplikationsbehaftete Verläufe beim geriatrischen Patienten finden sich auf der Intensivstation (Tab. 14.2) – daher sind ärztliches und pflegerisches Personal gleichermaßen gefordert, die Reduzierung der Ängste dieser Patienten als zentrales Element einer erfolgreichen Intensivtherapie zu begreifen.

Tab. 14.2: Krankenhausalltag als Risikofaktor.

Normalstation	Intensivstation
wiederholte Raumwechsel, ggf. In-Haus-Verlegung	häufig wechselndes Personal/häufig wechselnde Bettnachbarn
laute und unruhige Situationen	Alarmsignale nicht zuzuordnen
diagnostische Maßnahmen zu Ruhe- und Essenszeiten	(invasives) Monitoring, schwer verständlich für den Patienten
Katheteranlage	Licht und Lärm auch in der Nacht
invasiv-endoskopische Diagnostik und Therapie	ggf. eingeschränkte Besuchszeiten für Angehörige
Medikamentenumstellung	
unkritische Sedativa-Gabe zur Nacht	

Auch auf der Intensivstation muss versucht werden, ein Umfeld zu schaffen, das Reintegration fördert und Verwirrung reduziert sowie sämtliche benötigte Hilfsmittel und entsprechende Medien (Uhr, Kalender in Sichtweite, etc.) in Analogie zu den Empfehlungen für die Normalstation zeitnah zur Verfügung zu stellen. Ebenfalls ist es hilfreich, frühzeitig im Behandlungsteam Therapieziele zu definieren und die Indikation für den Aufenthalt auf der Intensivstation regelmäßig zu evaluieren: Handelt es sich um einen intensivtherapiepflichtigen Patienten im klassischen Sinn oder ist lediglich intensivmedizinische Überwachung erforderlich bzw. handelt es sich eher um einen Patienten, der einer intensiven und aufwendigen Pflege bedarf, die auf der

Normalstation nicht zu leisten ist? In der Folge müssen Art und Umfang von intensiv-medizinischer Diagnostik, Überwachung und Therapie individuell angepasst werden.

14.7.2 Aufrechterhaltung des Tag-Nacht-Rhythmus

Ein besonderes Problem stellt für den hochaltrigen Patienten auf der Intensivstation die Aufrechterhaltung des Tag-Nacht-Rhythmus dar. Das circadiane System ist im Alter ohnehin weniger präzise, Schlafstörungen finden sich häufig und viele Patienten kommen bereits mit langjährig vorbestehender Schlafmittelmedikation zur Operation. Auf der Intensivstation fehlen nun oftmals die exogenen Taktgeber, die im ritualisierten Alltag Sicherheit und Struktur vorgegeben haben, was ggf. Organfunktionen beeinträchtigen kann. Darüber hinaus resultieren Störungen der körpereigenen hormonellen Steuerung (Kortisol, Melatonin) in pathologischen Schlafmustern. Außerdem unterliegt Resorption und Wirkung diverser Medikamente auf der Intensivstation (z. B. Herz-Kreislauf-Medikation, Opioide, Antibiotika, Psychopharmaka) tageszeitlichen Schwankungen, so dass es letztlich nahezu unmöglich ist, einen normalen Tag-Nacht-Rhythmus aufrechtzuerhalten.

Korrigierend kann hier die Vorgabe einer nachvollziehbaren Tagesstruktur sein, was letztlich eine Tagesaktivierung sowie konsequente Frühmobilisation impliziert [28,29]. Hier ist weiterhin eine angehörigenfreundliche Ausrichtung der Intensivstation anzustreben, um so gewinnbringend wie möglich vertraute Bezugspersonen in den Prozess mit einzubeziehen. Neben stimulierenden Maßnahmen am Tag sollten in der Nacht schlaffördernde Maßnahmen zum Einsatz kommen. Hierzu kann neben Reduktion von Lärm und Licht in den Behandlungszimmern und auf dem Stationsflur die Anpassung der Blutdruck-Messintervalle entscheidend beitragen. Anzustreben ist ein störungsfreies Intervall von mehreren Stunden, in dem ggf. auch auf pflegerische Maßnahmen verzichtet wird.

Wie im gesamten perioperativen Verlauf ist auch hier die Sensibilisierung aller beteiligten auf die besonderen Bedürfnisse des geriatrischen Risikopatienten von zentraler Bedeutung. Insbesondere das Neuauftreten zerebraler Einschränkungen während des Intensivaufenthalts kann nur vermieden werden, wenn das gesamte Team entsprechende Anstrengungen unternimmt [30–32].

14.8 Einbeziehung von Angehörigen

Angehörigen kommt während des stationären Krankenhausaufenthaltes von geriatrischen Patienten eine besondere Bedeutung zu. Ob bei der prästationären Vorstellung vor einem Elektiveingriff oder bald nach der notfallmäßigen Einlieferung – in vielen Fällen sind Angehörige zeitnah am Patienten und sollten als Verbündete begriffen werden im gemeinsamen Bestreben, den Patienten in möglichst gutem Zustand zu entlassen.

Die vulnerablen Patienten wünschen häufig explizit, dass ihre Angehörigen in die Kommunikation mit ärztlichem und pflegerischem Personal einbezogen werden und geben bisweilen im Rahmen des stationären Aufenthaltes Therapieentscheidungen an diese ab. Wissend um bestehende und ggf. im Behandlungsverlauf weiterwachsende Ängste können gut informierte Angehörige dem Patienten Sicherheit vermitteln, Therapieverläufe transparent machen und seine Orientierung verbessern. Die gute Integration von Angehörigen in die Behandlungs-, Aufklärungs- und Betreuungsprozesse rund um eine Operation sollte daher Ziel aller Beteiligten sein.

Angehörige und enge Bezugspersonen sollten über geplante Abläufe, medizinische Maßnahmen und zu erwartende Komplikationen ausreichend aufgeklärt sein, denn nur so können Negativeinflüsse wie zusätzliche Beunruhigung und Verwirrung des Patienten vermieden und Beruhigung und Reorientierung vermittelt werden.

Eine angemessene geriatrische Betreuung und Begleitung wird daher frühestmöglich den Kontakt zu Angehörigen unterstützen. Eventuell benötigen die nicht selten selbst hochaltrigen und multimorbiden Angehörigen zunächst weitere Informationen und Beruhigung (z. B. bei einer Notfall-Einweisung). Im weiteren Verlauf können sie häufig entscheidende Hinweise bezüglich Krankheitsanamnese, vorbestehende kognitive Einschränkungen und insbesondere persönliche Abneigungen und Vorlieben des Patienten geben [33].

Angehörige, die sich sehr intensiv um Patienten kümmern und selbst pflegerische Maßnahmen übernehmen, sollten in ihrer Motivation gestärkt und unterstützt werden (bis hin zum Ermöglichen von Rooming-In), wenngleich diese gelegentlich auch als besonders anstrengend empfunden werden. Grundsätzlich gilt, dass es zu einer Erleichterung aller beteiligten Akteure führt, wenn Angehörige bereit sind, eine längere Zeit am Patientenbett zu verbleiben und damit einen Teil der Aktivierung und Betreuung zu übernehmen.

Im Falle des Auftretens von postoperativen Komplikationen müssen besorgten Angehörigen die nötigen Informationen von ärztlicher und pflegerischer Seite gut verständlich und empathisch vermittelt werden. Mangelndes Wissen über neu aufgetretene Symptome kann zu Angst und Überforderung auf Seiten der Angehörigen führen, Zukunftsängste hervorrufen und somit einem adäquaten und unterstützenden Umgang mit dem Patienten entgegenstehen.

Literatur

[1]   Verloo H, Goulet G, Morin D, von Gunten A. Association between frailty and delirium in older adult patients discharged from hospital. Clin Interv Aging. 2016;11:55–63.

[2]   Schenning KJ, Deiner SC. Postoperative Delirium in the Geriatric Patient. Anesthesiol Clin. 2015;33(3):505–516.

[3] Becher KF, Klempien I, Wiedemann A. Harnwegsinfekte im Alter. Z Gerontol Geriat. 2015;48:588–594.

[4] Singler K, Gurlit S. Delir (akute Verwirrtheit). In: Pantel J, Schröder J, Bollheimer C, Sieber C, Kruse A (Hrsg) Praxishandbuch Altersmedizin. Stuttgart, Kohlhammer, 2014, 275–298.

[5] Lees MC, Merani S, Tauh K, Khadaroo RG. Perioperative factors predicting poor outcome in elderly patients following emergency general surgery: a multivariate regression analysis. Can J Surg. 2015;58(5):312–317.

[6] Clegg A, Young J, Iliffe S, et al. Frailty in elderly people. Lancet. 2013;381:752–762.

[7] Gurlit S. Anästhesie bei geriatrischen Patienten. In: Möllmann M, Hemping-Bovenkerk A (Hrsg). Anästhesie maßgeschneidert. Stuttgart, Georg Thieme Verlag, 2015, 224–238.

[8] Aldecoa C, Bettelli G, Bilotta F, et al. European Society of Anaesthesiology evidence-based and consensus-based guideline on postoperative delirium. Eur J Anaesthesiol. 2017;34:192–214.

[9] Musallam KM, Tamim HM, Richards T, et al. Preoperative anemia and postoperative outcomes in non-cardiac surgery: a retrospective cohort study. Lancet. 2011;378:1396–1407.

[10] Willems JM, de Craen AJ, Nelissen RG, et al. Haemoglobin predicts length of hospital stay after hip fracture in older patients. Maturitas. 2012;72:225–228.

[11] Carr FM. The Role of Sitters in Delirium: an Update. Can Geriatr J. 2013;16:22–36.

[12] Caplan GA, Harper EL. REVIVE-Study: Recruitment of volunteers to improve vitality in the elderly. Intern Med J. 2007;37:95–100.

[13] Feil M, Wallace SC. The use of patient sitters to reduce falls: best practices. Pa Patient Saf Advis. 2014;11(1):8–14.

[14] Singler K, Thomas C. HELP – Hospital Elder Life Program – multimodal delirium prevention in elderly patients. Internist. 2017;58:125–131.

[15] Gurlit S, Möllmann M. How to prevent perioperative delirium in the elderly? Z Gerontol Geriat. 2008;41:447–452.

[16] Hasemann W, Hafner M, Kressig RW, Spirig R. Delirprävention – das Basler Modell. Therapeutische Umschau. 2010;67:95–59.

[17] Gurlit S. Der alte Mensch im OP. Praktische Anregungen zur besseren Versorgung und Verhinderung eines perioperativen Altersdelirs. (Internet) Herausgegeben vom Ministerium für Gesundheit, Emanzipation, Pflege und Alter des Landes NRW (MGEPA) 2012. (zitiert am 6.04.2017). http://www.mgepa.nrw.de/mediapool/pdf/presse/pressemitteilungen/Der_alte_Mensch_im_OP.pdf

[18] Goldberg SE, Whittamore KH, Harwood RH, et al. The prevalence of mental health problems among older adults admitted as an emergency to a general hospital. Age Ageing. 2012;41:80–86.

[19] Folstein MF, Folstein SE, McHugh PR. „Mini-mental state". A practical method for grading the cognitive state of patients for the clinician. J Psychiatr Res. 1975;12:189–198.

[20] Shulman KI. Clock-drawing: is it the ideal cognitive screening test? Int J Geriatr Psychiatry. 2000;15:548–561.

[21] Gurlit S. Alte, multimorbide Hochrisikopatienten – Implikationen für das OP-Management. In: Diemer M, Taube C, Ansorg J, Heberer J, von Eiff W (Hrsg), Handbuch OP-Management. Berlin, Medizinisch Wissenschaftliche Verlagsgesellschaft, 2015, 875–877.

[22] Gurlit S. Besonderheiten bei kognitiv auffälligen Patienten. In: Diemer M, Taube C, Ansorg J, Heberer J, von Eiff W (Hrsg). Handbuch OP-Management. MWV Berlin 2015, 891–894.

[23] Ellis T, Marshall T, Ritchie C. Comprehensive geriatric assessment in the emergency department. Clin Interv Aging. 2014;9:2033–2043.

[24] Fong TG, Jones RD, Marcantonio ER, et al. Adverse outcome after hospitalization and delirium in persons with Alzheimer Disease. Ann Intern Med. 2012;156:848–856.

[25] Pretto M, Hasemann W. Delirium – Ursachen, Symptome, Risikofaktoren, Erkennung und Behandlung. Pflegezeitschrift. 2006;59:3–16.

[26] Abraha I, RImland JM, Trotta FM et al. Systematic review of systematic reviews of non-pharmacological interventions to treat behavioural disturbances in older patients with dementia. The SENATOR-OnTop series. BMJ Open. 2017;16:e012759.

[27] DNQP (Deutsches Netzwerk für Qualitätsentwicklung in der Pflege) (Hrsg). Expertenstandards nach § 113a SGB IX Erhaltung und Förderung der Mobilität in der Pflege. Abschlussbericht. Entwurf.2014. https://www.mds-ev.de/fileadmin/dokumente/Publikationen/SPV/Expertenstandards_113/Pflege_Anlagenband_Abschlussbericht_Erhaltung_und_Foerderung_der_Mobilitaet.pdf (Zugriff am 5.04.2017)

[28] Callahan LA, Supinski GS. Early Mobilization in the ICU: Help or Hype? Crit Care Med. 2016;44(6):1239–1240.

[29] Kamdar BB, Knauert MP, Jones SF, et al. Sleep in the ICU (SLEEPii) Task Force. Perceptions and Practices Regarding Sleep in the ICU: A Survey of 1,223 Critical Care Providers. Ann Am Thorac Soc. 2016;31:1380–1387.

[30] Annane D, Sharshar T. Cognitive decline after sepsis. Lancet Respir Med. 2015;3:61–69.

[31] Axer H, Rosendahl J, Brunkhorst FM. Neurologische und psychische Langzeitfolgen der Sepsis. Med Klin Intensivmed Notfallmed. 2014;109:596–603.

[32] Widman CN, Heneka MT. Long-term cerebral consequences of sepsis. Lancet Neurol. 2014;13:630–636.

[33] Hewer W, Thomas C, Drach L. Delir beim alten Menschen. 1. Auflage. Stuttgart, W. Kohlhammer GmbH, 2016, 221–223.

15 Postoperative Schmerztherapie

Timo Seyfried

15.1 Einführung

Die suffiziente Therapie postoperativer Schmerzen ist ein unverzichtbarer Bestandteil der Behandlung aller Patienten nach einem operativen Eingriff. Trotz deutlicher Verbesserungen in den letzten Jahren geben noch immer 80 % aller im Krankenhaus behandelten Patienten eine nicht ausreichende Analgesie an [1]. Unzureichend therapierte Schmerzen führen zu einer erhöhten Morbidität, Letalität und verlängerter Krankenhausverweildauer. Zudem kommt es durch insuffizient therapierte postoperative Schmerzen zu einer deutlichen Beeinträchtigung des Patientenkomforts [2,3].

Aufgrund der derzeitigen demographischen Entwicklung nimmt der Anteil chirurgischer Patienten älter als 65 Jahre stetig zu. In dieser Patientengruppe leiden 50–85 % bereits präoperativ an chronischen Schmerzen, die meist durch degenerative Prozesse bedingt sind [4]. Insbesondere bei hochbetagten Patienten ist eine adäquate Schmerztherapie von großer Bedeutung, stellt jedoch aufgrund der reduzierten Organfunktion und einer oftmals vorbestehenden Polypharmazie eine besondere Herausforderung dar (s. a. Kap. 5). Auch die Einschätzung der Schmerzintensität kann bei geriatrischen Patienten erschwert sein. Daraus resultiert grundsätzlich die Gefahr einer erheblichen Unterschätzung der Schmerzintensität und somit eine nicht suffiziente Behandlung der postoperativen Schmerzen. Dies wiederum kann zu einem prolongierten postoperativen Verlauf führen (s. a. Kap. 13), geht mit einem erhöhten Morbiditäts- und Mortalitätsrisiko einher und verursacht höhere Behandlungskosten [5,6]. Zu alledem steigert eine inadäquate postoperative Analgesie bei hochbetagten Patienten das Risiko einer Schmerzchronifizierung [3].

Es wundert kaum, dass trotz der Einrichtung von rund um die Uhr erreichbaren Akutschmerzdiensten und der Einführung von Behandlungsstandards vor allem bei älteren Patienten oftmals eine erhebliche analgetische Unterversorgung beobachtet wird. Hierzu trägt – neben organisatorischen Defiziten – sicherlich die Sorge vor Wechselwirkungen und einer Überdosierung von Analgetika bei. Insbesondere Opiate werden deswegen häufig nicht adäquat dosiert [7].

Ziel der postoperativen Schmerztherapie bei geriatrischen Patienten muss es sein, eine suffiziente Analgesie zu gewährleisten und dabei gleichzeitig potentielle Risiken durch inadäquate Dosierung zu vermeiden. Dabei ist neben der Schaffung einer ausreichenden Patientenzufriedenheit auch eine möglichst frühe Mobilisation anzustreben. Insofern müssen alle an der Behandlung beteiligten Personen und Berufsgruppen, aber auch die betroffenen Patienten selbst und deren Angehörige möglichst frühzeitig auf die zentrale Bedeutung einer suffizienten postoperativen Schmerztherapie sensibilisiert werden.

https://doi.org/10.1515/9783110497816-015

15.2 Physiologische Grundlagen

Nach der Weltschmerzorganisation (IASP) ist Schmerz definiert als ein unangenehmes Sinnes- und Gefühlserlebnis, das mit aktueller und potentieller Gewebeschädigung verknüpft ist oder mit Begriffen einer solchen Schädigung beschrieben wird. Periphere Nozizeptoren finden sich in der Haut, der Viszera und im tiefen Gewebe und werden durch potentiell schädigende Reize bzw. chemische Mediatoren aktiviert. Die Nozizeptoren sind freie sensorische Nervenendigungen, die myelinisierte Aδ-Fasern bzw. unmyelinisierte C-Fasern enthalten. Beide Fasertypen unterscheiden sich hinsichtlich der Leitungsgeschwindigkeit, dem vermittelten Schmerzcharakter und der Schmerzlokalisierbarkeit. Die Leitungsgeschwindigkeit der Aδ-Faser beträgt 2,5–30 m/s, während die C-Fasern eine Nervenleitgeschwindigkeit von < 2,5 m/s aufweisen. Die Schmerzwahrnehmungen, die über Aδ-Fasern vermittelt werden, sind gut lokalisierbar und von stechendem bzw. scharfem Charakter. Dagegen werden die von C-Fasern übertragenen Schmerzwahrnehmungen als dumpf, drückend und eher schwer lokalisierbar beschrieben.

Die Afferenzen der Aδ- und C-Fasern gelangen zum Hinterhorn des Rückenmarkes und werden von dort über den spinothalamen, den spinoretikulären sowie den spinomesenzephalen Trakt weiter nach zentral geleitet. Die Schmerzverarbeitung findet dann in verschiedenen Abschnitten des ZNS statt (Hirnstamm, Thalamus, Hypothalamus sowie Teile des Kortex) [8].

Grundsätzlich wird zwischen somatosensorischen, viszeralen und neuropathischen Schmerzen unterschieden. Somatosensorische und viszerale Schmerzen werden vorwiegend über Aδ- und C-Fasern vermittelt. Viszerale Schmerzen werden zudem noch über sympathische und parasympathische Fasern des vegetativen Nervensystems übertragen. Im Gegensatz zu den stechenden und scharfen somatosensorischen Schmerzen können viszerale Schmerzen nur schlecht lokalisiert werden und sind von dumpfer, krampfartiger Qualität [8]. Charakteristischerweise liegt postoperativ z. B. nach abdominalchirurgischen Eingriffen eine Mischform beider Schmerzarten vor („*mixed pain*"). Im Gegensatz dazu liegt bei neuropathischen Schmerzen eine Läsion des somatosensorischen Systems vor [9]. Die Schmerzen werden als einschießend, brennend und elektrisierend beschrieben und sind häufig von einer Allodynie, Dys- sowie Hyperästhesien begleitet. Ursächlich für postoperative neuropathische Schmerzen sind in der Regel intraoperative Nervenverletzungen bzw. -irritationen [10]. Eine genaue Anamnese hinsichtlich Schmerzqualität und Schmerzlokalisation sind daher von zentraler Wichtigkeit, um frühzeitig und gezielt therapeutische Schritte einleiten zu können.

15.3 Schmerzmessung

Die Erfassung der Schmerzstärke ist ein wichtiges Instrument zur Verlaufs- und Erfolgskontrolle einer Schmerztherapie. Die Schmerzerfassung kann bei geriatrischen Patienten jedoch aus den unterschiedlichsten Gründen deutlich erschwert sein (s. a. Kap. 13). So besteht vor allem bei kognitiv eingeschränkten Patienten, die nur bedingt in der Lage sind, Schmerzen adäquat zu äußern, die Gefahr einer insuffizienten Schmerztherapie [11–13]. Hinzu kommt noch, dass ältere im Vergleich zu jüngeren Patienten Schmerzen weniger häufig spontan angeben, da diese als unvermeidbarer Teil des Alterns wahrgenommen werden. Zu alledem bestehen häufig Ängste vor Kontrollverlust, geringe Therapieerwartungen, passive Krankheitsbewältigungsstrategien sowie Sorgen, Angehörigen zur Last zu fallen [4]. Deswegen ist es wichtig, schon im Rahmen des Prämedikationsgespräches vorhandene Schmerzen und die Fähigkeit zur Schmerzbeurteilung zu erheben und zu dokumentieren.

Grundsätzlich kann auch bei alten Menschen die *Numeric Rating Scale* (NRS) zur postoperativen Schmerzquantifizierung verwendet werden. Bei der NRS reicht die Bewertungsskala von 0 (= kein Schmerz) bis 10 (= maximal vorstellbarer Schmerz). Eine präoperative Dokumentation des NRS ist sinnvoll, da bei geriatrischen Patienten häufig chronische Schmerzzustände vorliegen. Bei einem NRS > 3 in Ruhe bzw. > 4 bei Belastung sollte die Therapie entsprechend angepasst werden. Aktuelle Untersuchungen zeigen, dass die NRS auch bei Patienten mit leichten kognitiven Defiziten erfolgreich angewendet werden kann [14]. Ein weiteres Hilfsmittel zur Schmerzerfassung ist die Visuelle Analog-Skala (VAS), bei der die Schmerzen mittels eines Schiebers erfasst oder auf einer Linie markiert werden. Die Schmerzstärke wird dann analog zur NRS abgelesen und im Verlauf dokumentiert. Aufgrund von Einschränkungen des Visus bzw. aufgrund des Fehlens von Sehhilfen im Aufwachraum ist die VAS bei älteren Patienten oftmals nur eingeschränkt einsetzbar. Zu alledem kommt es bei der Anwendung bei älteren Patienten zu höheren Fehlerraten [15]. Eine weitere Möglichkeit der Schmerzerfassung bietet die Verbale-Deskriptoren-Skala (VDS), bei der der Schmerz in 4–5 verschiedenen Kategorien angegeben werden kann (z. B. kein Schmerz, leichter Schmerz, mäßiger Schmerz, starker Schmerz). Die Einteilung ist zwar relativ ungenau, kann jedoch den vorliegenden Kategorien entsprechend auf die NRS übertragen werden [16].

Wie erwähnt ist die postoperative Schmerzerfassung beim Vorliegen kognitiver Beeinträchtigungen deutlich erschwert, was bei der Planung der Schmerztherapie unbedingt berücksichtig werden muss [17]. Wenn immer möglich sollte auch bei dementen Patienten eine Selbstauskunft zum aktuellen Schmerzstatus eingeholt werden. Ist dies nicht mehr möglich, kann eine Fremdanamnese durch Befragung der Angehörigen bzw. der betreuenden Pflegekräfte hilfreich sein. Darüber hinaus kann bei mittelschwerer bis schwerer Demenz die so genannte „Beurteilungsskala von Schmerz bei Demenz" (BESD) zum Einsatz kommen, die bei betroffenen Patienten sowohl eine individuelle Schmerzquantifizierung als auch eine suffiziente Messung

Tab. 15.1: Beurteilungsskala von Schmerz bei Demenz (BESD); deutsche Version der „*Pain Assessment in Advanced Dementia Scale* (PANAID) nach Warden et al.

Kriterium	0	1	2
Gesichtsausdruck	– lächelnd – nichtssagend	– traurig – ängstlich – sorgenvoller Blick	– grimassieren
Körpersprache	– entspannt	– angespannt – nervös hin und her gehen	– starr – geballte Faust – angezogene Knie – sich entziehen oder wegstoßen – schlagen
Trost	– trösten nicht notwendig	– ablenken oder beruhigen durch Stimme oder Berührung möglich	– trösten, ablenken, beruhigen nicht möglich
Atmung (unabhängig von Lautäußerungen)	– normal	– gelegentlich angestrengt atmen – kurze Phasen von Hyperventilation	– lautstark angestrengt atmen – lange Phasen von Hyperventilation – *Cheyne-Stroke* Atmung
Negative Lautäußerungen	– keine	– gelegentlich stöhnen oder ächzen – sich leise negativ oder missbilligend äußern	– wiederholt beunruhigt rufen – laut stöhnen oder ächzen – weinen

des Therapieerfolges ermöglicht [18]. Die BESD sollte von erfahrenem und geschultem Personal in einem definierten Umfeld über mindestens 2 Minuten angewendet werden, da es anderweitig zu unzuverlässigen, nicht reproduzierbaren Ergebnissen kommt. Die BESD sieht Verhaltenskategorien vor, für die jeweils bis zu 2 Punkte vergeben werden können (Tab. 15.1). In diesem Zusammenhang ist allerdings kritisch anzumerken, dass die BESD zwar Hinweise auf Schmerzen geben kann, allerdings ist es nicht sicher möglich, die Schmerzintensität abzuschätzen bzw. einen Grenzwert hinsichtlich einer Behandlungsnotwendigkeit festzulegen [18]. Daher haben folgende Empfehlungen zur Interpretation der Testergebnisse auch nur orientierenden Charakter:

- Liegen 0 Punkte vor ist, kein Schmerzverhalten erkennbar; Schmerzen können jedoch nicht ausgeschlossen werden.
- Bei 1 Punkt sollte der Patient aufmerksam beobachtet werden.
- Ab 2 Punkten sind Schmerzen wahrscheinlich.

Eine Verhaltensänderung nach erfolgter Therapie mit damit einhergehendem BESD-Punktewert kann dabei auf eine erfolgreiche Therapie hinweisen [19,20].

15.4 Therapie

15.4.1 Allgemeines

Grundsätzlich kommen für die postoperative Schmerztherapie bei geriatrischen Patienten sämtliche gängigen Behandlungsverfahren in Frage. Basierend auf einem multimodalen Ansatz können sowohl lokoregionäre Techniken als auch die systemische Applikation von nichtopioidhaltigen Analgetika, Opioiden und Ko-Analgetika eingesetzt werden. Dabei ist es bei geeigneten Patienten sicher und effektiv, intravenöse Opioide bzw. Lokalanästhetika bei kontinuierlichen Nervenblockaden und Periduralanästhesien mit Hilfe moderner „Schmerzpumpen" als patientenkontrollierte Verfahren zu applizieren.

Die Besonderheit der Akutschmerztherapie bei alten Menschen besteht jedoch darin, dass von Anfang an ein perioperatives Versorgungskonzept unter Beteiligung von ärztlichem Dienst, Krankenpflege, Physiotherapie und evtl. Psychologe angestrebt werden sollte. Verbindliche interdisziplinäre Behandlungspfade und -pläne, gemeinsame Fortbildungsveranstaltungen sowie die Einrichtung eines postoperativen Akutschmerzdienstes sind in diesem Zusammenhang von zentraler Bedeutung. Erklärte Ziele sind die Reduktion des Schmerzes auf ein erträgliches Niveau, die Prävention und das frühzeitige Erkennen von Nebenwirkungen (z. B. Sedierung, Schwindel oder Gangunsicherheit) und die Verbesserung der Lebensqualität. Da vor allem ältere Patienten mit der Angabe von Schmerzen postoperativ oftmals zu lange warten, muss ihnen auch von vornherein vermittelt werden, dass bereits bei geringer Schmerzverstärkung ohne Zögern das betreuende Personal verständigt werden soll.

15.4.2 Lokoregionäre Verfahren zur postoperativen Schmerztherapie

Die Anwendung von lokoregionären Verfahren ist bei älteren Patienten postoperativ mit vielen Vorteilen verknüpft. Neben einem reduzierenden Analgetikabedarf kann durch eine Regionalanästhesie ein suffizienteres Analgesieniveau mit weniger Nebenwirkungen erreicht werden als durch systemische Therapie. Als Verfahren stehen heute kontinuierliche rückenmarksnahe Techniken (Periduralkatheter), aber auch Katheter gestützte periphere Nervenblockaden zur Verfügung, die allesamt in Kombination mit einer Allgemeinanästhesie eingesetzt werden können.

Insbesondere bei geriatrischen Patienten hängt die Anlage eines Periduralkatheters vom Ergebnis einer individuellen Risiko-Nutzen-Analyse ab [22]. In diesem Zusammenhang ist vor allem die Entstehung eines periduralen Hämatoms als gefürchtete und schwerwiegende Komplikation der Periduralanästhesie zu nennen, dessen Inzidenz bei nicht-geburtshilflichen Periduralkathetern derzeit mit 1:6628 angegeben wird [23]. Man weiß mittlerweile, dass vor allem Patienten > 50 Jahre und solche unter gerinnungshemmender Medikation betroffen sind. Bezüglich aktueller Empfehlungen zu rückenmarksnahen Regionalanästhesien und bestehender Thromboembolieprophylaxe bzw. antithrombotischer Medikation sei an dieser Stelle auf die entsprechende S1-Leitlinie der Deutschen Gesellschaft für Anästhesiologie und Intensivmedizin verwiesen. Darüber hinaus ist zu beachten, dass es bei älteren Patienten im Vergleich zu jüngeren oftmals zu einer länger andauernden sensorischen und motorischen Blockade kommt und die Lokalanästhetika-Clearance eingeschränkt sein kann. Da es bei älteren Menschen häufig zu einer bindegewebigen Einengung der Foramina intervertebrales kommt, kann es zu einer ausgedehnteren Verteilung des Lokalanästhetikums nach kranial kommen. Daher werden tendenziell geringere Lokalanästhetika-Volumen benötigt, um die gleiche Anzahl von Rückenmarksegmenten zu erreichen.

Patientenkontrollierte Periduralanalgesie (PCEA)

Die postoperative Verwendung von Periduralkatheter zur patientenkontrollierten Analgesie (PCEA) führt zu einer effektiven Reduktion postoperativer Schmerzen nach großen (abdominal)chirurgischen Eingriffen sowie Thorakotomien. Wie bereits erwähnt gilt es nach aktueller Studienlage als gesichert, dass die peridurale Analgesie der systemischen in vielerlei Hinsicht überlegen ist [21]. So kommt es postoperativ u. a. zu einer geringeren Inzidenz von Übelkeit und Erbrechen, einer verbesserten Darmmotilität und tendenziell weniger kardio-pulmonalen Komplikationen. Spezifische Nebenwirkungen des Verfahrens wie motorische Blockade, Juckreiz oder Harnverhalt oder gar Querschnitt müssen jedoch bedacht werden.

Die kontinuierliche peridurale Gabe eines Lokalanästhetikums schafft eine hohe Analgesiequalität, die durch den Zusatz eines Opiates (in D zugelassen: Morphin bzw. Sufentanil) noch weiter gesteigert werden kann. Aufgrund möglicher zentraler Effekte wie z. B. Atemdepression müssen diese Patienten jedoch überwacht werden. Dies gilt vor allem im Rahmen der Anwendung von Morphin, da hier zentrale Nebenwirkungen noch mit einer erheblichen Verzögerung auftreten können.

Moderne PCEA-Pumpen verfügen neben der Möglichkeit einer kontinuierlichen Medikamentenapplikation noch über eine so genannte „Bolusfunktion", die zur Dosisbegrenzung mit Sperrzeit und Volumenlimitation programmiert werden kann [24]. Die Anwendung eines solchen patientenkontrollierten Verfahrens schafft auch bei alten Patienten ein hohes Maß an Behandlungsautonomie und -sicherheit, setzt jedoch eine gewisse Compliance und Verständnis im Umgang mit dieser Technik voraus. Aus diesem Grunde muss vor Beginn der Therapie unbedingt eine ausführliche und leicht verständliche Einweisung der Patienten in die Funktionsweise dieses Geräts erfolgen und bei Bedarf wiederholt werden. Liegen kognitive Einschränkungen vor, dann kann die Bolusgabe auch durch z. B. geschultes Pflegepersonal erfolgen. Auch ist es wichtig, dass bei Patienten mit eingeschränktem Sehvermögen der „Bolusknopf" der Pumpe gut sichtbar bzw. tastbar platziert wird. Die Betreuung der PCEA-Pumpen durch einen rund um die Uhr erreichbaren Akutschmerzdienst sollte sichergestellt sein. Regelmäßige Visiten (2-mal/Tag) dienen dabei sowohl der Kontrolle der Analgesiequalität als auch dem frühzeitigen Erkennen von Komplikationen (z. B. Katheterinfektionen) [25]. Die Patienten sollten wiederholt darauf hingewiesen werden, Schmerzen nicht zu tolerieren, sondern frühzeitig von der „Bolusfunktion" Gebrauch zu machen. Die Bolusgabe sollte schon zu Beginn eines Schmerzanstieges erfolgen, da eine gewisse Latenzzeit zwischen Auslösen des Bolus und Wirkmaximum besteht.

15.4.3 Systemische Schmerztherapie

In der postoperativen Schmerztherapie hat sich wie in der Behandlung von Tumorschmerzen das dreistufige Schema der WHO etabliert. Es beinhaltet in der ersten Stufe den Einsatz von nichtopioidhaltigen Analgetika. In der zweiten Stufe wird das nichtopioidhaltige Analgetikum um ein schwach potentes Opioid erweitert. Bei nicht ausreichender Analgesie wird dann das schwach potente Opioid-Analgetikum durch ein stark potentes Opioid-Analgetikum ersetzt. In jeder Stufe werden bedarfsadaptiert Co-Analgetika, Adjuvantien und unterstützende Maßnahmen, wie Physiotherapie, Balneotherapie etc. eingesetzt. Allerdings ist das strikte Vorgehen nach dem WHO-Stufenschema für die medikamentöse Schmerztherapie bei älteren Patienten oftmals nur bedingt geeignet, und vor allem bei Multimorbidität sind die stark wirksamen Opioid-Analgetika häufig bereits Mittel der ersten Wahl.

Unabhängig von der Applikationsform („patientenkontrolliert" oder „bei Bedarf") ist der Einsatz von Opioiden vor allem bei alten Menschen aufgrund spezifischer Nebenwirkungen wie Atemdepression, Einschränkung der gastrointestinalen Motilität, Nausea, Emesis, Harnverhalt und Pruritus eingeschränkt. Diese unerwünschten Effekte lassen sich jedoch reduzieren, indem man Opioide mit (Co-)Analgetika anderer Klassen im Sinne einer multimodalen Analgesie kombiniert (siehe unten).

Patientenkontrollierte intravenöse Analgesie (PCIA)
Als Standardverfahren für die parenterale systemische Schmerztherapie wird postoperativ vielfach die patientenkontrollierte Applikation von intravenösen Opioiden (PCIA) empfohlen [24]. Sie hemmt Schmerzen sicherer und suffizienter als die bedarfsweise Applikation von Opioiden, verringert jedoch weder die Inzidenz von Opioid-induzierten Nebenwirkungen noch verkürzt sie den Krankenhausaufenthalt. Mittels einer speziell programmierbaren Pumpe können so Opioid-Boli in zeitlich definierten Abständen und genau festgelegten Höchstdosen appliziert werden. Hierfür müssen entsprechende Bolussperrzeiten und Maximaldosen pro Zeitintervall (z. B.

4 Stunden) eingestellt werden. Eine Betreuung durch einen rund um die Uhr verfügbaren Akutschmerzdienst ist notwendig, um eine ausreichende Effektivität des Verfahrens sicherzustellen [26].

Als mögliche Substanzen kommen Morphin, Oxycodon, Hydromorphon sowie Piritramid in Frage. Morphin gilt in vielen Ländern nach wie vor als Standardmedikament und wurde bereits in einer Vielzahl von Studien untersucht [27]. Eine kürzlich publizierte Umfrage ergab jedoch, dass Morphin in Deutschland allerdings nur in ca. 9 % der Kliniken angewendet wird, Piritramid dagegen in über 90 % der befragten Institutionen [28].

Grundsätzlich ist die Anwendung von Morphin bei (alten) Patienten mit eingeschränkter Nierenfunktion kritisch zu bewerten, da es zu einer Akkumulation von aktiven Metaboliten wie Morphin-6-Glucuronid kommen kann [29]. Alternativ können bei Niereninsuffizienz Substanzen wie Piritramid, aber auch Hydromorphon und Oxycodon verwendet werden, die allesamt vorwiegend hepatisch metabolisiert werden. Dabei bewirkt Oxycodon im direkten Vergleich zu Piritramid eine vergleichbare Analgesiequalität bei geringerer Nebenwirkungensrate (v. a. Übelkeit und Erbrechen) [30].

Wie ausführlich in Kap. 2 dargestellt, ist die Metabolisierung vieler Medikamente bei betagten Patienten eingeschränkt, weshalb von vorneherein eine Reduktion der Opioid-Boli empfohlen wird (z. B. für Morphin bzw. Piritramid auf 1–1,5 mg und für Hydromorphon auf 200–300 µg) [29,31,32]; bei Bedarf kann die Dosis dann individuell angepasst werden.

Die PCIA-Pumpe sollte dabei grundsätzlich direkt an einen venösen Zugang angeschlossen werden. Eine zusätzliche „Träger-Infusion" sollte vermieden werden, um Dosisschwankungen und somit schwerwiegende Nebenwirkungen (z. B. Atemdepression) zu vermeiden [33]. Analog zur PCEA muss auch bei der PCIA unbedingt beachtet werden, dass letztgenannter Ansatz für kognitiv eingeschränkte Patienten nicht geeignet ist. Um einen ausreichenden Effekt erzielen zu können, müssen die Patienten explizit darauf hingewiesen werden, dass das rechtzeitige Abrufen eines Bolus notwendig ist, um ausreichenden Wirkspiegel und damit eine zufriedenstellende Wirkung zu erzielen. Geschieht dies nicht, kommt es oftmals zu einer unzureichenden Analgesie. Als problematisch ist in diesem Zusammenhang auch die Notwendigkeit eines venösen Zugangs über mehrere Tage zu sehen, was zum einen ein Infektionsrisiko darstellt und zum anderen den Patienten an die PCAI-Pumpe bindet und dessen Mobilität einschränkt [34]. Des Weiteren besteht bei älteren Patienten grundsätzlich eine größere Gefahr der Sedierung als bei jungen Patienten [35]. Daher sollte, wenn möglich, frühzeitig eine orale Therapie angestrebt werden [32].

Orale Therapie

Es hat sich herausgestellt, dass Patienten nach größeren Eingriffen analgetisch besser eingestellt sind als solche nach kleinen oder mittelgroßen Eingriffen (ohne kom-

---

Prämedikation

Vorabend der OP: Zopiclon 3,75 mg p. o. (bei Bedarf nach individueller
Risiko-Nutzen-Abwägung) alternativ Melperon 25 mg p. o.
Bei Abruf in der OP: Midazolam 3,75 mg p. o. alternativ Melperon 25 mg

---

Aufwachraum

Titrierung
Oxycodon i. v. 2 mg alle 10 Min. bis NRS ≤ 3
Piritramid i. v. 3 mg alle 10 Min. bis NRS ≤ 3
Wiederholung
50 % der Titrierungsdosis

**Therapieempfehlung für Normalstation je nach Opiatverbrauch im
Aufwachraum
Schema orale Akutschmerztherapie**

Basismedikation 0
Metamizol 40 gtt 1-1-1-1
oder Ibuprofen 400 mg 1-1-1

Basismedikation I
Basismedikation 0
+
Oxycodon/Naloxon 10/5 mg 1-0-1
Hydromorphon Lösung 1,3 mg bei Bedarf (bis 8x/d, Mindestabstand 1 h)

Basismedikation II
Basismedikation 0
+
Oxycodon/Naloxon 20/10 mg 1-0-1
Hydromorphon Lösung 2,6 mg bei Bedarf (bis 8x/d, Mindestabstand 1 h)
+ ggf. Erweiterung durch Ko-Analgetika

Abb. 15.1: Beispiel für einen postoperativen Schmerzstandard. Bei NRS ≤ 3 Wechsel in die nächste Stufe der Basismedikation; bei unzureichender Analgesie und nach Ausschluss operativer Ursachen Einbeziehung des Akutschmerzdienstes.

biniertes Regionalverfahren) [7]. Um dem vorzubeugen, wird mittlerweile eine frühzeitig einsetzende, standardisierte orale Schmerztherapie propagiert (Abb. 15.1). Ein solcher Algorithmus kann auch die Umstellung auf eine orale Therapie nach PCIA, PCEA oder Regionalanästhesie erleichtern, wenn die Betreuung durch einen Akutschmerzdienst nicht mehr erfolgt.

Medikamentöse Grundlage für ein orales Analgesieschema stellt ein Nicht-Opioidanalgetikum dar, dass bei Bedarf durch ein retardiertes Opioid erweitert werden kann. Zusätzlich zu dieser analgetischen Basistherapie empfiehlt sich ein schnell wirksames orales Opioid als so genannte „*Rescue*-Medikation", die bei Überschreiten klar festgelegter Schmerzgrenzen zum Einsatz kommt. Auch an dieser Stelle sei nochmals betont, dass eine regelmäßige Messung und Dokumentation der Schmerzintensität unbedingt erforderlich sind, um die Therapie entsprechend steuern bzw. adaptieren zu können.

Ein orales Therapieschema kann nach einmaliger ärztlicher Anordnung bereits frühzeitig im Aufwachraum initiiert und durch die bereuenden Pflegekräfte auf der

Normalstation weitergeführt werden [7]. Eine lückenlose Fortsetzung der postoperativen Schmerztherapie nach Verlegung auf die Normalstation wird demnach effektiv gewährleistet. Zu alledem vermittelt ein klar festgelegter Therapiealgorithmus den betreuenden Pflegekräften eine hohe Handlungssicherheit bezüglich Analgetikagaben und Interventionsgrenzen.

Bei geriatrischen Patienten kann der Algorithmus flexibel und individuell auf die jeweilige Intensität der Schmerzen angepasst werden [7]. Durch solch ein Vorgehen können zusätzliche i.v.-Opioidgaben und damit verbundene Nebenwirkungen wie Obstipation, Sedierung und Übelkeit effektiv vermieden werden.

15.5 Medikamente zur postoperativen Schmerztherapie

15.5.1 Nicht-Opioid-Analgetika

Nicht-Steroidale Antirheumatika (NSAR) und Coxibe
Die Wirkung der NSAR basiert auf einer Inhibition der Prostaglandinsynthese durch Hemmung der Zyklooxygenase. Die Zyklooxygenase-1 (COX-1) wird in verschiedenen Geweben exprimiert, während die Zyklooxygenase-2 (COX-2) z. B. bei Entzündungen vermehrt im Gewebe induziert wird [37].

NSAR wie Diclofenac, Ibuprofen und Naproxen oder aber Coxibe wie Celecoxib/Etoricoxib sind bewährte Analgetika, deren Anwendung jedoch bei geriatrischen Patienten aufgrund spezifischer Nebenwirkungen bzw. Interaktionen kritisch zu bewerten ist (Tab. 15.2).

Tab. 15.2: Dosierungen und pharmakologische Eigenschaften der Nicht-Opioid-Analgetika.

Medikament	Applikationsweg	Initial-Dosierung (mg)	Wirkdauer (h)	Tageshöchstdosis (mg/d)
Ibuprofen	p. o.	3 × 400	6–8	2.400
Diclofenac	p. o.	2 × 50	6–8	150
Etoricoxib*	p. o.	1 × 60–120	24	120
Celecoxib*	p. o.	2 × 100	8–12	400
Parecoxib	i. v.	1–2 × 40	6–12	80
Metamizol	i. v./p. o.	4 × 1000	4–6	4.000–6.000
Paracetamol	i. v./p. o.	4 × 500–1.000	6–8	4.000

*Anwendung als „Off-Label-use"

NSAR sind bei älteren Patienten absolut kontraindiziert, bei denen sich anamnestisch Hinweise auf Analgetika-induzierte gastrointestinale Komplikationen wie Blutungen, Ulzerationen und Perforationen ergeben. Ebenfalls ist eine vorbestehende Dauer-medikation mit Glukokortikoiden problematisch, zumal NSAR in dieser Situation die Häufigkeit gastrointestinaler Komplikationen um das 5-fache steigern können [36]. Dagegen können Coxibe kurzzeitig in niedriger Dosierung nach entsprechender Risi-ko-Nutzen Abwägung gegeben werden. Allerdings sind bei aktiven peptischen Ulze-rationen bzw. Blutungen Coxibe ebenfalls kontraindiziert [4]. Um das Blutungsrisiko im oberen Gastrointestinaltrakt zu reduzieren, sollten Protonenpumpeninhibitoren (PPI) mitverordnet werden; das Blutungsrisiko aus dem unteren Gastrointestinaltrakt kann jedoch durch PPI nicht reduziert werden.

Neben gastrointestinalen Nebenwirkungen werden für diese Substanzen auch nephrotoxische Effekte beschrieben [37]. Bei Anwendung im Rahmen der postope-rativen Schmerztherapie muss also die aktuelle Nierenfunktion beachtet werden und ggf. eine Dosisanpassung erfolgen. Vor allem bei vorbestehender Medikation mit ACE-Hemmern und Sartanen sollten NSAR möglichst vermieden werden, da die re-nale Perfusion vermindert wird und sich so das Risiko für ein akutes Nierenversagen erhöht [38].

Die Einnahme von NSAR und Coxiben wird auch mit einem erhöhten Risiko für zerebro- und kardiovaskuläre Ereignisse in Verbindung gebracht. So konnte für Coxi-be in mehreren Untersuchungen ein vermehrtes, dosisabhängiges Auftreten kardio-vaskulärer Ereignisse gezeigt werden. Die aktuelle Studienlage zu NSAR ist dagegen recht uneinheitlich und die Effekte scheinen in erster Linie substanzabhängig zu sein [37]. Interessanterweise ergab eine aktuelle Untersuchung in diesem Zusammenhang, dass im Vergleich zu NSAR bei Anwendung von Celecoxib in niedriger Dosierung nicht mehr kardiovaskuläre Ereignisse auftreten [39]. Bei Ibuprofen besteht bei Dosie-rungen unter 1.200 mg/d nach aktueller Studienlage kein erhöhtes Risiko für kardio- und zerebrovaskuläre Ereignisse [40]. Vorsicht ist allerdings geboten, wenn zeitgleich Acetylsalicylsäure (ASS) eingenommen wird. In dieser Situation kann es aufgrund der konkurrierenden Rezeptorbindung an Thrombozyten zu einem Wirkungsverlust von ASS kommen, weswegen die Substanz zwei Stunden vor Ibuprofen eingenommen werden sollte [4].

Bei Herzinsuffizienz (≤ NYHA II) bzw. arterieller Hypertonie sollten NSAR oder Coxibe in niedriger Dosierung und nur über einen kurzen Zeitraum appliziert werden. Bei schwerer Herzinsuffizienz (NYHA III/IV) sind sowohl Coxibe als auch NSAR kon-traindiziert.

Die Kombination von NSAR und Serotonin-Wiederaufnahme-Inhibitoren (SSRI) sollen ebenfalls vermieden werden, da NSAR die Wirkung der SSRI vermindern [4]. Zudem kommt es zu einer Steigerung des Blutungsrisikos um das 6-fache [42].

Metamizol

Metamizol ist ein Pyrazolonderivat mit guter analgetischer Potenz, für das sowohl eine periphere als auch eine zentrale Wirkung postuliert wird [43]. Metamizol wirkt zusätzlich antipyretisch und spasmolytisch; eine antiphlogistische Wirkung liegt jedoch nicht vor. Im Allgemeinen wird Metamizol gut vertragen und stellt bei Kontraindikationen gegen NSAR bzw. Coxibe eine wirksame Alternative dar. Insbesondere nach viszeralchirurgischen Eingriffen ist Metamizol das Nicht-Opioidanalgetikum der Wahl [10], zumal es den Opioidbedarf um bis zu 60 % reduzieren kann [44]. Als Einzeldosen können 500–1.000 mg gegeben werden. Die Tageshöchstdosis beträgt 4 g bei einem empfohlenen Dosisintervall von 6 Stunden.

Intravenös ist auf eine langsame Gabe zu achten (max. 0,5 g Wirkstoff/min), zumal es bei zu schneller Applikation zu bedrohlichen Blutdruckabfällen kommen kann [45]. Eine intravenöse Einmalgabe von mehr als 1.000 mg sollte laut Fachinformation nur in Ausnahmefälle erfolgen.

Eine seltene, wenn auch sehr bedrohliche Komplikation ist das Auftreten einer Agranulozytose. Zwei Formen der Agranulozytose werden unterschieden: Beim Typ-1 kommt es zu einer selektiven Schädigung der Granulozyten. Die Typ-1 Reaktion ist unabhängig von der Dosis. Die Typ-2 Reaktion hingegen ist sowohl abhängig von der Dosis als auch von der Einnahmedauer [43]. Die Angaben hinsichtlich der Prävalenz sind sehr unterschiedlich und werden für Deutschland mit 1,1/1.000.000 angegeben [46].

Bei älteren Patienten mit Einschränkung der Leber-Nierenfunktion sollten mehrfach hohe Einzeldosen vermieden werden. Bei nur kurzzeitiger Anwendung im Rahmen einer postoperativen Schmerztherapie ist bei älteren Patienten laut Fachinformation keine Dosisreduktion erforderlich.

Paracetamol

Paracetamol ist ein nicht-saures Analgetikum mit antipyretischer Wirkung und wirkt sowohl auf die COX-1 als auch die COX-2. Die COX-2 wird zu mehr als 80 % gehemmt, was der Wirkung von NSAR bzw. Coxiben entspricht [47].

Die analgetische Wirkung von Paracetamol ist bei intravenöser Applikation mit der Wirkung von Metamizol oder Ibuprofen vergleichbar. Durch zusätzliche Gabe von Paracetamol kann wie beim Metamizol auch ein opiatsparender Effekt erzielt werden. Dieser wird in der Literatur mit bis zu 70 % angegeben [48].

Als Einzeldosis wird 1.000 mg empfohlen bei einem Dosisintervall von 4–6 Stunden. Die Tageshöchstdosis beträgt 4 g, die aufgrund der Hepatotoxizität von Paracetamol nicht überschritten werden sollte. Bei Einschränkungen der Leber- und Nierenfunktion muss die Dosis weiter reduziert und das Dosisintervall auf 6–8 Stunden verlängert werden, da Paracetamol hepatisch metabolisiert und renal eliminiert wird.

Aufgrund des Wirkungsmechanismus liegt ein ähnliches Nebenwirkungsprofil wie bei den NSARs vor. Durch Einnahme von Paracetamoldosen mit einer Tagesdosis > 2 g steigt das Risiko für gastrointestinale Blutungen um das 3,6-fache. Zudem erhöht sich das Risiko für kardiovaskuläre Ereignisse, was bei Patienten mit entsprechendem Risikoprofil beachtet werden muss [49].

15.5.2 Opioid-Analgetika

In der postoperativen Phase kommen Opioide auch bei geriatrischen Patienten zum Einsatz. Diese sind oftmals die einzige Therapiemöglichkeit, da Nicht-Opioidanalgetika aufgrund insuffizienter Organfunktionen bzw. vorliegender Kontraindikationen nicht eingesetzt werden können. Wenn möglich sollte eine Kombination von Nicht-Opioidanalgetikum und Opioid erfolgen, um synergistische therapeutische Effekte nutzen zu können (Abb. 15.1).

Bei geriatrischen Patienten kommt es aufgrund von Veränderungen an den Opiatrezeptoren zu einer verstärkten analgetischen Wirkung, einer verlängerten Wirkdauer, aber auch zu einem vermehrten Auftreten von Nebenwirkungen [50]. Der Morphinbedarf älterer Menschen ist um 30–60 % geringer als bei jungen Patienten, weshalb vielfach eine Dosisreduktion um ca. 30 % bei Patienten über 65 Jahren empfohlen wird.

Schwache bis mittelstarke Opioide

Die schwachen bis mittelstarken Opioide wie z. B. Tramadol und Tilidin können grundsätzlich zur postoperativen Schmerztherapie verwendet werden. Ein Nachteil ist jedoch, dass bei Erreichen der Tageshöchstdosen ein so genannter *„Ceiling*-Effekt" erreicht wird, was bedeutet, dass bei weiterer Steigerung der Dosis kein stärkerer analgetischer Effekt mehr zu erwarten ist. Zudem führen hohe Dosierungen zu einem vermehrten Auftreten von Nebenwirkungen (Tab. 15.3).

Tramadol ist ein sogenanntes *„Prodrug"*, das über CYP-2D6 in der Leber zu dem wirksamen Metaboliten O-Desmethyl-Tramadol abgebaut wird. Bei Tramadol kann deswegen bei Patienten mit reduzierter CYP2D6-Aktivität (*„poor metabolizer"*) die analgetische Wirkung abgeschwächt sein [52]. Zu bedenken ist auch das hohe Interaktionspotential von Tramadol: Aufgrund der Hemmung der Serotoninwiederaufnahme besteht bei gleichzeitiger Einnahme von bestimmten Antidepressiva (SSRI) die Gefahr eines Serotoninsyndroms [53]. Ein erhöhtes Krampanfallrisiko besteht dagegen bei der Kombination von Tramadol mit trizyklischen Antidepressiva und dem Neuroleptikum Risperdon. Wird bei postoperativer Übelkeit und Erbrechen das Antiemetikum Ondansetron verwendet, kann die analgetische Wirkung von Tramadol ebenfalls abgeschwächt sein [54]. Bei Leber- oder Niereninsuffizienz kommt es zu einer verzögerten Elimination von Tramadol. Dementsprechend müssen laut Fachinformation die Einzeldosen reduziert und das Dosierungsintervall verlängert werden.

Tab. 15.3: Dosierungen und pharmakologische Eigenschaften der Opioide.

Medikament	Applikations-weg	Initialdosierung (mg)	Wirkdauer (h)	Tageshöchstdosis (mg/d)
Tramadol	p. o.	2 × 100-200/d (retardiert)	8–12	400
	i. v.	50–100	4–8	400
Tilidin/Naloxon	p. o.	2 × 50–100/d (retardiert)	8–12	400
Morphin	p. o.	2x10-60/d (retardiert)	12	keine
	i. v.	1–2	4–6	keine
Piritramid	i. v.	1,5–3	2–4	keine
Oxycodon/Naloxon	p. o.	2 × 5/10/d	12	80/40
	i. v.	2–4	2–4	keine
Hydromorphon	p. o.	2 × 2–4/d (retardiert)	12	keine
	i. v.	1–1,5	3–4	keine
Tapentadol	p. o.	2 × 50–250/d	6–8	500 mg

Tilidin besitzt eine ähnliche analgetische Potenz wie Tramadol (1/6–1/10 von Morphin). Aufgrund des erhöhten Sucht- und Missbrauchspotentials wird Tilidin mit Naloxon kombiniert, um eine Wirkung von Tilidin bei missbräuchlicher intravenöser Anwendung zu verhindern. Wie Tramadol ist Tilidin ein „*Prodrug*", das zum Metaboliten Nortilidin umgewandelt wird. Die Metabolisierung erfolgt hepatisch, was bei Leberinsuffizienz zu einer unzureichenden Metabolisierung und somit zu einer reduzierten analgetischen Wirkung führen kann. Die Dosis muss bei Niereninsuffizienz entsprechend reduziert werden, da es sonst zu einer Kumulation der aktiven Metabolite kommen kann [4].

Starke Opioide

Im Vergleich zu den schwach bis mittelstarken Opioiden ist bei starken Opioiden die Gefahr von Medikamenteninteraktionen deutlich geringer [37]. Die in der postoperativen Schmerztherapie eingesetzten Vertreter dieser Gruppe sind u. a. Morphin, Hydromorphon, Oxycodon, Buprenorphin sowie Tapentadol. Die Dosierungen und pharmakologischen Eigenschaften sind in Tab. 15.3 aufgelistet.

Aufgrund der hepatischen Metabolisierung können Oxycodon, Hydromorphon und Buprenorphin auch bei Niereninsuffizienz verwendet werden. Von den genannten Substanzen ist vor allem Hydromorphon für geriatrische Patienten geeignet. Es kann sowohl bei Leber- als auch Niereninsuffizienz angewendet werden. Interaktionen mit anderen Medikamenten sind aufgrund der geringen Proteinbindung kaum vorhanden [4]. Oxycodon führt ebenfalls zu einer effektiven postoperativen Analgesie mit wenigen Nebenwirkungen [55]. Oxycodon kann mit Naloxon kombiniert werden, um eine opiatinduzierte Reduktion der Darmmotilität zu verhindern. Naloxon wird nach Aufnahme freigesetzt und während des „First Pass" in der Leber metabolisiert. Daher sind keine systemischen Nebenwirkungen zu erwarten. Insbesondere zur Analgesie nach viszeralchirurgischen Eingriffen bietet sich diese Kombination an [10].

Bei Vorliegen einer Niereninsuffizienz sollte kein Morphin verwendet werden, zumal es aufgrund der verzögerten Elimination zu einer Akkumulation der aktiven Metabolite kommen kann, was wiederum unerwünschte Wirkungen nach sich ziehen kann.

Die neueste Substanz bei den starken Opioiden ist Tapentadol. Obwohl Tapentadol nur eine analgetische Potenz von 0,3–0,5 aufweist, wird es trotzdem zu den starken Opioiden gezählt. Tapentadol unterliegt der Betäubungsmittelverordnung.

Neben der opiattypischen Wirkung am μ-Rezeptor hemmt Tapentadol zusätzlich noch die Noradrenalin-Wiederaufnahme. Dies führt zu einer Aktivierung der deszendierenden schmerzhemmenden Bahnen. Aufgrund dieses Wirkmechanismus kann Tapentadol auch beim sogenannten „mixed pain", also Schmerzen mit nozizeptiven und neuropathischen Anteilen angewendet werden. Aufgrund des beschriebenen Wirkmechanismus besteht bei Tapentadol ebenfalls die Gefahr eines Serotoninsyndroms, wenn zusätzlich SSRI eingenommen werden. Beim älteren Patienten wird laut Fachinformation eine Dosisanpassung bei schwerer Leber- bzw. Niereninsuffizienz empfohlen.

Häufige Nebenwirkungen starker Opioide sind Übelkeit, Erbrechen, Juckreiz, Schwindel, Somnolenz sowie Obstipation [32]. Vor allem ältere Patienten neigen per se zu Obstipation, was durch Opiate noch verschlimmert werden kann. Daher sollte frühzeitig ein Laxans mitverordnet werden oder auf Opiate mit Naloxon-Zusatz zurückgegriffen werden.

Bei der postoperativen Schmerztherapie mit Opiaten kann die Kombination mit anderen zentralwirksamen Medikamenten zu einer Vigilanzminderung führen. Daher ist bei bestehender Dauermedikation mit z. B. Benzodiazepinen größte Vorsicht geboten. Zudem kann es zu kognitiven Beeinträchtigungen kommen, was ebenfalls durch zentralwirksame Medikamente noch verstärkt wird [56]. Darüber hinaus besitzen Opioide ein hohes delirogenes Potenzial. Dies sollte allerdings nicht dazu führen, dass älteren Patienten eine adäquate Schmerztherapie vorenthalten bleibt, zumal nicht suffizient therapierte Schmerzen ebenfalls ein Delir auslösen können [57,58].

Um eine ausreichende Kontrolle der Schmerzen ohne zu starke Beeinträchtigung durch Nebenwirkungen zu erreichen, sollte bei älteren Patienten die Opioiddosis langsam titriert werden („start low – go slow") [37]. Darüber hinaus ist es empfehlenswert, ein festes Zeitschema festzulegen und die Dosis der Analgetika regelmäßig zu überprüfen und bei guter Symptomenkontrolle frühzeitig zu reduzieren.

15.5.3 Co-Analgetika

Insbesondere nach thorakalen Eingriffen oder nach Amputationen kann es durch Verletzung bzw. Durchtrennung von Nerven zu neuropathischen Schmerzen kommen. Bei Thorakotomien kann es durch Verletzung bzw. Irritation der Interkostalnerven zum sogenannten „Postthorakotomieschmerzsyndrom" kommen. Wird dieses nicht ausreichend behandelt, besteht zum einen die Gefahr unmittelbarer Komplikationen wie Pneumonien bzw. Atelektasen durch Schonatmung, zum anderen besteht ein erhöhtes Risiko der Schmerzchronifizierung [10,59]. Laut aktueller Literatur kommt es nach Thorakotomien in ca. 25–60 % der Fälle zu chronischen postoperativen Schmerzen [3]. Nach Amputationen kann es aufgrund der Durchtrennung großer Nerven zu neuropathischen Schmerzen kommen, und es können postoperativ Phantomschmerzen auftreten.

Neuropathische Schmerzen werden durch Nicht-Opioid Analgetika und die meisten Opioide nicht ausreichend behandelt. Daher sollte in solchen Fällen die postoperative Schmerztherapie um antineuropathisch wirksame Medikamente erweitert werden. Hierfür eignen sich in besonderem Maße Antikonvulsiva bzw. bestimmte Antidepressiva. Bei geriatrischen Patienten müssen diese Medikamente jedoch vorsichtig dosiert werden, um ein vermehrtes Auftreten von Nebenwirkungen zu vermeiden [4].

Von den Antikonvulsiva sind bei neuropathischen Schmerzen Pregabalin und Gabapentin zugelassen (Tab. 15.4). Beide entfalten ihre Wirkung an Kalziumkanälen, wobei Pregabalin an die $\alpha2$-δ-Untereinheit von spannungsabhängigen Calciumkanälen bindet und sowohl bei zentralen als auch peripheren neuropathischen Schmerzen verwendet werden kann [60]. Als Nebenwirkungen treten häufig Sehstörungen, Müdigkeit, Schwindel und Verwirrtheit auf [61]. Daher wird bei geriatrischen Patienten eine niedrige Startdosis verwendet, die im Verlauf dann auch nur langsam gesteigert werde sollte. Zudem ist es ratsam, die Patienten während der Dosisfindung engmaschig zu überwachen, insbesondere wenn weitere zentralwirksame Substanzen verwendet werden. Ein ähnliches Vorgehen empfiehlt sich bei der Anwendung von Gabapentin. Bei beiden Substanzen muss bei Niereninsuffizienz die Dosis reduziert werden; dagegen sind bei Leberinsuffizienz keine Dosisanpassungen erforderlich.

Die Datenlage hinsichtlich der Prävention von chronischen postoperativen Schmerzen ist für beide Substanzen widersprüchlich. Vor allem für geriatrische Patienten gibt es keine konkreten Empfehlungen [3]. Carbamazepin kommt aufgrund seiner diversen Nebenwirkungen eine geringe Bedeutung in der postoperativen Schmerztherapie zu [62].

Dosierungen und pharmakologische Eigenschaften der Co-Analgetika.

Medikament	Applikationsweg	Initialdosierung (mg)	Wirkdauer (h)	Tageshöchstdosis (mg/d)
Pregabalin	p. o.	2 × 25	12	600
Gabapentin	p. o.	3 × 100	8	3.600
Amitriptylin	p. o.	1 × 12,5–25	24	150
Imipramin	p. o.	1 × 10	24	150

Aus der Gruppe der Antidepressiva werden vor allem trizyklische Antidepressiva zur Behandlung neuropathischer Schmerzen verwendet (Tab. 15.4). Die Hauptvertreter sind Amitriptylin und Imipramin, welche die hemmenden deszendierenden Bahnen durch Inhibition der der Noradrenalin- bzw. Serotonin-Wiederaufnahme aktivieren [63].

Aufgrund der anticholinergen Nebenwirkungen sollten trizyklische Antidepressiva bei geriatrischen mit niedriger Dosis begonnen werden; diese kann dann langsam bei guter Verträglichkeit gesteigert werden kann. Bei Patienten mit eingeschränkter Nieren- bzw. Leberfunktion muss die Dosis reduziert und die Therapie engmaschig überwacht werden. Zudem besteht die Gefahr von Herzrhythmusstörungen. Vor allem bei gleichzeitiger Anwendung bestimmter Opiate (z. B. Tramadol, Fentanyl, Tapentadol) kann es zu einem Serotonin-Syndrom kommen. Daher sollte vor Therapiebeginn mit trizyklischen Antidepressiva eine Überprüfung der Dauermedikation auf mögliche Interaktionen vorgenommen werden.

15.5.4 Neue Entwicklungen

Im Jahr 2006 wurde ein spezielles iontophoretisches, transdermales Applikationssystem zur postoperativen Schmerztherapie eingeführt. Es handelt sich hierbei um ein nicht-invasives System, bei dem der Wirkstoff über ein elektrisches Feld in die Haut geschleust wird. Auf Knopfdruck wird ein elektrisches Feld aktiviert und eine definierte Menge Fentanyl über 10 Minuten abgegeben. Da diese Technik weder Kabel noch i.v.-Zugang benötigt, könnten gerade alte Patienten einfacher mobilisiert werden [34]. Allerdings wurde 2 Jahre nach Markteinführung die Zulassung durch die Europäische Arzneimittelagentur entzogen, da durch Korrosion am Applikator eine akzidentelle Überdosierung ausgelöst werden könnte. In den Vereinigten Staaten wird es jedoch weiterhin verwendet und es wurden mittlerweile mehrere Untersuchungen mit dieser Applikationstechnik durchgeführt. In einer unlängst publizierten Metaanalyse von Viscusi und Kollegen wurde das System speziell für die postoperative Schmerztherapie mit einer Morphin-PCIA verglichen. Neben einer hohen Patientenzufriedenheit und einer suffizienten Analgesie ergaben sich keinerlei Unterschiede zwischen alten und jungen Patienten hinsichtlich Sicherheit und Nebenwirkungen [34]. Die transdermale Applikation könnte somit eine mögliche Alternative zur PCIA-Pumpe sein, insbesondere bei Patienten mit schlechten peripheren Venenverhältnissen. Zu bedenken ist jedoch das Interaktionspotential von Fentanyl, vor allem im Hinblick auf Medikamente, die die Serotonin-Wiederaufnahme hemmen. Des Weiteren ist das transdermale Applikationssystem – analog zur PCIA – nur für Patienten mit ausreichenden kognitiven Fähigkeiten geeignet. Für die Anwendung bei Patienten über 85 Jahren gibt es momentan nur wenige Daten.

Eine weitere neue Entwicklung im Sinne einer patientenkontrollierten Analgesie ist die Gabe von oralem Sufentanil als Bedarfsmedikation bei starken postoperativen Schmerzen. Sufentanil ist 600–1.000 Mal potenter als Morphin und erreicht als Sublingualtablette eine 6 Mal höhere Konzentration als bei oraler Gabe [64]. Auf Knopfdruck wird über einen speziellen Applikator eine Sublingualtablette mit einer Dosierung von 15 µg abgegeben. Nach einer Sperrzeit von 20 Minuten kann eine neue Tablette angefordert werden. Die maximal empfohlene Behandlungsdauer wird vom Hersteller mit 72 h angegeben. In den bisherigen Studien zeigte sich eine gute Wirksamkeit im Vergleich zu PCIAs. Als häufigste Nebenwirkungen wurden Übelkeit und Erbrechen genannt, die jedoch nicht häufiger auftraten als bei PCIAs. Hinsichtlich der Anwendung bei geriatrischen Patienten gibt es nur wenige Studien [64]. Daten aus den Zulassungsstudien weisen jedoch bei alten Menschen auf ein vergleichbares Sicherheits- und Wirksamkeitsspektrum hin wie bei jungen Patienten. Die sublinguale Gabe von Sufentanil könnte somit zukünftig eine mögliche Alternative zur PCIA darstellen bei Patienten, die kognitiv in der Lage sind, das System zu bedienen. Weitere klinische Studien für eine abschließende Bewertung stehen allerdings noch aus.

Als Besonderheit beider Verfahren ist zu erwähnen, dass nun auch hochpotente Opiate, die bisher ausschließlich in der Anästhesie- bzw. der Intensivmedizin verwendet wurden, ihren Weg in die postoperative Schmerztherapie gefunden haben. Die Frage nach dem zukünftigen Stellenwert beider Verfahren im Rahmen der postoperativen Schmerztherapie bei alten Patienten ist bislang jedoch noch nicht vollständig beantwortet.

15.6 Organisation der postoperativen Schmerztherapie

Zur Sicherstellung einer adäquaten postoperativen Versorgung von alten Patienten ist die Einrichtung eines Akutschmerzdienstes überaus sinnvoll. Mittlerweile verfügen 81 % der Kliniken in Deutschland über eine derartige Einrichtung [1], wobei sowohl die jeweiligen Aufgaben bzw. Tätigkeiten des Akutschmerzdienstes als auch dessen personelle Zusammensetzung von Haus zu Haus zum Teil erheblich variieren [1,25,66].

Die Aufgaben eines Akutschmerzdienstes beinhalten u. a. eine regelmäßige Anpassung der Schmerztherapie sowie die Überwachung von peripheren Schmerz- und Periduralkathetern bzw. PCIA-Pumpen. Die Katheterkontrolle ist insbesondere bei geriatrischen Patienten sehr wichtig, da durch entsprechende Komorbiditäten (z. B. Diabetes mellitus) und eine reduzierte Immunabwehr ein potentiell erhöhtes Risiko für Katheterinfektionen besteht [65]. Zusätzlich kommt einer regelmäßigen Erfassung und Dokumentation der Schmerzintensität sowie eventueller Komplikationen eine zentrale Bedeutung zu. Zu weiteren Aufgaben des Schmerzdienstes zählt noch die Unterstützung bei der Umsetzung von Schmerzstandards auf peripheren Stationen sowie die Sicherstellung von regelmäßigen Schulungen und Fortbildungen des Personals. Wenn möglich sollte der Akutschmerzdienst rund um die Uhr an jedem Tag der Woche verfügbar sein und idealerweise aus einer *„pain nurse"* sowie einem entsprechend geschulten und ausgebildeten Anästhesisten bestehen.

Literatur

[1]   Maier C, Nestler N, Richter H, et al. The quality of pain management in German hospitals. Dtsch Arztebl Int. 2010;107:607–614.
[2]   Kehlet H, Jensen TS, Woolf CJ. Persistent postsurgical pain: risk factors and prevention. Lancet. 2006;367:1618–1625.
[3]   Gerbershagen HJ. Chronifizierung postoperativer Schmerzen. Schmerz. 2013;27:81–93.
[4]   Eiche J, Schache F. Schmerztherapie bei geriatrischen Patienten. Dtsch Med Wochenschr. 2016;141:635–641.
[5]   Kehlet H, Wilmore DW. Multimodal strategies to improve surgical outcome. Am J Surg. 2002;183:630–641.
[6]   Ballantyne JC, Carr DB, de Ferranti S, et al. The comparative effects of postoperative analgesic therapies on pulmonary outcome: cumulative meta-analyses of randomized, controlled trials. Anesth Analg. 1998;86:598–612.
[7]   Pogatzki-Zahn EM, Englbrecht JS, Popping D, Boche R, Zahn PK. Oraler Therapialgorithmus bei akuten postoperativen Schmerzen. Schmerz. 2013;27:26–37.
[8]   Van den Berg F. Angewandte Physiologie. Thieme Verlag 2003, 3–32.
[9]   Treede RD, Jensen TS, Campbell JN, et al. Neuropathic pain: redefinition and a grading system for clinical and research purposes. Neurology. 2008;70:1630–1635.
[10] Englbrecht JS, Pogatzki-Zahn EM. Perioperative Schmerztherapie bei abdominellen und throakalen Operationen. Schmerz. 2014;28:265–281.
[11] Morrison RS, Siu AL. A comparison of pain and its treatment in advanced dementia and cognitively intact patients with hip fracture. J Pain Symptom Managem. 2000;19:240–248.
[12] Parmelee PA. Pain in cognitively impaired older persons. Clin Geriatr Med. 1996;12:473–487.
[13] Feldt KS, Ryden MB, Miles S. Treatment of pain in cognitively impaired compared with cognitively intact older patients with hip-fracture. J Am Geriatr Soc. 1998;46:1079–1085.
[14] Herr KA, Garand L. Assessment and measurement of pain in older adults. Clin Geriatr Med. 2001;17:457–478.
[15] Gagliese L, Weizblit N, Ellis W, Chan VW. The measurement of postoperative pain: a comparison of intensity scales in younger and older surgical patients. Pain. 2005;117:412–420.

[16] Edelen MO, Saliba D. Correspondence of verbal descriptor and numeric rating scales for pain intensity: an item response theory calibration. J Gerontol A Biol Sci Med Sci. 2010;65:778–785.

[17] Rundshagen I. Postoperative cognitive dysfunction. Dtsch Arztebl Int. 2014;111:119–125.

[18] Lukas A, Barber JB, Johnson P, Gibson SJ. Observer-rated pain assessment instruments improve both the detection of pain and the evaluation of pain intensity in people with dementia. Eur J Pain. 2013;17:1558–1568.

[19] Schuler M, Njoo N, Hestermann M, Oster P, Hauer K. Acute and chronic pain in geriatrics: clinical characteristics of pain and the influence of cognition. Pain Med. 2004;5:253–262.

[20] Lukas A, Schuler M, Fischer TW, et al. Pain and dementia: a diagnostic challenge. Z Gerontol Geriatr. 2012;45:45–49.

[21] Kozian A, Kretzschmar MA, Schilling T. Thoracic anesthesia in the elderly. Curr Opin Anaesthesiol. 2015;28:2–9.

[22] Pogatzki-Zahn EM, Wenk M, Wassmann H, Heindel WL, Van Aken H. Postoperative Akutschmerztherapie – Schwere Komplikationen durch Regionalanalgesieverfahren – Symptome, Diagnose und Therapie. Anasthesiol Intensivmed Notfallmed Schmerzther. 2007;42:42–52.

[23] Volk T, Wolf A, Van Aken H, et al. Incidence of spinal haematoma after epidural puncture: analysis from the German network for safety in regional anaesthesia. Eur J Anaesthesiol. 2012;29:170–176.

[24] Hudcova J, McNicol E, Quah C, Lau J, Carr DB. Patient controlled opioid analgesia versus conventional opioid analgesia for postoperative pain. Cochrane Database Syst Rev. 2006:CD003348.

[25] Erlenwein J, Stamer U, Koschwitz R, et al. Akutschmerztherapie in der stationären Versorgung an deutschen Krankenhäusern. Schmerz. 2014;28:147–156.

[26] Popping DM, Zahn PK, Van Aken HK, et al. Effectiveness and safety of postoperative pain management: a survey of 18 925 consecutive patients between 1998 and 2006 (2nd revision): a database analysis of prospectively raised data. Br J Anaesth. 2008;101:832–840.

[27] Misiolek H, Cettler M, Woron J, et al. The 2014 guidelines for post-operative pain management. Anaesthesiol Intensiv Ther. 2014;46:221–244.

[28] Lassen CL, Link F, Lindenberg N, et al. Anästhesiologische Akutschmerztherapie in Deutschland. Anaesthesist. 2013;62:355–364.

[29] Momeni M, Crucitti M, De Kock M. Patient-controlled analgesia in the management of postoperative pain. Drugs. 2006;66:2321–2337.

[30] Sebastian H. Patientenkontrollierte i.v.-Analgesie mit Piritramid vs. Oxycodon. Schmerz. 2014;28:614–621.

[31] Lavand'Homme P, De Kock M. Practical guidelines on the postoperative use of patient-controlled analgesia in the elderly. Drugs Aging. 1998;13:9–16.

[32] Schuler M, Griessinger N. Opioide bei Nichttumorschmerz im höheren Lebensalter. Schmerz. 2015;29:380–401.

[33] Reichl S, Pogatzki-Zahn E. Konzepte zur perioperativen Schmerztherapie. Anaesthesist. 2009;58:914–916.

[34] Viscusi ER, Grond S, Ding L, et al. A comparison of opioid-related adverse events with fentanyl iontophoretic transdermal system versus morphine intravenous patient-controlled analgesia in acute postoperative pain. Pain Manag. 2016;6:19–24.

[35] Koh JC, Lee J, Kim SY, Choi S, Han DW. Postoperative Pain and Intravenous Patient-Controlled Analgesia-Related Adverse Effects in Young and Elderly Patients: A Retrospective Analysis of 10,575 Patients. Medicine. 2015;94:e2008.

[36] Masclee GM, Valkhoff VE, Coloma PM, et al. Risk of upper gastrointestinal bleeding from different drug combinations. Gastroenterology. 2014;147:784–792.

[37] Gosch M. Analgetika bei geriatrischen Patienten. Nebenwirkungen und Interaktionen. Z Gerontol Geriatr. 2015;48:483–492.

[38] Baraldi A, Ballestri M, Rapana R, et al. Acute renal failure of medical type in an elderly population. Nephrol Dial Transplant. 1998;13(7):25–29.

[39] Nissen SE, Yeomans ND, Solomon DH, et al. Cardiovascular Safety of Celecoxib, Naproxen, or Ibuprofen for Arthritis. N Engl J Med. 2016;375:2519–2529.

[40] Moore N, Salvo F, Duong M, Blin P, Pariente A. Cardiovascular risks associated with low-dose ibuprofen and diclofenac as used OTC. Expert Opin Drug Saf. 2014;13:167–179.

[41] Syhr KM, Oertel BG, Geisslinger G. Arzneimittelinteraktionen in der Schmerztherapie. Schmerz. 2015;29:595–603.

[42] Loke YK, Trivedi AN, Singh S. Meta-analysis: gastrointestinal bleeding due to interaction between selective serotonin uptake inhibitors and non-steroidal anti-inflammatory drugs. Aliment Pharmacol Ther. 2008;27:31–40.

[43] Gosch M, Roller RE. Multiple drug therapy – a challenge for an aging society. Wien Med Wochenschr. 2010;160:261–263.

[44] Steffen P, Krinn E, Möller A. Metamizol and diclofenac profoundly reduce opioid consumption after minor trauma surgery. Acute Pain. 2002;4:71–75.

[45] Kotter T, da Costa BR, Fassler M, et al. Metamizole-associated adverse events: a systematic review and meta-analysis. PLoS One. 2015;10:e0122918.

[46] Analgesic use, agranulocytosis, and aplastic anemia. JAMA. 1987;257:2590–2592.

[47] Hinz B, Cheremina O, Brune K. Acetaminophen (paracetamol) is a selective cyclooxygenase-2 inhibitor in man. FASEB J. 2008;22:383–390.

[48] Elia N, Lysakowski C, Tramer MR. Does multimodal analgesia with acetaminophen, nonsteroidal antiinflammatory drugs, or selective cyclooxygenase-2 inhibitors and patient-controlled analgesia morphine offer advantages over morphine alone? Meta-analyses of randomized trials. Anesthesiology. 2005;103:1296–1304.

[49] Roberts E, Delgado Nunes V, Buckner S, et al. Paracetamol: not as safe as we thought? A systematic literature review of observational studies. Ann Rheum Dis. 2016;75:552–559.

[50] Aubrun F, Marmion F. The elderly patient and postoperative pain treatment. Best Pract Res Clin Anaesthesiol. 2007;21:109–127.

[51] Aubrun F, Bunge D, Langeron O, et al. Postoperative morphine consumption in the elderly patient. Anesthesiology. 2003;99:160–165.

[52] Enggaard TP, Poulsen L, Arendt-Nielsen L, et al. The analgesic effect of tramadol after intravenous injection in healthy volunteers in relation to CYP2D6. Anesth Analg. 2006;102:146–150.

[53] Kesavan S, Sobala GM. Serotonin syndrome with fluoxetine plus tramadol. J R Soc Med. 1999;92:474–475.

[54] Miotto K, Cho AK, Khalil MA, et al. Trends in Tramadol: Pharmacology, Metabolism, and Misuse. Anesth Analg. 2017;124:44–51.

[55] Cheung CW, Ching Wong SS, Qiu Q, Wang X. Oral Oxycodone for Acute Postoperative Pain: A Review of Clinical Trials. Pain Physician. 2017;20:SE33–52.

[56] Puustinen J, Nurminen J, Lopponen M, et al. Use of CNS medications and cognitive decline in the aged: a longitudinal population-based study. BMC Geriatr. 2011;11:70.

[57] Clegg A, Young JB. Which medications to avoid in people at risk of delirium: a systematic review. Age Ageing. 2011;40:23–29.

[58] Morrison RS, Magaziner J, Gilbert M, et al. Relationship between pain and opioid analgesics on the development of delirium following hip fracture. J Gerontol A Biol Sci Med Sci. 2003;58:76–81.

[59] Gerner P. Postthoracotomy pain management problems. Anesthesiol Clin. 2008;26:355–367.

[60] Li F, Ma J, Kuang M, Jiang X, et al. The efficacy of pregabalin for the management of postoperative pain in primary total knee and hip arthroplasty: a meta-analysis. J Orthop Surg Res. 2017;12:49.
[61] Lam DM, Choi SW, Wong SS, Irwin MG, Cheung CW. Efficacy of Pregabalin in Acute Postoperative Pain Under Different Surgical Categories: A Meta-Analysis. Medicine. 2015;94:e1944.
[62] Sommer C. Neuropathische Schmerzen. Schmerz. 2013;27:619–632.
[63] Moore RA, Derry S, Aldington D, Cole P, Wiffen PJ. Amitriptyline for neuropathic pain in adults. Cochrane Database Syst Rev. 2015;CD008242.
[64] Frampton JE. Sublingual Sufentanil: A Review in Acute Postoperative Pain. Drugs. 2016;76:719–729.
[65] Bomberg H, Krotten D, Kubulus C, et al. Single-dose Antibiotic Prophylaxis in Regional Anesthesia: A Retrospective Registry Analysis. Anesthesiology. 2016;125:505–515.
[66] Lempa M, Gerards P, Eypasch E, et al. Organisation der Schmerztherapie in der Chirurgie. Chirurg. 2003;74:821–826.

16 Delir und Postoperative kognitive Dysfunktion (POCD)

Bernhard Iglseder, Simone Gurlit

16.1 Delir

16.1.1 Vorbetrachtungen

Der Begriff Delir leitet sich vom Lateinischen „*de lira ire* = aus der Spur geraten" ab und wurde von *Aulus Cornelius Celsus* etwa 100 nach Christus geprägt. Bereits 500 Jahre früher findet sich im Corpus Hippocraticum die Beschreibung zweier psychischer Störungen, die bei hohem Fieber und schweren körperlichen Erkrankungen auftreten: „Phrenitis" (Erregung) und „Lethargus" (Lethargie).

Der Begriff „Delir" wird im klinischen Alltag häufig durch synonyme Begriffe ersetzt: Organisches Psychosyndrom, hirnorganisches Syndrom, akuter exogener Reaktionstyp, akute zerebrale Insuffizienz, Durchgangssyndrom oder Verwirrtheitssyndrom.

Das Delir, definiert als akute Verschlechterung von kognitiven Funktionen und Aufmerksamkeit, ist bei alten Menschen eine häufige psychische Störung. Die richtige Diagnose und ein adäquates Management sind für die Prognose der Betroffenen entscheidend. Die Prävention dieses komplexen, potenziell lebensgefährlichen Problems umfasst das Erkennen von Risikopatienten, Vermeiden von kausalen Faktoren sowie ein rechtzeitiges Reagieren auf Prodromalsymptome. Die Behandlung der auslösenden Erkrankung ist ebenso unumgänglich wie pflegerische und milieutherapeutische Maßnahmen sowie gegebenenfalls eine symptomatische Therapie.

16.1.2 Symptomatik und Epidemiologie

Als Kernsymptome sind Störungen von Kognition und Bewusstsein anzusehen, wobei die mögliche Ausprägung bis zum Koma reicht. Diagnostisch wegweisend ist die Unfähigkeit, Aufmerksamkeit zu richten und zu halten, die eingeschränkte Wahrnehmung von Umweltreizen und inadäquate Reaktion auf selbige sind ebenfalls charakteristisch. Unter den kognitiven Störungen stehen Auffassungs- und Gedächtnisstörungen neben der häufig besonders auffälligen situativen Desorientiertheit im Vordergrund. Als Wahrnehmungsstörungen sind Verkennungen und optische, gelegentlich auch szenische Halluzinationen anzuführen, inhaltliche Denkstörungen im Sinne einer paranoiden Symptomatik sind im zeitlichen Verlauf meist fluktuierend. Psychomotorisch dominiert oft als Leitsymptom die Unruhe, es kann aber auch eine ausgeprägte Antriebsstörung vorliegen, wobei ein Wechsel zwischen diesen Ausprägungen häufig ist. Anhand der Ausprägung der Psychomotorik wird versucht, die hyperaktiven Delirien den hypoaktiven gegenüber zu stellen, wobei die hypoaktiven Varianten häufig verkannt werden [1]. Bis zu 40 % der Betroffenen weisen ein gemischtes Bild auf. Im klinischen Alltag imponiert eine vermeintlich akute Delir-Symptomatik häufig in den frühen Abendstunden. Hierunter fallen meist Patienten, die sich tagsüber zunächst unbemerkt im hypoaktiven Delir befanden und nun im Wechsel zum hyperaktiven Delir die leichter erkennbaren Symptome bieten.

Daneben zeigt sich oft eine erheblich gesteigerte Schreckhaftigkeit, besonders im Zusammenhang mit ärztlichen oder pflegerischen Interventionen. Der Beginn eines Delirs ist definitionsgemäß akut bis subakut (Stunden bis Tage) und steht oft im Zusammenhang mit dem Auftreten einer körperlichen Erkrankung. Dabei ist anzumerken, dass die definitive Identifikation eines auslösenden Faktors häufig nicht gelingt, auch die Abgrenzung therapieassoziierter Delirien vom delirogenen Potenzial der Grundkrankheit ist nicht immer klar möglich.

Die Dauer ist sehr variabel und reicht von wenigen Stunden bis zu Monaten, wobei die Gesamtdauer definitionsgemäß maximal 6 Monate beträgt. Meistens klingen delirante Zustände innerhalb von 1–2 Wochen ab. Für geriatrische Patienten bleibt das Delir jedoch oft nicht folgenlos: Längere Aufenthaltsdauer, erhöhte Sterblichkeit, funktionelle und kognitive Verschlechterung sowie erhöhter Betreuungsbedarf sind häufige Folgen [2].

Nach DSM 5 ist ein Delir folgendermaßen definiert [3]:

1. Störung der Aufmerksamkeit (d. h. reduzierte Fähigkeit Aufmerksamkeit zu richten, zu fokussieren, aufrecht zu erhalten und zu verlagern) sowie des Bewusstseins (reduzierte Umgebungsorientierung).

2. Die Störung entwickelt sich innerhalb kurzer Zeit (für gewöhnlich innerhalb von Stunden bis wenigen Tagen), sie bedeutet eine Veränderung des üblichen Aufmerksamkeits- und Bewusstseinsniveaus und weist die Tendenz auf, im Tagesverlauf im Schweregrad zu fluktuieren.

3. Zusätzlich können weitere kognitive Symptome bestehen (zum Beispiel Gedächtnisstörung, Desorientiertheit, Sprachstörung, Störungen der visuell-räumlichen Fähigkeiten oder der Wahrnehmung).

4. Die Störungen in den Kriterien 1 und 3 können nicht besser durch andere vorher bestehende oder sich entwickelnde neurokognitive Störungen (Demenz) erklärt werden, sie bestehen nicht im Zusammenhang mit einer schweren Reduktion des Aktivitätsniveaus, wie bei einem Koma.

5. Aus der Anamnese, der klinischen Untersuchung oder aus Laborbefunden ergeben sich Hinweise, dass die Störung direkte Folge einer somatischen Erkrankung, einer Substanzintoxikation oder eines Substanzentzugs (z. B. Suchtmittel oder Medikamente), einer Toxinwirkung oder Folge multipler Ätiologien ist.

ICD-10 definiert das Delir als ein ätiologisch unspezifisches hirnorganisches Syndrom, das charakterisiert ist durch gleichzeitig bestehende Störungen von Bewusstsein und

Aufmerksamkeit, Wahrnehmung Denken, Gedächtnis, Psychomotorik, Emotionalität und Schlaf-Wach-Rhythmus.

Die Dauer ist sehr unterschiedlich und der Schweregrad variabel [4]. Schlafstörungen, die häufig erste Zeichen der Entwicklung eines Delirs sind, finden sich nahezu obligat (90 %).

Die besondere Anfälligkeit alter Menschen gegenüber einer Vielzahl auslösender Störungen macht das Delir in hohem Ausmaß zu einer Erkrankung des Alters. Das Delir gilt als *häufigste Komplikation bei hospitalisierten alten Menschen*, die Prävalenz in konservativ-medizinischen Fächern wird mit 11–42 % angegeben [5], postoperativ – besonders nach hüftnahen Frakturen und gefäßchirurgischen sowie kardiochirurgischen Eingriffen – entwickeln bis zu 50 % älterer Patienten auf der Normalstation ein Delir [6]. Postoperative Delirien (POD) treten meistens bis zum 3. postoperativen Tag auf und dauern durchschnittlich eine Woche. Bei Notfalloperationen ist die Delirinzidenz gegenüber elektiven Operationen deutlich erhöht. Die Restitution erfolgt innerhalb von Tagen oder Wochen, bei zumindest 30 % persistiert aber eine Restsymptomatik nach 3 Monaten [7]. Demenzpatienten weisen ein etwa 3-fach erhöhtes Risiko für die Entwicklung eines Delirs während der stationären Behandlung auf, was dazu zwingt, der Delirprävention bei diesen Patienten besondere Beachtung zu schenken. Die Folgen eines Delirs sind weit reichend und umfassen erhöhte Sterblichkeit, verlängerte Hospitalisierung und damit auch erhöhte Kosten [8]. Für geriatrische Patienten bleibt das perioperative Delir häufig nicht folgenlos: Erhöhte nosokomiale Komplikationsraten sind durch Pneumonien, Harnweginfekte, Stürze, Thrombosen und Dekubitus bedingt. Nach einem meist verlängerten Krankenhausaufenthalt bleiben geriatrische Patienten nach einem Delir häufig dauerhaft kognitiv eingeschränkt. Dabei ist die Prognose umso ungünstiger, je länger das Delir anhält.

Zunehmend rückt das Delir als häufige postoperative Komplikation auch in den Fokus geriatrischer Patienten und ihrer Angehöriger, die vor der Entscheidung zu einer elektiven Operation stehen. Wegen diffuser Angst vor einer Verwirrtheit und insbesondere der Unterstellung fragwürdiger Kausalitäten („dement durch Narkose") entscheidet sich der Patient ggf. gegen eine Operation. Hier ist der Anästhesist in besonderem Maße gefordert, entscheidend zur Aufklärung beitragen, Ängste ernst zu nehmen und gemeinsam mit dem Patienten und dessen Umfeld Risiken und Interventionsmöglichkeiten transparent zu machen.

Über das *subjektive Erleben* eines Delirs ist relativ wenig publiziert: Patienten, die eine Delirepisode erlebten, berichteten von plötzlicher Änderung der Wahrnehmung der Wirklichkeit und von quälenden Empfindungen und Halluzinationen. Sie fühlten sich hilflos und unfähig, zu kommunizieren [9,10]. Nach dem Abklingen besteht häufig ein Schamgefühl auf Grund des Erlebten, das die Betroffenen hindert, über die Delirepisode zu berichten.

16.1.3 Pathogenese und Ätiologie

Beim Delir handelt es sich um eine *unspezifische Funktionsstörung des Gehirns* mit Auswirkungen auf Psychopathologie und Verhalten als Folge exogener oder endogener Faktoren.

Pathophysiologisch bestehen grundlegende Unterschiede zwischen dem Entzugsdelir (Alkohol, Benzodiazepine, Nikotin) und anderen Delirformen, die im Alter zahlenmäßig weitaus überwiegen. Bei den Entzugsdelirien kommt es zu einem Ungleichgewicht zwischen exzitatorischen und inhibitorischen Transmittersystemen, das durch den chronischen Substanzmissbrauch bedingt ist: Beim Alkoholentzug kommt es zu Veränderungen der dopaminergen und noradrenergen Transmission, die auch die vegetative Symptomatik erklären, beim Benzodiazepinentzug kommt der verminderten GABA-ergen Transmission entscheidende Bedeutung zu.

Bei den Delirien im höheren Lebensalter scheint die gemeinsame Endstrecke aus einem cholinergen Defizit und einer dopaminergen Überaktivität zu resultieren (s. u.). Das heute weitgehend anerkannte *Schwellenkonzept* der Delirogenese postuliert, dass für die Entstehung eines Delirs das Verhältnis von Vulnerabilität und Noxe eine erhebliche Rolle spielt. Ist die Vulnerabilität hoch, reicht eine geringfügige Noxe und umgekehrt [11]. Auslösende Faktoren (Noxen) sind häufig modifizierbar, so dass grundsätzlich die Möglichkeit einer Risikoreduktion besteht.

Zu den Prädispositionsfaktoren, welche die Vulnerabilität definieren, zählen:
- hohes Alter
- neurokognitives Defizit (Demenz), Delir in der Anamnese
- *Frailty* (Gebrechlichkeitssyndrom)
- Multimorbidität
- sensorische Störungen
- Anämie
- Malnutrition (ggf. niedriges Serumalbumin)
- Suchtmittelabusus, Benzodiazepingebrauch
- Depression
- soziale Isolation

Als auslösende Noxen gelten:
- chirurgische Eingriffe
- anticholinerg wirksame Medikamente
- psychoaktive Medikamente (auch Antipsychotika, Antidepressiva, Tranquilizer)
- Intensivstationsaufenthalt
- Re-Operation
- akuter Blutverlust
- akute Infektionen
- Störungen des Elektrolyt- und Wasserhaushalts (insbesondere Hyponatriämie, Exsikkose)

- Schlafdeprivation
- Immobilisierung
- freiheitseinschränkende Maßnahmen
- Entzug
- Harnkatheter
- fremde Umgebung

Der Zusammenhang zwischen Delir und hohem Alter wurde in zahlreichen Untersuchungen gezeigt. Altern ist als Prozess durch den fortschreitenden Verlust von Ressourcen und Anpassungsfähigkeit – auch des Gehirns – gekennzeichnet, wodurch sich die funktionalen Reserven und die Erholungsfähigkeit nach einer akuten Störung verringern. Unklar ist jedoch, in welchem Ausmaß das Alter per se einen Risikofaktor darstellt oder ob andere, mit dem Alter in Zusammenhang stehende Faktoren wie reduzierter Gesundheitszustand, sensorische Beeinträchtigungen, Multimorbidität, neurokognitive Defizite und Polypharmakotherapie das erhöhte Risiko definieren [12,13]. Chronische Erkrankungen von Niere, Leber Herz, Lungen und zentralem Nervensystem spielen im Rahmen der Multimorbidität eine wesentliche Rolle als Risikofaktoren [14]. Psychosoziale Belastungen können von erheblicher Bedeutung sein, abrupte Veränderungen wie etwa eine Krankenhausaufnahme oder die Aufnahme in ein Seniorenheim können ein Delir triggern, ebenso wie mangelnde Zuwendung, unprofessionelle Pflegemaßnahmen, Reizdeprivation oder belastende Besucher. Ähnliches gilt für Zimmerwechsel und den Stress körperlicher Untersuchungen.

Auf Grund der bei älteren Menschen häufigen Polypharmakotherapie spielen Medikamente als Auslöser eine zentrale Rolle (Tab. 16.1), 12–39 % aller Delirien älterer Menschen sind als pharmakogen einzustufen [14]. Medikamentöse Ursachen stellen demnach neben Infektionen und Elektrolytstörungen die häufigsten ätiologisch bedeutsamen Faktoren für Delirien geriatrischer Patienten dar. Generell ist eine Polypharmakotherapie, d. h. die Einnahme von fünf und mehr Medikamenten als relevanter Risikofaktor für die Entwicklung eines Delirs zu beachten.

Perioperativ kommt es neben der reinen Anästhesieführung und den dazu eingesetzten Medikamenten nahezu unweigerlich zum Einsatz von weiteren Substanzen, deren komplexes Wechselspiel hinsichtlich Interaktion mit der vorbestehenden Multimedikation nicht nur bezüglich eines möglichen delirogenen Effektes schwer einschätzbar ist.

Physiologische Altersveränderungen, die Bedeutung für die Wirkung von Medikamenten haben, umfassen die verminderte Eliminationsfähigkeit von Nieren und Leber, die Abnahme von Wasser, fettfreier Körpermasse und Albumin sowie die Zunahme des Körperfettanteils.

Zur Pathogenese des Delirs tragen im Wesentlichen folgende 3 Faktoren bei:
- Veränderungen auf der Ebene der Neurotransmitter
- entzündliche Faktoren
- Stress (z. B. operatives Trauma)

Tab. 16.1: Häufig verwendete Risikosubstanzen (nach Alagiakrishnan et al. [4]).

Gruppe	Risiko	Kommentar
Benzodiazepine	+++	Entzug kann Delir verursachen, keinesfalls als Dauer-medikation
Trizyklische Antidepressiva Amitryptilin ...	+++	anticholinerg wirksam, nicht empfohlen
Parkinsonmedikamente	+++	L-DOPA hat die geringste Potenz für pharmakogene Delirien
Analgetika NSAR Opiate	+ +++	mit Ausnahme von Paracetamol können alle Analgetika delirogen wirken
Steroide – systemisch	+	dosisabhängiges Risiko
Lithium	+++	nicht empfohlen
Antihypertensiva Alpha-Blocker, Beta-Blocker	+(+)	Cave: Elektrolytentgleisung unter Diuretika
Herzglykoside	+++	abhängig von Dosis und Blutspiegel
Neuroleptika	+(++)	Präparate mit anticholinerger Potenz (z. B. Clozapin) sind stärker delirogen
Antibiotika	+(+)	vielen Antibiotika wurde ein delirogenes Potenzial zuge-ordnet, das aber schwer von dem der Grundkrankheit abgrenzbar ist
Antidiabetika	+	Delirrisiko durch Hypoglykämie
Parasympatholytika	+	Cave: ZNS-Gängigkeit
H₂-Blocker	+	weitgehend durch PPIs ersetzt
Antibiotika - Chinolone	++	Für Chinolone gilt ein Delirrisiko als weitgehend gesichert

Das cholinerge System scheint in der Pathogenese von Delirien eine zentrale Rolle zu spielen [11], anticholinerg wirksame Medikamente erhöhen daher das Risiko, ein Delir zu erleiden. Anticholinerge Effekte von Medikamenten können einerseits durch direkte Blockade postsynaptischer Azetylcholinrezeptoren, aber auch über eine Hemmung der präsynaptischen Azetylcholinfreisetzung und die Wirkung antimuskarinerger Metaboliten bedingt sein [15]. Es wurde nachgewiesen, dass Serumspiegel anticholinerg wirksamer Medikamente mit dem Ausmaß kognitiver Defizite korrelieren und parallel zur Remission der deliranten Symptomatik absinken. Anticholinerge Delirien präsentieren sich meist mit motorischer Hyperaktivität, kognitiven und psychotischen Symptomen und gehen neurophysiologisch mit einer EEG-Verlangsamung einher. Daneben können auch metabolische Veränderungen die cholinerge Aktivität beeinträchtigen: Hypoxische oder hypoglykämische Stoffwechsellagen erhöhen ebenso wie ein Thiaminmangel die Bereitschaft, ein Delir zu entwickeln [5,14,16,17].

Zu den anticholinerg wirksamen Substanzen zählen Atropin, Scopolamin, Oxybutinin, trizyklische Antidepressiva und Benzodiazepine, auch Opioiden und nicht-steroidalen Antirheumatika (besonders Indometacin) wird ein anticholinerges Risiko zugeschrieben. Für Betalaktam-Antibiotika, Lithium, Histamin-H_2-Antagonisten, Diuretika, Beta-Blocker, Antipsychotika und Chinolone wurden ebenso anticholinerge Eigenschaften berichtet wie für Theophyllin und herzwirksame Glykoside, wobei für letztere ein ausgeprägter dosisabhängiger Effekt besteht. Somit muss für viele perioperativ routinemäßig eingesetzte Substanzen von einem anticholinergen Wirkprofil ausgegangen werden.

Neben der cholinergen Transmission spielt das dopaminerge System eine wesentliche Rolle [14,17,18], Agonisten an D_1- und D_2-Rezeptoren führen zu einer Zunahme des Delirrisikos. Dopaminerge Substanzen wie L-Dopa, Dopa-Agonisten, aber auch Bupropion und Kokain können daher Delirien induzieren. Auch für Opiate und H_2-Antagonisten werden dopaminerge Wirkmechanismen diskutiert [14]. Die Rolle des dopaminergen Systems erklärt das hohe Delirrisiko von Patienten mit Parkinson-Erkrankung.

Daneben bestehen Interaktionen zwischen cholinerger und dopaminerger Transmission: Eine Unteraktivität cholinerger Transmission führt ebenso wie eine Überaktivität dopaminerger Transmission zu Hyperaktivität, kognitiven Defiziten, Verhaltensauffälligkeiten sowie zu einer EEG-Verlangsamung. Auch innerhalb des Cortex cerebri konnten anatomische und funktionelle Überlappungen zwischen diesen Transmittersystemen gezeigt werden, so dass eine subtile Balance zwischen diesen Transmittersystemen als Voraussetzung für eine intakte kognitive Leistungsfähigkeit anzusehen ist. Daneben gibt es Hinweise, dass Subtypen von Dopaminrezeptoren die Acetylcholinspiegel unterschiedlich beeinflussen können, was die verschiedenen Manifestationsformen von Delirien erklären kann. Letztlich wird das cholinerge System auch durch die Aktivität von Monoaminen beeinflusst – Dopamin, Noradrenalin und Serotonin modulieren sowohl den Schlaf-Wach-Zyklus als auch die Reaktion auf externe Stimuli [17].

Ein weiterer relevanter Transmitter ist Serotonin. Für verschiedene Serotoninrezeptoren und unterschiedliche Hirnregionen konnten cholinerge Defizite sowohl mit serotonergen Defiziten als auch mit serotonergem Exzess assoziiert werden. Daneben kann Serotonin auch über eine dopaminerge Aktivierung die cholinerge Transmission hemmen.

Klinisch bedeutend ist in diesem Kontext das Serotoninsyndrom, das in Zusammenhang mit der Gabe von selektiven Serotonin-Wiederaufnahme-Inhibitoren (SSRI) auftreten kann [19]. Die Symptome umfassen Tremor, Hyperreflexie, spontanen Klonus, Muskelsteifigkeit, Augenklonus, Agitiertheit und Fieber und können sehr diskret ausgeprägt sein, etwa als nächtliches Schwitzen oder innere Unruhe. Eine verstärkende Co-Medikation findet sich häufig, hier wurden trizyklische Antidepressive, Opiate, Antibiotika, Fluconazol, Antiemetika, Triptane, Dextrometorphan und MAO-Hemmer in ursächlichen Zusammenhang gebracht.

Neben den bereits erwähnten Transmittern scheint auch Glutamat in der Genese von Delirien eine Rolle zu spielen: Glutamat ist der wichtigste exzitatorische Transmitter des ZNS, und hypoxische Zustände die mit einer Erhöhung der Glutamatfreisetzung assoziiert sind, können auf diese Weise zu einem Delir führen. Chinolon-Antibiotika dürften über eine Aktivierung glutamaterger Rezeptoren zu deliranten Syndromen beitragen [20].

Der wichtigste hemmende Neurotransmitter des ZNS ist die Gamma-Amino-Buttersäure (GABA), wobei der Thalamus eine besonders dichte GABAerge Transmission aufweist. Projektionsbahnen der Formatio reticularis zu den intralaminären Thalamuskernen und von diesen zu verschiedenen Arealen des Cortex sind entscheidend an der Regulation von Bewusstseinslage und Schlafzyklus beteiligt. Ein Abfall der GABAergen Stimulation dürfte der zentrale Mechanismus von Delirien nach Benzodiazepin-Entzug sein, auch Penicilline und andere Betalaktam-Antibiotika können die Aktivität von GABA-Rezeptoren reduzieren.

Hervorzuheben ist, dass die einzelnen Transmitter auf verschiedenen kortikalen und subkortikalen Ebenen vielfältige Interaktionen entfalten, wobei als wesentliche gemeinsame Endstrecken das cholinerge Defizit und der dopaminerge Exzess angesehen werden. Über die pathogenetische Bedeutung endogener Hormone und Neuromodulatoren für das Delir ist wenig bekannt, möglicherweise spielen diese Mechanismen für die durch Opiate induzierten Delirien eine Rolle. Auch die Ätiologie von Delirien unter Glukokortikoiden kann in diesem Zusammenhang gesehen werden

Für eine Reihe von zentralnervös wirksamen Substanzen (Antidepressiva, Antipsychotika, Antiepileptika) ist bekannt, dass sie über einen ADH-Effekt zur Retention von freiem Wasser und damit zur Hyponatriämie führen können, die häufig ein Co-Faktor deliranter Syndrome im Alter ist.

Auch Antidiabetika können im Rahmen einer Hypoglykämie das Bild eines Delirs hervorrufen.

Neben den Neurotransmittern kommt entzündlichen Vorgängen eine zentrale Rolle in der Entstehung von Delirien zu: Auch außerhalb des Gehirns auftretende Störungen wie Entzündungen, Traumata oder Operationen können ein Delir auslösen. Im Rahmen einer systemischen Entzündungsreaktion werden Zytokine produziert, welche die Blut-Hirn-Schranke passieren und durch Aktivierung von Mikrogliazellen und Freisetzung von pro-inflammatorischen Zytokinen auch im Gehirn eine Entzündungsreaktion mit Schädigung von Neuronen hervorrufen können. Neben dieser direkt neurotoxischen Wirkung können Zytokine auch eine Störung der Synthese und Freisetzung von Neurotransmittern verursachen [21].

Stressfaktoren führen über das sympathische Nervensystem zur Freisetzung von Noradrenalin und verursachen über die Hypothalamus-Hypophysen-Nebennierenrindenachse eine verstärkte Freisetzung von Glukokortikoiden und tragen somit ebenfalls zu einer Aktivierung von Gliazellen und damit zu einer neuronalen Schädigung bei [22].

16.1.4 Diagnostik

Die Diagnose eines Delirs ist vorrangig eine klinische. Unumgänglich sind eine genaue Exploration und Beobachtung sowie die physikalische Krankenuntersuchung. Die Fremdanamnese mit Angehörigen oder Pflegepersonal liefert oft entscheidende Hinweise, wobei auf den rasch einsetzenden Symptombeginn zu achten ist.

Diagnostisch wegweisend sind:
- Unvermögen, Aufmerksamkeit zu fokussieren
- Verlust der Fähigkeit mit der üblichen Klarheit und Kohärenz zu denken
- eingeschränkte Wahrnehmung von Umweltreizen und inadäquates Reagieren auf selbige
- kognitive Störungen wie Auffassungs- und Gedächtnisstörungen, häufig auffällige situative Desorientiertheit

Die Aufmerksamkeit kann einfach getestet werden, indem man den Patienten bittet, die Monate beginnend mit Dezember rückwärts aufzuzählen (das Erreichen des Monats Juli sollte zumindest korrekt möglich sein), oder das Wort „Radio" rückwärts zu buchstabieren.

Die Diagnose eines Delirs wird durch Klärung folgender Fragen erleichtert:
- Akuter Beginn der Störung? (Häufig nur durch Außenanamnese zu klären).
- Vorhandensein von somatischer Erkrankung, sensorischer Deprivation, neue oder neu dosierte Medikamente? Hier sollte auch die Eigenmedikation kritisch hinterfragt werden. Dosierungen, auf die der geriatrische Patient unter lebensalltäglichen Routinebedingungen eingestellt ist, erweisen sich häufig im Zusammenspiel mit der aktuellen Situation (operatives Trauma, Narkoseführung) als nicht mehr adäquat.
- Psychologische Faktoren in der Anamnese wie Isolation, Ortswechsel, Verluste, Trauer, Depression?

Ist die Ursache des Delirs unklar, gilt es, die somatische Ursache des Delirs so schnell wie möglich zu eruieren. Dies ist auch erforderlich, wenn es beispielsweise nach einem klaren Intervall in den ersten Tagen nach einem chirurgischen Eingriff zum Auftreten eines Delirs kommt (sog. Intervalldelir). (Fremd)anamnese, Medikamenten- und Drogenanamnese sind dabei zentral, besonderes Augenmerk ist auf ZNS-wirksame Substanzen und Alkohol zu legen. Die körperliche Untersuchung umfasst internistischen und neuropsychiatrischen Status, selbstverständlich sind Blutzucker,

Elektrolyte, Leber- und Nierenfunktion, Blutbild, Herzenzyme, Harnstatus, Schild-drüsenhormone sowie Entzündungsparameter zu bestimmen.

Bei Verdacht auf ein Delir ist auch eine Untersuchung des Bauchs (Harnverhalt, Ileus) sowie der Knochen und Gelenke erforderlich, da Schmerzen als Folge von Frakturen ursächlich sein können. Oft setzt die Durchführung diagnostischer Maßnahmen eine symptomatische Behandlung voraus, wobei hier stets eine sorgfältige Risiko- Nutzenabwägung zu treffen ist. Untersuchungen, die keine Konsequenz nach sich ziehen, sind zu vermeiden, da sie für die Betroffenen zusätzlichen Stress bedeuten und damit die neurokognitive Symptomatik aggravieren können.

Im Rahmen der Akut-Aufnahme ins Krankenhaus sollte für alle Patienten, die über siebzig Jahre alt sind, ein standardisiertes Procedere vorgehalten werden: Das Erfassen von Risikokonstellationen ist unumgänglich, für ein Delirscreening stehen validierte Beobachtungsinstrumente zur Verfügung, zum Beispiel die *„Delirium Observatie Screening Schaal"* (DOS-Skala; Tab. 16.2) [23]. Das Screening mit einem validierten Instrument erlaubt das Erkennen eines Delirs mit hoher Sensitivität und Spezifität [24] und sollte einmal pro Pflegeschicht durgeführt werden, auch um Fluktuationen und akute Veränderungen im Tagesablauf wahrnehmen zu können.

Tab. 16.2: DOS – Delirium Observatie Screening Schaal (nach Schuurmans et al. [23]).

DOS-Skala Beobachtung des Patienten durch die Pflegeperson		Punkte		
		nein	ja	fraglich
1	nickt während des Gesprächs ein	0	1	—
2	wird durch Reize der Umgebung schnell abgelenkt	0	1	—
3	bleibt aufmerksam im Gespräch od. in der Handlung	1	0	—
4	beendet begonnene Fragen od. Antworten nicht	0	1	—
5	gibt unpassende Antworten auf Fragen	0	1	—
6	reagiert verlangsamt auf Aufträge	0	1	—
7	reagiert verlangsamt auf Aufträge	0	1	—
8	erkennt die Tageszeit	1	0	—
9	erinnert sich an kürzlich zurückliegende Ereignisse	1	0	—
10	nestelt, ist ruhelos, unordentlich und nachlässig	0	1	—
12	zieht an Infusion, an Sonde, an Katheter etc.	0	1	—
13	sieht, hört od. riecht Dinge, die nicht vorhanden sind	0	1	—

Total Punkte pro Dienst (0–13): kein Delir: < 3; Delir-Verdacht: ≥ 3

Im Screening identifizierte Patienten sollten rasch einer definitiven Diagnose zuge-
führt werden. Dafür eignen sich die Kriterien nach DSM 5 oder ICD-10, als Assessment-
Instrument weit verbreitet ist die *Confusion Assessment Method* (CAM, Tab. 16.3), die
auch für die Diagnostik in Notfallsituationen empfohlen wird [25]. Sie beinhaltet die
relevanten Merkmale 1-akuter Beginn, 2-fluktuierender Verlauf, 3-Störungen der Aufmerksamkeit, 4-zerfahrenes Denken und 5-Bewusstseinsstörung. Die Diagnose „Delir" ist zu stellen, wenn die Merkmale 1–3 und zusätzlich entweder 4 oder 5 vorhanden
sind. Sensitivität und Spezifität sind mit je 95 % sehr hoch. Die CAM ist in deutscher
Sprache validiert, es existiert auch eine Version für Intensivstationen (CAM-ICU).

Tab. 16.3: Confusion Assessment Method (CAM), Kurzversion (nach Inouye et al. [25]).

Confusion Assessment Method (CAM) Kurzversion		
I Akuter Beginn und fluktuierender Verlauf		
a) Gibt es begründete Anzeichen für eine akute Veränderung im Grund- zustand des mentalen Status des Patienten?	Nein	Ja
b) Fluktuierte das (veränderte) Verhalten während des Tages, d. h. hatte es die Tendenz aufzutreten und wieder zu verschwinden oder wurde es stärker und schwächer?	Nein	Ja
II Aufmerksamkeitsstörung		
Hatte der Patient Schwierigkeiten seine Aufmerksamkeit zu fokussieren, z. B. war er leicht ablenkbar oder hatte er Schwierigkeiten, dem Gespräch zu folgen?	Nein	Ja
III Formale Denkstörung		
War der Gedankenablauf des Patienten desorganisiert oder zusammenhang- los, wie Gefasel oder belanglose Konversation, unklarer oder unlogischer Gedankenfluss, oder unerwartete Gedankensprünge?	Nein	Ja
IV Veränderte Bewusstseinslage		
Wie würden Sie die Bewusstseinslage des Patienten allgemein beschreiben: wach – alert (normal)?	Nein	Ja
wenn „nein": – hyperalert (überspannt)? – somnolent (schläfrig, leicht weckbar)? – soporös – stuporös (erschwert weckbar)? – Koma (nicht weckbar)?		

Werden Kriterien Ia, Ib und II als vorhanden angegeben und dazu zumindest III oder IV bzw. beide,
kann auf die Diagnose eines Delirs geschlossen werden.

16.1.5 Prävention

Aufgrund der weit reichenden Folgen kommt der Prävention des Delirs eine herausragende Bedeutung zu. Proaktive geriatrische Konsultation konnte in einer randomisierten, kontrollierten Studie die Delir-Inzidenz nach hüftnahen Frakturen von 50 % auf 28 % senken: Die Empfehlungen beinhalten adäquate Sauerstoffzufuhr, Korrektur von Flüssigkeits- und Elektrolytstörungen, Behandlung von Schmerzen, Absetzen von unnötigen Medikamenten, frühes Entfernen von Blasenkathetern, adäquate Kalorienzufuhr, frühe Mobilisierung und Rehabilitation, Früherkennung und Behandlung von postoperativen Komplikationen, Vermeiden sensorischer Überstimulation und medikamentöse Behandlung bei hyperaktivem Delir [26]. Das konsequente Vorgehen nach einem Protokoll, das Risikofaktoren wie Schlafmangel, Immobilität, sensorische Defizite sowie Pharmakotherapie und Dehydration kontrolliert, konnte eine Reduktion des Delir-Risikos um bis zu 30 % bewirken, auch eine frühe Verlegung in eine ambulante Rehabilitation kann die Delir-Inzidenz signifikant verringern [27]. Die Behandlung in einer spezialisierten Geriatrischen Einheit reduziert das absolute Risiko um 20 % und verkürzt die durchschnittliche Dauer des Delirs um 5 Tage. Einzelne Prodromalsyndrome treten bei Hüftfrakturen bis zu 4 Tage vor dem Vollbild des Delirs auf und ermöglichen bei zeitgerechter Identifikation eine adäquate Intervention [28].

Empfehlungen zur Prävention
- Vermeiden kausaler Faktoren: Unnötige Hospitalisierung, Polypharmakotherapie.
- Rechtzeitiges Erkennen von Prodromalsymptomen: Nervosität, lebhafte Träume, Schlaflosigkeit, passagere Halluzinationen.
- Zum Standard eines guten perioperativen Managements kognitiv eingeschränkter geriatrischer Patienten sollte vor dem Hintergrund der individuellen organisatorischen Möglichkeiten eine geriatrische Betreuung und Begleitung gehören (s. a. Kap. 14).
- Demenzkranken, die besonders Delir-gefährdet sind, sollte die Möglichkeit einer ständigen Begleitung der Patientinnen und Patienten durch ihre pflegenden Angehörigen oder andere nahe Bezugspersonen gegeben werden. Diese Forderung bedeutet, dass alten, multimorbiden, kognitiv beeinträchtigten Menschen von der Aufnahme bis zur Entlassung eine Kontaktperson („Sitter") zur Seite gestellt werden soll, die sie möglichst durch alle Untersuchungen, Wege und Verlegungen begleitet. So kann das Risiko für Delir und Desorientiertheit vermindert werden [29].
- Präoperativ sind Delir -Screening, Assessment von Demenz, Depression, Angsterkrankungen, Suchterkrankungen (Alkohol, Benzodiazepine, Nikotin), Identifikation von Delirien in der Vorgeschichte, geriatrisches Konsil und Medikamentenüberprüfung empfehlenswert.

– Perioperativ ist Stress so gering wie möglich zu halten. Reorientieren, Zeit geben für Fragen und optimale Schmerztherapie ergänzen das Armamentarium.

Medikamentöse Prävention

Vor dem Hintergrund der genannten Vielzahl von Risikofaktoren (Prädisposition des Patienten, Vielfalt delirauslösender Noxen perioperativ) wird die Komplexität der Delirentstehung deutlich. Eine allgemeingültige Empfehlung zur pharmakologischen Delir-Prävention kann auch vor planbaren chirurgischen Eingriffen derzeit nicht gegeben werden. Dies unterstreicht den hohen Stellenwert der genannten nicht-pharmakologischen Maßnahmen.

Pharmakologisch zeigte bei älteren – vorwiegend internistischen – Patienten die nächtliche Gabe von Melatonin präventive Effekte [30], eine qualitativ hochwertige Studie an 459 Patienten hierzu zeigte jedoch keinen Effekt auf die Delirhäufigkeit nach hüftgelenksnaher Fraktur [31]. Strategien mit Cholinergika wie Donepezil (mehr Nebenwirkungen als Placebo) und Rivastigmin (in kardiochirurgischer Patientengruppe ohne Effekt) verliefen enttäuschend.

Auch die Datenlage zu Antipsychotika (Haloperidol, Olanzapin, Risperidon) ist derzeit inkonsistent. Eine niedrig dosierte Haloperidol-Prophylaxe ist allenfalls im Einzelfall bei Patienten mit einem hohen Risiko für ein Delir zu erwägen [32].

Zusammenfassend kann eine generelle pharmakologische Delir-Prävention aktuell nicht empfohlen werden [33,34].

16.1.6 Therapie

Allgemeines

Grundlagen der symptomatischen Behandlung sind Beruhigung und Beobachtung sowie Begleitung, wobei Begleitung dabei durchaus wörtlich gemeint sein kann, da eine Sitz- oder Laufwache in jedem Fall einer Fixierung vorzuziehen ist.

Identifikation und Behandlung von Grundkrankheiten, Absetzen von Risikomedikamenten, Flüssigkeits- und Elektrolytbilanzierung mit entsprechender Korrektur, bei Infektionsverdacht entsprechende labormedizinische Diagnostik und antibiotische Therapie, therapeutische Pflegeorientierungsförderung, ausreichende Beleuchtung, Erklären von Diagnose- und Therapieschritten, Vermeiden von Verlegungen, unnötigem Lärm und optischer Überreizung. Ablenken ist besser als Konfrontation, das Fördern von Normalität wird ergänzt um Kontinenzmanagement, Prävention von Druckulcera, Stürzen und Funktionseinbußen. Fixierungen sind zu vermeiden, da sie Unruhezustände fördern können, auch eine „Übersedierung" ist mit Komplikationen behaftet (Stürze, Pneumonien).

Medikamentöse Therapie (Tab. 16.4)

Antipsychotika (Neuroleptika): Interessanterweise gibt es trotz der signifikanten Inzidenz des Delirs bei hospitalisierten Patienten keine einheitlich anerkannte medikamentöse Intervention. Kein signifikanter Unterschied in Wirksamkeit und Sicherheit zeigte sich zwischen typischen und atypischen Antipsychotika. Die Autoren einer umfassenden Analyse kommen zum Schluss, dass die derzeitige Evidenz keine Überlegenheit der atypischen Antipsychotika gegenüber Haloperidol belegt [35]. Zu einer ähnlichen Schlussfolgerung kommt eine 2007 von Lonergan durchgeführte Metaanalyse, die drei Studien inkludierte, in denen Haloperidol mit Risperidon, Olanzapin und Placebo verglichen wurde [36]. Niedrig dosiertes Haloperidol (0,5–3,0 mg pro Tag, maximal 3–5 Tage) wie auch atypische Antipsychotika führten zu einer Reduktion der Delir-Scores ohne signifikante Unterschiede zwischen den Substanzen. Niedrig dosiertes Haloperidol wies dabei keine höhere Inzidenz von Nebenwirkungen auf, während Dosierungen > 4,5 mg/d im Vergleich zu atypischen Antipsychotika häufiger extrapyramidale Nebenwirkungen verursachten. Bei Delirien und Halluzinosen im Rahmen von Parkinson-Erkrankungen werden auf Grund der gering ausgeprägten extrapyramidalen Nebenwirkungen Quetiapin (25–100 mg/d, in Ausnahmefällen bis zu 300 mg/d) oder Clozapin (12,5–25 mg zur Nacht) bevorzugt. Bei Delirien im Rahmen einer Alzheimer-Erkrankung wird häufig Risperidon (1 mg/d, in Ausnahmefällen bis zu 3 mg/d) eingesetzt. Eine rezente Vergleichsstudie, die bei Tumorpatienten durchgeführt wurde, berichtet eine vergleichbare Wirksamkeit der Substanzen Haloperidol, Risperidon, Olanzapin und Aripiprazol bei unterschiedlichem Nebenwirkungsprofil: Haloperidol zeigte am häufigsten extrapyramidale Nebenwirkungen, während die Sedierung unter Olanzapin am stärksten imponierte. Die mittleren Dosierungen werden wie folgt angegeben: 5,5 mg Haloperidol, 1,3 mg Risperidon, 18,3 mg Aripiprazol, und 7,1 mg Olanzapin [37].

Beim Einsatz von Antipsychotika sind *potentielle Nebenwirkungen* auf Herz-Kreislaufsystem (QT-Zeit-Verlängerung!), Glukosestoffwechsel, Sturzrisiko und Extrapyramidalmotorik unbedingt zu beachten, zudem wurden unter Antipsychotika erhöhte Mortalitätsraten, insbesondere bei Demenzkranken berichtet [38]. Ein konsequentes Abwägen des potenziellen Nutzen-/Risiko-Verhältnisses und ein Monitoring (EKG-Kontrollen) sind obligat. Für intravenös appliziertes Haloperidol (off-label!) gilt seitens der US-amerikanischen Zulassungsbehörde (Food and Drug Administration; FDA) ein „*Warning*" wegen des Risikos von QT-Verlängerung und Entwicklung von *Torsades de Pointes*.

Benzodiazepine: Kurz-mittellang wirksame Benzodiazepine wie Lorazepam 3 × 0,5 bis 3 × 1 mg werden in der Therapie von Delirien zwar häufig eingesetzt, die Evidenz stützt sich diesbezüglich allerdings nur auf wenige qualitativ adäquate Studien, vorwiegend bei Delirien in Zusammenhang mit Substanzmissbrauch und -Entzug. Die Autoren eines Cochrane-Reviews stellen fest, dass sich der Zustand von deliranten Patienten durch verstärkte und protrahierte Sedierung bei Behandlung mit Lorazepam möglicherweise sogar verschlechtern kann [39]. Auch ein erhöhtes Sturzrisiko ist mit der Gabe von Benzodiazepinen vergesellschaftet, für geriatrische Patienten ist diese Substanzgruppe daher möglichst zu vermeiden. Darüber hinaus ist zu bedenken, dass durch Benzodiazepine ein hyperaktives Delir in ein hypoaktives „verwandelt" werden kann und damit das Delir keineswegs therapiert ist, sondern sich lediglich die Symptomatik vermeintlich gebessert präsentiert – bei schlechterem Outcome nach hypoaktivem Delir im Vergleich zu hyperaktiven Verlaufsformen ein nicht gerade erwünschter Effekt.

Sobald die kausal-therapeutischen Maßnahmen gegriffen haben, ist eine antipsychotische bzw. sedierende Behandlung zu beenden. Zielsymptome der Psychopharmakotherapie, mangelnde Effizienz zunächst durchgeführter nicht-pharmakologischer Maßnahmen, Verlaufsbeobachtungen unter der Therapie und allfällige Dosisreduktionsversuche sind zu dokumentieren.

Tab. 16.4: Symptomatisch-medikamentöse Therapie des Delirs (modifiziert nach Inouye et al. [11]).

Medikament	Dosierung	UAW	Kommentar
Antipsychotikum			
Haloperidol	0,5–1,0 mg/Tag in 2 Einzeldosen; oder alle 4–6 h (max. Wirkung nach 4-6h)	– extrapyramidale Symptome, insb. wenn > 3 mg/Tag – Im EKG QTc Verlängerung	– Wirksamkeit in RCT's bestätigt. – Für i. v.-Gabe keine Zulassung!
Atypische Antipsychotika			
Risperidon	1,0 mg / Tag in 2 Einzeldosen; In schweren Fällen maximale Tagesdosis bis zu 3 mg	– extrapyramidale Symptome – im EKG QTc Verlängerung	– nur kleine, nicht kontrollierte Studien
Quetiapin	50 mg/Tag in 2 Einzeldosen; bei mangelnder Wirksamkeit bis zu 100 mg/Tag	– extrapyramidale Symptome etwas weniger ausgeprägt – im EKG QTc Verlängerung	– nur kleine, nicht kontrollierte Studien
Benzodiazepine			
Lorazepam	0,5–1,0 mg p. o. bis zu 4– 6 × / Tag je nach klinischem Effekt	– Übersedierung – paradoxe Erregung – Atemdepression – erhöhtes Sturzrisiko	– Mittel der 2. Wahl (außer beim „Entzugsdelir"), wenn rasche Symptomkontrolle nötig (Sedierung) – Verlängerung und Verschlechterung des Delirs, da selbst „delirogen"

Pflegerische und milieutherapeutische Maßnahmen

Pflegerische Maßnahmen basieren auf einer proaktiven und aktuellen Bedürfnissen angepassten Unterstützung funktioneller Ressourcen, um die potenzielle Kaskade an Komplikationen zu verhindern (s. a. Kap. 14). Diese Maßnahmen setzen eine konsequente Schulung des gesamten in die perioperative Patientenbetreuung involvierten Personals voraus [2,40]. Dabei ist auch ein Sensibilisieren bezüglich rechtlicher Vorschriften zu freiheitsbeschränkenden Maßnahmen (FBM) obligat. Eine erfolgreiche perioperative Delirvermeidung und -therapie ist nur durch das abgestimmte Vorgehen aller Akteure möglich, wobei die besondere Rolle des Anästhesisten auch in der aktuellen europäischen Leitlinie der ESA unterstrichen wird [41].

16.1.7 Prognose

Ein Delir kann grundsätzlich vollständig, aber auch mit einem Defektzustand ausheilen, dies ist unter anderem abhängig von der auslösenden Erkrankung. Die Letalität ist mit 25–33 % im Akutstadium ähnlich wie bei akutem Myokardinfarkt oder Sepsis [42], 25 % aller alten stationären Delir-Patienten sterben innerhalb von 3 bis 4 Monaten nach Diagnosestellung, wobei nur ein Teil dieser Übersterblichkeit durch die Grundkrankheiten erklärt werden kann [43]. Ein Delir bedingt ein erhöhtes Sturz- und Infektionsrisiko und führt häufig zu einer dauerhaften Verschlechterung der Alltagskompetenz sowie der neurokognitiven Leistungsfähigkeit: 38 Monate nach dem Delir zeigten 53,8 % der Betroffenen kognitive Defizite [42]. Je schwerer und länger ein Delir besteht, desto häufiger und gravierender sind Folgeschäden, es ist deshalb essenziell, ein Delir früh zu erkennen und zu behandeln.

Metabolisch und toxisch bedingte Delirien sind prognostisch günstiger als Delirien bei Demenz: Viele dieser Patienten befinden sich länger in stationärer Behandlung, erleiden vermehrt Komplikationen und werden häufiger in einem Seniorenheim aufgenommen.

Ergänzend sei auf den *Zusammenhang mit Frailty* (Gebrechlichkeitssyndrom) hingewiesen: Delir ist ein Risikofaktor für Frailty und wer frail ist, hat ein hohes Risiko, ein Delir zu erleiden [2]. Frailty und Delir weisen zahlreiche Gemeinsamkeiten auf, somit kann eine Prävention des Delirs auch als Prävention der Progression von Frailty gesehen werden (s. a. Kap. 4). Beide Entitäten führen zu einer Verschlechterung von Allgemeinzustand, Alltagskompetenz und kognitiven Funktionen. Delir und Frailty teilen idente prädisponierende Faktoren wie Malnutrition, Sarkopenie, systemische Entzündung, neuroendokrine Dysregulation, oxydativen Stress oder Bewegungseinschränkungen und sind somit prototypisch für multidimensionale geriatrische Syndrome [44].

16.1.8 Delir auf der Intensivstation

Die Versorgung deliranter Patienten gehört zum Alltag auf operativen Intensivstationen, wobei die zur Aufnahme führende Akuterkrankung selbst oder aber die intensivmedizinischen Behandlungen und Umgebungsbedingungen Delirien auslösen. Laut aktueller S3-Leitlinie sind über 80 % der analgosedierten Patienten betroffen. Das rein hyperaktive Delir findet sich auf der Intensivstation nur selten – rund zwei Drittel der Patienten leiden unter einem hypoaktiven Delir [45].

Eine Metaanalyse unterstreicht nach Auswertung der Daten von über 16.000 Patienten die hohe Outcome-Relevanz des Intensivdelirs: Das Mortalitätsrisiko während der Hospitalisierung und im Anschluss ist mehr als verdoppelt, die Aufenthaltsdauer auf der Intensiv- und auf der Normalstation ist verlängert, ebenso die Beatmungsdauer. Eine kognitive Beeinträchtigung findet sich sowohl drei als auch sechs Monate nach Hospitalisierung bei den betroffenen Patienten häufiger [46].

Auch für die Intensivstation gilt es, auf prädisponierende Risikofaktoren (s. o.) und präzipitierende Faktoren zu achten. Neben den Basisfaktoren wie Komorbiditäten, vorbestehendes kognitives Defizit, chronische Schmerzen und vorbestehende Immobilität sowie Abusus kommt dem Vermeiden behandlungsassoziierter Faktoren wie anticholinerger Medikation, Benzodiazepingabe, Tiefe und Dauer der Sedierung neben psychologischen und sozialen Faktoren eine hohe Bedeutung zu.

Delirprävention

Auch auf der Intensivstation wird eine generelle pharmakologische Delirprävention derzeit nicht empfohlen. Nicht-pharmakologische Präventionsmaßnahmen gelten demgegenüber als überlegen und sollten für alle Patienten auf der Intensivstation durchgeführt werden.

Ein konsequentes Monitoring von Sedierung (die zunächst weitestmöglich zu vermeiden ist), Analgesie und Delir wird regelmäßig – z. B. 8-stündlich im Sinne der Vitalzeichenkontrolle – explizit als leitlinienkonformes Intensivregime gefordert.

Beim analgosedierten Patienten sollte die angestrebte Sedierungstiefe klar formuliert und eine Übersedierung vermieden werden. Hier gilt *Richmond Agitation and Sedation Scale* (RASS) < –1 (der Patient ist nicht mehr in der Lage, auf Ansprache mindestens 10 Sekunden Augenkontakt zu halten) i. A. bereits als ein zu tiefes Sedierungsniveau. Zu beachten ist, dass auf der Intensivstation häufig der Einsatz von weiteren Substanzen mit sedierendem Wirkprofil zwecks Analgesie, Anxiolyse oder Therapie von psychotischen Symptomen erfolgt und dies ggf. in unerwünschter Sedierungstiefe resultieren kann.

Auch das Analgesieziel muss im Rahmen einer patientenorientierten Intensivtherapie individuell festgelegt und ebenso regelmäßig erfasst werden (bspw. unter Einsatz der Numerischen Rating Skala, NRS).

Für das regelmäßige Delirmonitoring stehen validierte Skalen zur Verfügung; exemplarisch sei die Version der *Confusion Assessment Method* für die Intensivstation genannt („CAM-ICU"), die auch bei intubierten analgosedierten Patienten durchführbar ist und sich daher im klinischen Alltag als besonders geeignet erweist [47].

Ohne etabliertes Assessment werden über 70 % der betroffenen Delir-Patienten nicht als solche erkannt; gleichzeitig ist bereits das Monitoring mit einem validierten Instrument bei geriatrischen Patienten mit einem verbesserten Outcome assoziiert. Zusammenfassend führt die regelmäßige Erfassung von Sedierungstiefe, Analgesie und Delir zu einer besseren Schmerztherapie, weniger nosokomialen Infektionen, einer Verkürzung der Beatmungs- und Intensivbehandlungsdauer sowie zu einer Reduktion der Letalität [48].

Zentrale Aspekte der Präventionsmaßnahmen des Delirs sind – analog zum Vorgehen auf der Normalstation (s. a. Kap. 14) – tagsüber stimulierende und nachts schlaffördernde Maßnahmen. Für die Intensivstation wird außerdem insbesondere das Etablieren des „ABCDEF-Bundles" empfohlen [49]:

– **A**wakening: Tägliche Aufwachversuche.
– **B**reathing: Tägliche Überprüfung der Fähigkeit zur Spontanatmung.
– **C**hoice of Sedation: Milde Sedierung, Benzodiazepin-Indikation streng überprüfen.
– **D**elirium Monitoring and Management: Routinemäßige Delir-Überwachung.
– **E**arly Mobility: Frühmobilisation bei Patienten mit wachem Bewusstsein.
– **F**amily: Einbeziehung informierter Angehöriger.

Delirtherapie

Ähnlich wie auf der Normalstation haben reorientierende Maßnahmen, angepasste Kommunikation sowie das Vermeiden von Fixierung und der Einsatz von persönlichen Bezugspersonen einen hohen Stellenwert (s. a. Kap. 14). Sollen Angehörige hilfreich mit in die Therapie einbezogen werden, sind zunächst grundlegende Informationen zum Krankheitsbild Delir sowie eine Beratung zur Prognose und adäquaten Kommunikation mit dem Betroffenen unverzichtbar. Hier ist von einem erhöhten Gesprächsbedarf der anfänglich häufig erschrockenen und verunsicherten Angehörigen auszugehen, der sowohl von ärztlicher als auch pflegerischer Seite im Sinne einer „Psychoedukation" angemessen bedient werden muss. Insbesondere sollte vor vorschnellen Entscheidungen zu Wohnungsauflösung, Heimaufnahme o. ä. gewarnt, aber auf möglicherweise bleibende Funktionseinschränkungen hingewiesen werden.

Darüber hinaus gilt es beim Intensivdelir, zeitnah nach somatischen Ursachen zu forschen – hier seien in erster Linie eine Sepsis, Organinsuffizienzen sowie Elektrolytentgleisungen genannt.

Hilfestellung für die Suche möglicher Grunderkrankungen kann das Akronym „I WATCH DEATH" geben [50]:

– **I**nfectious (Harnweg/Pneumonie)

- **W**ithdrawal (Benzodiazepine, Opioide, Alkohol)
- **A**cute metabolic disorder (Elektrolyte, Nierenfunktion)
- **T**rauma (Operation!)
- **C**NS pathology (Schlaganfall, Perfusionsstörungen)
- **H**ypoxia (Anämie, kardiales/Lungenversagen)
- **D**eficiencies (Vit. B12, Folsäure, Thiamin)
- **E**ndocrine pathologies (Schilddrüse, Glukose)
- **A**cute Vascular (Hypertonus, Hypotonus)
- **T**oxins (Anästhetika, Anticholinergika)
- **H**eavy metals (selten)

Neben der Behandlung der identifizierten Ursache soll eine Symptom-orientierte Therapie des Delirs erfolgen. Hierzu können die bereits genannten Substanzen Haloperidol, Risperidon, Olanzapin und Quetiapin niedrig dosiert eingesetzt werden, wobei auf der Intensivstation ohnehin ein kontinuierliches Monitoring erfolgt und daher Überwachungsprobleme bspw. hinsichtlich QT-Zeit-Veränderungen keine Limitation darstellen. Darüber hinaus soll auf der Intensivstation nach Beendigung einer länger dauernden Sedierung ggf. auf die Nutzung adjuvanter Substanzen (Alpha-2-Agonisten wie Clonidin und Dexmedetomidin) zurückgegriffen werden.

Zur Therapie des hypoaktiven Delirs gibt es keine Studien an Intensivpatienten, medikamentöse Therapieversuche sind vor diesem Hintergrund besonders kritisch zu sehen.

16.2 Postoperative kognitive Dysfunktion (POCD)

16.2.1 Definition und Epidemiologie

Nach chirurgischen Eingriffen wird neben dem postoperativen Delir (POD) auch der postoperativen kognitiven Dysfunktion (POCD) zunehmend Aufmerksamkeit zuteil. Die postoperative kognitive Dysfunktion ist eine subtile und formal nicht einheitlich definierte kognitive Funktionsstörung nach einem operativen Eingriff, welche Aktivitäten beeinträchtigt, die die Betroffenen vor dem chirurgischen Eingriff problemlos bewältigen konnten. Die POCD wird weder im DSM 5 noch in ICD-10 als eigenständige Entität erwähnt [3], daher fehlen formal anerkannte diagnostische Kriterien. Angaben zur Inzidenz sind daher von vielen Faktoren abhängig: Definition, Messinstrumente, Patientenkollektiv, Erhebungszeitpunkt und Kontrollgruppe [51–53].

Die Diagnose beruht vorrangig auf neuropsychologischen Tests, allerdings fehlen konsentierte Empfehlungen, welche Verfahren anzuwenden sind [54].

Die POCD scheint bei Menschen über 60 Jahre häufiger aufzutreten und auch länger zu persistieren: Bei Krankenhausentlassung nach größeren, nicht herzchirurgischen Operationen fand sich die POCD bei 36,6 % der 18–39-Jährigen, 30,4 % der

40–59-Jährigen und 41,4 % der über 60-Jährigen [55]. Nach derzeitigem Kenntnisstand ist davon auszugehen, dass die POCD häufig eine reversible Störung ist. Das Risiko, nach 3 Monaten noch an der Symptomatik zu leiden, war nur bei den > 60-jährigen mit 13 % signifikant erhöht [55], vereinzelt können Symptome allerdings bis zu einem Jahr nach dem operativen Eingriff nachgewiesen werden. Für die über 3 Monate nach dem Eingriff persistierende POCD wurde zudem eine erhöhte Sterblichkeit im ersten Jahr postoperativ berichtet [55,56].

Den Versuch einer Hilfestellung zur Differenzialdiagnose möglicher Ursachen kognitiver Beeinträchtigung im perioperativen Verlauf (POD, POCD, Demenz) bietet Tab. 16.5.

Tab. 16.5: Differenzialdiagnose zwischen POCD, Delir und Demenz.

	POCD	Delir	Demenz
Beginn	unmittelbar postoperativ	akut (Stunden-Tage)	schleichend
Tagesschwankungen	wenig ausgeprägt	Fluktuationen häufig	wenig ausgeprägt
Auffassung	wenig gestört	reduziert	reduziert
Bewusstsein	ungestört	gestört	ungestört
Orientierung	ungestört	gestört	gestört
Halluzinationen	fehlend	optisch und akustisch	selten
Wahn	fehlend	häufig	initial selten, im Verlauf möglich
Psychomotorik	ungestört	vermindert – gesteigert	meist ungestört
Sprache	meist ungestört	oft inkohärent	Wortfindungsstörungen
Somatischer Auslöser	chirurgischer Eingriff	oft nachweisbar	selten nachweisbar

16.2.2 Ätiologie

Das Wissen über die zu Grunde liegende Pathophysiologie ist leider bis dato sehr beschränkt. Ähnlich wie für das Delir scheinen bestimmte neurologische Erkrankungen, wie z. B. zerebrovaskuläre und neurokognitive Störungen, das Risiko für eine POCD zu erhöhen, was im Einklang mit dem Konzept der kognitiven Reserve steht. Eine Metaanalyse zu diesem Thema wertete 15 relevante Studien aus, bei denen der Bildungsstand der am häufigsten gemessene Indikator für die kognitive Reserve war. Es ergab sich eine protektive Assoziation zwischen längerer Bildungsdauer und POCD-Risiko, so dass die präoperative Erfassung des Bildungsstands eines Patienten ggf. in der geriatrischen Chirurgie hilfreich sein könnte [57]. Patienten, bei welchen im MRT ischämische Läsionen oder eine Leukoaraiose ohne eindeutiges klinisches Korrelat nach-gewiesen wurden, zeigten nach coronarer Bypass-Operation eine höhere Inzidenz für eine POCD (15,2 % vs. 4,9 % in der Kontrollgruppe) [58]. Auch eine Alkoholanamnese erhöht das Risiko für eine POCD [59].

Die Mechanismen, die nach Operation und Anästhesie zur kognitiven Beein-trächtigung führen, sind bis dato nicht definitiv geklärt, und es sind nur wenige etablierte Risikofaktoren bekannt [60], wobei der immunologischen Antwort auf die Operation vermutlich eine Triggerfunktion zukommt. Für herzchirurgische Eingriffe mit extrakorporaler Zirkulation konnte eine extensive systemische Inflammation nachgewiesen werden, die mit Beeinträchtigung von kognitiven Funktionen assozi-iert ist [61], aber auch Eingriffe ohne extrakorporale Zirkulation führen zu einer in-flammatorischen Reaktion: Jede Gewebeverletzung zieht eine Reaktion des Immun-systems nach sich, die grundsätzlich zur Heilung beiträgt, aber auch negative Folgen haben kann. Tierexperimentelle Untersuchungen an Mäusen legen nahe, dass die inflammatorische Reaktion nach Operation oder Trauma bedeutsam ist: Nach einem peripheren chirurgischen Eingriff wird durch die Aktivierung proinflammatorischer Zytokine über die TNFα/NF-κB abhängigen Signalkaskaden die Integrität der Blut-Hirn-Schranke beeinträchtigt [62], in der Folge kommt es zu einer Aktivierung von Mikroglia mit Ausschüttung von proinflammatorischen Zytokinen und Beeinträch-tigung von Neuronen. Unter anderem wird dadurch Makrophagen die Migration in den Hippocampus erleichtert, was eine Beeinträchtigung der Gedächtnisleistung gut erklären kann. Als protektiv wird dabei die Aktivierung von anti-inflammatorischen cholinergen Signalkaskaden angesehen (*„cholinergic anti-inflammatory shield"*), welche die Ausschüttung proinflammatorischer Zytokine verhindern und so zur In-tegrität kognitiver Funktionen beitragen. Aus Beobachtungsstudien ist bekannt, dass die POCD nach ausgedehnten Operationen, Sekundäreingriffen und postoperativen Komplikationen häufiger auftritt, was die Bedeutung der inflammatorischer Mecha-nismen unterstreicht [63].

Für verschiedene Narkose-assoziierte Parameter (Hyperventilation, Hypotensi-on, cerebrale Mikroemboli) konnte kein klarer Zusammenhang mit dem Risiko für eine POCD nachgewiesen werden [64].

16.2.3 Symptome und Diagnose

Die Symptome sind häufig subtil und können unterschiedliche kognitive Domänen betreffen. Am häufigsten werden Beeinträchtigungen von Gedächtnis, Informations-verarbeitung und Konzentration berichtet. Häufig bemerken die Betroffenen selbst oder nahestehende Personen die Defizite erst nach der Entlassung aus dem Kranken-hausaufenthalt, vor allem, wenn Störungen der Exekutivfunktionen (Organisation, Verarbeitungsgeschwindigkeit, Handlungsplanung) oder des Gedächtnisses zu funk-tionellen Einschränkungen und Beeinträchtigung der Alltagskompetenz führen [65].

Die Diagnosestellung erfordert das Durchführen von neurokognitiven Testverfahren prä- und postoperativ. Bis dato gibt es keine einheitlich akzeptierte Empfehlung zur erforderlichen Testbatterie.

Eine Konsensus-Empfehlung von 1995 führt folgende Testverfahren an [66]:
- *Rey Auditory Verbal Learning-Test* (Worte-Lern-Test)
- *Trail Making- Test-A* und *-B* (Test für Kombinationsvermögen und exekutive Störungen)
- *Grooved Pegboard-Test* (Geschicklichkeitstest auf einem Steckbrett)
- *Digit Span-Test* (prüft das Erinnerungsvermögen für Zahlenreihen).

Weitere Testverfahren zur Erfassung von sensomotorischer Geschwindigkeit, episodischer Gedächtnisleistung, Informationsverarbeitungsgeschwindigkeit und psychomotorischer Reaktionszeit wurden ebenfalls in Studien eingesetzt. Eine ausführliche klinisch-neuropsychologische Untersuchung nimmt ca. 2,5 h in Anspruch, daher ist die breite Einsetzbarkeit im klinischen Routinesetting limitiert. Als Alternativen werden daher weniger zeitaufwändige Verfahren vorgeschlagen wie zum Beispiel der Syndrom-Kurztest (SKT), der in ca. 15 Minuten durchgeführt werden kann. Zur Identifikation von Risikopatienten mit vorbestehender kognitiver Beeinträchtigung eignen sich gängige Screening-Instrumente wie Uhrentest, MMSE oder MOCA.

16.2.4 Konsequenzen für die Praxis

Die POCD stellt auf Grund des Altersbezuges vor dem Hintergrund der Demographie eine zunehmende Herausforderung für anästhesiologische und chirurgische Teams dar. Die Frage, wie das Risiko für das Auftreten einer POCD reduziert werden kann, ist aus der gegenwärtigen Datenlage nicht eindeutig zu beantworten. Risikogruppen (s. o.) können durch konsequentes Screening erfasst werden. Ein sorgfältiges operatives und anästhesiologisches Vorgehen ist eine Grundvoraussetzung, um perioperative Komplikationen und damit auch das Risiko für eine POCD zu reduzieren. Ein intraoperatives Neuro-Monitoring erscheint grundsätzlich sinnvoll, um embolische Ereignisse oder hypoxische Phasen zu reduzieren, der Beleg durch ausreichend robuste Studien fehlt allerdings bis dato, ebenso wie definitive Aussagen zum Einfluss des postoperativen Schmerzmanagements [67]. Im klinischen Alltag hat sich auf Grund des hohen Aufwandes (s. o.) bisher kein Assessment etabliert, um die kognitive Leistungsfähigkeit breit gestreut zu erfassen, das Entwickeln von routinetauglichen und zeitökonomischen Verfahren ist daher ein dringendes Erfordernis. Auch das Fehlen einer einheitlichen Definition der POCD stellt ein Hindernis für das Implementieren des Konzeptes in den perioperativen Alltag dar. Randomisierte kontrollierte Studien mit einheitlicher Methodik sind erforderlich um Aufschluss zu geben, inwieweit operative und anästhesiologische Techniken das Auftreten einer POCD beeinflussen. Zum gegenwärtigen Zeitpunkt kann auch nicht abschließend beurteilt werden, ob therapeutische Interventionen, z. B. nichtmedikamentöse Maßnahmen in Analogie zur Prävention und Therapie des Delirs oder kognitive Trainingsprogramme, einen positiven Einfluss auf Inzidenz und Verlauf dieser klinischen Entität haben.

Literatur

[1] O'Keeffe ST, Lavan JN. Clinical significance of delirium subtypes in older people. Age Ageing. 1999;28:115–119.

[2] Inouye SK, Westendorp RG, Saczynski JS. Delirium in elderly people. Lancet. 2014;383:911–922.

[3] American Psychiatric Association. DSM 5 – Diagnostic and Statistical Manual of Mental Disorders, fifth Edition; Arlington, VA. American Psychiatric Publishing. 2013.

[4] WHO. The ICD-10 Classification of Mental and Behavioral Disorders. Diagnostic criteria for research. 1990.

[5] Siddiqi N, House AO, Holmes JD. Occurrence and outcome of delirium in medical in-patients: a systematic literature review. Age Ageing. 2006;35:350–364.

[6] Inouye SK, Schlesinger MJ, Lydon TJ. Delirium: a symptom of how hospital care is failing older persons and a window to improve quality of hospital care. Am J Med. 1999;106:565–573.

[7] Cole MG, Bailey R, Bonnycastle M, et al. Partial and No Recovery from Delirium in Older Hospitalized Adults: Frequency and Baseline Risk Factors. J Am Geriatr Soc. 2015;63:2340–2348.

[8] Young J, Inouye SK. Delirium in older people. BMJ. 2007;334:842–846.

[9] Duppils GS, Wikblad K. Patients' experiences of being delirious. J Clin Nurs. 2007;16:810–818.

[10] Hommel A, Kock ML, Persson J, Werntoft E. The Patient's View of Nursing Care after Hip Fracture. ISRN Nurs. 2012;2012:863291. doi: 10.5402/2012/863291. Epub 2012 Jul 3.

[11] Inouye SK. Delirium in older persons. N Engl J Med. 2006;354:1157–1165.

[12] Pisani MA, Murphy TE, Van Ness PH, Araujo KL, Inouye SK. Characteristics associated with delirium in older patients in a medical intensive care unit. Arch Intern Med. 2007;167:1629–1634.

[13] Van Rompaey B, Elseviers MM, Schuurmans MJ, et al. Risk factors for delirium in intensive care patients: a prospective cohort study. Crit Care. 2009;13:R77.

[14] Alagiakrishnan K, Wiens CA. An approach to drug induced delirium in the elderly. Postgrad Med J. 2004;80:388–393.

[15] Hshieh TT, Fong TG, Marcantonio ER, Inouye SK. Cholinergic deficiency hypothesis in delirium: a synthesis of current evidence. J Gerontol A Biol Sci Med Sci. 2008;63:764–772.

[16] Nagasawa H, Araki T, Kogure K. Alteration of muscarinic acetylcholine binding sites in the postischemic brain areas of the rat using in vitro autoradiography. J Neurol Sci. 1994;121:27–31.

[17] Trzepacz PT. Update on the neuropathogenesis of delirium. Dement Geriatr Cogn Disord. 1999;10:330–334.

[18] Jaber M, Robinson SW, Missale C, Caron MG. Dopamine receptors and brain function. Neuropharmacology. 1996;35:1503–1519.

[19] Boyer EW, Shannon M. The serotonin syndrome. N Engl J Med. 2005;352:1112–1120.

[20] Kiangkitiwan B, Doppalapudi A, Fonder M, Solberg K, Bohner B. Levofloxacin-induced delirium with psychotic features. Gen Hosp Psychiatry. 2008;30:381–383.

[21] Cerejeira J, Firmino H, Vaz-Serra A, Mukaetova-Ladinska EB. The neuroinflammatory hypothesis of delirium. Acta Neuropathol. 2010;119:737–754.

[22] Morita T, Tei Y, Tsunoda J, Inoue S, Chihara S. Underlying pathologies and their associations with clinical features in terminal delirium of cancer patients. J Pain Symptom Manage. 2001;22:997–1006.

[23] Schuurmans MJ, Shortridge-Baggett LM, Duursma SA. The Delirium Observation Screening Scale: a screening instrument for delirium. Res Theory Nurs Pract. 2003;17:31–50.

[24] Gavinski K, Carnahan R, Weckmann M. Validation of the delirium observation screening scale in a hospitalized older population. J Hosp Med. 2016;11:494–497.

[25] Inouye SK, van Dyck CH, Alessi CA, et al. Clarifying confusion: the confusion assessment method. A new method for detection of delirium. Ann Intern Med. 1990;113:941–948.

[26] Marcantonio ER, Flacker JM, Wright RJ, Resnick NM. Reducing delirium after hip fracture: a randomized trial. J Am Geriatr Soc. 2001;49:516–522.

[27] Caplan GA, Coconis J, Board N, Sayers A, Woods J. Does home treatment affect delirium? A randomised controlled trial of rehabilitation of elderly and care at home or usual treatment (The REACH-OUT trial). Age Ageing. 2006;35:53–60.

[28] Lee HJ, Hwang DS, Wang SK, et al. Early assessment of delirium in elderly patients after hip surgery. Psychiatry Investig. 2011;8:340–347.

[29] Carr FM. The role of sitters in delirium: an update. Can Geriatr J. 2013;16:22–36.

[30] Hatta K, Kishi Y, Wada K, et al. Preventive effects of ramelteon on delirium: a randomized placebo-controlled trial. JAMA Psychiatry. 2014;71:397–403.

[31] de Rooij SE, van Munster BC. Melatonin deficiency hypothesis in delirium: a synthesis of current evidence. Rejuvenation Res. 2013;16:273–278.

[32] van den Boogaard M., Schoonhoven L, van AT, van der Hoeven JG, Pickkers P. Haloperidol prophylaxis in critically ill patients with a high risk for delirium. Crit Care. 2013;17:R9.

[33] Postoperative delirium in older adults: best practice statement from the American Geriatrics Society. J Am Coll Surg. 2015;220:136–148.

[34] Deutsche Gesellschaft für Anästhesiologie und Intensivmedizin (DGAI), Deutsche Interdis-ziplinäre Vereinigung für Intensiv- und Notfallmedizin (DIVI). S3-Leitlinie 001/012: Analgesie, Sedierung und Delirmanagement in der Intensivmedizin (DAS-Leitlinie 2015). AWMF-Register-nummer: 001/012,2015.

[35] Campbell N, Boustani MA, Ayub A, et al. Pharmacological management of delirium in hospita-lized adults--a systematic evidence review. J Gen Intern Med. 2009;24:848–853.

[36] Lonergan E, Britton AM, Luxenberg J, Wyller T. Antipsychotics for delirium. Cochrane Database Syst Rev. 2007:CD005594.

[37] Boettger S, Jenewein J, Breitbart W. Haloperidol, risperidone, olanzapine and aripiprazole in the management of delirium: A comparison of efficacy, safety, and side effects. Palliat Support Care. 2015;13:1079–1085.

[38] Jeste DV, Blazer D, Casey D, et al. ACNP White Paper: update on use of antipsychotic drugs in elderly persons with dementia. Neuropsychopharmacology. 2008;33:957–970.

[39] Lonergan E, Luxenberg J, Areosa SA, Wyller TB. Benzodiazepines for delirium. Cochrane Database Syst Rev. 2009:CD006379.

[40] National Institute for Health and Clinical Excellence (NICE). Delirium: prevention, diagnosis and management. 2010.

[41] Aldecoa C, Bettelli G, Bilotta F, et al. European Society of Anaesthesiology evidence-based and consensus-based guideline on postoperative delirium. Eur J Anaesthesiol. 2017;34:192–214.

[42] Bickel H, Gradinger R, Kochs E, Forstl H. High risk of cognitive and functional decline after postoperative delirium. A three-year prospective study. Dement Geriatr Cogn Disord. 2008;26:26–31.

[43] Black DW, Warrack G, Winokur G. The Iowa record-linkage study. II. Excess mortality among patients with organic mental disorders. Arch Gen Psychiatry. 1985;42:78–81.

[44] Quinlan N, Marcantonio ER, Inouye SK, et al. Vulnerability: the crossroads of frailty and delirium. J Am Geriatr Soc. 2011;59(2):262–268.

[45] S3-Leitlinie „Analgesie, Sedierung und Delirmanagement in der Intensivmedizin" 2015; AWMF-Register Nr. 001–012,2017.
[46] Salluh JI, Wang H, Schneider EB, et al. Outcome of delirium in critically ill patients: systematic review and meta-analysis. BMJ. 2015;350:h2538.
[47] Guenther U, Popp J, Koecher L, et al. Validity and reliability of the CAM-ICU Flowsheet to diagnose delirium in surgical ICU patients. J Crit Care. 2010;25:144–151.
[48] Balas MC, Burke WJ, Gannon D, et al. Implementing the awakening and breathing coordination, delirium monitoring/management, and early exercise/mobility bundle into everyday care: opportunities, challenges, and lessons learned for implementing the ICU Pain, Agitation, and Delirium Guidelines. Crit Care Med. 2013;41(1):116–127.
[49] Ely EW. The ABCDEF Bundle: Science and Philosophy of How ICU Liberation Serves Patients and Families. Crit Care Med. 2017;45:321–330.
[50] Wise MG. Delirium. In: R. E. Hales & S. C. Yudolfksy (Eds) American Psychiatric Press Textbook of Neuropsychiatry (pp 89–103) Washington D. C.; American Psychiatric Press Inc. 89–103,1989.
[51] Avidan MS, Xiong C, Evers AS. Postoperative cognitive decline: the unsubstantiated phenotype. Anesthesiology. 2010;113:1246–1248.
[52] Ghoneim MM, Block RI. Clinical, methodological and theoretical issues in the assessment of cognition after anaesthesia and surgery: a review. Eur J Anaesthesiol. 2012;29:409–422.
[53] Newman S, Stygall J, Hirani S, Shaefi S, Maze M. Postoperative cognitive dysfunction after noncardiac surgery: a systematic review. Anesthesiology. 2007;106:572–590.
[54] Rasmussen LS, Larsen K, Houx P, et al. The assessment of postoperative cognitive function. Acta Anaesthesiol Scand. 2001;45:275–289.
[55] Monk TG, Weldon BC, Garvan CW, et al. Predictors of cognitive dysfunction after major noncardiac surgery. Anesthesiology. 2008;108:18–30.
[56] Steinmetz J, Christensen KB, Lund T, Lohse N, Rasmussen LS. Long-term consequences of postoperative cognitive dysfunction. Anesthesiology. 2009;110:548–555.
[57] Feinkohl I, Winterer G, Spies CD, Pischon T. Cognitive Reserve and the Risk of Postoperative Cognitive Dysfunction. Dtsch Arztebl Int. 2017;114:110–117.
[58] Ito A, Goto T, Maekawa K, et al. Postoperative neurological complications and risk factors for pre-existing silent brain infarction in elderly patients undergoing coronary artery bypass grafting. J Anesth. 2012;26:405–411.
[59] Hudetz JA, Patterson KM, Byrne AJ, et al. A history of alcohol dependence increases the incidence and severity of postoperative cognitive dysfunction in cardiac surgical patients. Int J Environ Res Public Health. 2009;6:2725–2739.
[60] Rundshagen I. Postoperative cognitive dysfunction. Dtsch Arztebl Int. 2014;111:119–125.
[61] Hudetz JA, Gandhi SD, Iqbal Z, Patterson KM, Pagel PS. Elevated postoperative inflammatory biomarkers are associated with short- and medium-term cognitive dysfunction after coronary artery surgery. J Anesth. 2011;25:1–9.
[62] Terrando N, Eriksson LI, Ryu JK, et al. Resolving postoperative neuroinflammation and cognitive decline. Ann Neurol. 2011;70:986–995.
[63] Moller JT, Cluitmans P, Rasmussen LS, et al. Long-term postoperative cognitive dysfunction in the elderly ISPOCD1 study. ISPOCD investigators. International Study of Post-Operative Cognitive Dysfunction. Lancet. 1998;351:857–8561.
[64] Paredes S, Cortinez L, Contreras V, Silbert B. Post-operative cognitive dysfunction at 3 months in adults after non-cardiac surgery: a qualitative systematic review. Acta Anaesthesiol Scand. 2016;60:1043–1058.
[65] Rasmussen LS. Postoperative cognitive dysfunction: incidence and prevention. Best Pract Res Clin Anaesthesiol. 2006;20:315–330.

[66] Murkin JM, Newman SP, Stump DA, Blumenthal JA. Statement of consensus on assessment of neurobehavioral outcomes after cardiac surgery. Ann Thorac Surg. 1995;59:1289–1295.
[67] Fong TG, Jones RN, Marcantonio ER, et al. Adverse outcomes after hospitalization and delirium in persons with Alzheimer disease. Ann Intern Med. 2012;156:848–856.

Stichwortverzeichnis

www.ingramcontent.com/pod-product-compliance
Lightning Source LLC
Chambersburg PA
CBHW081502190326
41458CB00015B/5309